Clinical Analysis of Typical Cases of COVID-19

新冠肺炎典型病例临床解析

主　　审　陈荣昌

主　　编　张　骅　陈　辉　张自艳

副 主 编　卢　晔　罗　玲　王生成

编写秘书　张子涵

北京大学医学出版社

XINGUANFEIYAN DIANXING BINGLI LINCHUANGJIEXI

图书在版编目（CIP）数据

新冠肺炎典型病例临床解析 / 张骅，陈辉，张自艳主编 . —北京：北京大学医学出版社，2021.4

ISBN 978-7-5659-2374-6

Ⅰ. ①新… Ⅱ. ①张… ②陈… ③张… Ⅲ. ①日冕形病毒－病毒病－肺炎－病案 ②日冕形病毒－病毒病－肺炎－诊疗 Ⅳ. ① R563.1

中国版本图书馆 CIP 数据核字（2021）第 045619 号

新冠肺炎典型病例临床解析

主　　编：张　骅　陈　辉　张自艳

出版发行：北京大学医学出版社

地　　址：（100191）北京市海淀区学院路 38 号　北京大学医学部院内

电　　话：发行部 010-82802230；图书邮购 010-82802495

网　　址：http://www.pumpress.com.cn

E-mail：booksale@bjmu.edu.cn

印　　刷：北京金康利印刷有限公司

经　　销：新华书店

策划编辑：高　瑾

责任编辑：高　瑾　梁　洁　**责任校对**：靳新强　**责任印制**：李　啸

开　　本：889 mm × 1194 mm　1/16　**印张**：19.75　**字数**：584 千字

版　　次：2021 年 4 月第 1 版　2021 年 4 月第 1 次印刷

书　　号：ISBN 978-7-5659-2374-6

定　　价：180.00 元

编者名单

主　　审　陈荣昌

主　　编　张　骅　陈　辉　张自艳

副主编　卢　晔　罗　玲　王生成

编　　者（按姓名汉语拼音排序）

曹　丰（襄阳市中心医院）
陈　辉（襄阳市中心医院）
陈辉民（福建中医药大学附属厦门第三医院）
陈旭君（福建中医药大学附属厦门第三医院）
杜英臻（解放军总医院第二医学中心）
方年新（东莞市人民医院）
付茂亮（东阿县人民医院 ）
高　鹏（湖北省孝感市第一人民医院）
高玉芝（浙江大学医学院附属第一医院）
郭军号（武汉市江夏区第一人民医院）
郭丽红（襄阳市中心医院）
何　芳（襄阳市中心医院）
洪苓苓（厦门市第五医院）
胡　鑫（武汉市江夏区第一人民医院）
黄文侨（福建中医药大学附属厦门第三医院）
黄溢华（福建中医药大学附属厦门第三医院）
黄　勇（中国科学院大学重庆医院）
蒋超文（汕头大学医学院第一附属医院）
孔祥龙（长沙市第一医院）
雷志锴（浙江大学医学院附属杭州市第一人民医院）
李子广（蚌埠医学院第二附属医院）
梁添荣（厦门市第五医院）
刘红梅（河南省人民医院）
刘应科（北京市和平里医院）
柳　威（湖南省人民医院）
卢　晔（福建中医药大学附属厦门第三医院）
罗　玲（重庆大学附属肿瘤医院）
吕丹琼（襄阳市中心医院）
孟伟民（青海省第四人民医院）
秦　浩（海军军医大学第一附属医院上海长海医院）
秦　林（首都医科大学附属北京胸科医院）
秦　嵬（襄阳市中心医院）
盛　艳（湖北医药学院附属襄阳市第一人民医院）
苏春芳（海南省第二人民医院）
苏　俊（浙江大学医学院附属杭州市第一人民医院）
孙　莉（成都市第三医院）
孙思庆（南京市第二医院）
宋　建（中山火炬开发区医院）
涂　强（襄阳市中心医院）
汪　策（美国芝加哥大学附属北岸 - 大学医疗系统）
王　冲（首都医科大学附属北京胸科医院）
王　格（华中科技大学同济医学院附属同济医院）
王开金（重庆市江津区中心医院）
王　可（广西医科大学附属第一医院）
王　萍（北京市和平里医院）
王生成（儋州市人民医院）
王文元（宁波市北仑区中医院）
吴奕群（福建中医药大学附属厦门第三医院）
伍楚蓉（南方医科大学附属南海医院）
肖　奎（中南大学湘雅二医院）
徐　鹏（湖北医药学院附属襄阳市第一人民医院）
徐　雯（襄阳市中心医院）
杨　超（襄阳市中心医院）

杨澄清（武汉市肺科医院）
杨高怡（浙江大学医学院附属杭州市胸科医院）
叶　玲（厦门市第五医院）
于鹏飞（烟台毓璜顶医院）
余　婷（襄阳市中心医院）
张　骅（北京市和平里医院）
张立明（中国科学院大学重庆医院）
张龙举（遵义医科大学附属第三医院）
张　维（浙江大学医学院附属杭州市第一人民医院）
张小芳（成都市温江区人民医院）
张小军（厦门市第五医院）
张　燕（襄阳市中心医院）
张子涵（襄阳市第三中学）
张自艳（襄阳市中心医院）
章文豪（南京市第一医院）
赵生涛（解放军第九二〇医院）

编写秘书　张子涵

序 言 一

人类正在经历自第二次世界大战结束以来最严重的全球公共卫生突发事件。新冠肺炎疫情突如其来，已波及众多国家和地区，严重影响人类的健康和社会经济秩序。

人类文明史也是一部同疾病和灾难斗争的历史。病毒没有国界，疫病不分种族。面对来势汹汹的新冠肺炎疫情，国际社会没有退缩，各国人民勇敢前行，守望相助、风雨同舟，展现了人间大爱，汇聚起同疫情斗争的磅礴之力。在我国政府的指导和支持下，医务人员奋不顾身地投入抗击新冠肺炎的“战疫”中，经过艰苦卓绝的努力，我国有力扭转了疫情局势，维护了人民生命安全和身体健康，成为“最快、最早”全面控制新冠肺炎的国家，用事实证明了我们的“决断与担当、快速和高效”。我国政府始终本着公开、透明、负责任的态度，及时向世界卫生组织及相关国家通报疫情信息，第一时间发布病毒基因序列等信息，毫无保留同各方分享防控和救治经验，尽己所能为有需要的国家提供支持和帮助。

一群曾经冒着生命危险参与诊治新冠肺炎一线工作的医学专家联合起来，回顾分析曾经诊治过的病例，编写成《新冠肺炎典型病例临床解析》一书。来自湖北襄阳、武汉、孝感、荆州以及杭州、厦门、重庆、成都、河南、海南、长沙、南京、广州、北京、上海等多省市专家联合，从不同严重程度的分层病例——从轻型到危重型对不同治疗方法进行有针对性的剖析——从普通氧疗到体外膜氧合，把实际工作中的体会总结分析，与读者分享。尽管没有“前瞻对照”的循证医学研究那种“学术上的完美”，但拥有特殊时期源自临床一线的实践经验，此书的价值之重，不言而喻。

回首冥思，使经验得到升华；总结分析，启发领悟与展望。期盼《新冠肺炎典型病例临床解析》一书的出版，为临床医务工作者提供宝贵的经验、知识和工作参照，为全面杜绝新冠肺炎疫情反弹做出贡献。

在此，请允许我对参与抗击新冠肺炎疫情的所有医务工作者致以崇高的敬意！

陈荣昌
深圳市人民医院　深圳市呼吸疾病研究所
中华医学会呼吸病学分会前任主任委员
2020 年 12 月

序　言　二

2020年，庚子鼠年的春节注定会载入史册。新冠肺炎疫情裹挟着春运洪流迅速蔓延，全国各地先后启动重大突发公共卫生事件一级响应，党和政府防控疫情的号令不断下达，国家卫生健康委员会发布的新冠肺炎诊疗方案和相关文件迅速迭代，形成了打赢这场战役的基础学术支撑。同时，无数医疗工作者及各行各业的工作人员积极投入抗击疫情的阻击战中，共克时艰。

然而，突如其来的新发传染病，对所有人来说显得那么陌生。各种指导性文件除了配套的简短解读外，缺少更进一步的释义，其中涉及的知识点比较零散，这使得广大的一线医生，尤其是作为“守门人”的基层医生对指导性文件的掌握程度不一。世界卫生组织总干事谭德塞·阿达诺姆博士指出，当前最重要的是阻止疫情和拯救生命，其他的都不重要。是的，他说的是现在，大家都要迎战。但战后呢？我们必须反思和总结，以便再次面对这样的新发传染病时，不会仓促上阵。

本书是一群不怕牺牲、敢于奉献的医学专家们回顾分析诊治过的病例，将其编写成《新冠肺炎典型病例临床解析》奉献给广大读者。新冠肺炎的防治是一个摸索和总结经验的过程，仍在不断完善和更新，本书尽管没有循证医学的证据，但特殊时期，来自临床一线的实践经验一定会在新冠肺炎的防治过程中发挥重要作用。

《孙子兵法·计篇》：“夫未战而庙算胜者，得算多也；未战而庙算不胜者，得算少也。多算胜，少算不胜，而况于无算乎！”衷心希望本书能增加每一位一线医生掌中的算筹。

提前预祝，出版有益。

金发光
空军军医大学肺部疾病研究所所长
2020年12月

前　言

人们对新发传染病的认知需要一个过程，如何应对未来可能出现的新发疾病值得每一位医务人员思考。想要成为一名优秀的医务人员，应该不断加强自身学习，提高理论知识和实践水平，平衡药效和不良反应的关系，达到最大的临床获益，从而更好地为患者服务。病例解析的目的在于吸取教训，总结经验。我们在分析大量新冠肺炎病例时，发现诊疗中存在诸多令人遗憾的地方，而临床思维决定治疗效果。笔者认为，医务人员在面对未知新发疾病时应该具备综合运用病毒学、药理学、分子生物学、基因组学、流行病学、遗传学、药物化学、细胞生物学、免疫学、生物化学、病理学、公共政策、危机管理、运筹学等相关知识的能力。

本书不仅仅是一本关于新冠肺炎的诊疗书籍，其中的临床思维亦值得借鉴。新冠肺炎的诊疗涉及了呼吸与危重症医学及相关科室几乎所有的技术，相信当您融会贯通这些知识后，会有“会当凌绝顶，一览众山小”的感觉。这也是本书出版的意义所在。

本书中的病例由来自湖北襄阳、武汉、孝感、荆州以及杭州、厦门、重庆、成都、河南、海南、长沙、南京、广州、北京、上海等多省市从事新冠肺炎诊治的一线临床专家收集、筛选而成，并针对病例特色和治疗方案进行有针对性的分析解读，为新冠肺炎诊治提供了宝贵的实战经验，与读者分享。病例以轻型、普通型、重型、危重型以及聚集性新冠肺炎病例的层次划分，便于读者由浅入深地了解新冠肺炎的发病特点与诊疗对策，尤其是其中大部分病例来自疫情重灾区湖北省，使本书得以收集到较多重型与危重型病例，剖析和反思当时的诊疗过程，为今后诊治重型与危重型病例积累经验。

当然，由于这些病例来自抗击新冠肺炎的临床一线，在当时病例激增的环境下，当地医务人员的精力及体力透支，加之不同参与地点的电子数据库结构不同、数据提取的紧迫性及不同医院不同级别医生对病历书写、记录理解和习惯的差异，对部分病例的流行病学资料、症状和实验室检查结果的记录不甚完整。

此外，我们极少纳入核酸阴性、居家隔离的无症状或轻症病例，以及正在接受医学观察并等待最终诊断的疑似患者的数据，且儿童病例较少。未来仍需持续监测和收集，以确保对疾病的深入了解，从而为规范新冠肺炎的诊断和治疗提供更全面的理论与实践资料。

本书的出版，是对过去数月来医护人员的勇气与智慧的纪念。向全体医务工作者致敬！向所有奋战在抗击疫情一线的医务工作者致敬！

本书是全体编者智慧的结晶，感谢编写团队务实、创新的工作。本书所有影像学资料均由襄阳市中心医院（湖北文理学院附属医院）放射影像科（省级临床重点专科）陈辉教授团队完成，他们为此付出了很多努力，特此感谢！感谢北京大学医学出版社高瑾副编审和梁洁编辑为此书倾注的心血！感谢所有关心、给予我们无私帮助的朋友们！

我们本着严谨、求实的态度去撰写每一篇文章，但由于水平有限，且编写时间有限，难免存在疏漏之处，敬请广大读者批评指正。我们也建议每一位医务工作者根据自己的经验和患者的病情，决定最佳的检查和治疗方法。

张　骅　卢　晔

2020 年 12 月

病例英文缩略语表

A/G	白蛋白 / 球蛋白
ALB	白蛋白
ALP	碱性磷酸酶
ALT	谷丙转氨酶
AST	谷草转氨酶
APTT	活化部分凝血活酶时间
BNP	脑钠肽
Ca	血清钙
Cl	血清氯
CK	肌酸激酶
CK-MB	肌酸激酶同工酶
CREA	肌酐
CRP	C 反应蛋白
DBIL	直接胆红素
DD	D- 二聚体
eGFR	估算的肾小球滤过率
EOS	嗜酸性粒细胞计数
ESR	红细胞沉降率
Fb	纤维蛋白原
GGT	γ- 谷氨酰转肽酶
GLU	血糖
Hb	血红蛋白
HBDH	α- 羟丁酸脱氢酶
HbA1c	糖化血红蛋白
HBcAb	乙型肝炎核心抗体
HBeAb	乙型肝炎 e 抗体
HBeAg	乙型肝炎 e 抗原
HBsAb	乙型肝炎表面抗体
HBsAg	乙型肝炎表面抗原
HCO_3^-	碳酸氢根
HCRP	超敏 C 反应蛋白
HCT	血细胞比容
INR	国际标准化比值
K	血清钾
Lac	乳酸
LDH	乳酸脱氢酶
LY	淋巴细胞计数
LY%	淋巴细胞百分比
Mb	肌红蛋白
MCH	平均红细胞血红蛋白含量
MO	单核细胞计数
MO%	单核细胞百分比
Na	血清钠
NE	中性粒细胞计数
NE%	中性粒细胞百分比
P	磷
pH	酸碱度
PCO_2	二氧化碳分压
PCT	降钙素原
PLT	血小板计数
PO_2	氧分压
PT	凝血酶原时间
PTA	凝血酶原活动度
RBC	红细胞计数
RDW	红细胞分布宽度
SpO_2	脉搏氧饱和度
SO_2	氧饱和度
TBIL	总胆红素
TCO_2	总二氧化碳
TP	总蛋白
TT	凝血酶时间
UREA	尿素
WBC	白细胞计数

目 录

第一章

轻型新冠肺炎病例

病例 1　儿童轻型新冠肺炎 1 例

（张　骅　张自艳　刘应科）

【入院病史采集】

患者男，11 岁。职业：学生。住址：湖北省某市。入院日期：2020 年 2 月 15 日，出院日期：2020 年 3 月 6 日，住院天数：20 天。

主诉： 发现新型冠状病毒核酸阳性 1 天。

现病史： 患者于入院前 1 天发现新型冠状病毒核酸（＋），无发热、咳嗽等不适。今为进一步诊治，来我院，门诊以“新冠肺炎？”收入院。自起病以来，患者精神、食欲及睡眠尚可，大小便无异常，体力、体重正常。

既往史： 否认特殊病史。否认食物及药物过敏史。

流行病学史： 患者于 2020 年 1 月 20 日从武汉归来，其姥爷于 2020 年 1 月 31 日被确诊为“新冠肺炎”。

【体格检查】

T 36.8℃，R 22 次 / 分，P 102 次 / 分，BP 100/60 mmHg，SpO_2 98%，神清，查体合作。颈软，全身皮肤黏膜无黄染，浅表淋巴结无肿大。口唇无发绀，咽无充血，扁桃体无肿大。双肺呼吸音正常，未闻及干、湿啰音。心率 102 次 / 分，律齐，无杂音。腹平软，无压痛、反跳痛，肝脾肋下未及。下肢无水肿。

【辅助检查】

2020 年 2 月 17 日肺炎衣原体 IgG 268.00 AU/ml ↑；肝肾功能、心肌酶、电解质、粪便常规、尿液分析未见异常。血常规及炎症指标见表 1-1。新型冠状病毒核酸变化见表 1-2。

2020 年 2 月 16 日胸部 CT（图 1-1 A）：双肺纹理形态、走行正常，右肺上叶斑片状高密度灶，边界模糊。双肺门影不大。气管及双侧主支气管通畅。纵隔内未见明显淋巴结肿大。考虑病毒性病变，建议复查。

2020 年 2 月 20 日胸部 CT（图 1-1 B）：双肺纹理形态、走行正常，右肺上叶斑片状高密度灶密度吸收、变淡，边界模糊。双肺门影不大。气管及双侧主支气管通畅。纵隔内未见明显淋巴结肿大。

表 1-1　血常规及炎症指标

日期（2020 年）	WBC（10^9/L）	NE%	LY（10^9/L）	EOS（10^9/L）	LY%	RBC（10^{12}/L）	Hb（g/L）	PLT（10^9/L）	CRP（mg/L）	PCT（ng/ml）	ESR（mm/h）
2 月 17 日	5.40	37.0	2.36		43.7	4.68	124	333	＜ 5.0	0.03	8
2 月 20 日	4.62		1.85				133	318	＜ 5.0		
2 月 29 日	5.61	35.4			50.4						

空白处：因医生记录习惯不同，多仅记录异常的实验室检查结果，导致病程记录中部分项目内容缺失

表 1-2　新型冠状病毒核酸变化

日期（2020 年）	新型冠状病毒核酸	标本类型
2 月 18 日	可疑	口咽拭子
2 月 19 日	可疑	口咽拭子
2 月 21 日	（＋）	口咽拭子
2 月 25 日	（＋）	口咽拭子
3 月 3 日	（－）	口咽拭子
3 月 4 日	（－）	口咽拭子

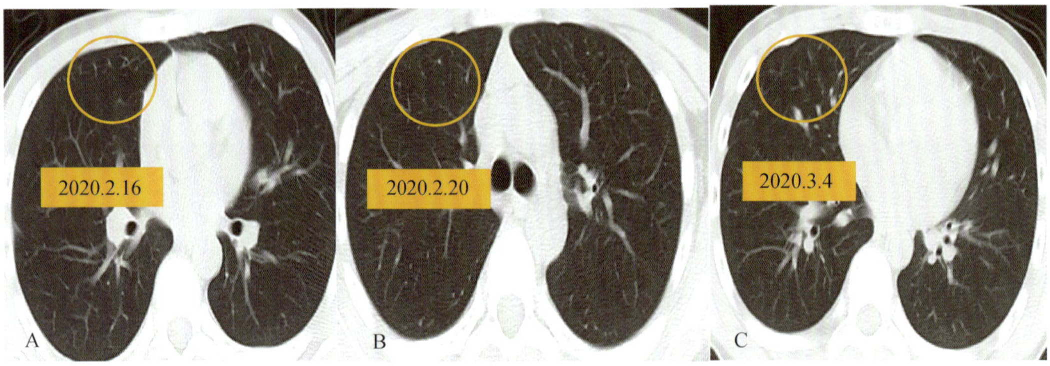

图 1-1 不同时期胸部 CT。黄色圆框内可见右肺上叶少许渗出影逐渐吸收消失

2020 年 3 月 4 日胸部 CT（图 1-1 C）：复查，对比前片：双肺纹理形态、走行正常，原右肺上叶高密度灶未见明显显示。双肺门影不大。气管及双侧主支气管通畅。纵隔内未见明显淋巴结肿大。

【诊断】

新冠肺炎 轻型。

【鉴别诊断】[1]

见表 1-3。

表 1-3 新冠肺炎的鉴别诊断[1]

病毒性肺炎类型	流行病学特点	临床特征	影像学特征（胸部 CT）	传染病分类
季节性流感病毒肺炎（甲型、乙型）	流行季节我国北方为 11 月至次年 2 月，我国南方另一个高峰为 5～8 月。人群普遍易感，高危人群包括老年人、儿童、孕产妇或有慢性基础疾病者（不包括高血压）	发病早期呈流感样症状，部分患者可进展出现呼吸困难、咯血等	合并肺炎者表现为双肺磨玻璃样或斑片状浸润影，可伴有实变	丙类传染病
人感染禽流感（H7N9、H5N1、H10N8 等）	与不明原因死禽、活禽市场及其污染的物品、环境接触	与流感病毒肺炎相似，重症病例更为多见	与季节性流感病毒肺炎相似	乙类传染病
腺病毒肺炎	流行季节为每年 2～5 月，可见于无基础疾病的青壮年，可通过飞沫传播	与其他呼吸道病毒肺炎类似，可有腹泻等消化道症状	重症病例可表现为肺实变，伴有磨玻璃和斑片影，可为单侧或双侧，多叶病变	—
呼吸道合胞病毒肺炎	全年均可发生，北半球高峰在冬季，是引起儿童、婴幼儿、老年人、免疫缺陷成人下呼吸道感染的重要病原体	与其他病毒性肺炎类似	特征性表现为结节影、树芽征伴支气管管壁增厚	—
严重急性呼吸综合征（SARS）	人群普遍易感，蝙蝠为宿主	以发热、寒战、干咳为主，外周血白细胞、淋巴细胞、血小板计数减少，乳酸脱氢酶升高	双侧胸膜下和基底部肺表现为磨玻璃影	乙类传染病，采取甲类传染病的预防、控制措施
中东呼吸综合征（MERS）	需要注意相应疫区工作或旅游史，或确诊病例密切接触史	发热、寒战、咳嗽、气短，胃肠道表现常见，可有急性肾损伤	类似 SARS	—
新冠肺炎	具有明确人传人特点，传染源主要为确诊患者或潜伏期无症状感染者	发热、乏力、咳嗽；重症患者 1 周左右进展为呼吸衰竭	早期呈现多发小斑片影及间质改变，以肺外带明显。进而发展为双肺多发磨玻璃影、浸润影，严重者可出现肺实变	乙类传染病，采取甲类传染病的预防、控制措施

【治疗】

卧床休息，维持水、电解质平衡及内环境稳定；密切监测生命体征、指氧饱和度等。抗病毒（阿比多尔）、中药（连花清瘟胶囊、清肺排毒汤）等对症支持治疗，预防并发症及药物不良反应，减少药物相互作用诱发的肝、肾损伤或心血管异常。

【诊治思路＋治疗经验】

新型冠状病毒肺炎（COVID-19），简称“新冠肺炎”，是一种新发传染病，人群对新型冠状病毒缺乏免疫力，因而各年龄段人群均易感，目前关于儿童新冠肺炎的研究很少，诊疗参照成人新冠肺炎防治意见。目前认为，经呼吸道飞沫和密切接触传播是主要的传播途径[2]。病毒可通过患者咳嗽、讲话等产生的飞沫传播，易感者吸入后导致感染。含有病毒的飞沫沉积在物品表面，可经手接触到口腔、鼻腔、眼睛等处的黏膜而进入呼吸道，导致感染。在相对封闭的环境中，长时间暴露于含高浓度病毒气溶胶时，存在气溶胶传播的可能。由于在粪便及尿中可分离出新型冠状病毒，故存在粪-口传播风险，应注意粪便及尿污染环境造成气溶胶或接触传播。手卫生是控制感染最简单、最有效、最方便、最经济的措施。正确选择和佩戴口罩，对预防飞沫传播非常重要。

目前临床发现儿童重型、危重型新冠肺炎很少见，考虑与儿童免疫功能尚未成熟有关。由于新冠肺炎导致死亡的主要原因之一是过度免疫反应诱发的细胞因子风暴，进而导致肺组织损伤 / 修复失衡和呼吸衰竭[3]。儿童免疫功能尚未成熟，使得其很少出现过度免疫反应。研究结果表明，尽管大多数感染新型冠状病毒的患者仅有轻度呼吸道症状，但约 5% 的患者会进展为严重的肺损伤甚至多器官功能障碍，病死率达 2%[4]。目前虽对新冠肺炎的疾病特征有了一定了解，但其发病机制仍存在众多未知，特别是儿童新冠肺炎的发病机制仍有待进一步研究。

上海交通大学一项研究显示了我国新冠肺炎患儿的流行病学特征和传播方式[5]。研究发现，所有年龄段的儿童都对新冠肺炎易感，并且没有明显的性别差异。儿童新冠肺炎病例具有以下特点：

1. 临床表现　新型冠状病毒感染的潜伏期为 1 ～ 14 天，但多为 3 ～ 7 天[6]。发病时，受感染儿童主要表现为发热、乏力、咳嗽，可能伴有鼻塞、流涕、咳痰、腹泻、头痛等，多数儿童出现低至中度发热，甚至不发热。随着病情的发展，通常在发病 1 周后出现呼吸困难、发绀和其他症状，并伴有全身中毒症状，如身体不适或躁动、进食不良、食欲不佳和活动减少。一些儿童的情况可能进展迅速，并可能在 1 ～ 3 天内发展为常规吸氧（鼻导管、面罩）无法纠正的呼吸衰竭。严重病例甚至可能出现感染性休克、代谢性酸中毒以及不可逆转的出血和（或）凝血功能障碍。呼吸急促和听诊时有湿啰音常提示肺炎。快速呼吸频率的判断标准为：2 月龄以下为 ≥ 60 次 / 分；2 ～ 12 月龄为 ≥ 50 次 / 分；1 ～ 5 岁为 ≥ 40 次 / 分；5 岁以上为 ≥ 30 次 / 分（排除发热和哭闹影响后）。随着病情的加重，可能会出现呼吸窘迫、鼻塞、三凹征、呼噜声和发绀。严重感染引起的母体低氧血症可导致宫内窒息、早产等危险。新生儿（特别是早产儿）更有可能出现潜伏性和非特异性症状，需要更密切的观察。根据目前报告的病例情况，儿童患者主要属于家庭聚集性病例，大多数预后良好，轻型病例发病后 1 ～ 2 周即可恢复。

2. 实验室检查（同成人）　常规血液检查白细胞计数通常正常或减少，淋巴细胞计数减少；严重情况下进行性淋巴细胞减少。CRP 正常或升高。PCT 多正常。PCT ＞ 0.5 ng/ml 表明与细菌混合感染。严重者可见肝酶、肌酶、肌红蛋白升高，DD 升高。

3. 影像学特征　肺炎早期胸部 X 线检查可显示多个小片状阴影及间质改变，肺周明显。严重者可进一步发展为双侧多发性磨玻璃样阴影、浸润性阴影和肺实变，并伴有少量胸腔积液。胸部 CT 显示肺部病变更清楚，包括双侧肺内磨玻璃样阴影和节段性实变，尤其是肺外周。在严重感染的儿童中，双肺可能存在多个肺叶病变。本例儿童病变轻微，仅存在右肺上叶斑片状高密度灶。

4. 重型肺炎　疾病进展须满足下列条件之一：①呼吸频率（RR）显著增加：RR ≥ 70 次 / 分（≤ 1 岁），RR ≥ 50 次 / 分（＞ 1 岁）。②低氧血症：SpO_2 ≤ 93%（早产儿＜ 90%）或鼻塞、三凹征、呼噜声、发绀、呼吸暂停等。血气分析：PaO_2 ＜ 60 mmHg，$PaCO_2$ ＞ 50 mmHg。③意识障碍：躁动、嗜睡、昏迷、抽搐等。④进食不良、食欲缺乏，甚至脱水。⑤其他表现：凝血功能紊乱（PT 延长、DD 升高）、心肌损害（心肌酶升高、心电图 ST-T 改变、严重时心脏增大、心功能不全）、胃肠功能障碍、肝酶升高、横纹肌溶解。

5. 危重型肺炎　疾病随以下任意一种器官衰竭而迅速发展：①呼吸衰竭，需要机械通气的患者出现急性呼吸窘迫综合征（ARDS），以顽固性低氧血症为特征，且不能通过传统的氧疗，如鼻导管或面罩供氧来缓解。②感染性休克除严重肺部感染外，还可造成其他器官的损伤和功能障碍。当发生循环、血液、消化系统等肺外系统功能障碍时，应考虑脓毒症和感染性休克的可能性，此时病死率明显升高。③合并其他需要重症监护病房（ICU）监护和治疗的器官衰竭。

根据成本效益评估，重型和危重型病例应谨慎使用抗生素、皮质类固醇、支气管肺泡灌洗、机械通气和其他更具侵入性的干预措施，如血液净化和体外膜肺氧合（EMCO）。

治疗过程中应密切关注患儿病情变化，定期监测生命体征、血氧饱和度等，及早发现危重病例。一般治疗包括卧床休息和支持治疗；确保充足的热量和水的摄入；保持水、电解质动态平衡，必要时加强对大龄儿童的心理治疗。目前尚无有效的儿童抗病毒药物。

对于一般感染，应避免使用皮质类固醇免疫调节治疗。但在以下情况时可以考虑使用：①胸部影像学迅速恶化和发生 ARDS。②有明显中毒症状、脑炎或脑病、噬血细胞综合征等严重并发症。③感染性休克。④有明显喘息症状。

当机械通气、血液净化等手段无效，且发生难以纠正的心肺衰竭时，应考虑采用 ECMO 治疗。ECMO 的适应证[7]：① PaO_2/FiO_2 ＜ 50 mmHg 或氧合指数（OI）＞ 40 mmHg 超过 6 h，或严重呼吸性酸中毒（pH ＜ 7.15）。②机械通气时平均动脉压（MAP）升高或严重漏气等严重并发症。③常规治疗不能改善循环功能，或需要大量血管活性药物维持基础血压，或乳酸水平持续升高。ECMO 的禁忌证[7]：如果机械通气持续时间超过 2 周，或出现严重的脑功能衰竭或出血倾向时，应禁忌或谨慎使用 ECMO[1]。

出院标准：体温恢复正常至少 3 天，呼吸道症状明显改善，呼吸道标本核酸检测连续两次阴性（采样间隔至少 1 天）即可出院。建议出院后居家隔离 14 天。

参考文献

［1］Chen ZM，Fu JF，Shu Q，et al. Diagnosis and treatment recommendations for pediatric respiratory infection caused by the 2019 novel coronavirus. World J Pediatr，2020，16（3）：1-7.

［2］中华预防医学会新型冠状病毒肺炎防控专家组 . 新型冠状病毒肺炎流行病学特征的最新认识 . 中华流行病学杂志，2020，41（2）：139-144.

［3］Zumla A，Hui DS，Azhar EI，et al. Reducing mortality from 2019-nCoV：host-directed therapies should be an option. Lancet，2020，395（10224）：e35-e36.

［4］Guan WJ，Ni ZY，Hu Y，et al. Clinical Characteristics of Coronavirus Disease 2019 in China. N Engl J Med，2020，382（18）：1708-1720.

［5］Dong Y，Mo X，Hu Y，et al. Epidemiology of COVID-19 among children in China. Pediatrics，2020，145（6）：e20200702.

［6］国家卫生健康委员会，国家中医药管理局 . 新型冠状病毒肺炎诊疗方案（试行第六版）［EB/OL］.［2020-02-18］. http：//www.gov.cn/zhengce/zhengceku/2020-02/19/content_5480948.htm.

［7］Pediatric Group，Extracorporeal Life Support Committee，Pediatric Critical Physicians Branch，et al. Consensus of extracorporeal membrane oxygenation support for acute fulminant myocarditis in children. Chin J Emerg Med，2020，29：5-10.

病例 2　与上呼吸道感染相似的轻型新冠肺炎 1 例

（罗　玲）

【入院病史采集】

患者男，32 岁，职业：工人，地址：湖北省某市，入院日期：2020 年 1 月 25 日，出院日期：2020 年 3 月 3 日，住院天数：38 天。

主诉：发热 2 天。

现病史：患者于入院前 2 天无明显诱因出现间断无规律低热，体温最高 37.4℃，伴有轻度阵发性咳嗽，偶有白痰。无畏寒、盗汗，无乏力，无咽痛、头痛、肌肉酸痛，无鼻塞、流涕，无胸闷、气促，无心悸、胸痛，无恶心、呕吐，无腹痛、腹泻，无尿频、尿急、尿痛等症状，自行口服布洛芬及奥司他韦，症状无明显缓解，遂来院就诊，门诊血常规：WBC 5.06×10^9/L，LY 0.57×10^9/L ↓；HCRP 43.05 mg/L；咽拭子标本新型冠状病毒核酸（＋）。门诊未行胸部 CT，以“肺部感染”收住院。

既往史：无特殊。

流行病学史：常住湖北省某市，入院前 2 周未到过武汉，未接触从武汉归来人员。

【体格检查】

T 36℃，P 82 次 / 分，R 20 次 / 分，BP 100/60 mmHg，神清，查体合作。颈软，全身皮肤黏膜无黄染，浅表淋巴结无肿大。口唇无发绀，咽稍充血，扁桃体无肿大。双肺呼吸音正常，未闻及干、湿啰音。心率 80 次 / 分，律齐，无杂音。腹平软，无压痛、反跳痛，肝脾肋下未及。下肢无水肿。

【辅助检查】

2020 年 1 月 25 日入院后血常规：WBC 3.04×10^9/L ↓，LY% 18.60% ↓，LY 0.57×10^9/L ↓，EOS% 0.20% ↓，EOS 0.01×10^9/L ↓；生化：ALT 57 U/L ↑，前白蛋白 197.3 mg/L ↓，GLU 9.81 mmol/L ↑，CK 355 U/L ↑，HCRP 21.54 mg/L ↑，余项正常。凝血功能：PT 19.80 s ↑，PTA 46.00% ↓，INR 1.83 ↑，ESR 15.00 mm/h，PCT 0.09 ng/ml；免疫 5 项、尿常规正常。血培养：需氧＋厌氧培养均无细菌生长。

2020 年 1 月 29 日血常规：WBC 3.41×10^9/L ↓，RBC 5.65×10^{12}/L ↑，NE 1.77×10^9/L ↓，RDW 35.60% ↓，HCRP 6.10 mg/L ↑。

2020 年 2 月 15 日生化：ALT 64 U/L ↑，GGT 102 U/L ↑，甘油三酯 2.01 mmol/L ↑；余项正常；血常规、凝血功能正常。2 月 28 日生化：GGT 61 U/L ↑，β2 微球蛋白 1.25 mg/L ↓，余项正常；血常规正常。

2020 年 1 月 28 日胸部 CT：双肺及纵隔未见明显异常。2 月 11 日胸部 CT：双肺下叶纤维灶，请结合临床。2 月 28 日复查胸部 CT 提示未见异常。

新型冠状病毒核酸变化见表 2-1。

【诊断】

新冠肺炎 轻型。

【治疗】

入院后予抗干扰素 α-2b 500 U 每日 2 次雾化吸入、奥司他韦 75 mg 每日 2 次、洛匹那韦 / 利托那韦 2 片每日 2 次抗病毒治疗，同时予以保肝、祛痰等对症处理，患者体温很快恢复正常，于 1 月 31 日第一次复查新型冠状病毒核酸（－），2 月 3 日复查新型冠状病毒核酸（＋），改用阿比多尔 0.2 g 每日 3 次抗病毒；莫西沙星 0.4 g 每日 1 次抗感染以及保肝等对症处理。2 月

表 2-1　新型冠状病毒核酸变化

日期（2020 年）	新型冠状病毒核酸	标本类型
1 月 30 日	（＋）	口咽拭子
2 月 3 日	（＋）	口咽拭子
2 月 10 日	（＋）	口咽拭子
2 月 16 日	可疑	口咽拭子
2 月 21 日	（＋）	口咽拭子
2 月 26 日	（－）	口咽拭子
3 月 1 日	（－）	口咽拭子

10日复查新型冠状病毒核酸（+），2月11日复查胸部CT未见异常，加用中药新冠肺炎1号方口服治疗，2月21日患者复查新型冠状病毒核酸（+），继续口服新冠肺炎1号方，同时予胸腺肽增强免疫力等治疗。2月28日复查胸部CT未见异常。2月26日及3月1日两次复查新型冠状病毒核酸均为（-），达到出院标准，于3月3日出院。

【诊治思路】

根据患者入院时发布的《新型冠状病毒肺炎诊疗方案（试行第七版）》[1]，新冠肺炎的诊断标准分为"疑似病例"和"确诊病例"两类，疑似病例包括以下两种情况：①有流行病学史中的任意1条，且符合临床表现中任意2条［发热和（或）呼吸道症状；具有肺炎影像学特征（早期呈现多发小斑片状影及间质改变，以肺外带明显。进而发展为双肺多发磨玻璃影、浸润影，严重者可出现肺实变，胸腔积液少见）；发病早期白细胞计数正常或降低，淋巴细胞计数正常或减少］。②无明确流行病学史，但符合上述临床表现中的3条确诊病例须有病原学或血清学证据（实时荧光RT-PCR检测新型冠状病毒核酸阳性；病毒基因测序，与已知的新型冠状病毒高度同源；血清新型冠状病毒特异性IgM抗体和IgG阳性；新型冠状病毒特异性IgG抗体由阴性转为阳性或恢复期较急性期4倍及以上升高）。

本例患者入院后完善相关检查，排除其他相关疾病，确诊分析如下：

1. 流行病学史：发病前14天内有武汉市及周边地区居住史（患者长期居住在湖北省某市）。

2. 临床表现：发热2天。

3. 辅助检查：门诊血常规：WBC $5.06\times10^9/L$，LY $0.57\times10^9/L$ ↓；新型冠状病毒核酸（+）。入院后血常规：WBC $3.04\times10^9/L$ ↓，LY% 18.60% ↓，LY $0.57\times10^9/L$ ↓，EOS% 0.20% ↓，EOS $0.01\times10^9/L$ ↓。

4. 胸部CT：未见异常。

临床分型：轻型（患者临床症状轻微，仅有轻度发热，影像学未见肺炎表现）。

【治疗经验】

本例患者为新冠肺炎轻型患者，无肺炎影像学改变。根据罹患肺炎的地点可将肺炎分为社区获得性肺炎（CAP）和医院获得性肺炎（HAP）。CAP是指医院外罹患的感染性肺实质（含肺泡壁，即广义上的肺间质）炎症，包括具有明确潜伏期的病原体感染在入院后于潜伏期内发病的肺炎。CAP的病死率随患者年龄增加而升高。日本报道年龄分别在15～44岁、45～64岁、65～74岁和≥75岁住院CAP患者的病死率分别为1.4%、3.3%、6.9%和9.3%[2]。国内多项成人CAP流行病学调查结果显示：肺炎支原体和肺炎链球菌是我国成人CAP的重要致病原[3-7]。病毒检出率为15%～34.9%，其中流感病毒占首位，其他病毒还包括副流感病毒、鼻病毒、腺病毒、人偏肺病毒、吸道合胞病毒及冠状病毒等。病毒检测阳性患者中5.8%～65.7%可合并细菌或其他非典型病原体感染[7-11]。可见，病毒性肺炎在CAP所占的比例并不低。新型冠状病毒作为一种2019年在人类新出现的一种病毒，也属于CAP的病原体之一。该患者以轻度发热为表现，伴轻微咳嗽，咽痛不明显，但咽拭子新型冠状病毒核酸阳性，因此建议诊断修正为急性上呼吸道感染（新型冠状病毒）更为确切。也有学者建议将此类肺部无病变患者诊断中的"肺炎"两字，改为"新型冠状病毒感染"或"新型冠状病毒感染性疾病"。

新型冠状病毒与严重急性呼吸综合征冠状病毒（SARS-CoV）相比传染性更强，隐匿性更强，大多为轻型和普通型。Xu等[12]对病毒传染人的分子作用通路的研究表明，新型冠状病毒通过刺突蛋白（S蛋白）与人血管紧张素转化酶2（ACE2）蛋白的识别和结合来感染呼吸道上皮细胞，其致病原理与SARS-CoV类似，由于新型冠状病毒与ACE2的结合能力很强，故具有很强的传染力。

本例患者症状并不重，以低热为主，经过治疗后症状很快好转，无特殊不适，但新型冠状病毒核酸检查反复呈阳性，持续时间长，病程长达1个月余，这也是病毒的狡黠之处，而随着更多无症状感染者的出现，新冠肺炎的这个特点变得更为突出。分析新冠肺炎现有的临床资料发现，大多数患者核酸阴转时间为9～11天[13]，该患者阴转时间明显延长，与其他病毒所导致的轻症的上呼吸道感染相比也明显延长，其确诊后及时入院，并积极给予三联抗病毒治疗，新型冠状病毒核酸均未连续两次转阴，后加用阿比多尔抗病毒，莫西沙星抗感染，以及新冠肺炎1号方，核酸检测仍然持续阳性，后在新冠肺炎 1 号方基础上加用胸腺肽增强免疫力，核酸检测出现连续两次转阴，达到出院标准。可见，病毒隐蔽性强，后期患者无症状，若不是进行核酸检查，难以发现其存在，其潜在传染性还尚待进一步评估。对于该类携带病毒时间比较长的患者，应积极给予中药治疗，增加免疫力治疗，有促进病毒核酸转阴的效果。另患者入院即有肝功能轻度异常，但术前免疫 5 项正常，排除由肝病所致，考虑与新型冠状病毒感染有关，经过治疗 ALT 仍稍升高，需考虑药物不良反应，尤其是洛匹那韦 / 利托那韦。后患者改为中药及免疫调节治疗，病毒核酸转阴，肝功能逐渐好转。

参考文献

[1] 国家卫生健康委员会办公厅，国家中医药管理局办公室．新型冠状病毒肺炎诊疗方案（试行第七版），2020. http：//www.nhc.gov.cn/yzygj/s7653p/202003/46c9294a7dfe4cef80dc7f5912eb1989.shtml

[2] Takayanagi N，Hara K，Tokunaga D，et al. Etiology and outcome of community-acquired pneumonia in relation to age and severity in hospitalized adull patients. Nihon Kokyuki Gakkai zasshi，2006，44（12）：906-915.

[3] Tao LL，Hu BJ，He LX，et al. Etiology and antimicmbial resistance of community-acquired pneumonia in adult patients in China. Chin Med J（Engl），2012，125（17）：2967-2972.

[4] Liu YF，Gao Y，chen MF，et al. Etiological analysis and predictive diagnostic model building of community-acquired pneumonia in adult outpatients in Beijing，China. BMC Infect Dis，2013，13：309.

[5] Bao Z，Yuan X，Wang L，et al. The incidence and etiology of community-acquired pneumonia in fever outpatients. Elp Biol Med（Maywood），2012，237（11）：1256-1261.

[6] 刘又宁，陈民钧，赵铁梅，等．中国城市成人社区获得性肺炎 665 例病原学多中心调查．中华结核和呼吸杂志，2006，29（1）：3-8.

[7] Cao B，Ren LL，Zhao F，et al. Viral and Mycoplasma pneumoniae community-acquired pneumonia and novel clinical outcome evaluation in ambulatory adult patients in China. Eur J Clin Microbiol Infect Dis，2010，29（11）：1443-1448.

[8] Liu Y，Chen M，Zhao T，et al. Causative agent distribution and antibiotic therapy assessment among adult patients with community acquired pneumonia in Chinese urban population. BMC Infect Dis，2009，9：31.

[9] Qu JX，Gu L，Pu ZH，et al. Viral etiology of community-acquired pneumonia among adolescents and adults with mild or moderate severity and its relation to age and severity. BMC Infect Dis，2015，15：89.

[10] Zhan Y，Yang Z，Chen R，et al. Respiratory virus is a real pathogen in immunocompetent community-acquired pneumonia：comparing to influenza like illness and volunteer controls. BMC Pulm Med，2014，14：144.

[11] 黄意珠，彭雁忠．奥司他韦早期治疗急性上呼吸道感染的临床疗效观察．中国地方病防治杂志，2018，33（4）：460-461.

[12] Xu XT，Chen P，Wang JF，et al. Evolution of the novel coronavirus from the ongoing Wuhan outbreak and modeling of its spike protein for risk of human transmission. Sci China Life Sci，2020，63（3）：457-460.

[13] 瞿香坤，郝树立，马景贺，等．疏风解毒胶囊联合阿比多尔治疗新型冠状病毒肺炎的回顾性研究．中草药，2020，51（5）：1167-1170.

病例 3　病毒核酸持续阳性的轻型新冠肺炎 1 例

（罗　玲）

【入院病史采集】

患者男，32 岁，职业：农民，地址：湖北省某市，入院日期：2020 年 1 月 27 日，出院日期：2020 年 3 月 25 日，住院天数：59 天。

主诉：间断发热 5 天。

现病史：患者于 1 月 22 日夜间无明显诱因出现间断无规律发热，体温最高 37.8℃，可自行退热。无畏寒、盗汗，伴少许干咳及咽痛，无乏力、头痛、肌肉酸痛，无鼻塞、流涕，无胸闷、喘气，无心悸、胸痛，无恶心、呕吐，无腹痛、腹泻等不适，于当地诊所输液治疗（具体不详），症状无明显缓解，于 23 日至湖北省某市第一人民医院（三级甲等）就诊，该院血常规：WBC 3.61×10^9/L，LY 1.05×10^9/L，胸部 CT：双肺下叶斑片影，考虑肺部感染，病毒性肺炎不排除。后患者来我院行新型冠状病毒核酸检测（＋），遂以“病毒性肺炎”收住院。

患者发病以来，精神、饮食及睡眠尚可，大小便正常，体力无明显下降，体重无变化。

既往史：无特殊。

流行病学史：患者平日在武汉市某菜市场工作，入院前 4 天由武汉市返回湖北省某市。

【体格检查】

T 36℃，P 82 次 / 分，R 20 次 / 分，BP 110/60 mmHg，SpO_2 98%，神清，查体合作。颈软，全身皮肤黏膜无黄染，浅表淋巴结无肿大。口唇无发绀，咽稍充血，扁桃体无肿大。双肺呼吸音正常，未闻及干、湿啰音。心率 82 次 / 分，律齐，无杂音。腹平软，无压痛、反跳痛，肝脾肋下未及。下肢无水肿。

【辅助检查】

2020 年 1 月 27 日血常规：WBC 3.01×10^9/L ↓，NE% 44.00%，余项正常；HCRP 2.33 mg/L；粪常规、尿常规无异常；PCT 0.20 ng/ml；生化、术前免疫学检查、凝血功能、甲状腺功能正常。

2020 年 2 月 14 日复查血常规：WBC 5.57×10^9/L ↓，NE% 3.29×10^9/L，NE% 59.06%，LY 1.77×10^9/L，LY% 31.78%。生化：ALB 38.4 g/L ↓，余项正常。HCRP 0.6 mg/L。

2020 年 3 月 6 日复查血常规及生化正常。

2020 年 3 月 17 日复查血常规正常，生化：总蛋白 63.7 g/L ↓，余项正常，凝血功能正常。

入院后于 2 月 11 日、2 月 18 日、3 月 20 日复查胸部 CT 检查均未见明显异常。

新型冠状病毒核酸检测变化见表 3-1。

【诊断】

新冠肺炎 轻型。

【鉴别诊断】

新冠肺炎轻型需与其他病毒（如甲型、乙型流行性感冒病毒、呼吸道合胞病毒、腺病毒、副流感病毒等）引起的上呼吸道感染相鉴别；需与支原体、衣原体肺炎及细菌性肺炎等鉴别；还应与非感染性疾病，如血管炎、皮肌炎和机化性肺炎等鉴别。

表 3-1　新型冠状病毒核酸变化（标本均为咽拭子）

日期（2020 年）	新型冠状病毒核酸	日期（2020 年）	新型冠状病毒核酸
2 月 3 日	（＋）	3 月 10 日	（＋）
2 月 8 日	（＋）	3 月 16 日	（＋）
2 月 10 日	（＋）	3 月 18 日	（－）
2 月 14 日	（－）	3 月 19 日	（＋）
2 月 17 日	（＋）	3 月 20 日	（＋）
2 月 20 日	（＋）	3 月 21 日	（－）
2 月 21 日	（－）	3 月 22 日	（＋）
2 月 26 日	（＋）	3 月 24 日	（－）
3 月 1 日	（＋）	3 月 25 日	（－）
3 月 8 日	（－）		

【治疗】

入院后予干扰素 α-2b 500 U 雾化吸入每日 2 次（共 4 天），奥司他韦 75 mg 每日 2 次抗病毒治疗，初期曾短期加用更昔洛韦 0.5 g 静脉滴注每日 1 次，洛匹那韦 / 利托那韦 2 片每日 2 次抗病毒，但因患者出现消化道不良反应，故停用，同时予以祛痰、保肝、护胃、预防应激性溃疡等对症处理。患者入院后 2 天体温恢复正常，于 2 月 3 日第一次复查新型冠状病毒核酸（+），改用阿比多尔 0.2 g 每日 3 次抗病毒（共 10 天）。2 月 10 日复查新型冠状病毒核酸（+），2 月 11 日复查胸部 CT 未见异常。先后予新冠肺炎 1、4、5 号方口服，利巴韦林 0.5 g 静脉滴注每日 2 次，2 月 17 日、20 日复查新型冠状病毒核酸（+），继续使用新冠肺炎中药方剂及对症治疗，同时加用胸腺法新 1.6 mg 皮下注射增强免疫功能。此后因患者多次复查病毒核酸均未连续两次（间隔 24 h 以上）转阴。3 月 2 日将中药方剂改为针对该患者开具的个体化中药方剂，3 月 18 日经专家组讨论后予阿比多尔 0.2 g 每日 3 次，硫酸羟氯喹 0.2 g 每日 3 次，重组干扰素 α-2b 200 U 喷口腔每日 2 次，中医科认为该患者属于“疫病”之“肺脾气虚”证，中药方剂的使用可健脾益气、燥湿化痰，后定期根据患者病情个体化调整方剂。多次复查胸部 CT 均未见明显异常，经密切追踪患者咽拭子新型冠状病毒核酸情况，于 3 月 24 日及 25 日连续两次监测核酸均为阴性，达到出院标准，予以出院。

【诊治思路】

本例患者入院后完善相关检查，排除其他相关疾病，确诊分析如下：

1. 流行病学史：患者平日在武汉菜市场工作，入院前 4 天前自武汉返回湖北省某市。

2. 临床表现：间断发热 5 天。

3. 辅助检查：湖北省某市第一人民医院：血常规：WBC 3.61×10^9/L，LY 1.05×10^9/L。我院新型冠状病毒核酸检测（+）。

4. 胸部 CT：双肺下叶斑片影，考虑肺部感染，病毒性肺炎不排除。

5. 临床分型：轻型（患者临床症状轻微，仅有轻度发热，影像学见轻微肺炎表现）

【治疗经验】

新冠肺炎患者多数为轻型，甚至隐性感染，仅有少数为重型。该例患者为典型的轻型新冠肺炎（以发热为主要表现，病前有明确流行病学史，影像学表现为斑片影，较轻微，新型冠状病毒核酸检测阳性），治疗后症状好转快，虽予以积极治疗，但病毒清除比较缓慢，从发病到出院，整个过程长达 2 个月，对于该类病毒久不转阴病例，提出以下思考：

1. 该类患者具有传染性吗？目前所有试剂盒只能检测有无新型冠状病毒核酸，但不能区分病毒活性。此外，该检测只是定性检测，不能定量测定病毒负荷量，无法动态了解病毒量的变化。此外，即使进行病毒定量监测，仍需大样本临床数据分析，找到合适的截断值来判定传染性，这仍需要大量的工作。

2. 该类患者住院期间除了病毒核酸持续阳性，其他表现完全正常，其血浆能否作为康复者血浆运用于临床？根据《新冠肺炎康复者恢复期血浆临床治疗方案（试行第二版）》，捐献血浆的康复者应同时符合以下条件：距首发症状时间不少于 3 周；符合最新版新冠肺炎诊疗方案中解除隔离和出院标准；年龄满 18 岁，原则上不超过 55 岁；男性体重不低于 50 kg、女性不低于 45 kg；无血液传播疾病史；经临床医师综合患者治疗等有关情况评估可以捐献血浆者。该患者达到出院标准，按照指南，符合血浆捐献者的要求。那么，如何评估血浆捐献者血浆的质量呢？治疗方案中提出，新型冠状病毒血清 / 血浆 IgG 抗体定性检测呈反应性且 160 倍稀释后按照试剂说明书要求检测仍为阳性反应；或新型冠状病毒血清 / 血浆总抗体定性检测呈反应性且 320 倍稀释后按照试剂说明书要求检测仍为阳性反应。本例患者未检测血清中抗体滴度。

3. 该类患者免疫功能如何？感染性疾病的发生、发展、结束和最终转归是病原体和人体（特别是免疫细胞）相互作用的结果。目前研究认为[1]，新型冠状病毒入侵人体与其 S 蛋白和人体上皮细胞的 ACE2 受体结合有关。此外，病原体的其他表位也会被人体免疫细胞发现和攻击，最终至消灭。但我们容易忽视的是人体免疫细胞杀灭病原体时引起的炎症反应，这构成了除以上两种毒力之外的第三种毒力，并可诱发疾病甚至死亡。在感染同一种病原体的情况下，不同个体疾病严重程度不同，主要取决于免疫细胞的功能状态。若免疫细胞功能低下，人体不能及时发现和清除病原体，可能导致感染扩散，演变为慢性感染。相反，若患者免疫细胞反应过于强烈，则会引起剧烈的炎症反应和炎症风暴，出现严重的临床表现，甚至死亡。如果免疫细胞能够清除病原体，并产生适当的炎症因子，且不引起严重的炎症反应，则患者可能表现为隐性感染，也可表现为轻中度临床症状，是最佳的免疫反应。该患者免疫细胞反应适中，也称为免疫适宜。该概念于2012年由Ruslan提出[2]，为宿主对病原体的适应力，根据其模型，宿主与病原体的相互关系表现为3种曲线：①宿主适应力与病原体负荷呈负相关，病原体负荷越大，宿主适应力越差。②病原体负荷较小时，适应力急速下降，进入重症及死亡。③尽管病原体负荷不断加大，但宿主适应力保持良好，临床上表现为无症状或轻症，提示感染严重程度不一定与病毒负荷有关，更应关注宿主的适应力，即免疫适应。在既往对其他感染性疾病的诊治过程中也发现，宿主与病毒可在一定时间内共存。可见宿主免疫反应在疾病的发生和发展中具有重要的作用。

本例患者在发病过程中出现免疫适宜，与病毒共存时间长达2个月，治疗上，积极给予多种抗病毒治疗，病毒核酸仍为阳性，后加用三联抗病毒药物（干扰素、阿比多尔、羟氯喹），其中干扰素及阿比多尔在病程前期及中期使用过，新增的羟氯喹还具有免疫调节作用[3]，在体内可协同增强抗病毒效应。因此，对于此类顽固性病毒共存者，为达到清除病毒的目的，可考虑含有氯喹的三联抗病毒治疗。在治疗前期，患者服用大量新冠肺炎1号、4号、5号方效果不佳，后期给予个体化中药方剂，一病一方，动态调整，也是最终治疗成功的重要原因。

参考文献

[1] Song WF，Gui M，Wang XQ，et al. Cryo-EM Structure of the SARS coronavirus spike glycoprotein in complex with its host cell receptor ACE2. PLoS Pathog，2018，14（8）：e1007236.

[2] Ruslan M，David SS，Miguel PS. Disease tolerance as a defense strategy. Science，2012，335（6071）：936-41.

[3] Wang M，Cao R，Zhang L，et al. Remdesivir and chloroquine effectively inhibit the recently emerged novel coronavirus（2019-nCoV）in vitro. Cell Res，2020，30（3）：269-271.

病例 4　无症状的轻型新冠肺炎 1 例

（张 骅 王 冲 卢 晔）

【入院病史采集】

患者男，30 岁，职业：工人，工作单位：湖北省某市机电公司，住址：湖北省某市某镇，入院日期：2020 年 2 月 17 日，出院日期：2020 年 3 月 13 日，住院天数：25 天。

主诉：与新冠肺炎确诊病例密切接触。

现病史：患者与新冠肺炎确诊的妻子密切接触，但无发热、咳嗽、胸痛、胸闷、气喘等不适。于 2020 年 2 月 17 日来我院排查新冠肺炎，行胸部 CT 示未见异常。血常规＋ HCRP ＋血清淀粉样蛋白：WBC 14.87×10^9/L ↑，NE% 89.9% ↑，LY% 7.5% ↓，LY 1.12×10^9/L，门诊以“新冠肺炎？”收入院观察。病程中，患者精神、饮食及睡眠一般，大小便正常，体力、体重无异常变化。

既往史：体健。否认高血压、糖尿病等病史。否认食物及药物过敏史。

流行病学史：患者妻子于 1 月 29 日出现发热、咳嗽，2 月 6 日胸部 CT 检查怀疑病毒性肺炎，行新型冠状病毒核酸检测阳性，至湖北省某市中西医结合医院治疗。

【体格检查】

T 37.2℃，P 80 次 / 分，R 20 次 / 分，BP 130/80 mmHg，SpO_2 100%，神清，查体合作。颈软，全身皮肤黏膜无黄染，浅表淋巴结无肿大。口唇无发绀，咽无充血，扁桃体无肿大。双肺呼吸音正常，未闻及干、湿啰音。心率 80 次 / 分，律齐，无杂音。腹平软，无压痛、反跳痛，肝脾肋下未及。下肢无水肿。

【辅助检查】

2020 年 2 月 18 日入院肺炎支原体衣原体：肺炎支原体 IgG 165.00 AU/ml ↑；肺炎支原体 IgM 1.26 COI ↑。新型冠状病毒核酸变化见表 4-1。

2020 年 2 月 22 日血常规：WBC 8.18×10^9/L，NE% 65.5%，LY% 24.6%；肝、肾功能正常。

2020 年 2 月 23 日和 2020 年 2 月 28 日胸部 CT 见图 4-1 和图 4-2。2020 年 3 月 10 日胸部 CT 平扫未见异常。

【诊断】

新冠肺炎 轻型。

表 4-1　新型冠状病毒核酸变化

日期（2020 年）	新型冠状病毒核酸	标本类型
2 月 18 日（第一次）	可疑	口咽拭子
2 月 18 日（第二次）	（＋）	口咽拭子
3 月 3 日	（－）	口咽拭子
3 月 4 日	可疑	口咽拭子

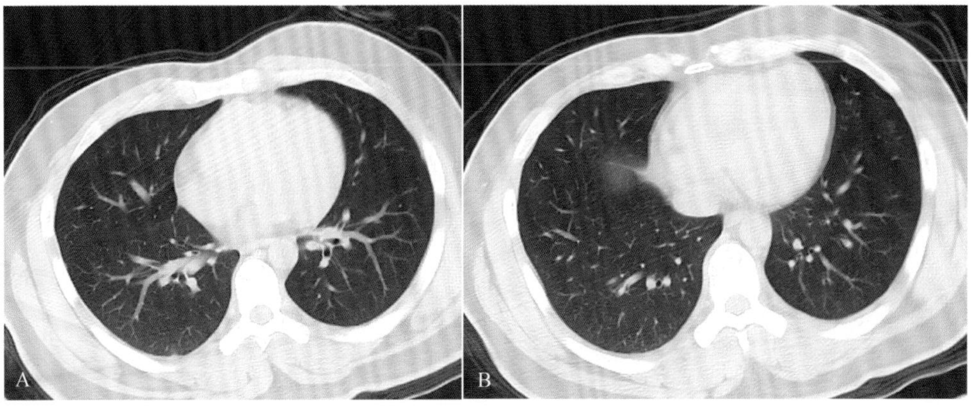

图 4-1　2020 年 2 月 23 日胸部 CT。双肺纹理形态、走行正常，双肺内未见明显异常密度灶；双肺门影不大。气管及各支气管通畅。纵隔窗心脏及大血管形态、密度正常，纵隔内未见明显淋巴结肿大。结论：胸部 CT 平扫未见明显异常

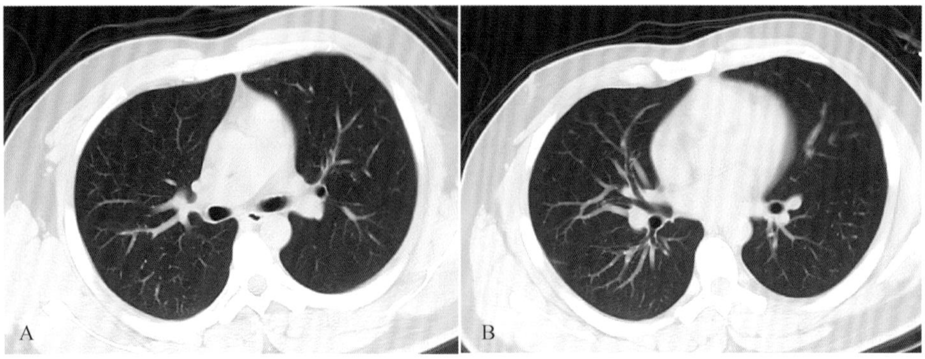

图 4-2　2020 年 2 月 28 日胸部 CT。同前片比较：双肺纹理形态、走行正常，双肺内未见明显异常密度灶；双肺门影不大。气管及各支气管通畅。纵隔窗心脏及大血管形态、密度正常，纵隔内未见明显淋巴结肿大。同前片。结论：胸部 CT 平扫未见明显异常

【治疗】

卧床休息，保持能量摄入，维持注意水、电解质平衡及内环境稳定；注意生命体征监测，包括体温、呼吸、脉率和血氧饱和度。抗病毒（奥司他韦、洛匹那韦 / 利托那韦、阿比多尔、磷酸氯喹）、抗感染（头孢丙烯）、中药（连花清瘟胶囊、新冠肺炎 2 号方）、维持水、电解质、酸碱平衡等对症支持治疗，预防并发症及药物不良反应。

【诊治思路＋治疗经验】

本例患者使用了 4 种抗病毒药物（奥司他韦、洛匹那韦 / 利托那韦、阿比多尔、磷酸氯喹）。奥司他韦作为一种有效的抗病毒药物，仅在发病早期（48 h 内）应用有效，其适应证仅为上呼吸道感染。从理论上讲，冠状病毒不产生神经氨酸酶，而奥司他韦是神经氨酸酶抑制剂，因此，奥司他韦对冠状病毒是无效的。对于部分无法区分流行性感冒和新冠肺炎的患者，可以应用奥司他韦。如果已经排除流行性感冒，就不应再应用奥司他韦。应用抗病毒药物须慎重，在没有确切的证据之前，应尽量选择低剂量，避免联合应用，并密切观察药物不良反应。此外，该患者使用了抗感染药物（头孢丙烯），但其没有明显的感染征象，也提示我们应严格限制预防性应用抗感染药物。

新冠肺炎属中医“寒疫”范畴，表现为寒热夹杂、燥湿错综、虚实并见的病理性质，本例患者使用了中药（连花清瘟胶囊、新冠肺炎 2 号方）治疗，起到了一定的效果。中西医结合救治新冠肺炎能提高疗效。对于轻型患者，证属风热表证者给予中药银翘散加减治疗；以胃肠道症状为主，证属湿遏卫阳者给予藿朴夏苓汤、三仁汤加减，可在一定程度上控制病情进展[1]。

【知识拓展】

一、无症状者可以携带新型冠状病毒

Hoehl 等对 126 例有武汉市旅居史的受试者进行了筛查，发现无任何症状者也可能会携带新型冠状病毒[2]。

本例患者与确诊新冠肺炎的妻子密切接触后新型冠状病毒核酸（＋），但患者无任何不适，且肺部影像学正常，提示在无发热、无或仅有轻微感染迹象的人群中，通过常规的症状筛查很难将其及时筛选出来。因此，对该人群进行医学隔离 14 天很重要。

二、隐形感染者的早期诊断

既往研究建议：①隐形感染者的早期诊断不应局限于两次阴性的新型冠状病毒 RNA 检测。②尽管隐形感染者可能无临床表现且实验室检查无明显异常，但仍需早期行胸部 CT 检查，并结合流行病学史，以减少误诊和漏诊[3]。

参考文献

[1] 上海市新型冠状病毒病临床救治专家组 . 上海市 2019 冠状病毒病综合救治专家共识 . 中华传染病杂志，2020，38（3）：134-138.

[2] Hoehl S，Rabenau H，Berger A，et al. Evidence of SARS-CoV-2 Infection in Returning Travelers from Wuhan，China. N Engl J Med，2020，382（13）：1278-1280.

[3] Zhou Y，Yang L，Han M，et al. Clinical Reports on Early Diagnosis of Novel Coronavirus（2019-nCoV）Pneumonia in Stealth Infected Patients. Preprints，2020. doi：10.20944/preprints202002.0156.v1.

病例 5 老年轻型新冠肺炎 1 例

（张小军 王生成 王 可）

【入院病史采集】

患者男，70 岁。职业：农民。地址：湖北省某市某村，入院日期：2020 年 2 月 14 日，出院日期：2020 年 3 月 9 日，住院天数：24 天。

主诉：咳嗽、咳痰半月个伴发热 3 天。

现病史：患者于入院前半个月受凉后出现阵发性咳嗽、咳少许白色黏痰，易咳出，无异味。于入院前 3 天前出现间断无规律发热，体温 37.3 ℃左右，伴咽痛、四肢关节酸痛、乏力，无流涕等不适。在家未做特殊处理，2020 年 2 月 13 日湖北省某市某镇中心卫生院胸部 CT：①左下肺前段少许散在斑片状稍高密度。②右肺尖及右下肺见少量增殖结节及纤维条索影，提示陈旧性病变。③双肺多个肺大疱。今到我院急诊科就诊，以“病毒性肺炎”收住我科。发病以来，患者精神、食欲及睡眠良好，体力、体重无下降。

既往史：皮肤病史 5 年。吸烟史 50 年，1 包 / 日，未戒。否认高血压、冠心病、糖尿病、肝炎、结核等病史。否认外伤史及手术史。否认食物、药物过敏史。

流行病学史：11 天前患者儿子及儿媳被确诊为新冠肺炎，正在接受隔离治疗。

【体格检查】

T 36.6 ℃，R 19 次 / 分，BP 140/100 mmHg，P 86 次 / 分，SpO_2 99%。神清，查体合作。颈软，全身皮肤黏膜无黄染，浅表淋巴结无肿大。口唇无发绀，咽无充血，扁桃体无肿大。双肺呼吸音正常，未闻及干、湿啰音。心率 86 次 / 分，律齐，无杂音。腹平软，无压痛、反跳痛，肝脾肋下未及。下肢无水肿。

【辅助检查】

2020 年 2 月 14 日 CRP 21.90 mg/L ↑；尿液分析（含尿沉渣定量）：隐血＋＋↑；ESR 17 mm/h ↑。

2020 年 2 月 16 日肺炎支原体衣原体：肺炎衣原体 IgG 41.50 AU/ml ↑。

2020 年 2 月 29 日腹部增强 CT：①肝散在小囊肿。②双肾散在囊肿。③左肾中极外侧实质强化密度减低，考虑为缺血性改变，建议复查或行 MRI。肿瘤标志物：甲胎蛋白 2.13 ng/ml，癌胚抗原 2.54 ng/ml、CA125 Ⅱ 20.69 U/ml，CA199 7.47 U/ml，鳞状细胞癌相关抗原（SCC）1.05 ng/ml，总前列腺特异抗原 2.59 ng/ml，游离前列腺特异性抗原（fPSA）0.41 ng/ml，fPSA% 16% ↓。

2020 年 3 月 1 日查血常规、肝肾功能、心肌酶、凝血功能均未见异常。

新型冠状病毒核酸变化见表 5-1。

2020 年 2 月 26 日胸部 CT（图 5-1A）：双肺纹理明显增多、纤细，走行紊乱，双肺透亮度不均匀增高，可见多处弥漫性分布小囊状含气空腔。双肺散在纤维条索状高密度影较前大致相仿，气管及双侧主支气管通畅。纵隔内未见明显肿大的淋巴结影。心影形态可，主动脉及冠状动脉局部管壁钙化斑块。扫及肝右叶见囊状低密度灶，直径约 1.9 cm，边界清；双肾多发囊状低密度灶，较大于左肾，直径约 2.3 cm。结论：①慢性支气管炎、肺气肿、肺大疱。②双肺散在纤维化灶，较前大致相仿。③主动脉及冠状动脉局部管壁钙化斑块。④肝内及双肾多发低密度灶。

2020 年 2 月 28 日胸部 CT：①慢性支气管炎、肺气肿、肺大疱。②双肺散在纤维化灶，较前大致相仿。③主动脉及冠状动脉局部管壁钙化斑块。④肝内及双肾多发低密度灶，建议增强检查。

表 5-1 新型冠状病毒核酸变化

日期（2020 年）	新型冠状病毒核酸	标本类型
2 月 14 日	（＋）	口咽拭子
2 月 28 日	可疑	口咽拭子
3 月 1 日	可疑	口咽拭子
3 月 5 日	（－）	口咽拭子
3 月 6 日	（－）	口咽拭子

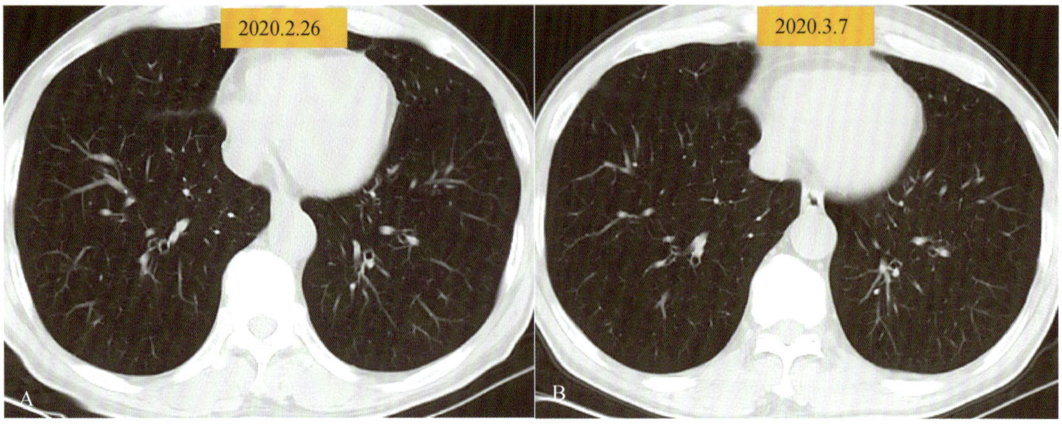

图 5-1　不同时期胸部 CT。双肺散在纤维化灶，均未见炎症病变

2020 年 3 月 7 日胸部 CT（图 5-1B）：同前片。

【诊断】

新冠肺炎 轻型。

【治疗】

卧床休息，保证能量摄入，维持水、电解质平衡及内环境稳定；注意生命体征监测，包括体温、呼吸、脉率和血氧饱和度。抗感染（莫西沙星）、抗病毒（洛匹那韦/利托那韦、阿比多尔）、中药等对症支持治疗。

【诊治思路+治疗经验】

对于抗生素的使用，如果不能除外细菌感染，可按社区获得性肺炎治疗指导使用抗生素[1-2]。本例患者肺炎衣原体抗体阳性，暂不能除外病毒合并衣原体感染，故加用喹诺酮类联合抗感染。中药主要发挥清热、补虚、化痰、止咳、平喘功效。

本例患者 70 岁，虽然诊断为轻型新冠肺炎，但也应该引起重视，避免其病情进展。研究表明，对年龄的评估可能有助于临床医生对新冠肺炎患者进行风险分层。60 岁以上的患者与 60 岁以下的患者相比，具有更严重的临床表现和更长的病程，提示可能需要对老年患者进行更密切的监测和更多的医疗干预[3-4]。衰老与肺部感染相关的部分病理生理和功能改变有关，使老年患者的反应性和耐受性下降，并导致其临床结果更差[5]。研究结果显示，年龄较大的新型冠状病毒感染者死亡的风险增加[6-9]。

有研究评价了年龄对新冠肺炎患者临床特征及重要结局的影响，结果显示新冠肺炎的临床特征和预后在不同年龄段的患者中存在显著差异[10]，借此呼吁临床医师对患者年龄进行分层，并给予老年患者更好的医疗照护。

参考文献

[1] Jin YH, Cai L, Cheng ZS, et al. A rapid advice guideline for the diagnosis and treatment of 2019 novel coronavirus（2019-nCoV）infected pneumonia（standard version）. Mil Med Res, 2020, 7（1）：4.

[2] 杨晓明，侯继峰．康复期血浆应用于急性病毒性传染病现状及其治疗新型冠状病毒肺炎前景．中国生物制品学杂志，2020，7（3）：241-245.

[3] Burki T. Outbreak of coronavirus disease 2019. Lancet Infect Dis, 2020, 20：292-293.

[4] Guan WJ, Chen RC, Zhong NS. Strategies for the prevention and management of coronavirus disease 2019. Eur Respir J, 2020, 55（4）：2000597.

[5] Miller EJ, Linge HM. Age-related changes in immunological and physiological responses following pulmonary challenge. Int J Mol Sci, 2017, 18（6）：1294.

[6] Yang X, Yu Y, Xu J, et al. Clinical course and outcomes of critically ill patients with SARS-CoV-2 pneumonia in Wuhan, China：a single-centered, retrospective, observational study. Lancet Respir Med, 2020, 8（5）：475-481.

[7] Zhou F, Yu T, Du R, et al. Clinical course and risk factors for mortality of adult inpatients with COVID-19 in Wuhan, China：a retrospective cohort study. Lancet, 2020, 395（10229）：1054-1062.

[8] Wu C, Chen X, Cai Y, et al. Risk factors associated

with acute respiratory distress syndrome and death in patients with coronavirus disease 2019 pneumonia in Wuhan, China. JAMA Intern Med, 2020, 180 (7): 1-11.

[9] Du RH, Liang LR, Yang CQ, et al. Predictors of mortality for patients with COVID-19 pneumonia caused by SARS-CoV-2: a prospective cohort study. Eur Respir J, 2020, 55 (5): 2000524.

[10] Liu Y, Mao B, Liang S, et al. Association between ages and clinical characteristics and outcomes of coronavirus disease 2019. Eur Respir J, 2020. doi: 10.1183/13993003.01112-2020.

病例 6 “复阳”的轻型新冠肺炎 1 例

（王开金　王生成　王　冲）

【入院病史采集】

患者男，53 岁。职业：超市收银员。地址：湖北省武汉市。

主诉：确诊新冠肺炎 33 天，复阳 1 天。

现病史：患者于 2020 年 1 月 23 日无明显诱因出现间断无规律发热，体温最高 39.0℃，伴干咳、乏力、食欲缺乏、鼻塞、双下肢寒冷感，无胸闷、气促，无呼吸困难，无咯血等不适。曾在湖北省某市卫生院行输液治疗（具体不详），病情无明显好转，仍有发热，遂来湖北省某市某医院就诊，门诊胸部 CT 示双肺感染，除病毒性肺炎可能。2020 年 1 月 24 日新型冠状病毒核酸（+），确诊“新冠肺炎”，予“阿比多尔、奥司他韦、注射用重组人干扰素”等治疗后，因连续两次核酸（－），胸部 CT 病灶明显吸收，于 2020 年 2 月 18 日出院，并于隔离点继续隔离 15 天，后于 2020 年 3 月 3 日复查新型冠状病毒核酸（+），再次以“新冠肺炎”收入隔离病区。

患者发病以来精神状态差，食欲缺乏，睡眠状况正常，大小便正常，体力正常，体重无变化。

既往史：平素健康状况一般。否认其他病史，无传染病史，无手术史，无外伤史，无输血史，无药物过敏史，无食物过敏史，无吸烟史，无饮酒史。

流行病学史：有武汉旅居史。

【体格检查】

T 38.1℃，P 94 次 / 分，R 19 次 / 分，BP 124/86 mmHg，神清，查体合作。颈软，全身皮肤黏膜无黄染，浅表淋巴结无肿大。口唇无发绀，咽无充血，扁桃体无肿大。双肺呼吸音粗，未闻及干、湿啰音。心率 94 次 / 分，律齐，无杂音。腹平软，无压痛、反跳痛，肝脾肋下未及。下肢无水肿。

【辅助检查】

患者肝肾功能、大小便常规、心肌标志物、血气分析、心电图无异常。血常规及炎症指标变化见表 6-1。

胸部 CT 见图 6-1。

表 6-1　血常规及炎症指标

日期（2020 年）	WBC（10^9/L）	NE%	LY%	PCT（ng/ml）	CRP（mg/L）
1 月 23 日	4.05	69	34	0.23	10.39
2 月 15 日	6.31	64.3	37.6	0.03	8.79
3 月 4 日	5.71	67	33.7	0.01	8.87

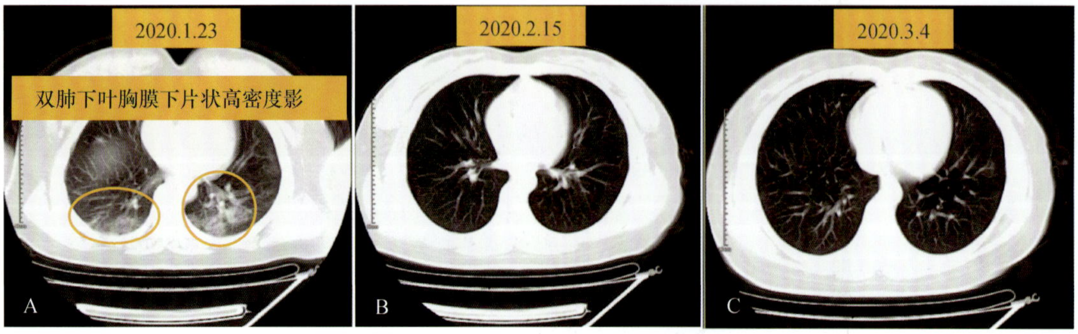

图 6-1　不同时期胸部 CT。A. 2020 年 1 月 23 日湖北省某市第一人民医院胸部 CT 示双肺感染；建议治疗后复查，必要时进一步检查，需排除病毒性肺炎可能。**B.** 2020 年 2 月 15 日复查胸部 CT 病灶较 2020 年 1 月 23 日明显吸收。**C.** 2020 年 3 月 4 日胸部 CT：双肺未见异常

【诊断】

新冠肺炎 复阳。

【鉴别诊断】

详见表 1-3。

【治疗】

隔离、卧床休息，维持注意水、电解质平衡及内环境稳定；监测生命体征、指氧饱和度，给予心理疏导等治疗。

【诊治思路＋治疗经验】

本例患者于入院前 33 天因发热、咳嗽，于湖北省某市第一人民医院确诊为新冠肺炎，经阿比多尔、奥司他韦、注射用重组人干扰素治疗后，病情明显好转，间隔 24 h 采集咽拭子新型冠状病毒核酸（－），同时胸部 CT 病灶较入院时明显吸收，符合出院标准出院。患者在指定隔离点隔离第 15 天咽拭子新型冠状病毒核酸（＋）再次入院。入院后完善血气分析、肝肾功能、心肌标志物、胸部 CT。因考虑患者以下情况，暂未用药，仅给予隔离观察。①患者为青年女性；无咳嗽、咳痰、发热，无咽痒、咽痛，无呼吸困难等呼吸系统症状。②胸部查体：呼吸节律齐，16 次 / 分，呼吸平稳，双肺语颤对称，未闻及干、湿啰音，叩诊双肺对称，呈清音。③ WBC、NE、NE%、LY 等均无异常，CRP 正常，ESR 正常。④胸部 CT 显示双肺未见明显异常。综合以上标准，患者已经不再符合社区获得性肺炎标准，而仅为新型冠状病毒核酸（＋），其是否为现症感染存疑，是否具有传染性存疑，因此仅对该患者进行了隔离、心理疏导等治疗，并未予以抗病毒治疗。

在出院隔离观察期间复查病毒核酸时，少数患者会出现核酸检测阳性的情况，即所谓“复阳”。根据我国对 37 例出院后“复阳”患者（无性别差异）临床症状、血常规、胸部影像学检查的回顾性研究发现，此类患者多无症状，仅 5.4% 仍有咳嗽，2.7% 出现腹泻，37 例患者中仅 1 例 WBC 为 3.7×10，其余均无异常，CRP、PCT 均无异常，胸部 CT 无进展，78.4% 的患者病灶完全吸收，18.1% 呈单肺或双肺斑片状炎性灶，2.7% 为单侧条索影，无磨玻璃病灶。综合临床症状、血常规、胸部影像学看来，该类患者之前的症状并未延续，也没有再次现症感染表现，且没有发现密切接触者被感染的征象[1-2]。因此，此类患者应与具有明显临床症状、LY 下降、胸部影像学有渗出病灶的现症感染者进行区分，并给予不同的隔离及治疗方案。由于目前尚无证据显示“复阳”患者不再具有传染性，故对于“复阳”患者，更为重要的措施是隔离观察，而非药物治疗，同时提倡肺康复治疗。

【知识拓展】

一、新冠肺炎患者的抗体产生及传染性

美国疾病预防控制中心（CDC）发表的评述指出，没有确切证据显示新型冠状病毒感染者会发生重复感染[3]。所谓的康复后“复阳”，可能与之前检测假阴性有关。

1. 病毒载量和抗体的产生　病毒载量在症状出现时达到峰值，在发病约 2 周（数天至数周）抗体出现时逐渐下降。一项对 9 例新冠肺炎患者进行的小型研究显示，临床症状越严重，抗体滴度越高。另外，轻型患者可能不需要产生抗体而是通过其他途径（如细胞免疫）清除体内的病毒，这些患者可能检测不到抗体。

2. 抗体的持续时间　目前尚未确定抗新型冠状病毒中和抗体（Nabs，主要是 IgG）的维持时间，中山大学对 SARS-CoV 抗体的研究显示，抗 SARS-CoV 的 IgG 抗体可以持续至少 12 年，但目前尚无针对抗体检测手段的敏感性和特异性标准，且人群中有可能存在交叉反应而出现假阳性的情况。

3. 新冠肺炎康复者的传染性　尚无确切证据显示患者康复后依然有传染性，但也不能完全排除，免疫功能低下的患者可能仍具有传染性。

二、新型冠状病毒基因组测序与“复阳”的关系

新型冠状病毒为线性单链 RNA（ssRNA）病毒[4]，因此相对不稳定，在复制过程中容易发生变异，经过全基因组测序发现其全长约为 29903 个核苷酸，含有 OFR1ab 基因、E 基因、S 基因、N 基因等 10 个表基因[5]，我国所采用的新型冠状病毒核酸检测针对 OFR1ab 基因、N 基因和 E 基因片段，德国 TIB Molbio 与德国夏丽特医院病毒研究所检测 RbRP 基因、E 基因和 N 基因，日本除了检测 ORF1ab 基因、N 基因外，部分还检

测S基因，美国CDC检测N基因[6]。因此，基因片段并非新型冠状病毒，在临床症状消失的情况下，这个“片段”不代表一定存在活病毒，即核酸阳性不能判断病毒活性，病毒裂解后的片段也可以出现核酸阳性结果。核酸“复阳”并不一定是再次感染新型冠状病毒，这些患者可能存在假阳性。

三、“复阳”患者的焦虑与再次治疗的问题

研究发现，新型冠状病毒感染者中47.46%存在焦虑[7-9]，而因为“复阳”再次进入隔离病区，对患者的心理无疑是雪上加霜，导致心理创伤的加剧，甚至出现精神症状，我国回顾性研究发现，“复阳”患者中81.1%存在焦虑，重度焦虑者会出现被害妄想，严重影响病区其他患者和医护人员的安全，因此表明“复阳”后，对患者心理健康影响较大，应寻找更加妥善的处理方案。

此外，“复阳”患者由于被再次认定为“新冠肺炎”，入院后有可能再次被给予不必要的抗病毒治疗，一方面容易诱导病毒耐药，另一方面可能导致患者出现各种不良反应[10]，造成医源性伤害。因此，建议此类患者应选择合适场所进行医学隔离，而非再次住院治疗。“复阳”患者是否具有传染性仍具有争议，因此，需关注后续研究进展。

四、病毒核酸“复阳”是二次感染还是未痊愈？

核酸检测结果受很多因素的影响，如采样部位不佳可能会出现核酸假阴性结果。此外，采样后的标本储存、检验操作以及使用不同型号的核酸检测试剂盒等因素也会导致假阴性结果。下呼吸道标本（如咳出的痰液）采样行核酸检测的阳性率高于咽拭子采样的结果。

患者经治疗后连续两次咽拭子核酸检测阴性，一段时间后复查核酸呈阳性，大致可分为以下三种情况：①出院前的核酸检测为假阴性。②咽拭子核酸检测阴性，而下呼吸道仍存在病毒，一段时间后再次检测则呈阳性，即临床未治愈。③患者治愈后再次感染活病毒。一般来说，治愈后抗体持续时间较长，但目前窗口期还不够，需要经过更长时间的观察。

出院患者病毒核酸“复阳”不是新型冠状病毒感染所特有的。与临床症状消失的时间相比，很多病毒核酸转阴往往需要更长的时间。例如手足口病，治愈后的儿童在3个月或半年后检测核酸时，仍有少部分呈阳性；H1N1流行性感冒病毒也存在类似情况，即患者已治愈，但核酸检测在一段时间内仍呈阳性。

能够确认“复阳”患者是否具有传染性的方法是病毒培养。如果能够培养出活病毒，说明存在传染性。但目前很难进行大规模病毒培养。首先，病毒培养需要特殊实验室，综合医院不具备病毒培养的条件。其次，病毒培养需要至少1周。钟南山院士指出，前期在P3实验室对“复阳”人员样本进行病毒培养，未培养出活病毒。

参考文献

[1] Huang C，Wang Y，Li X. Clinical features of patients infected with 2019 novel coronavirus in Wuhan，China. Lancet，2020，395（10223）：497-506.

[2] Chen N，Zhou M，Dong X. Epidemiological and clinical characteristics of 99 cases of 2019 novel coronavirus pneumonia in Wuhan，China：a descriptive study. Lancet，2020，15：507-513.

[3] Kirkcaldy RD，King BA，Brooks JT. COVID-19 and post infection immunity：Limited evidence，many remaining questions. JAMA，2020. doi：10.1001/jama.2020.7869.

[4] Lu R，Zhao X，Li J. Genomic characterisation and epidemiology of 2019 novel coronavirus：implications for virus origins and receptor binding. Lancet，2020，395（10224）：565-574.

[5] Xu X，Chen P，Wang J，et al. Evolution of the novel coronavirus from the ongoing Wuhan outbreak and modeling of its spike protein for risk of human transmission. Sci China Life Sci，2020，63（3）：457-460.

[6] Wu F，Zhao S，Yu B，et al. A new coronavirus associated with human respiratory disease in China. Nature，2020，579（7798）：265-269.

[7] Lan Lan，Xu Dan，Xu HB. Positive RT-PCR Test Results in Patients Recovered From COVID-19. JAMA，2020，323（15）：1502-1503.

[8] 高维寅，张洪，罗阳．新型冠状病毒肺炎核酸检测中的假阴性分析及对策．国际检验医学杂志，2020，41（6）：641-643.

[9] 张明园，何燕玲．精神科评定量表手册．2版．长沙：湖南科学技术出版社，2015.

[10] 熊堉，蒋敏，边原，等．探索利巴韦林治疗新型冠状病毒肺炎的有效性和安全性：基于既往冠状病毒治疗的总结．医药导报，2020，39（4）：498-504.

病例 7 新冠肺炎疑似病例 1 例

（卢 晔 杨 超 王生成）

【入院病史采集】

患者女，63 岁。职业：农民。住址：湖北省某市某村。入院日期：2020 年 2 月 15 日，出院日期：2020 年 2 月 19 日，住院天数：5 天。

主诉：发热 4 天。

现病史：患者于入院前 4 天无明显诱因自觉发热，自测体温最高 37.4℃，近两日未再发热，无咳嗽、咳痰、腹泻、乏力等不适。2020 年 2 月 14 日于湖北省某市某镇卫生院门诊就诊，血常规：WBC 5.99×10^9/L，LY% 22.5% ↑，LY 1.35×10^9/L。胸部 CT：双肺纹理增强，双上肺、右中肺斑片状、小结节状、树芽状稍高密度影，密度不均、边缘模糊。门诊以“发热原因待查”收住我科。发病以来，患者精神、食欲及睡眠一般，体力、体重无下降。

既往史：否认特殊病史及接触史，否认食物、药物过敏史。

流行病学史：无特殊。

【体格检查】

T 36.4℃，R 20 次 / 分，BP 160/90 mmHg，P 87 次 / 分，SpO_2 100%，神清，查体合作。颈软，全身皮肤黏膜无黄染，浅表淋巴结无肿大。口唇无发绀，咽无充血，扁桃体无肿大。双肺呼吸音正常，未闻及干、湿啰音。心率 87 次 / 分，律齐，无杂音。腹平软，无压痛、反跳痛，肝脾肋下未及。下肢无水肿。

【辅助检查】

2020 年 2 月 16 日和 18 日新型冠状病毒核酸（－）。

2020 年 2 月 19 日胸部 CT 见图 7-1。

【诊断】

新冠肺炎 疑似病例。

【鉴别诊断】

需与病毒性肺炎、支原体肺炎、细菌性肺

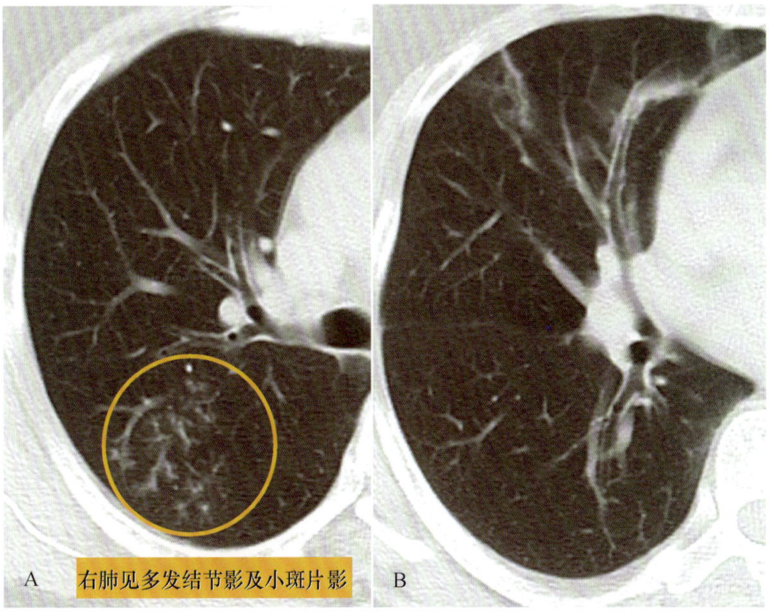

图 7-1 2020 年 2 月 19 日胸部 CT。双肺上叶散在少量斑片影，右肺中叶斑片影、条片影。纵隔未见肿大淋巴结。结论：双肺上叶散在少量斑片影，右肺中叶斑片影、条片影，考虑感染性病变，建议治疗后复查

炎等鉴别。成人社区获得性肺炎中病毒感染占15.0%～34.9%，其中流感病毒占首位，其他病毒包括副流感病毒、鼻病毒、腺病毒、人偏肺病毒及呼吸道合胞病毒等[1]。病毒检测阳性患者中5.8%～65.7%可合并细菌或非典型病原体感染[2-4]；其他需要鉴别的疾病包括血管炎、急性肺间质性肺炎、结缔组织相关性肺病、隐源性机化性肺炎等。

本例患者胸部CT表现为双肺纹理增强，双上肺、右中肺斑片状、小结节状、树芽状稍高密度影，密度不均、边缘模糊。因此，该患者尤其应与支原体肺炎（MP）相鉴别。

肺炎支原体是最常见的病原体之一，占冬春季肺部感染的20.7%[5]。新冠肺炎与支原体肺炎的初诊临床表现和实验室检查结果具有诸多相似之处，且均可呈聚集性发病，增加了临床早期筛查的难度[5-6]。MP患者多因发热、咳嗽就诊，少数可表现为咽痛、肌肉酸痛、乏力，初诊新冠肺炎患者的临床症状主要以发热、咳嗽、肌肉酸痛及乏力为主。因此，通过临床症状与实验室检查结果较难快速、准确地鉴别诊断，而二者胸部CT表现具有较大差异。MP早期胸部影像即可出现异常，其中胸部CT能够反映其病理变化特点，具有一定特征性，对早期诊断及鉴别诊断具有较大临床价值[7]。肺炎支原体的靶细胞为纤毛上皮细胞，侵入肺内后常先引起支气管、细支气管黏膜及周围间质炎症，累及肺泡后可引起肺泡浆液性渗出[7-8]。若CT表现为沿支气管血管束放射状分布的磨玻璃影合并小叶中心结节和实变，同时合并支气管壁增厚、管腔向心性狭窄及黏液栓形成，则更倾向于MP的诊断。因此，熟练掌握二者的CT鉴别要点能够减少对新冠肺炎的误诊和漏诊，为临床制订及时、恰当的干预措施提供重要参考[9]。

【治疗】

隔离观察。

【诊治思路＋治疗经验】

根据患者入院时发布的《新型冠状病毒肺炎（试行第七版）》，本例患者诊断为新冠肺炎疑似病例。患者入院后隔离留院观察，未行特殊治疗，未诉任何不适，各项生命体征正常，出院后居家隔离，择期复查胸部CT。

参考文献

[1] 中华医学会呼吸病学分会.中国成人社区获得性肺炎诊断和治疗指南（2016年版）.中华结核和呼吸杂志，2016，39（4）：253-279.

[2] 赵春江，张菲菲，王占伟，等.2012年中国成人社区获得性呼吸道感染主要致病菌耐药性的多中心研究.中华结核和呼吸杂志，2015，38（1）：18-22.

[3] Qu JX，Gu L，Pu ZH，et al. Viral etiology of community-acquired pneumonia among adolescents and adults with mild or moderate severity and its relation to age and severity. BMC Infect Dis，2015，15：89.

[4] Liu Y，Chen M，Zhao T，et al. Causative agent distribution and antibiotic therapy assessment among adult patients with community acquired pneumonia in Chinese urban population. BMC Infect Dis，2009，9：31.

[5] 中华医学会呼吸病学分会感染学组.成人肺炎支原体肺炎诊治专家共识.中华结核和呼吸杂志，2010，33（9）：643-645.

[6] 国家卫生健康委员会.新型冠状病毒肺炎诊疗方案（试行第七版）[EB/OL].[2020-03-03]. http://www.nhc.gov.cn/yzygj/s7653p/202003/46c9294a7dfe4cef80dc7f5912eb1989.shtml.

[7] 谭晔，潘纪戍，杨正汉.成人支原体肺炎的CT表现.中华放射学杂志，2002，36（12）：1112-1114.

[8] 韩青，史彧，梁慧，等.肺炎支原体相关肺脓肿4例.中华实用儿科临床杂志，2013，28（10）：760-763.

[9] 王正通，陈月芹，秦文恒，等.胸部CT在普通型新型冠状病毒肺炎与支原体肺炎鉴别诊断中的价值.中华放射学杂志，2020. doi：10.3760/cma.j.cn112149-20200310-00371.

第二章

普通型新冠肺炎病例

病例 8 儿童普通型新冠肺炎 4 例

（张 骅 刘应科 王生成 罗 玲 陈 辉 杨高怡）

病例 8-1

【入院病史采集】

患者女，8 岁。职业：学生。住址：湖北省某市某区某镇。入院日期：2020 年 2 月 1 日，出院日期：2020 年 2 月 23 日，住院天数：22 天。

主诉：发热 1 天。

现病史：患者于入院前 2 天受凉后出现间断无规律低热，体温最高达 38.6℃左右，伴有轻微咳嗽，咳少量白色黏痰，无畏寒、盗汗等不适。至我院发热门诊就诊，查胸部 CT：左肺下叶外基底段见小片状高密度灶，大小直径约 1.2 cm，考虑病毒性肺炎。新型冠状病毒核酸（+），门诊遂以“病毒性肺炎”收入我科。发病以来，患者精神、食欲及睡眠欠佳，体力、体重无下降。

既往史：体健。否认外伤史及手术史。否认食物、药物过敏史。

流行病学史：患者父母于 2020 年 1 月 22 日由武汉市回湖北省某市，哥哥有发热，暂未确诊，父母当时未发热。2020 年 2 月 17 日患者母亲因新冠肺炎病情加重转入急诊 ICU 治疗。

【体格检查】

T 37.0℃，BP 97/62 mmHg，P 104 次 / 分，SpO_2 98%（未吸氧状态）。神清，查体合作。颈软，全身皮肤黏膜无黄染，浅表淋巴结无肿大。口唇无发绀，咽无充血，扁桃体无肿大。双肺呼吸音正常，未闻及干、湿啰音。心率 104 次 / 分，律齐，无杂音。腹平软，无压痛、反跳痛，肝脾肋下未及。下肢无水肿。

【辅助检查】

入院后血常规：WBC 3.36× 10^9/L ↓，NE% 32.7% ↓，LY% 53.0% ↑，RBC 3.60×10^{12}/L ↓，Hb 107 g/L ↓，HCT 32.1% ↓；尿常规、肝功能、肾功能、凝血功能、电解质、肺支原体衣原体等未见明显异常。

2020 年 2 月 18 日血常规：WBC 5.58×10^9/L，NE% 44.0% ↓，PLT 252× 10^9/L；急诊生化：CREA 29.4 μmol/L ↓；余未见明显异常。

新型冠状病毒核酸变化见表 8-1。

胸部 CT 结果见图 8-1。

【诊断】

新冠肺炎 普通型。

【治疗】

卧床休息，保持能量摄入，维持水、电解质平衡及内环境稳定；注意生命体征监测，包括体温、呼吸、脉率和血氧饱和度。抗病毒（洛匹

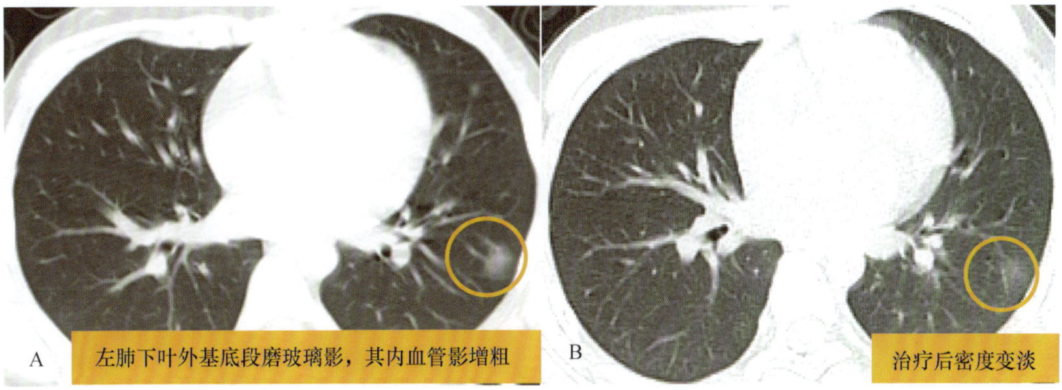

图 8-1 胸部 CT。A. 2020 年 1 月 30 日胸部 CT：左肺下叶外基底段见小片状高密度灶，直径约 1.2 cm，考虑病毒感染性病变。**B.** 2020 年 1 月 12 日胸部 CT：左肺下叶外基底段见小片状高密度灶较前明显吸收变淡。纵隔内结构未见明显异常

表 8-1 新型冠状病毒核酸变化

日期（2020 年）	新型冠状病毒核酸	标本类型
1 月 30 日	（＋）	口咽拭子
2 月 4 日	（＋）	口咽拭子
2 月 7 日	（＋）	口咽拭子
2 月 15 日	（＋）	口咽拭子
2 月 19 日	（－）	口咽拭子
2 月 22 日	（－）	口咽拭子

那韦 / 利托那韦、阿比多尔）、抗感染（阿奇霉素）、中药（连花清瘟胶囊、新冠肺炎 1 号颗粒）等对症支持治疗，预防并发症及药物不良反应。

病例 8-2

【入院病史采集】

患者男，9 岁，职业：学生。住址：湖北省某市某区某镇。入院日期：2020 年 2 月 1 日，出院日期：2020 年 2 月 18 日，住院天数：17 天。

主诉：发热 1 天。

现病史：患者于入院前 1 天间断出现无规律发热，体温最高达 38.6℃左右，无畏寒、盗汗，偶伴头痛、胸部不适，无咳嗽、咳痰等不适。起病后患者至湖北省某市中心医院（三级甲等）发热门诊就诊，血常规提示白细胞正常，淋巴细胞减少。胸部 CT 提示“右肺下叶感染性病变，建议治疗后复查”。新型冠状病毒核酸（＋），发热门诊予“阿奇霉素、奥司他韦、肺热咳喘口服液、布洛芬口服液”，为求进一步诊治，以“病毒性肺炎”收入我科。发病以来，患者精神、食欲及睡眠欠佳，体力、体重无下降。

既往史：否认高血压、先天性心脏病、糖尿病、肝炎、结核等病史；否认外伤史及手术史，否认食物、药物过敏史。

流行病学史：父母于 2020 年 1 月 22 日由武汉回湖北省某市，其哥哥有发热，暂未确诊，父母未发热。

【体格检查】

T 36.5℃，R 19 次 / 分，P 76 次 / 分，BP 121/74 mmHg，SpO_2 98%。神清，查体合作。颈软，全身皮肤黏膜无黄染，浅表淋巴结无肿大。口唇无发绀，咽无充血，扁桃体无肿大。双肺呼吸音正常，未闻及干、湿啰音。心率 76 次 / 分，律齐，无杂音。腹平软，无压痛、反跳痛，肝脾肋下未及。下肢无水肿。

【辅助检查】

2020 年 1 月 30 日我院门诊胸部 CT：右肺下叶见片状高密度灶；双肺门影不大。气管及各支气管通畅。纵隔窗心脏及大血管形态、密度正常，双侧腋下淋巴结增多。结论：①考虑为右肺下叶感染性病变，建议治疗后复查。②双侧腋下淋巴结增多。2020 年 2 月 12 日胸部 CT 见图 8-2。

2020 年 2 月 2 日入院血常规：WBC 2.32×10^9/L ↓，NE% 32% ↓，LY% 60% ↑；尿液分析（含尿沉渣定量）：RBC 3.9/μl，细菌 25.5/μl；肝功能：TBIL 9.4 μmol/L，ALB 41.5 g/L，ALT 14 U/L，AST 25 U/L；肾功能：UREA 2.7 mmol/L ↓，CREA 28.7 μmol/L ↓；K 4.06 mmol/L，Na 137.8 mmol/L；心肌酶谱：LDH 196 U/L，CK-MB 27 U/L ↑；CRP 5.01 mg/L；ESR 6 mm/h；葡萄糖测定（酶法）：葡萄糖 4.33 mmol/L；凝血功能：PT 11.0 s，PTA 119.0%，INR 0.95，血浆 DD 6.28 mg/L ↑。

2020 年 2 月 4 日、2020 年 2 月 7 日 2 次复查鼻咽拭子新型冠状病毒核酸（＋）。2020 年 2 月 15 日、16 日新型冠状病毒核酸均为（－）。胸部

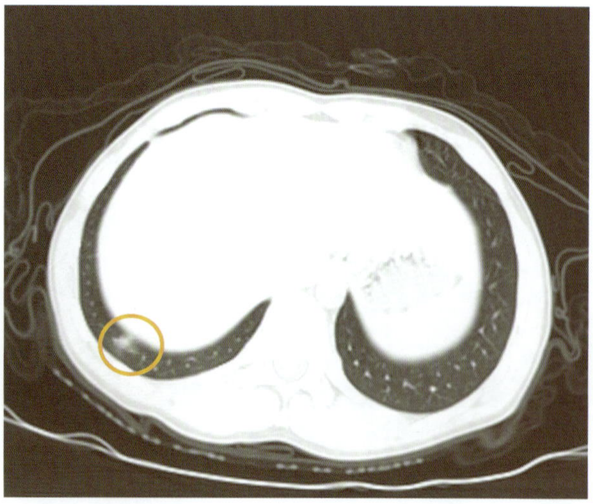

图 8-2 肺部磨玻璃密度影（GGO，黄色圆框）。2020 年 2 月 12 日胸部 CT：复查，与前片比较：右肺下叶片状高密度灶较前基本吸收消失；双肺门影不大。气管及各支气管通畅。纵隔窗心脏及大血管形态、密度正常，双侧腋下淋巴结增多、稍增大

CT 复查亦较前好转，出院。

【诊断】

新冠肺炎 普通型。

【治疗】

卧床休息，维持水、电解质平衡及内环境稳定；监测生命体征、指氧饱和度等。抗病毒（奥司他韦、洛匹那韦 / 利托那韦）、抗感染（阿奇霉素）、中药（连花清瘟胶囊、汤剂）、营养支持［肠道营养混悬液（TPF）］、止咳化痰（肺热咳喘口服液）等对症支持治疗，预防并发症及药物不良反应。

病例 8-3

【入院病史采集】

患者女，14 岁。职业：学生。住址：湖北省某市某村。入院日期：2020 年 2 月 17 日，出院日期：2020 年 3 月 12 日，住院天数：24 天。

主诉：无症状 7 天，新型冠状病毒核酸阳性 1 天。

现病史：患者于入院前 7 天因家属确诊新冠肺炎而至酒店隔离，期间无咳嗽、发热、喘息、腹痛、乏力等症状。入院前 1 天新型冠状病毒核酸（＋），故入院。患者自发病以来精神、食欲及睡眠尚可，大小便正常，体力、体重无改变。

既往史：体健。否认药物过敏史及手术外伤史。

流行病学史：与其确诊为新冠肺炎的姑姑有接触史，其母亲也因确诊为新冠肺炎接受隔离治疗。

【体格检查】

T 36.7℃，R 20 次 / 分，P 69 次 / 分，BP 126/74 mmHg，SpO_2 98%，神清，查体合作。颈软，全身皮肤黏膜无黄染，浅表淋巴结无肿大。口唇无发绀，咽无充血，扁桃体无肿大。双肺呼吸音正常，未闻及干、湿啰音。心率 69 次 / 分，律齐，无杂音。腹平软，无压痛、反跳痛，肝脾肋下未及。下肢无水肿。

【辅助检查】

2020 年 2 月 16 日我院门诊胸部 CT：左肺下叶少许磨玻璃影，考虑病毒感染可能。血常规：WBC 7.93×10^9/L，NE% 65.6%，LY% 27.4%，RBC 4.89×10^{12}/L，Hb 143g/L，PLT 289×10^9/L，CRP ＜ 5 mg/L。

入院后辅助检查：血常规＋HCRP：WBC 7.74×10^9/L，NE% 52.6%，LY% 2.96×10^9/L，RBC 4.42×10^{12}/L，Hb 125 g/L，PLT 260×10^9/L，CRP ＜ 5.0 mg/L；肝肾功能、电解质、心肌酶、肌钙蛋白、PCT 未见异常。

2020 年 2 月 17 日肺炎支原体 IgG 44.30 AU/ml ↑；肝肾功能：总蛋白 61.5 g/L ↓，AST 11 U/L ↓，HCO_3^- 21.8 mmol/L ↓。

新型冠状病毒核酸变化见表 8-2。

2020 年 2 月 23 日胸部 CT（图 8-3A）：双肺纹理增强，左肺下叶多发斑片状高密度灶，边界模糊；双肺门影不大。气管及各支气管通畅。纵隔内未见明显淋巴结肿大。考虑感染性病变。

2020 年 3 月 1 日胸部 CT（图 8-3B）：双肺纹理增强，左肺下叶见云雾状高密度灶，边界模糊，密度较前稍变淡；双肺门影不大。气管及各支气管通畅。纵隔内未见明显淋巴结肿大。

2020 年 3 月 10 日胸部 CT（图 8-3C）：双肺纹理增强，左肺下叶见云雾状高密度灶，边界模糊，密度较前稍变淡；双肺门影不大。气管及各支气管通畅。纵隔内未见明显淋巴结肿大。

【诊断】

新冠肺炎 普通型。

【治疗】

卧床休息，保持能量摄入，维持水、电解质平衡及内环境稳定；注意生命体征监测，包括体温、呼吸、脉率和血氧饱和度。抗病毒（奥司他韦、阿比多尔、磷酸氯喹）、抗感染（阿奇霉

表 8-2 新型冠状病毒核酸变化

日期（2020 年）	新型冠状病毒核酸	标本类型
2 月 17 日	（＋）	口咽拭子
2 月 22 日	可疑	口咽拭子
3 月 3 日	可疑	口咽拭子
3 月 8 日	（＋）	口咽拭子
3 月 9 日	（－）	口咽拭子
3 月 10 日	（－）	口咽拭子

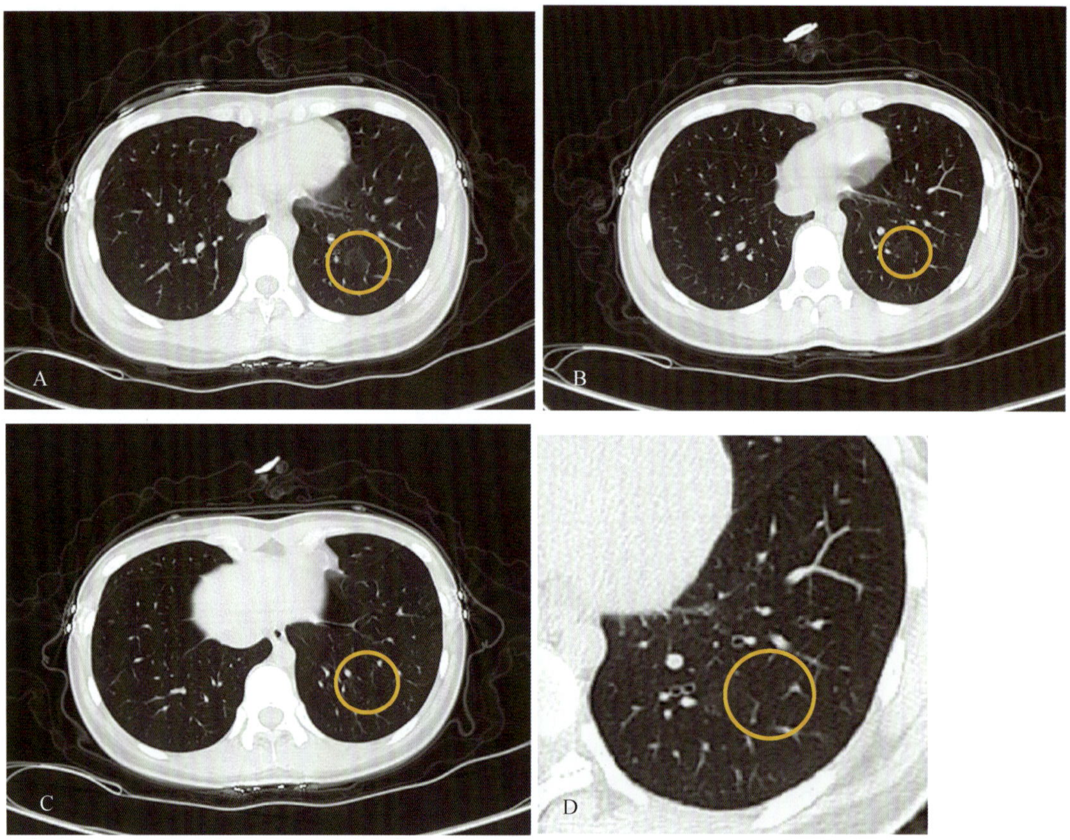

图 8-3　不同时期胸部 CT。**A.** 左肺下叶 GGO（黄色圆框）。**B.** 左肺下叶 GGO 密度减低。**C.** 左肺下叶 GGO 密度进一步减低。**D.** 左肺下叶 GGO 消失。GGO，肺内磨玻璃密度影

素）、中药（连花清瘟胶囊）等对症支持治疗，预防并发症及药物不良反应。

病例 8-4

【入院病史采集】

患者男，15 岁。湖北省某市中学学生，住址：湖北省某市。入院日期：2020 年 2 月 7 日，出院日期：2020 年 3 月 4 日，住院天数：26 天。

主诉：咳嗽 3 天。

现病史：患者于入院前 3 天无明显诱因出现阵发性咳嗽，无痰，无恶心、呕吐、腹泻等不适。今就诊于我院，行胸部 CT：右下肺少许磨玻璃影，疑似病毒性肺炎可能，未行核酸检测，为进一步排查。门诊以“新冠肺炎？”收入院观察。发病以来，一般情况良好。

既往史：既往体健。否认高血压、糖尿病病史。否认食物、药物过敏史。

流行病学史：无。

【体格检查】

T 36.8℃，P 80 次 / 分，R 20 次 / 分，BP 125/95 mmHg，SpO_2 99%，神清，查体合作。颈软，全身皮肤黏膜无黄染，浅表淋巴结无肿大。口唇无发绀，咽无充血，扁桃体无肿大。双肺呼吸音正常，未闻及干、湿啰音。心率 80 次 / 分，律齐，无杂音。腹平软，无压痛、反跳痛，肝脾肋下未及。下肢无水肿。

【辅助检查】

2020 年 2 月 7 日血常规＋CRP：MO 0.74 × 10^9，CRP 1.9 mg/L。

入院后肝功能：总胆汁酸 19.8 μmol/L ↑，碱性磷酸酶 169 U/L ↑；生化：HCO_3^- 22.5 mmol/L ↓；肺炎支原体衣原体：肺炎支原体 IgG 162.00 AU/ml ↑，肺炎衣原体 IgG 40.10 AU/ml ↑；凝血功能：Fb 1.73 g/L ↓，PT 13.5 s ↑；血常规：MO% 13.1% ↑，MO 0.65×10^9/L ↑，平均血红蛋白浓度 358 g/L ↑，红细胞分布宽度 SD 值 38.4 fL ↓，血小板分布宽度 12.4 fL ↓。

新型冠状病毒核酸变化见表 8-3。

2020 年 2 月 24 日肝功能：碱性磷酸酶 135 U/L ↑，总蛋白 64.3 g/L ↓。

2020 年 2 月 7 日胸部 CT（图 8-4A）：双肺纹理形态、走行正常，右肺下叶少许小片状磨玻璃影；双肺门影不大。气管及各支气管通畅。纵隔窗心脏及大血管形态、密度正常，纵隔内未见明显淋巴结肿大，考虑病毒性肺炎。

表 8-3 新型冠状病毒核酸变化

日期（2020 年）	新型冠状病毒核酸	标本类型
2 月 8 日	（+）	口咽拭子
2 月 15 日	（+）	口咽拭子
2 月 22 日	可疑	口咽拭子
2 月 26 日	可疑	口咽拭子
3 月 1 日	（−）	口咽拭子
3 月 2 日	（−）	口咽拭子

2020 年 2 月 14 日胸部 CT（图 8-4B）：病毒性肺炎治疗后复查，与前片对比：双肺纹理形态、走行正常，右肺下叶少许小片状磨玻璃影，病灶较前稍吸收减少，密度稍减低；双肺门影不大。气管及各支气管通畅。纵隔窗心脏及大血管形态、密度正常，纵隔内未见明显淋巴结肿大，不除外病毒性肺炎。

2020 年 2 月 20 日胸部 CT（图 8-4C）：双肺纹理形态、走行正常，右肺下叶少许小片状磨玻璃影，病灶较前稍吸收减少，密度稍减低；双肺门影不大。气管及各支气管通畅。纵隔窗心脏及大血管形态、密度正常，纵隔内未见明显淋巴结肿大。

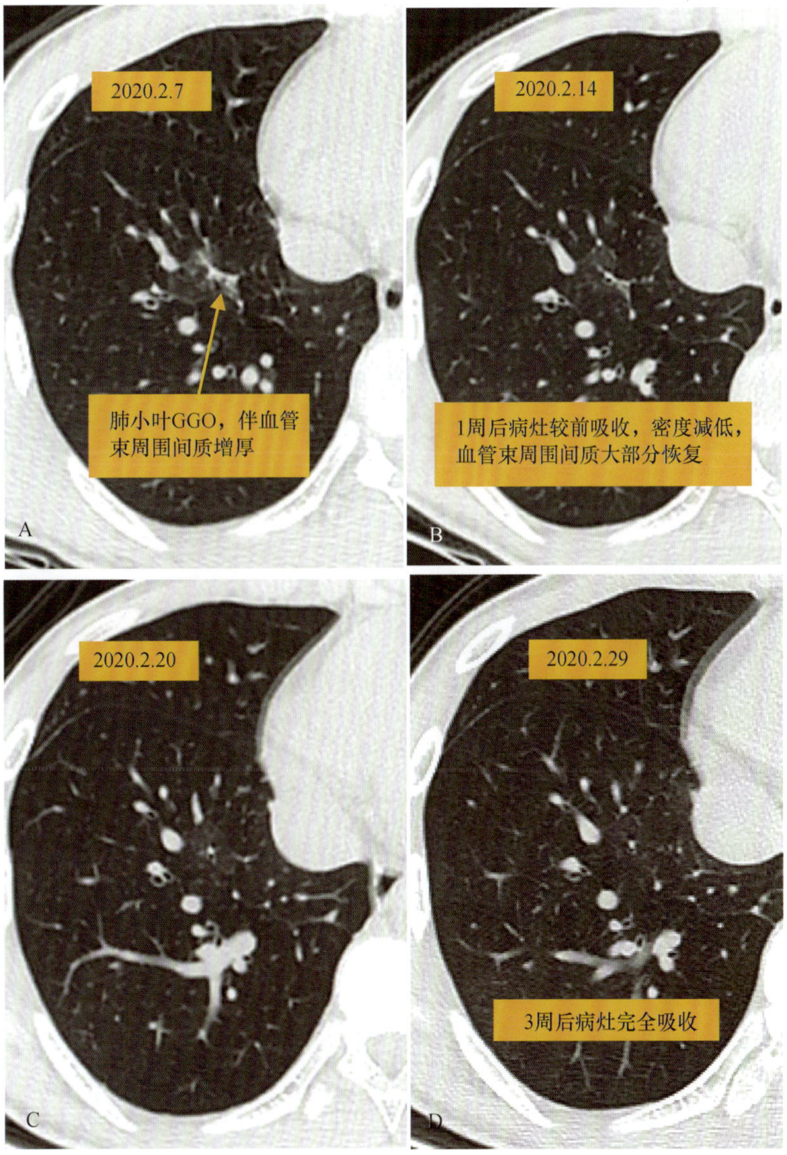

图 8-4 不同时期胸部 CT。GGO，肺内磨玻璃密度影

2020 年 2 月 29 日胸部 CT（图 2-5D）：病毒性肺炎治疗后改变，原右肺下叶病灶已基本吸收消失。

【诊断】

新冠肺炎 普通型。

【治疗】

卧床休息，维持水、电解质平衡及内环境稳定；监测生命体征、指氧饱和度等。抗病毒（洛匹那韦 / 利托那韦、阿比多尔）、抗感染（阿奇霉素片）、中药（连花清瘟胶囊、新冠肺炎 1 号）等对症支持治疗，预防并发症及药物不良反应。

【诊治思路＋治疗经验】

根据早期公布的新冠肺炎病例分析，儿童感染新型冠状病毒后绝大多数会出现发热，部分可出现咳嗽，极少出现乏力、恶心等症状。儿童的感染风险低、症状轻、非多元化、恢复较快，预后相对较好。

儿童新冠肺炎患者的主要传播途径为家庭成员间传播。聚集性疫情是积极防控的重点，家庭聚集性疫情是重中之重。《中国–世界卫生组织新型冠状病毒肺炎（COVID-19）联合考察报告》的数据表明，18 岁及以下人群的患病率相对较低（占所有报告病例的 2.4%）。有研究显示[1]，14 岁以下儿童的死亡风险显著低于成人。一项对 9 例 1 岁以下感染新型冠状病毒患者的小样本研究发现，9 例患者中无重型患者且均不需要进入 ICU 治疗和使用呼吸机[2]。

目前我国相继出台《湖北省儿童新型冠状病毒感染诊疗建议》《围产新生儿新型冠状病毒感染防控管理预案》《基层儿科医师儿童新型冠状病毒感染诊断、治疗指导建议》《2019 冠状病毒病流行期间儿童血液肿瘤病房规范化管理建议》等诊疗方案，相信随着研究的不断进展，儿童新冠肺炎的诊疗将不断得到完善。

【知识拓展】

一、儿童新冠肺炎的疾病特征

有研究[3]对 1391 名儿童进行评估和检测，其中共有 171 名（12.3%）被确认新型冠状病毒感染。感染儿童的中位年龄为 6.7 岁。在病程中，41.5% 的儿童患者出现发热，其他常见的症状和体征包括咳嗽和咽部红斑。27 例患者（15.8%）无任何感染症状或肺炎的影像学特征。12 例患者有肺炎的影像学特征，但没有任何感染症状。在住院期间，有 3 例患者需要重症监护和有创机械通气；6 例患者（3.5%）存在淋巴细胞减少症（LY ＜ 1.2×10/L）。最常见的影像学表现为双侧磨玻璃混浊（32.7%）。与成人患者相比，大多数儿童患者的病情较轻，无症状感染并不少见[4]。

美国疾病预防控制中心（CDC）发布的累计纳入 2572 例儿童新冠肺炎患者（18 岁以下）的大数据分析报告[5]与中国上海交通大学纳入 2135 例儿童新冠肺炎患者（728 例确诊，1407 例疑似）的研究进行对比，可以发现两个共同的突出特点：①儿童新冠肺炎患者症状相对轻。绝大多数患儿为无症状或者仅有轻中度症状。②需要特别注意婴儿新冠肺炎。婴儿新冠肺炎的比例相对更高（占患儿的 15%），且 10.6% 的婴儿新冠肺炎为重型或者危重型，远高于儿童组的平均水平（5.8%）。提示婴儿对新冠肺炎更易感且病情更重，需要给婴儿做好防护。

儿童新冠肺炎患者出现以下症状应考虑为重型、危重型的临床预警指标：①呼吸频率增快。②精神反应差、嗜睡。③乳酸进行性升高。④影像学显示双侧或多肺叶浸润、胸腔积液或短期内病变快速进展。⑤ 3 月龄以下的婴儿或有基础疾病（先天性心脏病、支气管或肺发育不良、呼吸道畸形、异常血红蛋白、重度营养不良等）、有免疫缺陷或免疫功能低下（长期使用免疫抑制剂）[6]。

目前，对于儿童患者的治疗主要参照成人患者的诊疗方案，新冠肺炎患儿治愈出院后，应当继续隔离 14 天进行医学观察、健康管理和康复[7-8]。短期健康管理包括发热、咳嗽、咳痰、气促、胸闷、活动耐量等情况；如果患儿出现恐惧、焦虑等心理障碍，应积极加强心理干预，利用手册和音频、视频进行心理疏导[9]。

二、补锌在新冠肺炎治疗中的作用

儿童新冠肺炎患者可每天口服 20 mg 锌以增强免疫力。锌存在于众多的酶系中，如碳酸酐酶、呼吸酶、乳酸脱氢酶、超氧化物歧化酶、碱性磷酸酶、DNA 和 RNA 聚合酶等，是核酸、蛋白质、碳水化合物的合成和维生素 A 利用的必需物质。此外，锌可抑制 SARS-CoV 的 RNA 聚合酶

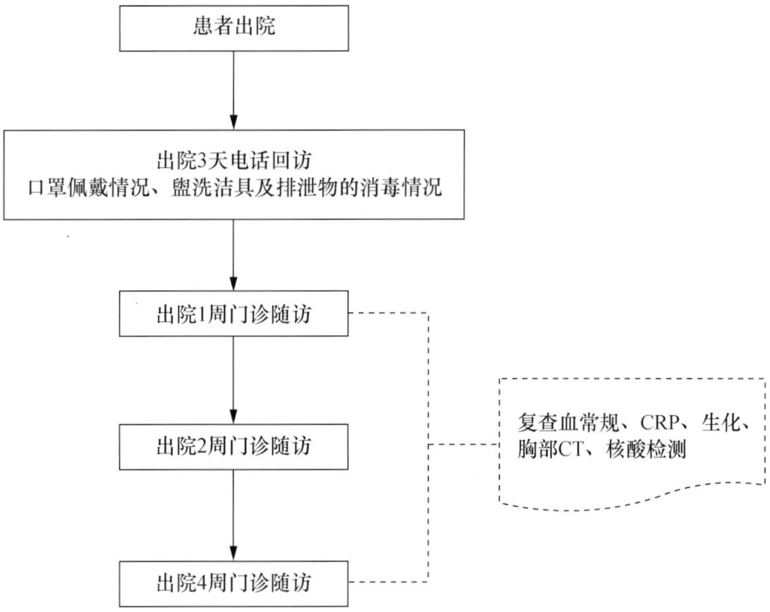

图 8-5 杭州市西溪医院新冠肺炎出院患者随访流程图

RdRp，这也是抗病毒药物瑞德西韦的作用靶点。

三、新冠肺炎出院患者的随访流程[10]

成人和儿童新冠肺炎出院患者均应注意随访的问题，图 8-5 为杭州市西溪医院新冠肺炎出院患者随访流程，可借鉴。

参考文献

[1] Sun KY，Chen J，Cécile Viboud. Early epidemiological analysis of the coronavirus disease 2019 outbreak based on crowdsourced data：a population-level observational study. Lancet Digit Health，2020，2（4）：e201-e208.

[2] Wei M，Yuan JP，Liu Y，et al. Novel coronavirus infection in hospitalized infants under 1 year of age in China. JAMA，2020，323（13）：1313-1314.

[3] Lu X，Zhang LQ，Du H，et al. SARS-CoV-2 infection in children. N Engl J Med，2020，382（17）：1663-1665.

[4] Wu Z，McGoogan JM. Characteristics of and important lessons from the coronavirus disease 2019（COVID-19）outbreak in China：summary of a report of 72 314 cases from the Chinese Center for Disease Control and Prevention. JAMA，2020. doi：10.1001/jama.2020.2648. Online ahead of print.

[5] Dong Y，Mo X，Hu Y，et al. Epidemiology of COVID-19 among children in China. Pediatrics. 2020，145（6）：e20200702.

[6] 军队前方专家组 . 军队支援湖北医疗队新型冠状病毒病诊疗方案（试行第二版）. 中华结核和呼吸杂志，2020，43（5）：414-420.

[7] 中华预防医学会新型冠状病毒肺炎防控专家组 . 新型冠状病毒肺炎流行病学特征的最新认识 . 中华流行病学杂志，2020，41（2）：139-144.

[8] 国家卫生健康委办公厅 . 新冠肺炎出院患者康复方案（试行）. 2020. http：//www.nhc.gov.cn/yzygj/s7653pd/202003/d4558d2cc35e44d5b9adb.

[9] 应对新型冠状病毒感染的肺炎疫情联防联控工作机制 . 新型冠状病毒感染的肺炎疫情紧急心理危机干预指导原则 . 2020. http：//www.gov.cn/zhengce/zhengceku/2020-01/27/content 5472433.htm.

[10] 陈昌贵，章松平，黄晓花，等 . 杭州市新冠肺炎诊治定点医院应急管理实践 . 中华医院管理杂志，2020，36（4）：276-280.

病例 9　无特殊病史的成人普通型新冠肺炎 13 例

（张　骅　张自艳　王生成　罗　玲　陈　辉　苏　俊　方年新　卢　晔　何　芳　伍楚蓉
王文元　涂　强　柳　威　曹　丰　余　婷　付茂亮　秦　林　杨　超）

病例 9-1

【入院病史采集】

患者女，56 岁。职业：退休。住址：武汉市某国际小区。入院日期：2020 年 1 月 26 日，出院日期：2020 年 2 月 16 日，住院天数：21 天。

主诉： 发热 4 天。

现病史： 患者于入院前 4 天受凉后出现间断无规律发热，体温在 37.7℃左右，伴有轻微咳嗽，无咳痰，无乏力、肌肉酸痛等不适。至湖北省某市第一人民医院（三级甲等）就诊后给予对症治疗并建议居家隔离。患者持续发热，最高达 38.8℃，并伴有咳嗽，同时出现四肢关节酸痛、乏力。无流涕，无头晕、头痛等不适。于湖北省某区人民医院行胸部 CT：①双肺感染性病变，考虑病毒性肺炎，请结合临床。②双侧胸膜增厚。急诊以“病毒性肺炎”收住我科。发病以来，患者精神、食欲及睡眠欠佳，体力、体重无下降。

既往史： 否认高血压、糖尿病、肝炎、结核、支气管炎、哮喘等病史。否认手术外伤及输血史。否认药物及食物过敏史。

流行病学史： 长期居住于武汉市，2020 年 1 月 20 日由武汉市回湖北省某市。

【体格检查】

T 37.0℃，R 18 次 / 分，P 80 次 / 分，BP 120/75 mmHg，SpO_2 99%。神清，面色正常、表情自然、自动体位、检查合作。颈软，全身皮肤黏膜无黄染，口唇无发绀，浅表淋巴结未及肿大。双肺呼吸音粗，未闻及干、湿啰音。心率 80 次 / 分，律齐，无杂音。腹平软，无压痛、反跳痛，肝脾肋下未及。下肢无水肿。

【辅助检查】

2020 年 1 月 30 日血常规：WBC 8.39×10^9/L，NE% 82.0% ↑，LY% 12.2% ↓，NE 6.88×10^9/L ↑，LY 1.02×10^9/L ↓，RBC 3.65×10^{12}/L ↓，Hb 108 g/L ↓，CRP 129.00 mg/L ↑；总蛋白 60.3 g/L ↓，ALB 33.4 g/L ↓，AST 39 U/L ↑，LDH 321 U/L ↑，HBDH 216 U/L ↑；肾功能、凝血功能、输血全套等均未见异常。

2020 年 2 月 5 日、6 日鼻咽拭子新型冠状病毒核酸：(－)。

2020 年 1 月 29 日胸部 CT（图 9-1A）：双肺纹理增强，结构紊乱，双肺各叶散在斑片状模糊稍高密度影，以双肺下叶为甚；双肺门影不大。气管及各支气管通畅。心影形态可，纵隔内未见明显淋巴结肿大。考虑病毒性肺炎可能性大。

2020 年 2 月 9 日胸部 CT（图 9-1B）：双肺各叶散在斑片状模糊稍高密度影，较前吸收减少，密度降低，双下肺部分病灶纤维化。双肺门影不大。气管及各支气管通畅。心影形态可，纵隔内未见明显淋巴结肿大。双侧胸膜肥厚粘连。

2020 年 2 月 14 日胸部 CT（图 9-1C）：双肺各叶散在斑片状模糊稍高密度影，较前吸收减少，密度降低，双下肺部分病灶纤维化。双肺门影不大。气管及各支气管通畅。心影形态可，纵隔内未见明显淋巴结肿大。双侧胸膜肥厚粘连。

【诊断】

新冠肺炎 普通型。

【治疗】

卧床休息，保持能量摄入，维持水、电解质平衡及内环境稳定；注意生命体征监测，包括体温、呼吸、脉率和血氧饱和度。抗病毒（洛匹那韦 / 利托那韦）、抗感染（莫西沙星、头孢孟多酯）、中药（连花清瘟胶囊、新冠肺炎 1 号颗粒）、止咳化痰抗纤维化（乙酰半胱氨酸）等对

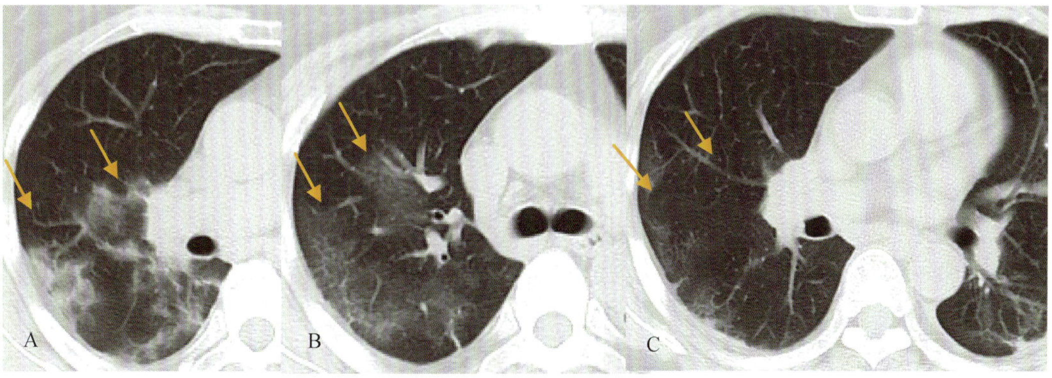

图 9-1 不同时期胸部 CT。右肺外带磨玻璃影，较前吸收减少，密度降低（黄色箭头）

症支持治疗。

病例 9-2

【入院病史采集】

患者女，39 岁。职业：无。住址：湖北省某市。入院日期：2020 年 2 月 7 日，出院日期：2020 年 2 月 26 日，住院天数：19 天。

主诉：咽痛、头痛 5 天。

现病史：患者于入院前 15 天接触新冠肺炎患者，近 5 天出现咽痛、头痛。无咳嗽、咳痰，无乏力等不适。自服“阿莫西林及布洛芬胶囊”，症状稍好转。就诊于我院行胸部 CT：病毒性肺炎可能。遂以“新冠肺炎？”收入院观察。

既往史：既往体健。否认高血压、糖尿病病史。否认食物及药物过敏史。否认其他手术及疾病史。

流行病学史：新冠肺炎患者接触史。

【体格检查】

T 37.0℃，R 20 次 / 分，P 90 次 / 分，BP 99/70 mmHg，SpO_2 98%，神清，查体合作。颈软，全身皮肤黏膜无黄染，浅表淋巴结无肿大。口唇无发绀，咽无充血，扁桃体无肿大。双肺呼吸音正常，未闻及干、湿啰音。心率 90 次 / 分，律齐，无杂音。腹平软，无压痛、反跳痛，肝脾肋下未及。下肢无水肿。

【辅助检查】

门诊资料：2020 年 2 月 7 日胸部 CT：病毒性肺炎可能。血常规：WBC 4.88×10^9/L，LY% 17.7% ↓，HCRP ＞ 5.0 mg/L ↑。

入院后 CK 38 U/L ↓；HCO_3^- 21.7 mmol/L ↓；肺炎支原体衣原体：肺炎支原体 IgG 159.00 AU/ml ↑，肺炎衣原体 IgG 160.00 AU/ml ↑，肺炎衣原体 IgM 1.09 COI ↑；凝血功能：Fb 4.26 g/L ↑；血常规：LY 1.03×10^9/L ↓，血小板分布宽度 14.3 fL ↓。

2020 年 2 月 8 日新型冠状病毒核酸（＋）。2020 年 2 月 22 日、2 月 23 日新型冠状病毒核酸（－）。

2020 年 2 月 14 日胸部 CT（图 9-2A）：双肺下叶多发片絮状、磨玻璃影，左肺下叶较大范

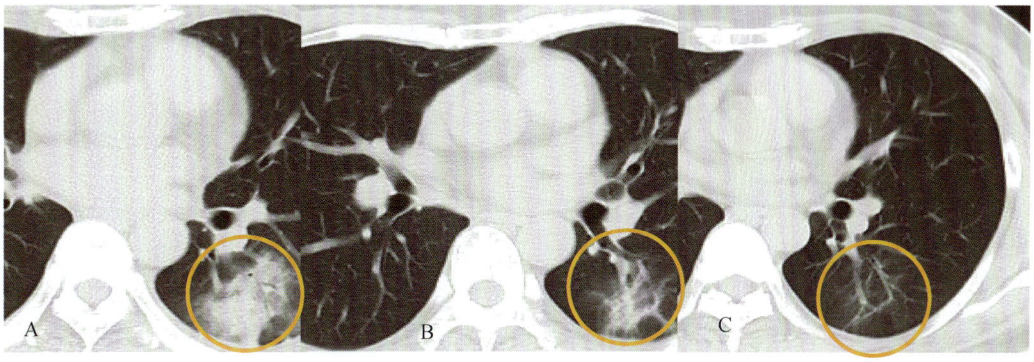

图 9-2 不同时期胸部 CT。片状高密度影，内可见空气支气管征，邻近胸膜牵拉，经治疗后病灶范围减小，密度降低（黄色圆框）

围约 3.0 cm× 4.5 cm，边界模糊，见空气支气管征。纵隔未见肿大淋巴结。未见胸腔积液。考虑病毒性肺炎可能性大。

2020 年 2 月 19 日胸部 CT（图 9-2B）：双肺下叶多发片絮状、磨玻璃影，范围较前缩小。纵隔未见肿大淋巴结。未见胸腔积液。

2020 年 2 月 24 日胸部 CT（图 9-2C）：双肺下叶多发片絮状、磨玻璃影，范围较前缩小，密度较前降低。纵隔未见肿大淋巴结。未见胸腔积液。

【诊断】

新冠肺炎 普通型。

【治疗】

卧床休息，保持能量摄入，维持水、电解质平衡及内环境稳定；注意生命体征监测，包括体温、呼吸、脉率和血氧饱和度。抗病毒（洛匹那韦 / 利托那韦）、抗感染（莫西沙星）、中药（连花清瘟胶囊）等对症支持治疗。

病例 9-3

【入院病史采集】

患者男，21 岁。职业：学生。住址：湖北省某市。入院日期：2020 年 2 月 11 日，出院日期：2020 年 2 月 28 日，住院天数：17 天。

主诉：发热、头痛、鼻塞 2 天。

现病史：患者于入院前 2 天无明显诱因出现间断无规律发热，体温 38.3℃左右，伴有头痛、鼻塞，无四肢关节酸痛、乏力，无腹痛等不适。我院门诊胸部 CT：双肺下叶外围片状磨玻璃影，考虑病毒性肺炎。以“病毒性肺炎？”收住院。起病以来，患者精神、食欲及睡眠尚可，体力、体重无下降，大小便正常。

既往史：体健。否认外伤史，否认食物、药物过敏史。

流行病学史：无与武汉返回人员接触史。

【体格检查】

T 38.3℃，P 78 次 / 分，BP 128/78 mmHg，SpO_2 99%。神清，查体合作。颈软，全身皮肤黏膜无黄染，浅表淋巴结无肿大。口唇无发绀，咽无充血，扁桃体无肿大。双肺呼吸音正常，未闻及干、湿啰音。心率 83 次 / 分，律齐，无杂音。腹平软，无压痛、反跳痛，肝脾肋下未及。下肢无水肿。

【辅助检查】

2020 年 2 月 12 日血常规、PCT、肝功能、生化、输血全套未见异常。肺炎支原体衣原体：肺炎衣原体 IgG 46.30 AU/ml ↑；ESR 16 mm/h ↑；CRP 52.10 mg/L ↑；心肌酶谱：LDH 279 U/L ↑，HBDH 183 U/L ↑；尿液分析（含尿沉渣定量）：红细胞 10/μl ↑，红细胞（高倍视野）1.8/HP，白细胞 33.8/μl ↑，白细胞（高倍视野）6.1/HP，上皮细胞 17.3/μl ↑，尿蛋白＋↑，尿胆原＋；凝血功能：Fb 4.16 g/L ↑，DD 0.61 mg/L ↑。

2020 年 2 月 19 日血常规：PLT 413×10^9/L ↑，DD 1.54 mg/L ↑；肝肾功能、心肌酶、凝血功能未见异常。

2020 年 2 月 27 日凝血功能：TT 21.6 s ↑；DD 0.80 mg/L ↑；肝、肾功能、心肌酶谱正常。

新型冠状病毒核酸变化见表 9-1。

2020 年 2 月 11 日胸部 CT（图 9-3A）：双肺下叶外围片状磨玻璃影，左侧较大，范围约 2.4 cm×4.8 cm。其余内未见明显异常密度灶；双肺门影不大。气管及各支气管通畅。纵隔窗心脏及大血管形态、密度正常，纵隔内未见明显淋巴结肿大。考虑病毒性肺炎可能性大。

2020 年 2 月 19 日胸部 CT（图 9-3B）：双肺下叶外围片状磨玻璃影，病灶范围较前稍缩小，密度增高。其余内未见明显异常密度灶；双肺门影不大。气管及各支气管通畅。纵隔窗心脏及大血管形态、密度正常，纵隔内未见明显淋巴结肿大。符合转归期表现。

2020 年 2 月 25 日胸部 CT（图 9-3C）：双肺下叶外围片状磨玻璃影，病灶范围较前稍缩小，密度增高。左肺上叶见小结节影，同前；左侧胸膜局限性增厚，同前。

表 9-1　新型冠状病毒核酸变化

日期（2020 年）	新型冠状病毒核酸	标本类型
2 月 12 日	（＋）	口咽拭子
2 月 22 日	（－）	口咽拭子
2 月 23 日	（－）	口咽拭子

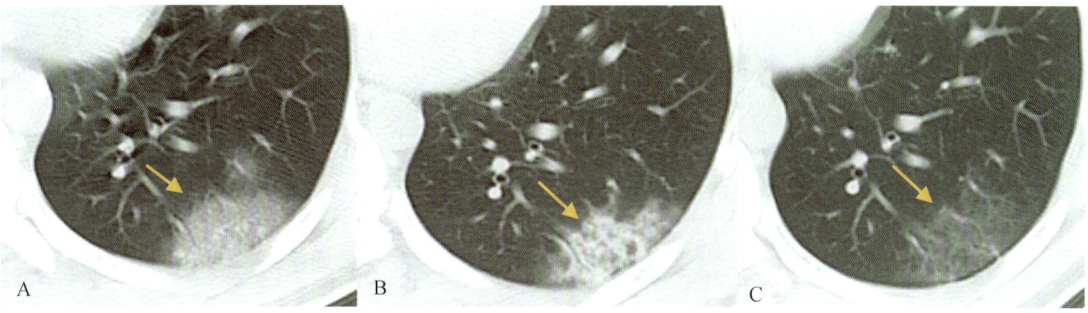

图 9-3 不同时期胸部 CT。左肺下叶病灶范围逐渐变小，密度逐渐变低，内可见空气支气管征，胸膜下透亮影，邻近胸膜增厚呈弧形

【诊断】

新冠肺炎 普通型。

【治疗】

卧床休息，维持水、电解质平衡及内环境稳定；密切监测生命体征、指氧饱和度等。抗病毒（奥司他韦、洛匹那韦 / 利托那韦）、抗感染（莫西沙星）、雾化吸入重组人干扰素 α-2b、中药（连花清瘟胶囊）、止咳化痰抗纤维化（乙酰半胱氨酸）等对症支持治疗。

病例 9-4

【入院病史采集】

患者女，21 岁。职业：武汉某大学学生，住址：湖北省某市。入院日期：2020 年 2 月 14 日，出院日期：2020 年 3 月 4 日，住院天数：19 天。

主诉：发热 3 天。

现病史：患者于入院前 3 天无明显诱因出现间断无规律低热，体温在 37.5℃左右，轻度咳嗽，咳少量白色黏痰，偶有头晕，伴咽痛、四肢关节酸痛、乏力，无流涕等不适，未行特殊处理。2 月 13 日湖北省某市某镇中心卫生院胸部 CT：右下肺、左肺舌叶新发感染，考虑新冠肺炎早期改变。后至我院急诊科就诊，以“病毒性肺炎”收住我科。发病以来，患者精神、食欲及睡眠一般，体力、体重无下降。

既往史：既往体健，否认高血压、冠心病、糖尿病、肝炎、结核等病史。否认外伤史及手术史，否认食物、药物过敏史。

流行病学史：11 天前患者父母被确诊为新冠肺炎，现正在接受隔离治疗。

【体格检查】

T 37.2℃，R 19 次 / 分，BP 125/72 mmHg，P 86 次 / 分，SpO_2 99%。神清，查体合作。颈软，全身皮肤黏膜无黄染，浅表淋巴结无肿大。口唇无发绀，咽无充血，扁桃体无肿大。双肺呼吸音正常，未闻及干、湿啰音。心率 86 次 / 分，律齐，无杂音。腹平软，无压痛、反跳痛，肝脾肋下未及。下肢无水肿。

【辅助检查】

2020 年 2 月 13 日湖北省某市某镇中心卫生院血常规：WBC 8.49×10^9/L；CRP 正常。

2020 年 2 月 14 日我院肝功能：K 3.37 mmol/L ↓，CREA 39.3 μmol/L ↓，ESR 9 mm/h；血常规：WBC 7.20×10^9/L，MO 0.64×10^9/L ↑，RBC 4.60×10^{12}/L，PLT 239×10^9/L。

2020 年 2 月 15 日肺炎支原体 IgG 89.90 AU/ml ↑，肺炎衣原体 IgG 33.40 AU/ml ↑。

2020 年 2 月 16 日 CRP < 3.02 mg/L。

2020 年 3 月 1 日 C1q 258.5 mg/L ↑；血常规：NE% 37.1% ↓；肝功能、肾功能、凝血功能、心肌酶等未见异常。

新型冠状病毒核酸变化见表 9-2。

2020 年 2 月 19 日胸部 CT（图 9-4 A-C）：双肺纹理形态、走行正常，右肺下叶散在淡薄片絮状磨玻璃影，较大范围约 1.6 cm，左肺上

表 9-2 新型冠状病毒核酸变化

日期（2020 年）	新型冠状病毒核酸	标本类型
2 月 14 日	（+）	口咽拭子
3 月 1 日	可疑	口咽拭子
3 月 2 日	（−）	口咽拭子

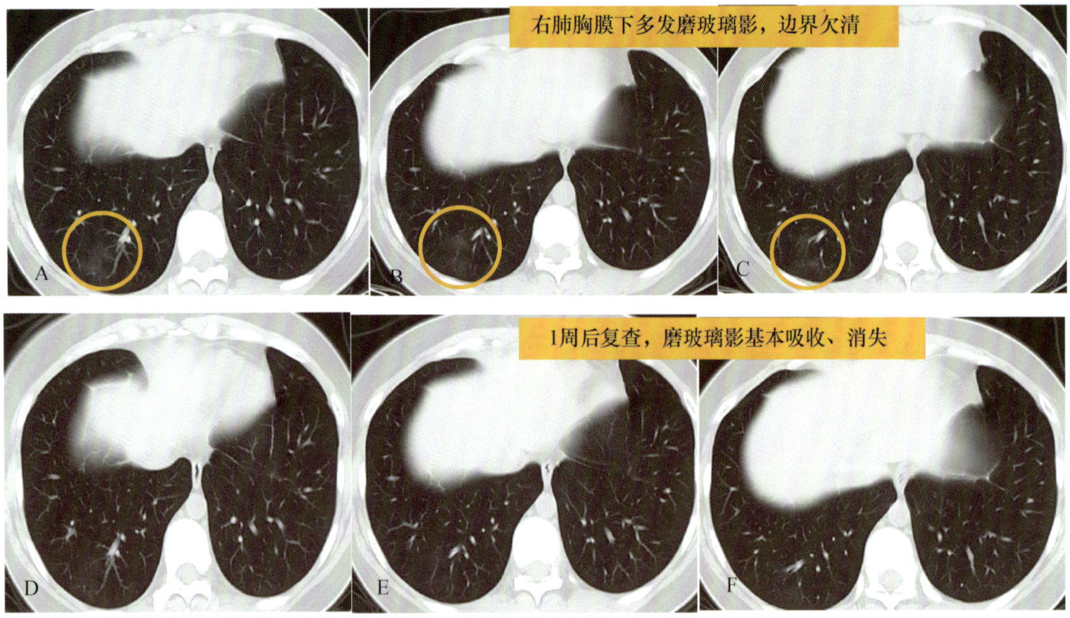

图 9-4　不同时期胸部 CT

叶舌段少量纤维条索影，其余肺内未见明显异常密度灶；双肺门影不大。气管及各支气管通畅。纵隔窗心脏及大血管形态、密度正常，纵隔内未见明显淋巴结肿大。考虑病毒性肺炎可能性大。

2020 年 2 月 26 日　胸　部 CT（图 9-4 D-F）：双肺纹理形态、走行正常，右肺下叶散在淡薄片絮状磨玻璃影，较前吸收减少，左肺上叶舌段少量纤维条索影同前，其余肺内未见明显异常密度灶；双肺门影不大。气管及各支气管通畅。纵隔窗心脏及大血管形态、密度正常，纵隔内未见明显淋巴结肿大。

【诊断】

新冠肺炎 普通型。

【治疗】

卧床休息，保持能量摄入，维持水、电解质平衡及内环境稳定；注意生命体征监测，包括体温、呼吸、脉率和血氧饱和度。抗病毒（洛匹那韦 / 利托那韦、阿比多尔）、抗感染（莫西沙星）、中药（连花清瘟胶囊、新冠肺炎 1 号方）等对症支持治疗，预防并发症及药物不良反应，减少药物相互作用诱发的肝、肾损伤或心血管异常。

病例 9-5

【入院病史采集】

患者女，49 岁。职业：无。住址：湖北省某市城区。入院日期：2020 年 2 月 12 日，出院日期：2020 年 3 月 1 日，住院天数：18 天。

主诉：咽干 3 天，发热 2 小时。

现病史：患者于入院前 3 天突然出现咽干，无咳嗽、咳痰，无发热、乏力、腹泻等不适，未予重视；2 小时前出现发热，自测体温 37.7 ℃，遂来我院就诊，查血常规 + HCRP + SAA：WBC 4.85×10^9/L，NE% 71.2%，LY% 22.3%，CRP 5.7 mg/L；SAA 25.04 mg/L。胸部 CT 示右肺下叶高密度影，边界模糊，截面约 3.6 cm×5.5 cm，考虑感染性病变；纵隔内结构未见明显异常。门诊以“发热待查：肺炎？”收住我科。发病以来，患者精神、食欲及睡眠一般，体力稍下降，体重无下降。

既往史：否认肝炎、结核等传染病史，否认高血压、冠心病、糖尿病、肾病病史；否认手术、外伤及输血史，否认食物、药物过敏史。25 岁结婚，丈夫、子女健康；父、母亲体健，否认家族遗传病史。

流行病学史：有新冠肺炎确诊病例接触史。

【体格检查】

T 37.7℃，BP 117/78 mmHg，P 99 次 / 分，SpO_2 99%。神清，查体合作。颈软，全身皮肤黏膜无黄染，浅表淋巴结无肿大。口唇无发绀，咽无充血，扁桃体无肿大。双肺呼吸音正常，未闻及干、湿啰音。心率 99 次 / 分，律齐，无杂音。腹平软，无压痛、反跳痛，肝脾肋下未及。下肢无水肿。

【辅助检查】

2020 年 2 月 22 日复查血常规基本正常。凝血功能：PT 11.0 s，PTA119.0%，INR 0.95，APTT 26.3 s，Fb 5.28 g/L ↑，TT 18.4s，DD 0.41 mg/L；肝肾功能、心肌酶复查基本正常。

2020 年 2 月 29 日血常规：WBC 24.52×10^9/L，NE% 53.0%，LY% 33.0%，Hb 122 g/L，HCT 36.8%，PLT 229×10^9/L；肝肾功能、心肌酶复查：总蛋白 57.3 g/L ↓，ALB 36.2 g/L ↓，GGT 45 U/L，ALT 48 U/L ↑，AST 26 U/L，CK 22 U/L ↓，CK-MB 7 U/L；UREA 4.6 mmol/L，CREA 67.0 μmol/L，尿酸 328.0 μmol/L；凝血功能：PT 10.9 s，PTA 121.6%，INR 0.94，APTT 23.4 s，Fb 3.48 g/L，TT 20.2 s，DD 0.63 mg/L ↑。

新型冠状病毒核酸变化见表 9-3。

2020 年 2 月 20 日胸部 CT（图 9-5）：双肺纹理形态、走行正常，右肺下叶外围片絮影、条索影及网线影，肺组织结构扭曲，其余肺内未见明显异常密度灶；双肺门影不大。气管及各支气管通畅。纵隔窗心脏及大血管形态、密度正常，纵隔内未见明显淋巴结肿大。符合病毒性肺炎转归期表现，无原片比较。

2020 年 2 月 27 日胸部 CT（图 9-6 和图 9-7）：复查，与前片比较右肺下叶外围片絮影、条索影及网线影，较前吸收减少，密度降低；双肺门影不大。气管及各支气管通畅。纵隔窗心脏及大血管形态、密度正常，纵隔内未见明显淋巴结肿大。

【诊断】

新冠肺炎 普通型。

【治疗】

卧床休息，维持水、电解质平衡及内环境稳

表 9-3 新型冠状病毒核酸变化

日期（2020 年）	新型冠状病毒核酸	标本类型
2 月 8 日	（－）	口咽拭子
2 月 12 日	（＋）	口咽拭子
2 月 23 日	可疑	口咽拭子
2 月 27 日	（－）	口咽拭子
2 月 28 日	（－）	口咽拭子

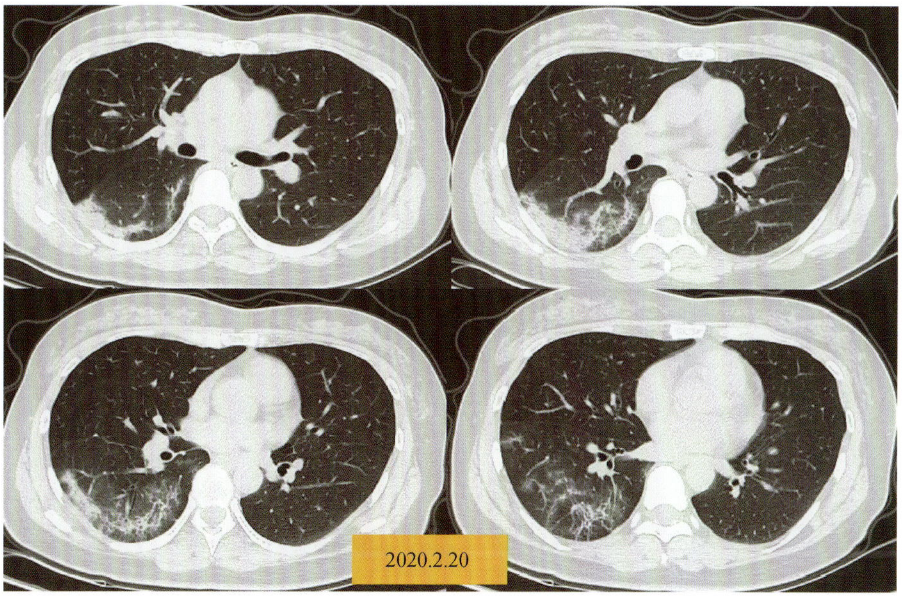

图 9-5 2020 年 2 月 20 日胸部 CT。右肺下叶外围片絮影、条索影及网线影，肺组织结构扭曲

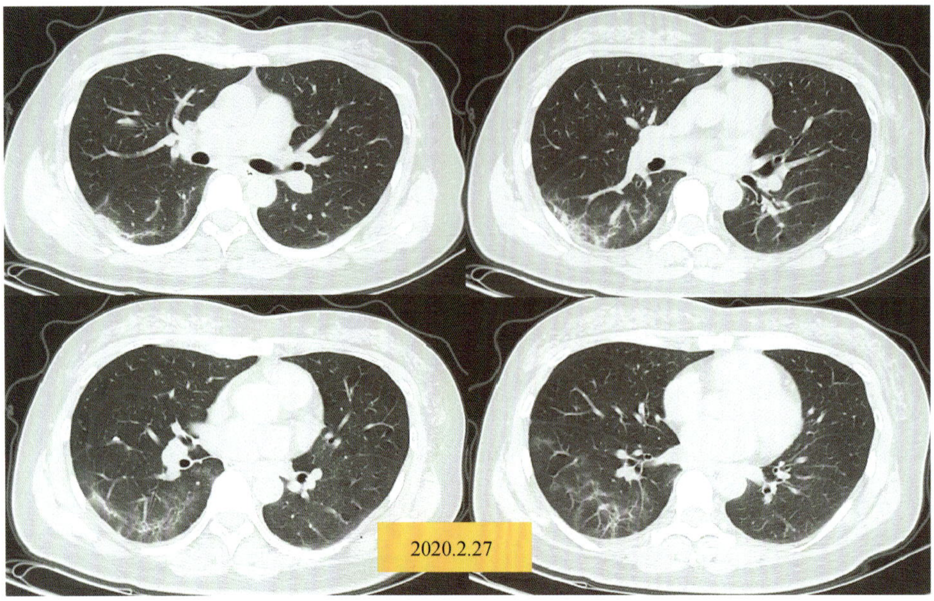

图 9-6　2020 年 2 月 27 日胸部 CT。右下肺病毒性肺炎较前好转

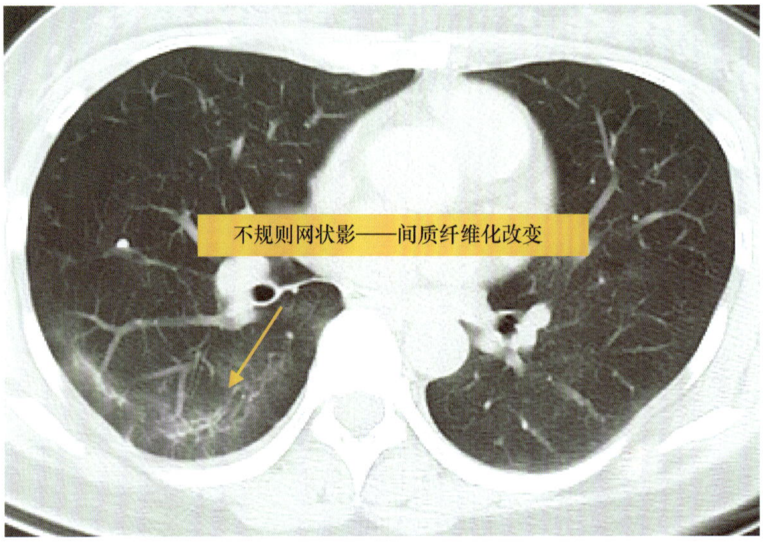

图 9-7　2020 年 2 月 27 日胸部 CT 特征性改变。不规则网状影

定；密切监测生命体征、指氧饱和度等。抗病毒（洛匹那韦 / 利托那韦、阿比多尔、磷酸氯喹）、抗感染（莫西沙星）、中药（连花清瘟胶囊、汤剂）等对症支持治疗。

病例 9-6

【入院病史采集】

患者男，31 岁。职业：无。住址：湖北省某市某镇某村。入院日期：2020 年 2 月 3 日，出院日期：2020 年 2 月 13 日，住院天数：10 天。

主诉：发热 8 天。

现病史：患者于 2020 年 1 月 26 日无诱因间断出现无规律发热，体温在 39℃左右，无畏寒、盗汗，无咳嗽、咳痰，无乏力、肌肉酸痛等不适，到当地诊所治疗后缓解。1 月 29 日再次出现发热，无咳嗽、咳痰等不适。现就诊于我院，查胸部 CT 示双肺多叶多发病变，以右肺中叶为著（图 9-8 A），考虑病毒性肺炎可能性大。急诊以“病毒性肺炎”收住我科。发病以来，患者精神、食欲及睡眠正常，大小便正常，体力、体重无下降。

既往史：体健。否认高血压、冠心病、糖尿病、肝炎、结核等病史。否认外伤史及手术史。否认食物、药物过敏史。

流行病学史：无特殊。

【体格检查】

T 37℃，R 20 次 / 分，P 80 次 / 分，BP 120/80 mmHg。神清，面色正常、表情自然、自动体位、检查合作。颈软，全身皮肤黏膜无黄染，口唇无发绀，咽无充血，扁桃体无肿大，浅表淋巴结未及肿大。双肺呼吸音粗，未闻及干、湿啰音。心率 80 次 / 分，律齐，无杂音。腹平软，无压痛、反跳痛，肝脾肋下未及。下肢无水肿。

【辅助检查】

2020 年 2 月 4 日新型冠状病毒核酸（＋）；血常规：WBC 3.62×10^9/L，NE% 1.14×10^9/L ↓，RBC 5.56×10^{12}/L，Hb 168 g/L，PLT 213×10^9/L；尿液分析（含尿沉渣定量）：红细胞 71/μl ↑，白细胞 32.0/μl ↑，上皮细胞 35/μl ↑，隐血＋↑；凝血功能：PT 11.8 s，PTA 100.7%，INR 1.02，APTT 27.3 s，Fb 4.26 g/L ↑，TT 18.3 s，DD 0.34 mg/L；输血全套：HBeAb 0.45 S/CO ↓，HBcAb 8.28 S/CO ↑；肺炎支原体 IgG 76.60 AU/ml ↑，肺炎支原体 IgM 1.54 COI ↑，肺炎衣原体 IgG 33.60 AU/ml ↑，肺炎衣原体 IgM 0.17 COI，ESR 17 mm/h ↑，CRP 6.79 mg/L；余肝肾功、电解质、血糖未见异常。

2020 年 2 月 7 日新型冠状病毒核酸（－）。

2020 年 2 月 10 日胸部 CT（图 9-8）：右肺中叶片状高密度灶较前吸收减少，部分呈纤维化，考虑病毒性肺炎吸收期改变。原左肺上叶舌段高密度灶现未见。右肺下叶纤维灶。

【诊断】

新冠肺炎 普通型。

【治疗】

卧床休息，保持能量摄入，维持水、电解质平衡及内环境稳定；注意生命体征监测，包括体温、呼吸、脉率和血氧饱和度。抗病毒（奥司他韦、洛匹那韦 / 利托那韦）、抗感染（莫西沙星）、中药（连花清瘟胶囊）等对症支持治疗。

病例 9-7

【入院病史采集】

患者男，39 岁。职业：自由职业。住址：湖北省某市。入院日期：2020 年 2 月 2 日，出院日期：2020 年 2 月 15 日，住院天数：13 天。

主诉：发热 4 天。

现病史：患者于入院前 4 天无明显诱因间断出现无规律发热，体温最高达 38.0℃，伴乏力，无咳嗽、咳痰，无心悸、胸闷，无乏力、肌肉酸痛等不适。在家自行口服“阿莫西林胶囊”后体

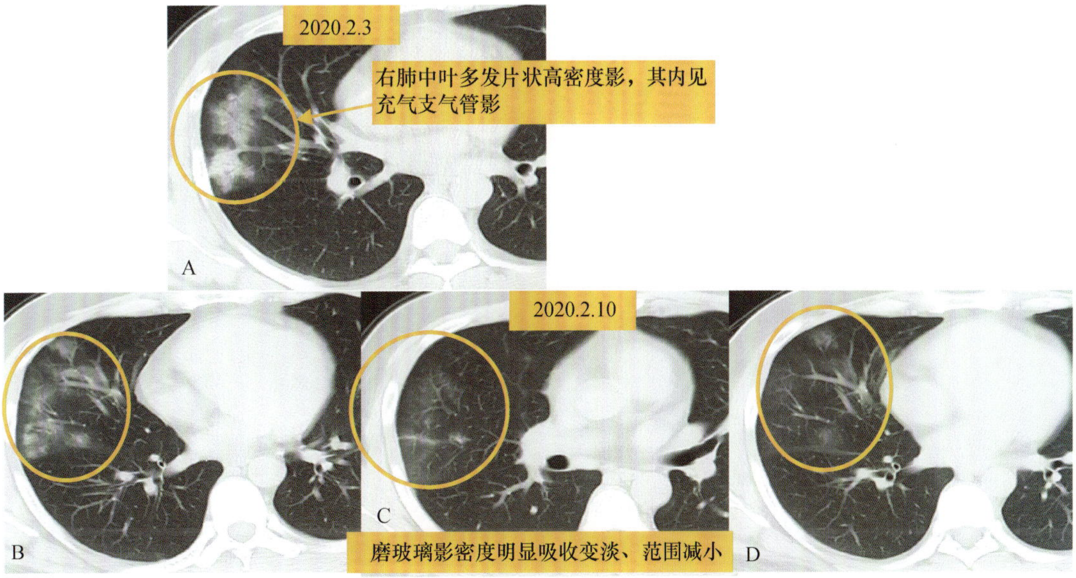

图 9-8　不同时期胸部 CT

温不详，患者为进一步诊治，来我院门诊就诊，门诊行鼻咽拭子新型冠状病毒核酸（+），遂以“新冠肺炎”收入院。起病以来，患者精神、睡眠及食欲尚可，大小便正常，体力、体重无变化。

既往史： 体健。否认高血压、冠心病、糖尿病、肝炎、结核等病史。否认外伤史及手术史。否认食物、药物过敏史。

流行病学史： 1 月 7 日曾与居住在武汉市的朋友聚餐，聚餐人员中有 3 名在武汉确诊新冠肺炎，目前 3 名患者生命体征稳定。

【体格检查】

T 37.6℃，R 18 次 / 分，P 80 次 / 分，BP 115/75 mmHg，SpO_2 99%。神清，面色正常、表情自然、自动体位、检查合作。颈软，全身皮肤黏膜无黄染，口唇无发绀，浅表淋巴结未及肿大。双肺呼吸音粗，未闻及干、湿啰音。心率 80 次 / 分，律齐，无杂音。腹平软，无压痛、反跳痛，肝脾肋下未及。下肢无水肿。

【辅助检查】

2020 年 2 月 1 日湖北省某市中心医院（三级甲等）血常规检查未见异常；胸部 CT 平扫：双肺散在多发磨玻璃样高密度结节影，感染性病变（以病毒性肺炎可能性大）。

入院后咽拭子新型冠状病毒核酸（+）（表 9-4）。血常规+ HCRP +血清淀粉样蛋白：WBC 4.62×10^9/L，NE% 71.1%，LY% 23.3%，MO% 5.4%，EOS% 0.1% ↓，嗜碱性粒细胞百分比 0.1%，NE 3.28×10^9/L，LY 1.08×10^9/L ↓，MO 0.25×10^9/L，EOS 0.00×10^9/L ↓，嗜碱性粒细胞计数 0.00×10^9/L，EBC 4.76×10^{12}/L，PLT 176×10^9/L，CRP 21.0 mg/L ↑，HCRP > 5.0 mg/L ↑，血清淀粉样蛋白 238.21 mg/L ↑；ESR 34 mm/h ↑，CRP 43.60 mg/L ↑；肝功能：GGT 105 U/L ↑；尿液分析（含尿沉渣定量）：红细胞 15.3/μl ↑，白细胞 13.2/μl ↑，上皮细胞 21.0/μl ↑，隐血+ ↑；血常规、肾功能、电解质、葡萄糖测定及输血全套等均未见异常。

2020 年 2 月 10 日胸部 CT（图 9-9）：双肺多发斑片状高密度灶较前减少，部分纤维化改变，考虑双肺病毒性肺炎转归期。

2020 年 2 月 14 日胸部 CT：双肺多发斑片状高密度灶较前减少，部分纤维化改变，考虑双肺病毒性肺炎转归期。

【诊断】

新冠肺炎 普通型。

【治疗】

卧床休息，维持水、电解质平衡及内环境稳定；密切监测生命体征、指氧饱和度等。抗病毒（奥司他韦、洛匹那韦 / 利托那韦）、抗感染（莫

表 9-4 新型冠状病毒核酸变化

日期（2020 年）	新型冠状病毒核酸	标本类型
2 月 3 日	（+）	口咽拭子
2 月 12 日	（-）	口咽拭子
2 月 13 日	（-）	口咽拭子

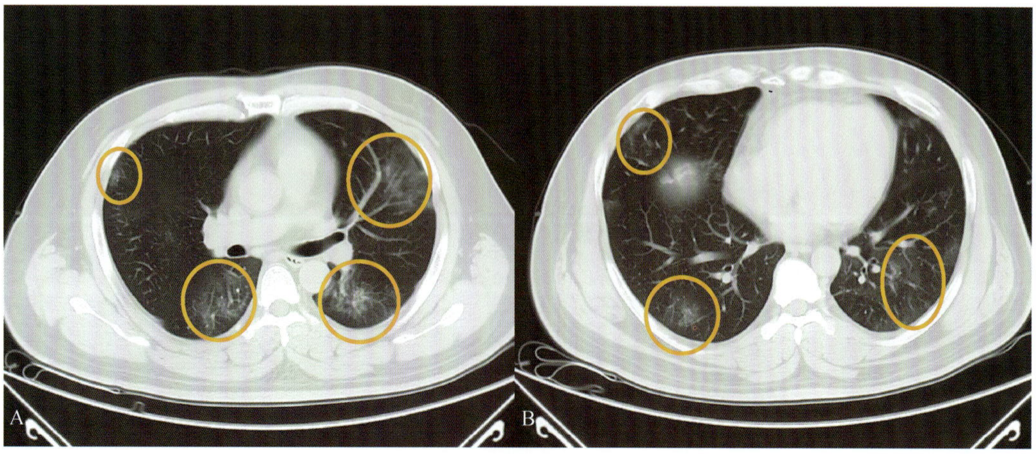

图 9-9 2020 年 2 月 10 日胸部 CT。 双肺多发斑片状高密度灶较前减少，部分纤维化改变，考虑双肺病毒性肺炎转归期

西沙星、头孢丙烯）等对症支持治疗，预防并发症及药物不良反应。

病例 9-8

【入院病史采集】

患者女，51 岁。工作单位：湖北省某市某公司，职业：会计。住址：湖北省某市某村，入院日期：2020 年 2 月 1 日，出院日期：2020 年 3 月 4 日，住院天数：32 天。

主诉：发热 4 天。

现病史：患者于入院前 4 天出现间断无规律发热，体温在 37.8℃左右，无咳嗽、咳痰，无咽痛，无胸闷，无全身乏力等不适，自行口服布洛芬等药物后症状无明显缓解，2 天后至我院就诊，查胸部 CT 提示双肺广泛多发磨玻璃影、条状高密度灶，考虑病毒性感染可能性大。血常规：WBC 4.60×10^9/L，NE% 75.5%，LY% 18.7%，LY 0.86×10^9/L ↓；CRP 18.2 mg/L ↑，HCRP ＞ 5.0 mg/L ↑；血清淀粉样蛋白 87.16 mg/L。门诊查咽拭子新型冠状病毒核酸（＋），遂以“新冠肺炎”收入院。发病以来，患者精神、食欲及睡眠欠佳，体力、体重无下降。

既往史：否认高血压、冠心病、糖尿病、肝炎、结核病史。2018 年因摔伤致肋骨骨裂。否认手术史。否认食物、药物过敏史。

流行病学史：与从武汉归来的亲属有接触史。

【体格检查】

T 36.5℃，R 20 次 / 分，BP 116/72 mmHg，P 76 次 / 分，SpO_2 98%，神清，查体合作。颈软，全身皮肤黏膜无黄染，浅表淋巴结无肿大。口唇无发绀，咽无充血，扁桃体无肿大。双肺呼吸音正常，未闻及干、湿啰音。心率 76 次 / 分，律齐，无杂音。腹平软，无压痛、反跳痛，肝脾肋下未及。下肢无水肿。

【辅助检查】

2020 年 2 月 3 日 ESR 20 mm/h；肝肾功能、电解质、凝血功能、血糖未见异常。

2020 年 2 月 27 日凝血功能：PT 10.4 s，PTA 135.9%，INR 0.89，APTT 24.5 s，Fb 2.68 g/L，TT 19.2 s；DD 0.20 mg/L；肝、肾功能及心肌酶复查基本正常。

血常规及炎症指标（表 9-5）、新型冠状病毒核酸变化（表 9-6）详见附表。

2020 年 1 月 30 日胸部 CT（图 9-10A）：双肺广泛多发磨玻璃影、条状高密度灶，较大者位于右肺下叶外侧基底节段，大小约 4.3 cm×3.5 cm，考虑病毒感染可能性大。纵隔内未见明显肿大淋巴结影。

2020 年 2 月 6 日胸部 CT（图 9-10B）：双肺广泛多发磨玻璃影、条状高密度灶，双上肺部分病变范围扩大、双下肺部分病变范围缩小，新生

表 9-5 血常规及炎症指标

日期（2020 年）	WBC（10^9/L）	NE%	LY（10^9/L）	EOS（10^9/L）	LY%	RBC（10^{12}/L）	Hb（g/L）	PLT（10^9/L）	CRP（mg/L）	血清淀粉样蛋白（mg/L）	HCRP（mg/L）
1 月 30 日	4.60	75.5	0.86		18.7				18.2	87.16	＞ 5.0
2 月 3 日		81.8		0.0	13.6				42.7		
2 月 27 日	5.15	58.7			29.1	4.21	127	206			

空白处：因医生记录习惯不同，导致部分项目内容缺失

表 9-6 新型冠状病毒核酸变化

日期（2020 年）	新型冠状病毒核酸	标本类型
1 月 30 日	（＋）	口咽拭子
2 月 8 日	（＋）	口咽拭子
2 月 26 日	可疑	口咽拭子
3 月 1 日	（－）	口咽拭子
3 月 2 日	（－）	口咽拭子

多发纤维条索影，病变肺组织结构较前扭曲。纵隔内未见明显肿大淋巴结影。

2020 年 2 月 14 日胸部 CT（图 9-10C）：原双肺广泛多发磨玻璃影、条状高密度灶，较前吸收好转，呈条索样改变。纵隔内未见明显肿大淋巴结影。

2020 年 2 月 21 日胸部 CT：原双肺广泛多发磨玻璃影、条状高密度灶，较前明显吸收好转，范围较前缩小，密度较前降低。纵隔内未见明显肿大淋巴结影。

2020 年 2 月 29 日胸部 CT：原双肺多发淡薄斑片影，较前明显吸收好转，部分病灶已消失。纵隔内未见明显肿大淋巴结影。

【诊断】

新冠肺炎 普通型。

【治疗】

卧床休息，保持能量摄入，维持水、电解质平衡及内环境稳定；注意生命体征监测，包括体温、呼吸、脉率和血氧饱和度。抗病毒（奥司他韦、洛匹那韦/利托那韦、阿比多尔）、抗感染（莫西沙星、头孢丙烯）、中药（连花清瘟胶囊、新冠肺炎 1 号汤药）等对症支持治疗，预防并发症及药物不良反应。

病例 9-9

【入院病史采集】

患者男，41 岁。工作单位：湖北省某市区水利局，职业：职工，住址：湖北省某市小区，入院日期：2020 年 2 月 1 日，出院日期：2020 年 2 月 25 日，住院天数：24 天。

主诉：发热 4 天。

现病史：患者于入院前 4 天无明显诱因间断出现无规律发热，体温最高达 38.℃，无畏寒、盗汗，无咽痛、咳嗽、咳痰，无乏力等不适。至我院就诊，血常规：WBC 4.69×10^9/L，NE% 63.0%，LY% 21.2%，LY 0.99×10^9/L ↓；CRP 未见异常。胸部 CT：①右肺下叶胸膜下小片状高密度灶。②双肺少许条索影。③心包少许积液。予奥司他韦、连花清瘟胶囊口服，患者仍发热，再次至我院门诊就诊，新型冠状病毒核酸（＋），遂以“新冠肺炎”收住我科。发病以来，患者精神、食欲及睡眠一般，体力、体重无下降。

既往史：有阑尾炎手术史。否认肝炎、结核等传染病史，否认高血压、冠心病、糖尿病病史；否认外伤史，否认食物、药物过敏史。

流行病学史：患者子女，于 1 月 11 日自武汉市返回湖北省某市，有密切接触史。

【体格检查】

T 36.5℃，R 19 次/分，BP 124/79 mmHg，P 78 次/分。神清，查体合作。颈软，全身皮肤黏膜无黄染，浅表淋巴结无肿大。口唇无发绀，咽无充血，扁桃体无肿大。双肺呼吸音正常，未闻及干、湿啰音。心率 78 次/分，律齐，无杂音。腹平软，无压痛、反跳痛，肝脾肋下未及。下肢无水肿。

【辅助检查】

2020 年 2 月 3 日入院肝肾功能、凝血功能、ESR、CRP 未见异常；心肌酶谱：LDH 288 U/L ↑，HBDH 202 U/L ↑，CK 620 U/L ↑；Na 136.3 mmol/L ↓；尿液分析（含尿沉渣定量）：红细胞 20.4/μl ↑，白细胞 41.0/μl ↑，上皮细胞 39.6/μl ↑，管型 3/μl ↑，尿蛋白＋↑。胸部 CT：①双肺多叶多发片絮状磨玻璃样高密度灶，

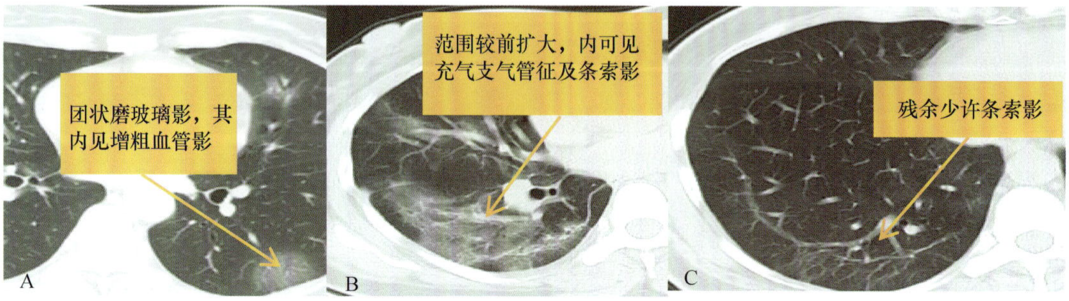

图 9-10　不同时期胸部 CT

多考虑为病毒性肺炎。②双侧胸膜增厚粘连。

2020 年 2 月 20 日肝功能：总蛋白 59.5 g/L ↓，ALB 37.9 g/L ↓；肾功能正常。

血常规及炎症指标、新型冠状病毒核酸变化见表 9-7 和表 9-8。

2020 年 2 月 3 日胸部 CT（图 9-11A）：双肺纹理增强，双肺各叶多发斑片状磨玻璃影，主要位于双肺下叶外带，边缘模糊，较大者位于双肺下叶，截面积约 3.8 cm×3.1 cm，较前进展。气管及各支气管通畅。双侧胸膜粘连增厚。纵隔内未见明显淋巴结肿大。

2020 年 2 月 14 日胸部 CT（图 9-11B）：双肺纹理增强，双肺各叶多发斑片状磨玻璃影，主要位于双肺下叶外带，边缘模糊，病灶较前吸收减少，密度降低。气管及各支气管通畅。双侧胸膜粘连增厚。纵隔内未见明显淋巴结肿大。

2020 年 2 月 21 日胸部 CT（图 9-11C）：双肺纹理增强，双肺各叶多发斑片状磨玻璃影，主要位于双肺下叶外带，边缘模糊，病灶较前明显吸收减少，密度减低。气管及各支气管通畅。双侧胸膜粘连增厚。纵隔内未见明显淋巴结肿大。

【诊断】

新冠肺炎 普通型。

【治疗】

卧床休息，保持能量摄入，维持水、电解质

表 9-7 血常规及炎症指标

日期（2020 年）	WBC（10^9/L）	NE%	LY（10^9/L）	EOS（10^9/L）	LY%	RBC（10^{12}/L）	Hb（g/L）	PLT（10^9/L）	CRP（mg/L）
1 月 29 日	4.69	63.0	0.99		21.2				正常
2 月 3 日				0.0					
2 月 20 日	6.28	69.9	1.08		17.2				

空白处：因医生记录习惯不同，导致部分项目内容缺失

表 9-8 新型冠状病毒核酸变化

日期（2020 年）	新型冠状病毒核酸	标本类型
2 月 5 日	（+）	口咽拭子
2 月 15 日	（+）	口咽拭子
2 月 22 日	（−）	口咽拭子
2 月 23 日	（−）	口咽拭子

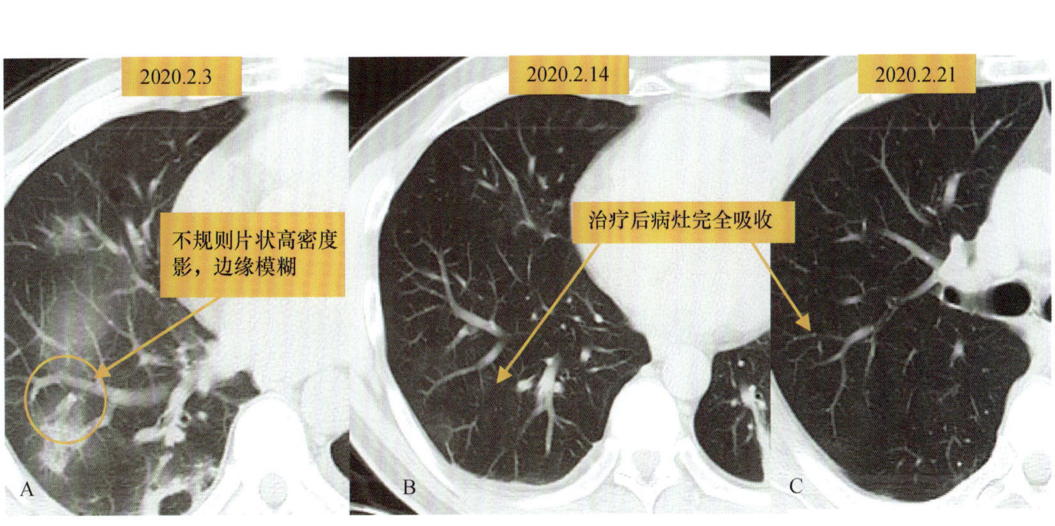

图 9-11 不同时期胸部 CT

平衡及内环境稳定；注意生命体征监测，包括体温、呼吸、脉率和血氧饱和度。抗病毒（奥司他韦、洛匹那韦/利托那韦）、雾化吸入（重组人干扰素 α-2b）、抗感染（莫西沙星、头孢他啶、头孢丙烯）、止咳化痰（氨溴索）、肠道微生态调节剂（双歧杆菌三联活菌胶囊）、中药汤剂等对症支持治疗，预防并发症及药物不良反应。

病例 9-10

【入院病史采集】

患者女，43 岁，工作单位：湖北省某市律师事务所。职业：律师。住址：湖北省某市中级人民法院家属院。入院日期：2020 年 2 月 2 日，出院日期：2020 年 2 月 17 日，住院天数：15 天。

主诉：全身疼痛 3 天，发热 2 天。

现病史：患者自入院前 3 天无明显诱因自觉全身疼痛，双侧肋部明显，2 月 1 日下午开始发热，最高体温 37.4℃，有轻微咳嗽，无痰，无恶心、呕吐、腹泻等不适。就诊于我院，查血常规及 HCRP：WBC 4.54×10^9/L，HCRP 4.1 mg/L，行胸部 CT：左肺下叶模糊小结节灶。门诊以“新冠肺炎？”收入院。精神、食欲及睡眠欠佳，体力下降，体重无改变

既往史：体健。已婚已育。

流行病学史：患者姐夫确诊为“新冠肺炎”，春节期间与其有多次接触。

【体格检查】

T 37.1℃，P 80 次/分，R 20 次/分，BP 121/78 mmHg，SpO_2 98%，神清，查体合作。颈软，全身皮肤黏膜无黄染，浅表淋巴结无肿大。口唇无发绀，咽无充血，扁桃体无肿大。双肺呼吸音正常，未闻及干、湿啰音。心率 80 次/分，律齐，无杂音。腹平软，无压痛、反跳痛，肝脾肋下未及。下肢无水肿。

【辅助检查】

入院后血常规：WBC 3.76×10^9/L，NE% 36.7% ↓，Hb 111g/L ↓，PLT 224×10^9/L；尿液分析（含尿沉渣定量）：红细胞 5.0/μl，白细胞 19.5/μl ↑，细菌 139.1/μl；肝功能：ALB 41.8 g/L，ALT 15 U/L，AST 18 U/L；肾功能：UREA 3.3 mmol/L，CREA 52.1 μmol/L，GLU 4.18 mmol/L；CRP 6.70 mg/L，ESR 5 mm/h，PCT 0.03 ng/ml。

新型冠状病毒核酸变化见表 9-9。

2020 年 2 月 2 日胸部 CT（图 9-12A）：双肺纹理增多，左肺下叶可见模糊小结节灶，直径约 0.5 cm。气管及双侧主支气管通畅。纵隔内未见肿大的淋巴结。

2020 年 2 月 12 日胸部 CT（图 9-12B）：双肺纹理增多，左肺下叶可见模糊小结节灶，直径

表 9-9 新型冠状病毒核酸变化

日期（2020 年）	新型冠状病毒核酸	标本类型
2 月 3 日	（+）	口咽拭子
2 月 13 日	（-）	口咽拭子
2 月 14 日	（-）	口咽拭子

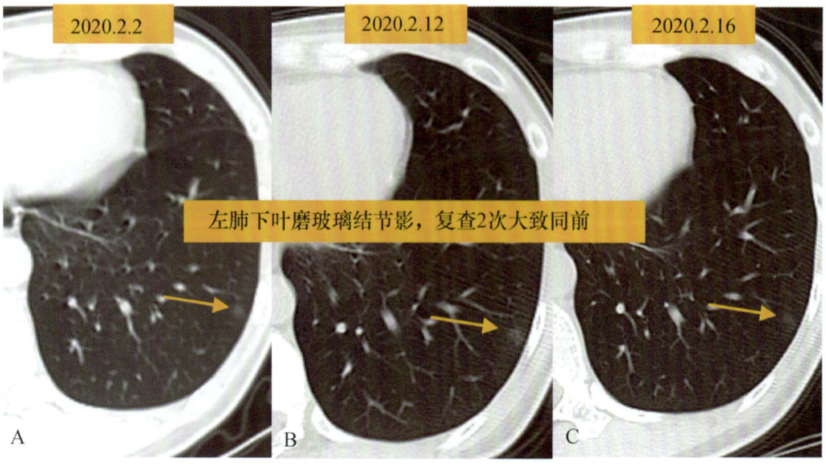

图 9-12 不同时期胸部 CT

约 0.5 cm，密度较前增高，大小同前相仿。气管及双侧主支气管通畅。纵隔内未见肿大的淋巴结。

2020 年 2 月 16 日胸部 CT（图 9-12C）：双肺纹理增多，左肺下叶淡薄小结节灶，直径约 0.5 cm，密度及形态同前相仿。气管及双侧主支气管通畅。纵隔内未见肿大的淋巴结。

【诊断】

新冠肺炎 普通型。

【治疗】

隔离观察，卧床休息，维持水、电解质平衡及内环境稳定；监测生命体征、指氧饱和度等。抗病毒（洛匹那韦 / 利托那韦）、抗感染、中药（连花清瘟胶囊）等对症支持治疗，预防并发症及药物不良反应。

病例 9-11

【入院病史采集】

患者男，27 岁。职业：公司职员。住址：湖北省某市。入院日期：2020 年 1 月 31 日，出院日期：2020 年 2 月 25 日，住院天数：25 天。

主诉：发热 8 天，咳嗽 4 天。

现病史：患者于 2020 年 1 月 23 日受凉后出现间断无规律发热，体温最高 38.2℃，无畏寒、盗汗。2020 年 1 月 27 日出现阵发性咳嗽，多为干咳，伴流涕、鼻塞，无其他特殊不适。1 月 22 日曾来门诊就诊，血常规未见异常，CT 示支气管炎，建议居家隔离，患者自服“连花清瘟胶囊、罗红霉素、阿莫西林胶囊”，体温可降至正常，2020 年 1 月 31 日上午患者再次出现发热，体温 37.5℃，故来发热门诊就诊，CT 示双肺纹理增强，右肺中下叶及左肺上下叶均见斑片状磨玻璃影、细网状影，以外带为著。考虑双肺病毒性感染，门诊以“病毒性肺炎”收住。发病以来，患者精神、食欲及睡眠欠佳，体力、体重无下降。

既往史：有肺炎病史。否认高血压、冠心病、糖尿病、肝炎、结核等病史；否认食物、药物过敏史。

流行病学史：患者 1 月 19 日从武汉市至湖北省某市。否认家属及同事有发热情况。

【体格检查】

T 37.2℃，P 94 次 / 分，BP 112/79 mmHg，SpO_2 96%。神清，查体合作。颈软，全身皮肤黏膜无黄染，浅表淋巴结无肿大。口唇无发绀，咽无充血，扁桃体无肿大。双肺呼吸音正常，未闻及干、湿啰音。心率 94 次 / 分，律齐，无杂音。腹平软，无压痛、反跳痛，肝脾肋下未及。下肢无水肿。生理反射存在，病理反射未引出。

【辅助检查】

2020 年 1 月 30 日血常规＋HCRP＋血清淀粉样蛋白：WBC 5.37×10^9/L，NE% 53.4%；HCRP ＞ 5.0 mg/L ↑；血清淀粉样蛋白 A 15.59 mg/L ↑。

入院后输血全套：HBeAb 0.17 S/CO ↓，HBcAb 8.11 S/CO ↑；DIC 全套：PT 21.4 s ↑，抗凝血酶原 66.4% ↓；生化：CREA 51.6 μmol/L ↓，Lac 0.32 mmol/L ↓；心肌酶谱：总胆汁酸 12.7 μmol/L ↑；血常规＋HCRP：MO% 11.2% ↑，HCT 37.7% ↓，平均血红蛋白浓度 355 g/L ↑，红细胞分布宽度 SD 值 35.8 fL ↓，血小板分布宽度 10.8 fL ↓，HCRP ＞ 5.0 mg/L ↑。血气分析：HCO_3^- 26.4 mmol/L ↑，Ca 1.09 mmol/L ↓，葡萄糖 5.9 mmol/L ↑，余指标正常。

新型冠状病毒核酸变化见表 9-10。

2020 年 1 月 30 日 胸 部 CT（图 9-13 A-C）：双肺纹理增强，右肺中下叶及左肺上下叶均见斑片状磨玻璃影、细网状影，以外带为著。双肺门影不大。气管及各支气管通畅。纵隔窗心脏及大血管形态、密度正常，纵隔内未见明显淋巴结肿大。考虑双肺病毒性感染。

2020 年 2 月 4 日胸部 CT（图 9-13 D-F）：双肺纹理增强，结构紊乱，右肺中叶小结节灶较前相仿；双肺下叶及左肺上叶多发斑片状磨玻璃样高密度灶，双肺下叶为著，范围较前缩小、密度

表 9-10 新型冠状病毒核酸变化

日期（2020 年）	新型冠状病毒核酸	标本类型
2 月 7 日	（＋）	口咽拭子
2 月 13 日	（＋）	口咽拭子
2 月 22 日	（－）	口咽拭子
2 月 23 日	（－）	口咽拭子

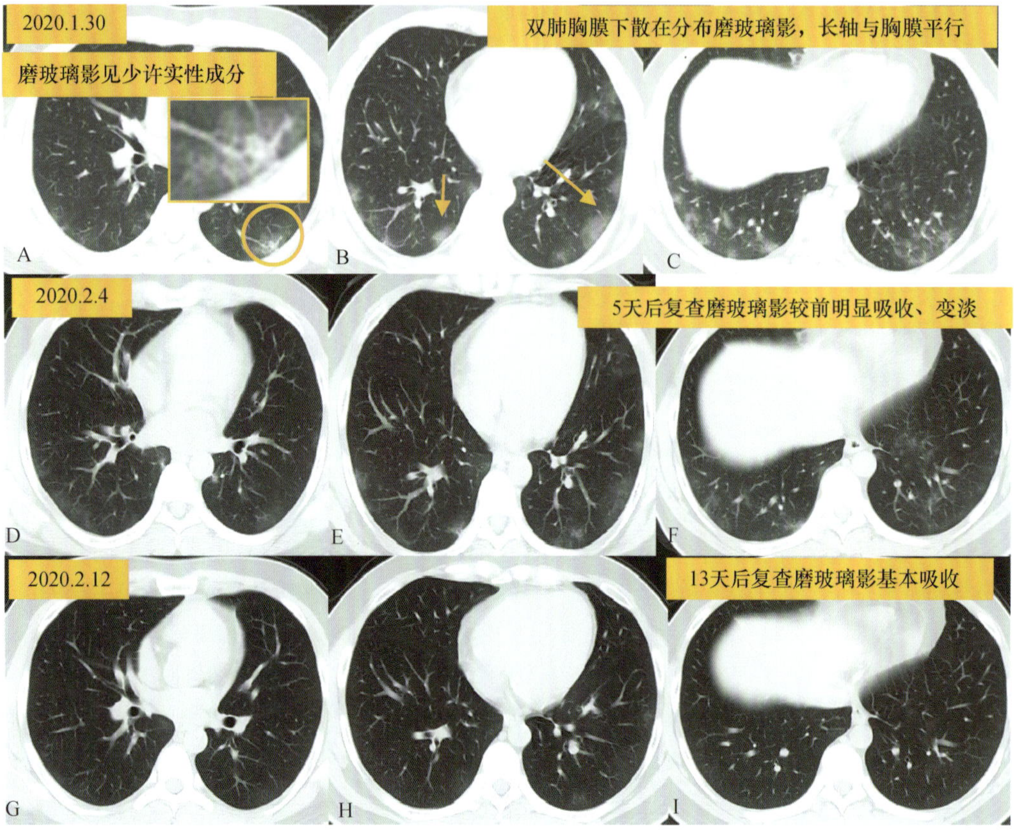

图 9-13　不同时期胸部 CT

较前变淡。双肺门影不大。气管及各支气管通畅。纵隔内未见明显淋巴结肿大。

2020 年 2 月 12 日胸部 CT（图 9-13 G-I）：双肺纹理增强，结构紊乱，右肺中叶小结节灶较前相仿；双肺下叶及左肺上叶多发斑片状磨玻璃样高密度灶，双肺下叶为著，范围较前缩小、密度较前变淡。双肺门影不大。气管及各支气管通畅。纵隔内未见明显淋巴结肿大。

2020 年 2 月 20 日胸部 CT：双肺病毒性感染，病变较前吸收、好转。右肺中叶小结节灶同前相仿。

【诊断】

新冠肺炎 普通型。

【治疗】

卧床休息，维持水、电解质平衡及内环境稳定；密切监测生命体征、指氧饱和度等。抗病毒（洛匹那韦 / 利托那韦、干扰素 α-1b）、抗感染（莫西沙星）、中药（连花清瘟胶囊、清肺排毒汤）、止咳化痰抗纤维化（氨溴索）等对症支持治疗，预防并发症及药物不良反应，减少药物相互作用诱发的肝、肾损伤或心血管异常。对症支持治疗，预防并发症及药物不良反应。

病例 9-12

【入院病史采集】

患者女，38 岁。工作单位：武汉市某人寿公司，职业：保险。住址：湖北省某市城区某镇。入院日期：2020 年 1 月 31 日，出院日期：2020 年 2 月 15 日，住院天数：16 天。

主诉：发热、咳嗽 8 天。

现病史：患者于入院前 8 天从武汉回来出现间断无规律发热，体温 38℃左右，伴有轻微咳嗽、咳白色黏液痰，无其他特殊不适。于 1 月 29 日到湖北省某市第一人民医院（三级甲等医院）就诊，血常规：WBC 3.39×10^9/L；胸部 CT 提示病毒性肺炎；新型冠状病毒核酸（+），遂以“病毒性肺炎”收住院。发病以来，患者精神、食欲及睡眠欠佳，体力、体重无下降。

既往史：患“妊娠高血压”，已治愈；否认冠心病、糖尿病、肝炎、结核史；否认外伤史及

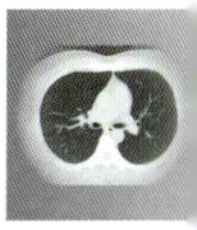

手术史，否认食物、药物过敏史。

流行病学史：患者于 2020 年 1 月 22 日从武汉市返回。

【体格检查】

T 38℃，BP 116/72 mmHg，P 83 次 / 分，SpO_2 99%。神清，查体合作。颈软，全身皮肤黏膜无黄染，浅表淋巴结无肿大。口唇无发绀，咽无充血，扁桃体无肿大。双肺呼吸音粗，未闻及干、湿啰音。心率 83 次 / 分，律齐，无杂音。腹平软，无压痛、反跳痛，肝脾肋下未及。下肢无水肿。

【辅助检查】

2020 年 1 月 29 日湖北省某市第一人民医院。血常规＋HCRP＋血清淀粉样蛋白 A：WBC 3.39×10^9/L，NE% 47.8%，LY% 41.1%，MO% 10.7%，EOS% 0.3% ↓，嗜碱性粒细胞百分比 0.1%，NE 1.62×10^9/L，LY 1.08×10^9/L ↓，MO 0.25×10^9/L，EOS 0.01×10^9/L ↓，嗜碱性粒细胞计数 0.00×10^9/L，RBC 4.51×10^{12}/L，PLT 180×10^9/L，CRP 21.0 mg/L ↑。

2020 年 2 月 1 日血常规：WBC 3.19×10^9/L ↓，NE 1.68×10^9/L ↓，LY 1.23×10^9/L，RBC 4.05×10^{12}/L，Hb 126 g/L，PLT 205×10^9/L；肺炎支原体衣原体：肺炎支原体 IgG 103.00 AU/ml ↑；CRP ＜ 3.02 mg/L，ESR 30 mm/h ↑；AST 37 U/L ↑，LDH 407 U/L ↑，HBDH 278 U/L ↑；余肾功能、电解质、血糖、凝血功能、输血全套未见明显异常。

新型冠状病毒核酸变化见表 9-11。

2020 年 2 月 8 日胸部 CT（图 9-14）：双肺纹理增强，双肺各叶胸膜下见多发斑片状磨玻璃影，边界不清；双肺内见少许条索影。双肺门影不大。气管及各支气管通畅。纵隔窗心脏及大血管形态、密度正常，纵隔内未见明显淋巴结肿大。双侧胸膜局部增厚、粘连。

2020 年 2 月 13 日胸部 CT（图 9-15）：复查，与前片比较：双肺纹理增强，双肺各叶胸膜下

表 9-11　新型冠状病毒核酸变化

日期（2020 年）	新型冠状病毒核酸	标本类型
1 月 29 日	（＋）	口咽拭子
2 月 4 日	（－）	口咽拭子
2 月 5 日	（－）	口咽拭子
2 月 7 日	（－）	口咽拭子

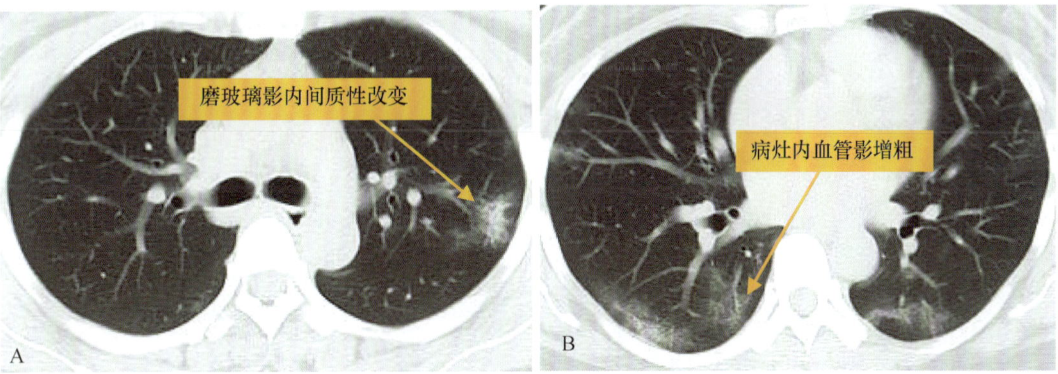

图 9-14　2020 年 2 月 8 日胸部 CT。双肺胸膜下多发磨玻璃影

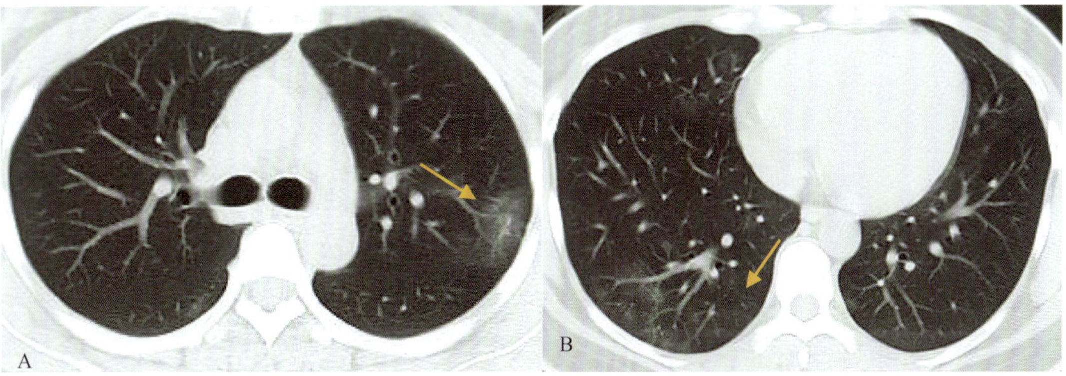

图 9-15　2020 年 2 月 13 日胸部 CT。病灶较前吸收

斑片状磨玻璃影较前吸收减少；双肺内见少许条索影同前相仿。双肺门影不大。气管及各支气管通畅。纵隔窗心脏及大血管形态、密度正常，纵隔内双侧腋窝区少许小淋巴结。双侧胸膜局部增厚、粘连同前相仿。

【诊断】

新冠肺炎 普通型。

【治疗】

卧床休息，保持能量摄入，维持水、电解质平衡及内环境稳定；注意生命体征监测，包括体温、呼吸、脉率和血氧饱和度。抗病毒（更昔洛韦、洛匹那韦/利托那韦、干扰素 α-1b、利巴韦林）、抗感染（莫西沙星）、中药（连花清瘟胶囊）等对症支持治疗。

病例 9-13

【入院病史采集】

患者男，聋哑人，37 岁。职业：无，工作单位：无，家庭住址：湖北省某市某镇。入院日期：2020 年 2 月 7 日，出院日期：2020 年 3 月 4 日，住院天数：26 天。

主诉：间断发热 6 天。

现病史：患者父亲于患者入院前 6 天发现其发热，体温不详，无咳嗽、咳痰，无乏力、肌肉酸痛。无胸痛，无畏寒、盗汗等不适。期间患者随父就诊于市传染病医院诊断为“新冠肺炎”（具体未见报告单），期间予抗病毒、抗感染、退热等对症治疗，患者体温较前好转。为进一步诊治，由市传染病医院转入我院，门诊以“新冠肺炎”收住病房。起病以来，患者精神、食欲及睡眠良好，大小便正常，体力稍下降，体重无改变。

既往史：否认高血压、冠心病、糖尿病、肝炎、结核等病史。无外伤史及手术史。过敏史不详。

流行病学史：其亲属于 1 月曾由武汉市返回，现为疑似患者留院观察。

【体格检查】

T 36.6℃，P 60 次/分，BP 125/76 mmHg，R 20 次/分，SaO_2 96%，神志清楚；面色正常、表情自然、自动体位、检查合作。颈软，全身皮肤黏膜无黄染，口唇无发绀，浅表淋巴结未及肿大。心肺未听诊（因穿隔离服）。腹平软，无压痛、反跳痛，肝脾肋下未及。脊柱无畸形，双肾区无叩击痛；下肢无水肿；神经反射无异常。

【辅助检查】

2020 年 1 月 31 日湖北省某市传染病医院血常规：WBC 3.85×10^9/L，RBC 4.19×10^{12}/L，LY% 17.8%。湖北省某市惠民医院胸部 CT：双肺感染性病变。新型冠状病毒核酸（+）。

2020 年 2 月 9 日入院后血常规：WBC 3.10×10^9/L ↓，LY 0.70×10^9/L ↓，RBC 4.24×10^{12}/L ↓；心肌酶谱：碱性磷酸酶 44 U/L ↓，CK 43 U/L ↓；肝、肾功能、电解质、ESR、CRP、凝血功能、尿常规未见异常。

新型冠状病毒核酸变化见表 9-12。

2020 年 2 月 1 日胸部 CT（图 9-16 A-B）：双肺纹理形态、走行正常。右肺下叶胸膜下可见团片影，周围伴少许晕征，最大截面约 1.8 cm×2.5 cm；右肺下叶胸膜下小结节，直径约 0.3 cm。双肺门影不大。气管及各支气管通畅。双侧多处胸膜增厚粘连。纵隔窗心脏及大血管形态、密度正常，纵隔内未见明显淋巴结肿大。

2020 年 2 月 16 日胸部 CT（图 9-16 C-D）：双肺纹理形态、走行正常。原右肺下叶胸膜下斑片状磨玻璃影较前吸收减少；右肺下叶胸膜下小结节，直径约 0.3 cm 与前相仿。双肺门影不大。气管及各支气管通畅。双侧多处胸膜增厚粘连。纵隔窗心脏及大血管形态、密度正常，纵隔内未见明显淋巴结肿大。

2020 年 3 月 3 日胸部 CT（图 9-16 E-F）：双肺纹理形态、走行正常。右肺下叶胸膜下小结节，直径约 0.3 cm，与前相仿。双肺门影不大。气管及各支气管通畅。双侧多处胸膜增厚粘连。纵隔窗心脏及大血管形态、密度正常，纵隔内

表 9-12 新型冠状病毒核酸变化

日期（2020 年）	新型冠状病毒核酸	标本类型
1 月 31 日	（+）	口咽拭子
2 月 22 日	（−）	口咽拭子
2 月 23 日	（−）	口咽拭子

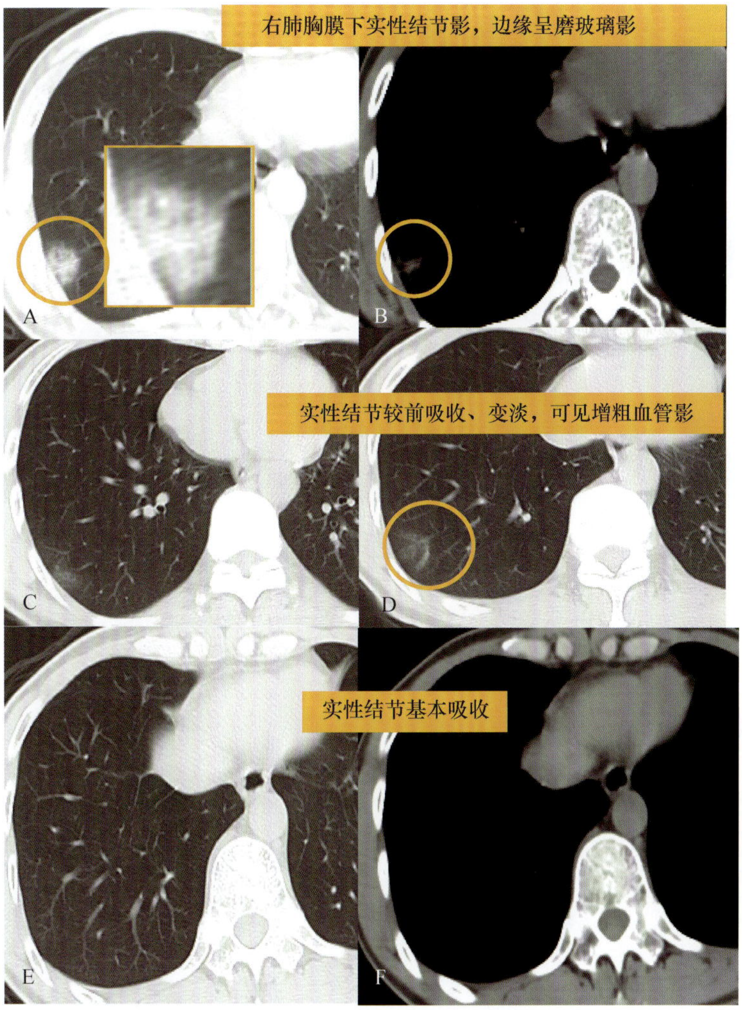

图 9-16　不同时期胸部 CT

未见明显淋巴结肿大。

【诊断】

新冠肺炎 普通型。

【治疗】

卧床休息，保持能量摄入，维持水、电解质平衡及内环境稳定；注意生命体征监测，包括体温、呼吸、脉率和血氧饱和度。抗病毒（洛匹那韦 / 利托那韦）、中药（连花清瘟胶囊、汤药）等对症支持治疗。

【知识拓展】

人工智能在新冠肺炎诊断中的应用

新冠肺炎疫情期间，众多大型医院使用了人工智能技术，在及时有效诊断新冠肺炎方面发挥了巨大的作用。

CT 诊断新冠肺炎的存在一些局限性。首先，影像学诊断中“异病同影”现象并不少见，病毒性肺炎的影像学表现多样且无特异性，常与其他非病毒感染或其他炎症性疾病的影像学表现重叠，较难鉴别[1]；其次，新冠肺炎胸部 CT 检查需亚毫米薄层重建，还需多平面重建（MPR）以同时观察多个病灶，图像较常规胸部 CT 图像明显增多，这大大增加了诊断时长；再次，目前基层放射科医师诊断经验较少，增加了工作难度。

多家人工智能（AI）企业陆续推出针对新冠肺炎的 AI 影像产品[2]。结合 AI 应用，可以更敏感地发现肺内磨玻璃密度影（GGO）、空气支气管征、网格影、血管增粗、条索影等征象，有效提高微小病灶检出率，减少漏诊率。同时，可根据病毒性肺炎的影像学诊断标准，提供对单体炎症病灶的定位、自动定量分析、对比病变范围和密度变化、自动对比病灶数量及体积比等（图 9-17 和图 9-18）。部分软件还具有新冠肺炎在线

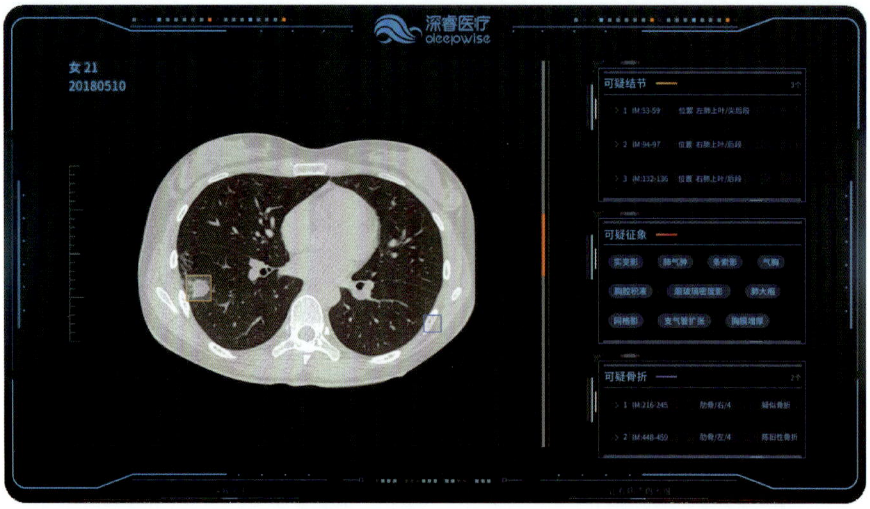

图 9-17　深睿肺全科智能诊断系统。采用先进的自适应 3D 深度卷积神经网络技术和规则算法，融入海量精选病例的深度学习和专家经验与指导，突破传统 CAD 系统检测的盲区。同时，紧紧围绕呼吸系统相关疾病，对气管、支气管、肺部及胸腔内常见病、多发病对应的影像学征象进行检出，进一步完善了产品检出范围

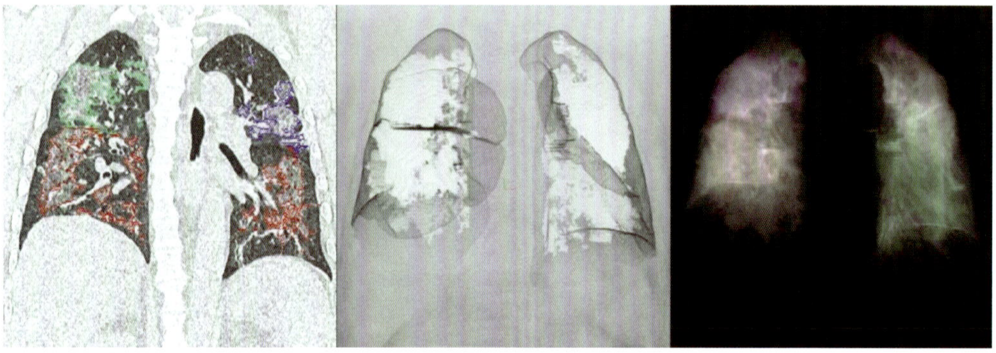

图 9-18　首尔国立医院放射学系基于神经网络的 AI 软件

自助筛查问诊功能、区域疫情实时监控、院内数据互通等众多功能，帮助医生快速评估患者病情，有效减少新冠肺炎筛查诊断过程中存在的传染风险，减轻医务人员工作压力，便于早期对疑似病例采取隔离措施。AI 技术在快速疾病筛查与精准定量诊断中应用良好。随着对疾病的进一步研究以及 AI 可自动学习图像中一些传统图像分析方法无法识别的特征层信息的自身优势、用于 AI 学习的高质量数据的逐步积累、AI 模型精度的进一步提升等，会进一步提高医生对新冠肺炎快速筛查、早期诊断、精准定量评估等方面的能力[3]。

参考文献

[1] Guan WJ，Ni ZY，Hu Y，et al. Clinical characteristics of 2019 novel coronavirus infection in China. N Engl J Med，2020，382（18）：1708-1720.

[2] Letko M，Marzi A，Munster V. Functional assessment of cell entry and receptor usage for SARS-CoV-2 and other lineage B beta coronaviruses. Nat Microbiol，2020，5（4）：562-569.

[3] Wang D，Hu B，Hu C，et al. Clinical characteristics of 138 hospitalized patients with 2019 Novel Coronavirus-infected pneumonia in Wuhan，China. JAMA，2020，323（11）：1061-1069.

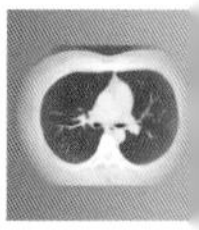

病例 10　老年普通型新冠肺炎 2 例

（张　骅　张自艳　罗　玲　王　楠　杨　超　何　芳　雷志锴）

病例 10-1

【入院病史采集】

患者男，70 岁。工作单位：湖北省某市学校，职业：退休。住址：湖北省某市新区。入院日期：2020 年 2 月 9 日，出院日期：2020 年 2 月 29 日，住院天数：20 天。

主诉：发热 1 天。

现病史：患者于入院前 1 天无明显诱因出现间断无规律发热，体温不详，无畏寒、盗汗，无咳嗽、咳痰，无乏力、肌肉酸痛等不适。来我院就诊，行胸部 CT：右肺上、下叶及左肺上、下叶多发片状高密度灶，部分呈磨玻璃样改变，较大直径为 5.0 cm；双肺门影不大。气管及各支气管通畅。纵隔窗心脏及大血管形态、密度正常，纵隔内未见明显淋巴结肿大。考虑为双肺多叶多发感染性病变，病毒性肺炎可能性大。门诊以“新冠肺炎？”收入院。起病以来，一般情况良好。

既往史：体健。磺胺类药物过敏，曾出现休克。

流行病学史：无

【体格检查】

T 37.2℃，P 78 次 / 分，R 20 次 / 分，BP 139/79 mmHg，SpO_2 100%，神清，查体合作。颈软，全身皮肤黏膜无黄染，浅表淋巴结无肿大。口唇无发绀，咽无充血，扁桃体无肿大。双肺呼吸音正常，未闻及干、湿啰音。心率 78 次 / 分，律齐，无杂音。腹平软，无压痛、反跳痛，肝脾肋下未及。下肢无水肿。

【辅助检查】

2020 年 2 月 10 日 ESR、CRP 稍高；血常规：WBC 3.01×10^9/L ↓，RBC 4.29×10^{12}/L ↓，Hb 139 g/L，PLT 124×10^9/L ↓，WBC 稍低，余肝功能、输血四项等无异常。

2020 年 2 月 16 日血常规及生化未见异常。

2020 年 2 月 22 日血常规：MO% 11.7% ↑，NE 1.75×10^9/L ↓，RBC 4.17×10^{12}/L ↓，HCT 39.3% ↓，红细胞分布宽度 SD 值 38.5 fL ↓，血小板分布宽度 10.3 fL ↓，血小板压积 0.29% ↑；肝肾功能、心肌酶谱未见异常。

新型冠状病毒核酸变化见表 10-1。

2020 年 2 月 9 日胸部 CT（图 10-1A-B）：右肺上、下叶及左肺上、下叶多发片状高密度灶，部分呈磨玻璃样改变，较大直径为 5.0 cm；双肺门影不大。气管及各支气管通畅。纵隔窗心脏及大血管形态、密度正常，纵隔内未见明显淋巴结肿大。考虑为双肺多叶多发感染性病变，病毒性肺炎可能性大。

2020 年 2 月 16 日胸部 CT（图 10-1C）：右肺上、下叶及左肺上、下叶多发片状高密度灶，较前密度增高、范围增大；双肺门影不大。气管及各支气管通畅。纵隔窗心脏及大血管形态、密度正常，纵隔内未见明显淋巴结肿大。考虑双肺病毒性病变较前进展。

2020 年 2 月 23 日胸部 CT（图 10-1D）：右肺上、下叶及左肺上、下叶多发片状高密度灶，较前密度吸收、变淡、范围部分缩小；双肺门影不大。气管及各支气管通畅。纵隔窗心脏及大血管形态、密度正常，纵隔内未见明显淋巴结肿大。符合病毒性肺炎吸收期改变。

2020 年 2 月 28 日胸部 CT（图 10-1E）：对比前片：右肺上、下叶及左肺上、下叶多发片状高密度灶，较前密度变淡、范围部分缩小；双肺门影不大。气管及各支气管通畅。纵隔窗心脏及

表 10-1　新型冠状病毒核酸变化

日期（2020 年）	新型冠状病毒核酸	标本类型
2 月 10 日	（+）	口咽拭子
2 月 25 日	（-）	口咽拭子
2 月 26 日	（-）	口咽拭子

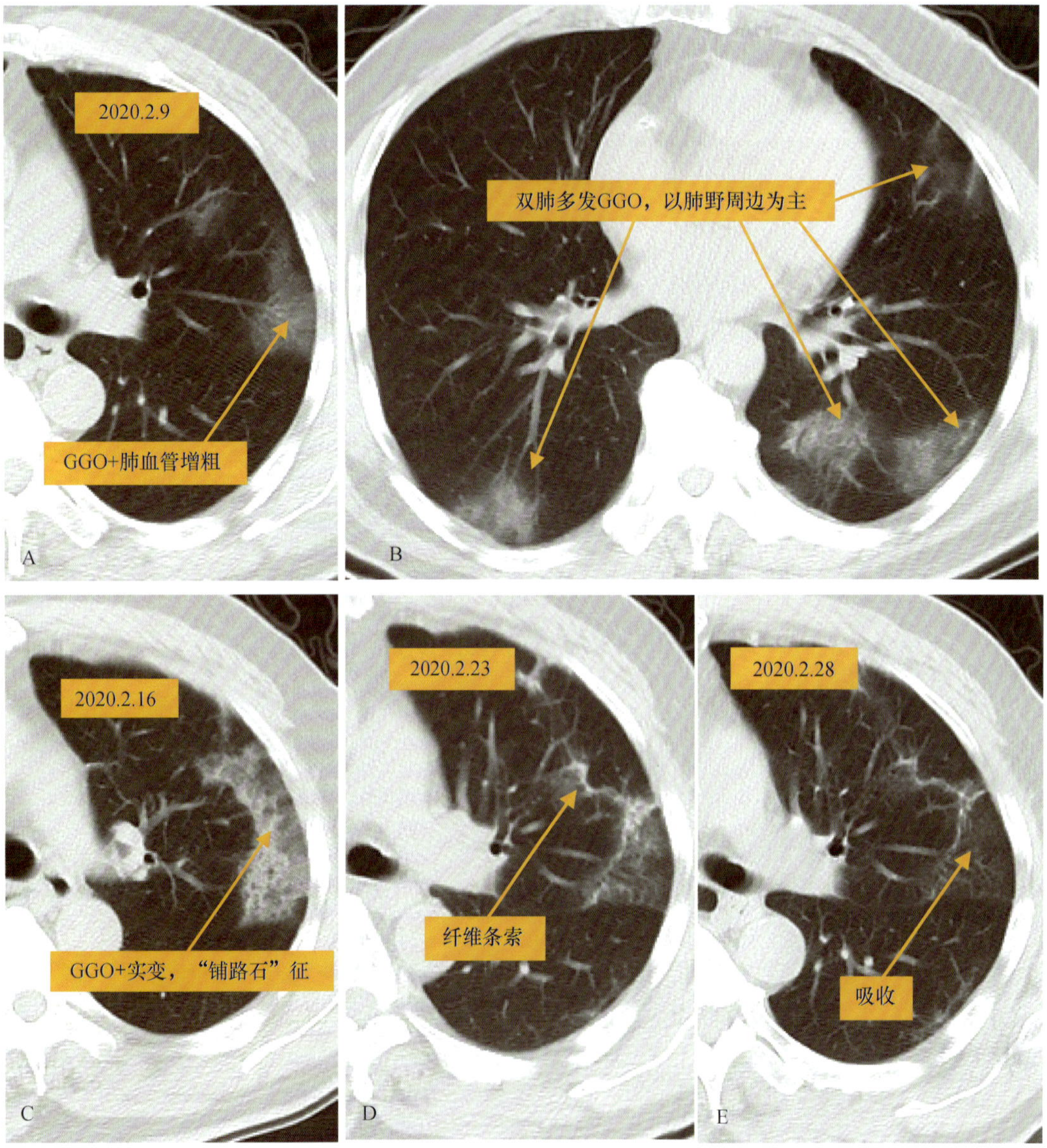

图 10-1　不同时期胸部 CT。GGO，肺内磨玻璃影

大血管形态、密度正常，纵隔内未见明显淋巴结肿大。符合病毒性肺炎吸收期改变。

【诊断】

新冠肺炎 普通型。

【治疗】

卧床休息，保持能量摄入，维持水、电解质平衡及内环境稳定；注意生命体征监测，包括体温、呼吸、脉率和血氧饱和度。抗病毒（洛匹那韦 / 利托那韦、阿比多尔、磷酸氯喹）、雾化吸入（重组人干扰素 α-2b）、抗感染（莫西沙星）、增强免疫力（间断使用免疫球蛋白、胸腺肽、丙种球蛋白、胸腺法新）、糖皮质激素（甲泼尼龙、氢化可的松）、中药（连花清瘟胶囊、清肺排毒汤）等对症支持治疗，预防并发症及药物不良反应。

病例 10-2

【入院病史采集】

患者男，63 岁。职业：农民。住址：湖北省某市某村。入院日期：2020 年 2 月 15 日，出院日期：2020 年 2 月 29 日，住院天数：14 天。

主诉：发热 5 天。

现病史：患者于入院前 5 天无明显诱因后出

现间断无规律发热，体温最高 37.6℃，咳嗽、咳痰不明显，无畏寒、盗汗，无胸闷、胸痛等不适。自服“感康”治疗，体温于 2 天后未再反复。因同村有新冠肺炎疑似患者，来我院就诊。行胸部 CT：双肺病毒性肺炎可能性大。血常规无异常，遂以“病毒性肺炎”收住我科。发病以来，患者精神、食欲及睡眠正常，体力、体重无改变。

既往史：否认肝炎、结核等传染病病史，否认高血压、冠心病、糖尿病病史；否认手术、外伤及输血史，诉青霉素过敏。

流行病学史：自诉 12 日前曾与新冠肺炎确诊家属接触。

【体格检查】

T 36.8℃，R 20 次 / 分，BP 149/103 mmHg，P 94 次 / 分，SpO_2 99%。神清，查体合作。颈软，全身皮肤黏膜无黄染，浅表淋巴结无肿大。口唇无发绀，咽无充血，扁桃体无肿大。双肺呼吸音粗，未闻及干、湿啰音。心率 94 次 / 分，律齐，无杂音。腹平软，无压痛、反跳痛，肝脾肋下未及。下肢无水肿。

表 10-2　新型冠状病毒核酸变化

日期（2020 年）	新型冠状病毒核酸	标本类型
2 月 15 日	(+)	口咽拭子
2 月 25 日	(−)	口咽拭子
2 月 27 日	(−)	口咽拭子
2 月 28 日	(−)	口咽拭子

【辅助检查】

2020 年 2 月 14 日血常规：WBC 4.49×10^9/L，NE% 62.4%，LY% 28.5%，Hb 159 g/L，PLT 269×10^9/L。

入院后肺炎支原体衣原体：肺炎支原体 IgG 47.70 AU/ml ↑，肺炎衣原体 IgG 154.00 AU/ml ↑；总蛋白 60.5 g/L ↓，ALB 37.3 g/L ↓，LDH 321 U/L ↑，HBDH 204 U/L ↑，C1q 244.9 mg/L ↑，β2 微球蛋白 3.93 mg/L ↑，CRP 17.40mg/L ↑，ESR 38 mm/h ↑；余未见异常。

2020 年 2 月 23 日血常规：PLT 453×10^9/L ↑；Na 136.9 mmol/L ↓，Cl 96.2 mmol/L ↓，随机血糖 7.20 mmol/L ↑；肾功能：CREA 116.0 μmol/L ↑，心肌酶谱未见异常；肝功能：TP 59.5 g/L ↓，ALB 37.2 g/L ↓；凝血功能：Fb 4.26 g/L ↑，血常规：MO% 12.4% ↑，MO 0.75×10^9/L ↑，PLT 426×10^9/L ↑。

2020 年 2 月 25 日血常规正常，凝血功能正常。

2020 年 2 月 29 日心肌酶谱未见异常；凝血功能：PTA 160.5% ↑；血常规：RBC 4.07×10^{12}/L ↓；肝功能：TP 56.1g/L ↓；ALB 35.8 g/L ↓；肾功能：UREA 445.0 μmol/L ↑，HCO_3^- 21.1 mmol/L ↓。

新型冠状病毒核酸变化见表 10-2。

2020 年 2 月 14 日胸部 CT（图 10-2）：双肺纹理增强，双肺上叶内散在多发斑片状磨玻璃影；双肺门影不大。气管及各支气管通畅。纵隔窗心脏及大血管形态、密度正常，纵隔内未见明显淋巴结肿大。考虑双肺病毒性肺炎可能性大。

2020 年 2 月 21 日胸部 CT（图 10-3）：双肺

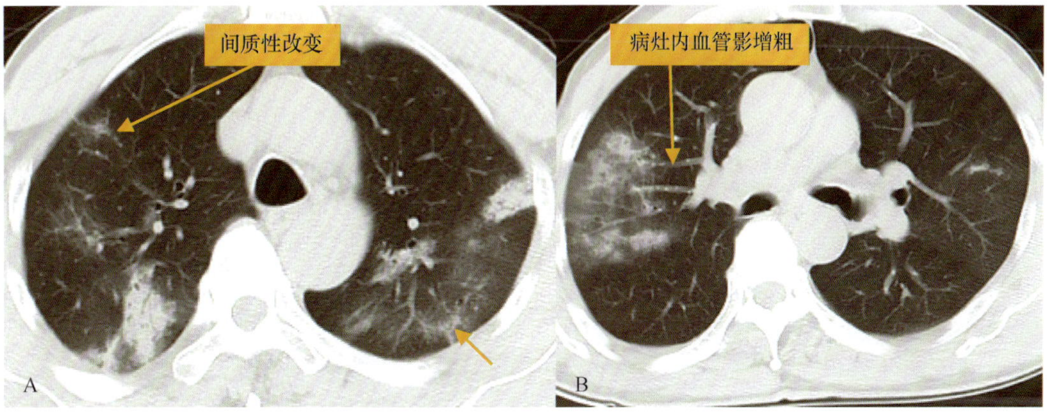

图 10-2　2020 年 2 月 14 日胸部 CT

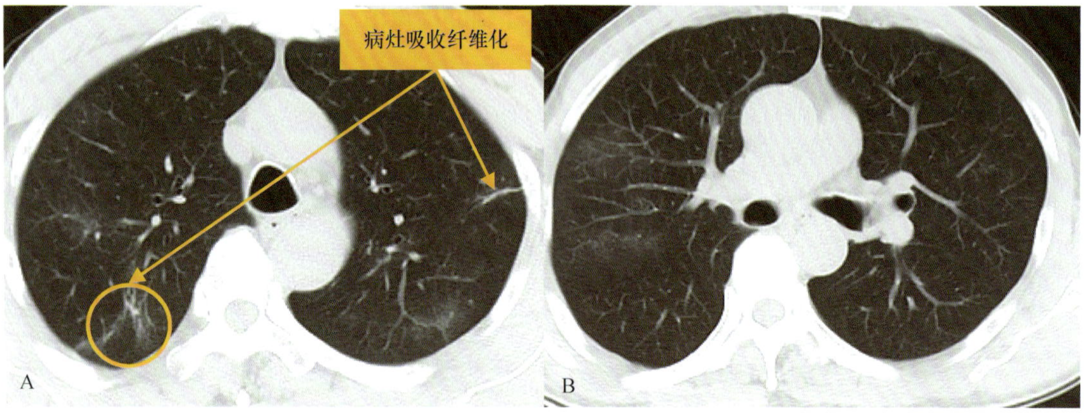

图 10-3　2020 年 2 月 21 日胸部 CT

纹理增强，双肺上叶内散在多发斑片状磨玻璃密度灶，病灶较前明显吸收减少、密度降低；双肺门影不大。气管及各支气管通畅。纵隔窗心脏及大血管形态、密度正常，纵隔内未见明显淋巴结肿大。

2020 年 2 月 28 日胸部 CT：双肺纹理增强，双肺上叶内散在多发斑片状磨玻璃密度灶，病灶范围密度较前相仿；双肺门影不大。气管及各支气管通畅。纵隔窗心脏及大血管形态、密度正常，纵隔内未见明显淋巴结肿大。

【诊断】

新冠肺炎 普通型。

【治疗】

卧床休息，维持水、电解质平衡及内环境稳定；密切监测生命体征、指氧饱和度等。抗病毒（奥司他韦、阿比多尔、干扰素 α-1b、利巴韦林）、抗感染（莫西沙星、头孢丙烯、头孢地尼）、中药（连花清瘟胶囊）等对症支持治疗，预防并发症及药物不良反应，减少药物相互作用诱发的肝、肾损伤或心血管异常。

【治疗经验＋诊治思路】

随着年龄的增长，呼吸系统解剖结构及生理功能会逐渐衰退，防御功能下降，表现为机械屏障作用减弱及免疫功能降低。老年人机械屏障作用减弱，包括[1-2]：①对气体的滤过、加温、湿化功能减弱，易遭受冷、热、干燥气体的刺激。②气道黏膜上皮功能减退，黏膜-黏液系统防御功能减退，对病原体的物理防御力降低。③气道纤毛功能下降，使气道内痰液、异物的清除能力下降。④咳嗽反射、喷嚏反射下降，吞咽功能下降，导致误吸的风险增高。免疫功能降低，包括免疫细胞吞噬功能减退、免疫细胞释放杀菌物质 / 蛋白酶等功能减退、免疫球蛋白数量减少及功能减退等。另外，老年人常合并多种基础疾病，更易感染病毒[3]。

目前尚缺乏专门针对老年新冠肺炎的研究，其治疗处理多采用普通人群成人新冠肺炎的治疗策略，以及参考既往老年肺炎患者的相关研究。

【知识拓展】

中医在新冠肺炎中的作用

新冠肺炎属于中医“疫”病，证候要素为“湿、毒、寒、热、瘀、虚”，湿邪致病特征突出，主要病位在肺、脾，治疗应辨病与辨证相结合。新冠肺炎初起以寒湿、湿热为主；若病情发展，湿、热、毒、瘀夹杂而致病情加重，以标实为主；若邪毒稽留不去，邪盛正衰，病性为本虚标实；恢复期因邪毒耗散气阴，因而以正虚为主。年老或正虚体弱或素体肺胃伏热者，易疫毒内陷，传变迅速，发为变证、坏证，出现危候。

疫情期间，连花清瘟胶囊应用较多，其成分为连翘、金银花、炙麻黄、炒苦杏仁、石膏、板蓝根、绵马贯众、鱼腥草、广藿香、大黄、红景天、薄荷脑、甘草，其是否有抗新型冠状病毒的作用，尚需循证医学证据。

参考文献

[1] Ho J, Chan K, Hu W, et al. The effect of aging on nasal mucociliary clearance, beat frequency, and ultrastructure of respiratory cilia. Am J Respir Crit Care Med, 2001, 163 (4): 983-988.

[2] Meyer K. The role of immunity in susceptibility to respiratory infection in the aging lung. Respir Physiol, 2001, 128 (1): 23-31.

[3] Antonella S, Diego V, Carolina GV, et al. Management of community-acquired pneumonia in older adults. Ther Adv Infect Dis, 2014, 2 (1): 3-16.

病例 11　普通型新冠肺炎合并妊娠 1 例

（蒋超文　张自艳　雷志锴）

【入院病史采集】

患者女，30 岁。工作单位：武汉市某教育中心，职业：教师。住址：武汉市某小区。入院日期：2020 年 2 月 1 日，出院日期：2020 年 2 月 25 日，住院天数：24 天。

主诉：发热 7 天。

现病史：患者于入院前 7 天（2020 年 1 月 25 日）出现间断无规律发热，体温最高 37.5℃，予物理降温体温可降至正常，后未再发热，无畏寒、盗汗，无乏力及肌肉酸痛，偶伴阵发性干咳，腹泻 2 次，伴恶心、呕吐，无腹痛，无心悸、胸闷等不适。因其家属自武汉市回湖北省某市后新型冠状病毒核酸（＋），患者今日至我院检查，查血常规未见异常，但新型冠状病毒核酸（＋），因患者妊娠 13 周，未行胸部 CT 检查，门诊以“病毒性肺炎”收入我科。起病以来，患者精神、睡眠及食欲尚可，大小便正常，体力、体重无减轻。

既往史：孕 13 周。有支气管炎病史。否认高血压、冠心病、糖尿病等病史。否认乙型肝炎、结核等传染病史。2013 年有人工流产病史。否认药物、激素及食物过敏史。

流行病学史：久居武汉市，父母自武汉市回湖北省某市后新型冠状病毒核酸（＋）。

【体格检查】

T 36.5℃，P 78 次 / 分，R 19 次 / 分，BP 124/89 mmHg。神清，查体合作。颈软，全身皮肤黏膜无黄染，浅表淋巴结无肿大。口唇无发绀，咽无充血，扁桃体无肿大。双肺呼吸音正常，未闻及干、湿啰音。心率 78 次 / 分，律齐，无杂音。腹平软，无压痛、反跳痛，肝脾肋下未及。下肢无水肿。

【辅助检查】

2020 年 2 月 3 入院辅助检查：血常规、尿常规、肝肾功能、电解质、凝血功能未见异常。GLU 3.87 mmol/L ↓。ESR 23 mm/h ↑；CRP 正常。

2020 年 2 月 7 日鼻咽拭子新型冠状病毒核酸（＋）。2020 年 2 月 13 日鼻咽拭子新型冠状病毒核酸（＋）。

2020 年 2 月 6 日　胸　部 CT（图 11-1 A-B）：双肺纹理增强，右肺中叶及下叶见斑片状磨玻璃影，边界不清；双肺门影不大。气管及各支气管通畅。纵隔窗心脏及大血管形态、密度正常，纵隔内未见明显淋巴结肿大。考虑病毒性肺炎。

2020 年 2 月 24 日 胸 部 CT（图 11-1 C-D）：双肺纹理增强，右肺中叶及下叶斑片状磨玻璃影较前吸收；双肺门影不大。气管及各支气管通畅。纵隔窗心脏及大血管形态、密度正常，纵隔内未见明显淋巴结肿大。

【诊断】

①新冠肺炎 普通型。②孕 13 周。

【治疗】

加强患者接触隔离，予特殊妊娠护理，减少交叉感染，卧床休息，维持水、电解质平衡及内环境稳定；密切监测生命体征、指氧饱和度等。抗病毒（洛匹那韦 / 利托那韦）、中药（连花清瘟胶囊、汤药）、维生素 C 等对症支持治疗，预防并发症及药物不良反应。

【诊治思路＋治疗经验】

该妊娠患者在门诊未行胸部 CT 检查。因为孕妇是一个特殊群体，CT 检查的辐射剂量是患者及医务人员担心的问题。从理论上讲，胸部 CT 检查时胎儿接受的辐射剂量未达到致畸阈值，是相对安全的。建议在患者知情同意的前提下尽量选择低剂量扫描方案，同时可采取铅围裙等保护腹部[1]。在武汉大学中南医院的一项研究中，所有入选的 10 例新冠肺炎合并妊娠患者胸部 CT 检查均发现肺部异常[2]，因此胸部 CT 检查非常重要。肺部超声虽无辐射问题，但在临床实践中发现部分新冠肺炎患者的肺部超声与胸部 CT 表现相关性不强。

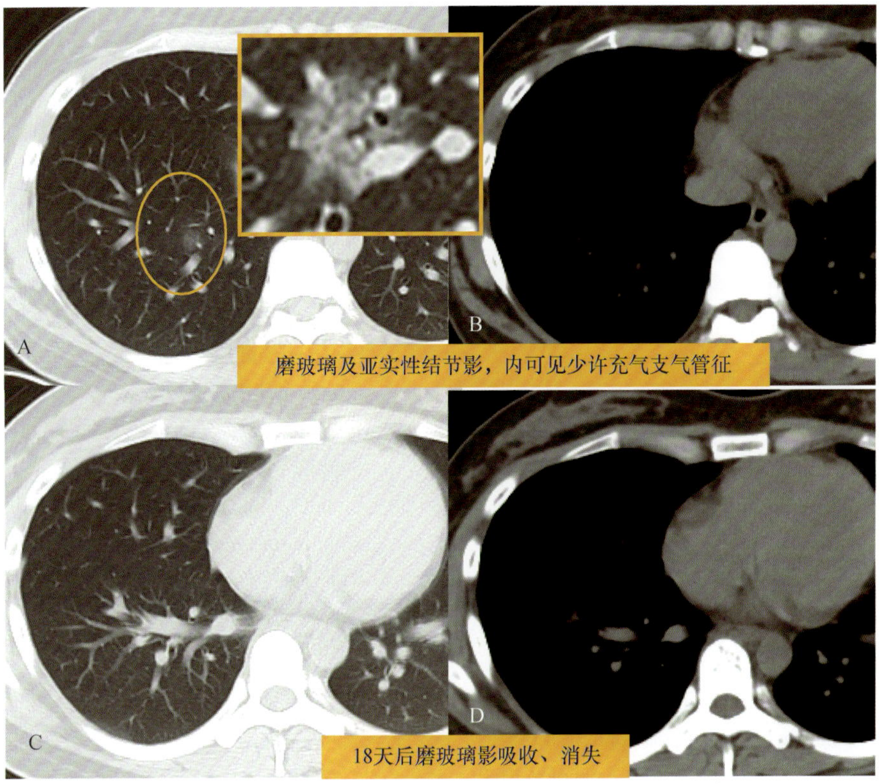

图 11-1 不同时期胸部 CT

治疗方面，抗病毒药物推荐使用 FDA 妊娠安全等级 C 类药物，尽量避免使用 D 类药物[3]。此例患者使用洛匹那韦 / 利托那韦抗病毒治疗。对于重型、危重型新冠肺炎合并妊娠患者，呼吸支持治疗非常重要，此类患者 SpO_2 < 94% 时应及时开始吸氧治疗，同时应避免 SpO_2 > 96%。经鼻高流量湿化氧疗是新冠肺炎患者的主要呼吸支持方式。患者在经鼻高流量湿化氧疗或无创正压通气治疗 30 ～ 60 min 后，如果呼吸状况未能改善，应立即重新评估并考虑气管插管和有创机械通气。及时识别经鼻高流量湿化氧疗或无创正压通气的早期失败非常重要，否则可能导致气管插管时出现危及生命的低氧血症，特别是困难气道的孕妇[4]。

与普通人群中的新冠肺炎患者相比，妊娠患者可能还面临着何时终止妊娠，以及采用哪种方式终止妊娠的抉择。一项研究报告了我国 25 家医院的 116 例新冠肺炎合并妊娠患者的临床特点和妊娠结局，该研究认为孕期新型冠状病毒感染不增加自然流产和早产的风险[5]。新冠肺炎不是剖宫产的指征。新冠肺炎孕妇如已近足月，则建议尽快终止妊娠，病情轻、宫颈条件好、已临产的孕妇，推荐经阴道分娩；重症肺炎、病情控制不理想、出现各种产科急诊情况及胎儿窘迫、临产但短期无法分娩的孕妇，则推荐手术终止妊娠[3]。本例患者为普通型新冠肺炎，入院时妊娠 13 周，未足月，无需终止妊娠，治愈后出院。

【知识拓展】

孕妇是新冠肺炎的易感人群，由于免疫系统和心肺功能的生理性变化（如膈肌抬高、耗氧量增加和呼吸道黏膜水肿），孕妇易受呼吸道病原体的影响，且更加难以耐受缺氧，因此新冠肺炎合并妊娠患者的管理尤为重要。

研究结果显示，孕产妇人群感染新型冠状病毒后发展成重型的风险并不高于感染新型冠状病毒的普通人群[6-7]。孕妇分娩后出现的呼吸系统疾病加重可能与产后的病理生理变化（如循环血容量增加）相关。陈慧君等[8]的研究（纳入 9 例确诊为新冠肺炎的孕妇）提示，新冠肺炎合并妊娠患者的临床特征与未合并妊娠的成人新冠肺炎患者的临床特征相似。

根据最新研究和专家建议，以及既往预防和控制 SARS 的经验，中国国家卫生健康委员会于 2020 年 2 月 8 日发布通知，建议加强对孕妇的健康咨询、筛查和随访，加强产科诊所和专门感染控制准备和防护服的单位的就诊时间和程序，并强调，疑似或确诊为新型冠状病毒感染的孕妇的新生儿出生后应在指定的病房隔离至少14天，不得哺乳[9]。

参考文献

[1] Wang SS，Zhou X，Lin XG，et al. Experience of clinical management for pregnant women and newborns with novel coronavirus pneumonia in Tongji hospital，China. Curr Med Sci，2020，40（2）：285-289.

[2] Cao D，Yin H，Chen J，et al. Clinical analysis of ten pregnant women with COVID-19 in Wuhan，China：A retrospective study. Int J Infect Dis，2020，95：294-300.

[3] 赵茵，邹丽，欧阳为相，等. 妊娠合并新型冠状病毒感染的管理建议. 中华妇产科杂志，2020，55（2）：75-76.

[4] Pacheco LD，Saad AF，Saade G. Early acute respiratory support for pregnant patients with coronavirus disease 2019（COVID-19）infection. Obstet Gynecol，2020，136（1）：42-45.

[5] Yan J，Guo J，Fan C，et al. Coronavirus disease 2019（COVID-19）in pregnant women：A report based on 116 cases. Am J Obstet Gynecol，2020，223（1）：111.

[6] Guan W，Ni Z，Hu Y，et al. Clinical characteristics of coronavirus disease 2019 in China. N Engl J Med，2020，382（18）：1708-1720.

[7] Creanga AA，Kamimoto L，Newsome K，et al. Seasonal and 2009 pandemic influenza A（H1N1）virus infection during pregnancy：a population-based study of hospitalized cases. Am J Obstet Gynecol，2011，204（6 Suppl 1）：S38-45.

[8] Chen H，Guo J，Wang C，et al. Clinical characteristics and intrauterine vertical transmission potential of COVID-19 infection in nine pregnant women：a retrospective review of medical records. Lancet，2020，395（10226）：809-815.

[9] Qiao J. What are the risks of COVID-19 infection in pregnant women? Lancet，2020，395（10226）：760-762.

病例 12　以腹泻为首发症状的普通型新冠肺炎 2 例

（张　骅　杜英臻　余　婷　苏　俊　卢　晔　杨高怡）

病例 12-1

【入院病史采集】

患者女，78 岁。职业：务农。住址：湖北省某市某镇某村。入院日期：2020 年 2 月 1 日，出院日期：2020 年 2 月 18 日，住院天数：17 天。

主诉：腹泻 5 天，加重伴发热 3 天。

现病史：患者于入院前 5 天无明显诱因出现腹泻，为黄色稀水样便，每日约 5 次，伴有腹胀、里急后重。无头晕、头痛、心悸、胸闷、恶心、呕吐等不适。起病后患者自行口服药物对症治疗（具体不详），同时出现间断无规律发热，体温 37.4℃左右，1 月 30 日至湖北省某市某职工医院门诊就诊，行胸部 CT 提示双肺感染。患者腹泻无明显改善，同时体温升高至 39.4℃，无畏寒。于 2 月 1 日至我院发热门诊就诊，以“肺部感染”收入院。发病以来，患者精神、食欲及睡眠欠佳，体力、体重无下降。

既往史：否认高血压、冠心病、糖尿病、肝炎、结核等病史。否认外伤史及手术史。否认食物、药物过敏史。

流行病学史：有与武汉市返回湖北省某市人员接触史。

【体格检查】

T 37.0℃，R 18 次 / 分，P 69 次 / 分，BP 121/77 mmHg，SpO_2 94%。神清，查体合作。颈软，全身皮肤黏膜无黄染，浅表淋巴结无肿大。口唇无发绀，咽无充血，扁桃体无肿大。双肺呼吸音正常，未闻及干、湿啰音。心率 69 次 / 分，律齐，无杂音。腹平软，无压痛、反跳痛，肝脾肋下未及。下肢无水肿。

【辅助检查】

2020 年 2 月 1 日凝血功能：Fb 4.25 g/L ↑，DD 0.62 mg/L ↑；肝功能：总蛋白 64.3 g/L ↓，ALB 37.1 g/L ↓，LDH 326 U/L ↑，HBDH 241 U/L ↑；K 3.48 mmol/L ↓，Na 133.3 mmol/L ↓，CREA 95.9 μmol/L ↑，HCO_3^- 18.8 mmol/L ↓，胱抑素 C 1.65 mg/L ↑，β2 微球蛋白 7.48 mg/L ↑，ESR 41 mm/h ↑；尿液分析（含尿沉渣定量）：白细胞 38.1/μl ↑，上皮细胞 68.6/μl ↑，管型 17.4/μl ↑，尿蛋白＋↑，比重 1.039，CRP 24.40 mg/L ↑；血常规：EOS% 0.0% ↓，EOS 0.00×10^9/L ↓，血小板分布宽度 14.1 fL ↓。

2020 年 2 月 3 日血常规：WBC 4.49×10^9/L，NE% 64.8%，LY% 25.8%，PLT 180×10^9/L；尿液分析（含尿沉渣定量）：红细胞（高倍视野）0.5/HP，白细胞（高倍视野）6.9/HP，管型 17.4/μl ↑，尿蛋白＋↑，比重 1.039，ESR 41 mm/h ↑，CRP 24.40 mg/L ↑；生化：LDH 326 U/L ↑，HBDH 241 U/L ↑，K 3.48 mmol/L ↓，Na 133.3 mmol/L ↓，CREA 95.9 μmol/L ↑；肺炎支原体衣原体：肺炎支原体 IgG 63.00 AU/ml ↑，肺炎衣原体 IgG 31.60 AU/ml ↑；输血全套、心肌酶、葡萄糖测定等未见异常。

2020 年 2 月 5 日咽拭子新型冠状病毒核酸（＋）。2020 年 2 月 8 日、9 日咽拭子新型冠状病毒核酸（－）。

2020 年 2 月 11 日胸部 CT（图 12-1A）：右肺上、中、下叶及左肺上、下叶多发片状高密度灶，部分呈磨玻璃样改变，较大直径为 4.0 cm；双肺门影不大。气管及各支气管通畅。纵隔窗心脏及大血管形态、密度正常，纵隔内未见明显淋巴结肿大。考虑为双肺多叶多发感染性病变，考虑病毒性肺炎可能。

2020 年 2 月 16 日胸部 CT（图 12-1B）：右肺上、中、下叶及左肺上、下叶多发片状高密度灶，部分呈磨玻璃样改变，现双肺下叶部分范围较前略缩小，密度较前稍降低；双肺门影不大。气管及各支气管通畅。纵隔窗心脏及大血管形态、密度正常，纵隔内未见明显淋巴结肿大。双肺多叶多发病毒性肺炎，较前部分略有吸收。

【诊断】

新冠肺炎 普通型。

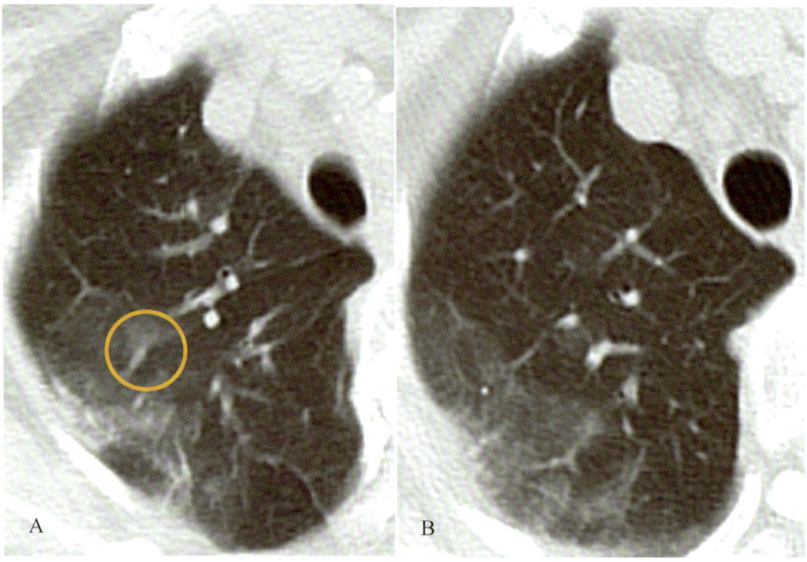

图 12-1　胸部 CT。A. 右肺上叶片状铺路石影，内可见增粗血管影，邻近胸膜增厚。**B.** 治疗 5 天后，密度较前稍变淡

【鉴别诊断】

腹泻是一种常见症状，指排便次数明显超过日常频率，粪质稀薄，水分增加，每日排便量超过 200 g，或含未消化食物或脓血、黏液。按病程长短可将腹泻分为急性和慢性两类。急性腹泻发病急剧，病程在 2 ～ 3 周，大多系感染引起。慢性腹泻是指病程在两个月以上或间歇期在 2 ～ 4 周的复发性腹泻，发病原因更为复杂，可由感染性或非感染性因素所致。腹泻的病因如下：

1. 急性腹泻

（1）感染：包括病毒（轮状病毒、诺瓦克病毒、柯萨奇病毒、埃可等病毒）、细菌（大肠杆菌、沙门菌、志贺菌、痢疾杆菌、霍乱弧菌）或寄生虫（溶组织阿米巴原虫、梨形鞭毛虫）引起的肠道感染。

（2）中毒：食物中毒如进食未煮熟的扁豆、毒蕈中毒、河豚中毒，重金属中毒，农药中毒等。

（3）药物：泻药、胆碱能药物、洋地黄类药物等。

（4）其他疾病：溃疡性结肠炎急性发作、急性坏死性肠炎、食物过敏等。

2. 慢性腹泻

（1）肠道感染性疾病：①慢性阿米巴痢疾。②慢性细菌性疾病。③肠结核。④梨形鞭毛虫病、血吸虫病。⑤肠道念珠菌病。

（2）肠道非感染性炎症：①炎症性肠病（克罗恩病和溃疡性结肠炎）。②放射性肠炎。③缺血性结肠炎。④憩室炎。⑤尿毒症性肠炎。

（3）肿瘤：①大肠癌。②结肠腺瘤病（息肉）。③小肠恶性淋巴瘤。④胺前体摄取脱羧细胞瘤、胃泌素瘤、类癌、肠血管活性肠肽瘤等。

（4）小肠吸收不良：①原发性小肠吸收不良。②继发性小肠吸收不良。

（5）肠动力疾病：如肠易激综合征。

（6）胃部和肝胆胰疾病：①胃大部分切除–胃空肠吻合术。②萎缩性胃炎。③慢性肝炎。④肝硬化。⑤慢性胰腺炎。⑥慢性胆囊炎。

（7）全身疾病：①甲状腺功能亢进。②糖尿病。③慢性肾上腺皮质功能减退。④系统性红斑狼疮。⑤烟酸缺乏病。⑥食物及药物过敏。

本例患者腹泻 5 天，加重伴发热 3 天入院，入院前无不洁饮食史，无急慢性腹泻病因，综合考虑为新型冠状病毒所致的胃肠道感染。

【治疗】

卧床休息，维持水、电解质平衡及内环境稳定；密切监测生命体征、指氧饱和度等。抗病毒（洛匹那韦 / 利托那韦）、抗感染（莫西沙星、头孢他啶）、中药（连花清瘟胶囊、清肺排毒汤）等对症支持治疗，预防并发症及药物不良反应。

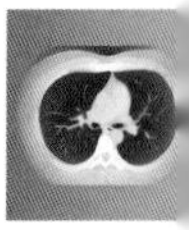

病例 12-2

【入院病史采集】

患者女，58 岁。职业：无。住址：湖北省某市，入院日期：2020 年 2 月 10 日，出院日期：2020 年 3 月 1 日，住院天数：20 天。

主诉：腹泻 2 天。

现病史：患者于入院前 2 天无明显诱因出现腹泻，呈水样稀便。无胸痛，无恶心、呕吐，无胸闷气短。未行特殊治疗，症状无好转，来我院就诊，行胸部 CT：双肺多发片状结节影，考虑感染性病变。门诊以“新冠肺炎？”收入院观察。一般情况良好。

既往史：糖尿病多年，自用胰岛素（名称不详，早 10 U 晚 8 U），血糖未监测。否认高血压病史，否认食物及药物过敏史。

流行病学史：2020 年 1 月 29 日家属确诊“新冠肺炎”。

【体格检查】

T 36.8℃，P 100 次 / 分，R 20 次 / 分，BP 137/82 mmHg，SpO_2 100%，神清，查体合作。颈软，全身皮肤黏膜无黄染，浅表淋巴结无肿大。口唇无发绀，咽无充血，扁桃体无肿大。双肺呼吸音正常，未闻及干、湿啰音。心率 100 次 / 分，律齐，无杂音。腹平软，无压痛、反跳痛，肝脾肋下未及。下肢无水肿。

【辅助检查】

门诊胸部 CT：双肺多发片状结节影，考虑感染性病变。不除外病毒性肺炎。左肺上叶肺大疱。

2020 年 2 月 10 日 CRP 3.93 mg/L，ESR 33 mm/h ↑，血常规：PLT 25×10^9 ↓，EOS% 0.0% ↓，PLT 75×10^9/L ↓；乙型肝炎病毒携带，余无异常。

2020 年 2 月 10 日血常规：WBC 6.33×10^9/L，NE% 66.1%，LY% 27.7%，Hb 126 g/L，PLT 49×10^9/L ↓。

2020 年 2 月 20 日血常规：WBC 5.59×10^9/L，NE% 58.8%，LY% 31.8%，NE 3.29×10^9/L，LY 1.78×10^9/L，RBC 4.40×10^{12}/L，Hb 124 g/L，PLT 108×10^9/L ↓。

2020 年 2 月 28 日血常规、肝肾功能、电解质、凝血功能、心肌酶谱未见异常。

新型冠状病毒核酸变化见表 12-1。

2020 年 1 月 16 日胸部 CT：双肺野透过度良好，左肺上叶见小圆形无肺纹理透亮区（肺大疱）；双肺上叶、右肺中叶及双肺下叶见多发条片、结节样高密度影，部分呈磨玻璃密度改变，较前吸收好转。肺门影不大。气管及各支气管通畅。纵隔未见肿大淋巴结影。考虑感染性病变较前好转，不除外病毒性肺炎可能，请结合临床。

2020 年 2 月 9 日胸部 CT（图 12-2A-B 和图 12-3）：双肺野透过度良好，左肺上叶见小圆形无肺纹理透亮区（肺大疱）；双肺上叶、右肺中叶及双肺下叶见多发条片、结节样高密度影，部分呈磨玻璃密度改变。肺门影不大。气管及各支气管通畅。纵隔未见肿大淋巴结影。考虑感染性病变。

2020 年 2 月 16 日胸部 CT（图 12-2C）：双肺多发条片状结节影，考虑感染性病变较前好转，不除外病毒性肺炎可能。

2020 年 2 月 25 日胸部 CT（图 12-2D）：双肺透过度良好，左肺上叶见小圆形无肺纹理透亮区（肺大疱）；双肺上叶、右肺中叶及双肺下叶见多发条片、结节样高密度影，部分呈磨玻璃影，较前吸收、减少。肺门影不大。气管及各支气管通畅。纵隔未见肿大淋巴结影。

2020 年 2 月 29 日胸部 CT（图 12-2E）：双肺透过度良好，左肺上叶见小圆形无肺纹理透亮区（肺大疱）；双肺上叶、右肺中叶及双肺下叶见多发条片、结节样高密度影，部分呈磨玻璃密度改变，较前相仿。肺门影不大。气管及各支气管通畅。纵隔未见肿大淋巴结影。

【诊断】

①新冠肺炎 普通型。② 2 型糖尿病。

【鉴别诊断】

新型冠状病毒感染引起的腹泻需与其他病毒

表 12-1　新型冠状病毒核酸变化

日期（2020 年）	新型冠状病毒核酸	标本类型
2 月 10 日	（+）	口咽拭子
2 月 18 日	（+）	口咽拭子
2 月 24 日	（+）	口咽拭子
2 月 27 日	（−）	口咽拭子
2 月 28 日	（−）	口咽拭子

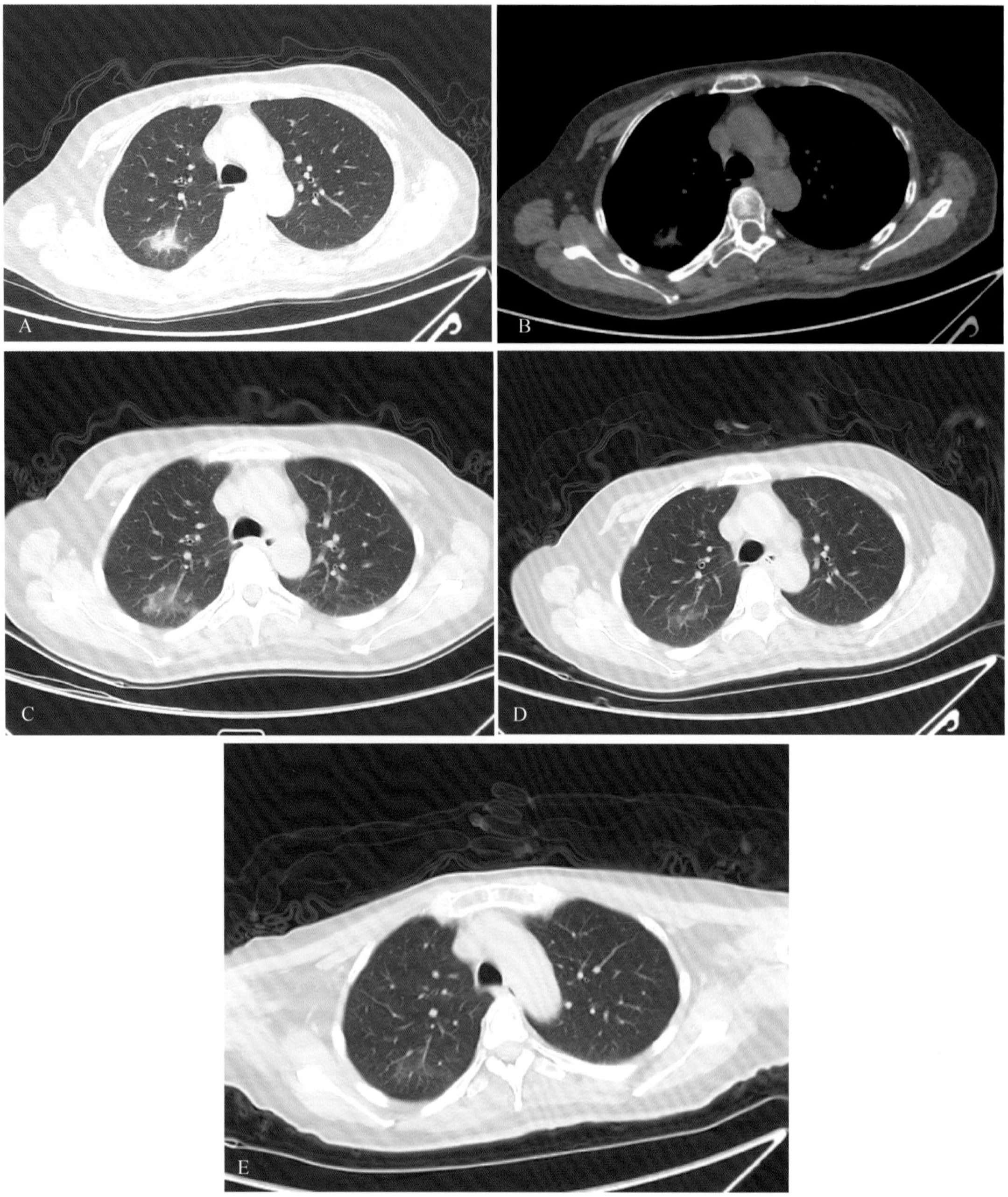

图 12-2 不同时期胸部 CT

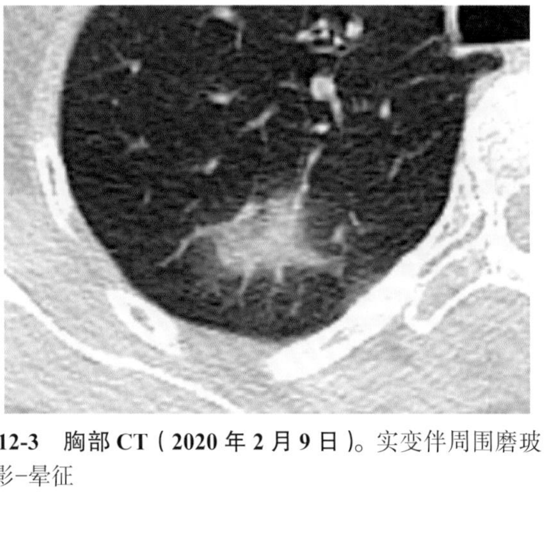

图 12-3 胸部 CT（2020 年 2 月 9 日）。实变伴周围磨玻璃影-晕征

引起的腹泻相鉴别，如轮状病毒、诺如病毒、肠腺病毒和星状病毒等。可通过病毒核酸与抗体检测进行鉴别。除考虑病毒感染性腹泻外，还需要与糖尿病腹泻相鉴别，糖尿病自主神经病变可导致胆汁性腹泻、脂肪泻、胰源性腹泻、肛门括约肌张力减退大便失禁、胃肠蠕动增快腹泻，胃肠激素异常发生腹泻，肠道菌群失调导致腹泻。另外，使用二甲双胍、α 葡萄糖苷酶抑制剂、GLP-1 受体激动剂等降糖药物时可出现腹泻。余诊断明确，无需鉴别。

【治疗】

入院后予以卧床休息，积极治疗基础疾病，糖尿病饮食、积极控制并监测血糖［精蛋白锌重组赖脯胰岛素，（优泌乐 50）］、维持水、电解质平衡及内环境稳定；密切监测生命体征、指氧饱和度等。治疗上予以抗病毒（洛匹那韦 / 利托那韦、干扰素 α-1b）、中药（连花清瘟胶囊、清肺排毒汤）等对症支持治疗，预防并发症及药物不良反应，减少药物相互作用诱发的肝、肾损伤或心血管异常。2 月 27 日及 2 月 28 日两次复查新型冠状病毒核酸均为（－），达到出院标准，于 3 月 1 日出院。

出院注意事项：①至集中隔离点隔离，具体内容：单间居住，定时开窗通风；使用单独卫生间；日常生活用品须与家属分开，避免衣物直接接触其他家属的皮肤和衣物；饮食须与家属分开；勤洗手；保持家庭公共区域通风良好，家庭共同区域活动必须戴口罩；咳嗽、打喷嚏时应用纸巾保护口鼻，口罩纸巾不乱扔。②加强营养。③如有不适，及时就诊。

【诊治思路＋治疗经验】

本病例中的两例患者就诊时均无发热和（或）呼吸道症状，仅以腹泻为首发表现，因流行病学史、胸部影像学改变及新型冠状病毒核酸检测阳性而确诊[1]，这在新冠肺炎病例中较为少见，需要予以警惕并完善腹泻相关鉴别诊断。

腹泻指排便次数明显超过平日习惯的频率，粪质稀薄，水分增加，常伴有排便急迫感及腹部不适或失禁等症状。临床上常以每日大便重量超过 200 g 作为腹泻的客观指标。腹泻按病程可分为急性与慢性两类，急性腹泻起病急，病程在 2 ～ 3 周之内。急性腹泻应与病毒、细菌、寄生虫等所致的感染性腹泻或食物中毒、药物引起的腹泻相鉴别。病毒感染多为水样腹泻且持续时间较短；细菌感染所致结肠炎多出现脓血便，大便培养可检出部分细菌；部分寄生虫在大便中不易检出，需行肠黏膜活检。

病例 12-2 的患者合并 2 型糖尿病，腹泻呈水样稀便，自用胰岛素名称不详（早 10 U 晚 8 U），血糖未监测，除考虑病毒感染性腹泻外，还需要与糖尿病腹泻相鉴别，糖尿病自主神经病变可导致胆汁性腹泻、脂肪泻、胰源性腹泻，也可因肛门括约肌张力减退、胃肠蠕动增快、胃肠激素异常、肠道菌群失调导致腹泻。另外，使用二甲双胍、α 葡萄糖苷酶抑制剂、GLP-1 受体激动剂等降糖药物时也可出现腹泻。

在及早使用抗病毒药物的同时，治疗上也应考虑使用微生态调节剂。中医认为肺与大肠相表里。微生态调节剂可减少细菌、病毒等有害微生物的移位与继发感染，增加肠道优势菌，抑制肠道有害菌，减少毒素产生，减少菌群失调导致的感染，同时通过抑制肠黏膜萎缩，使粪便中水分减少，改善粪便性状和次数，减轻腹泻等症状。有条件的医院可进行肠道菌群分析，根据菌群分析结果，尽早发现肠道菌群紊乱，及早调整抗菌药物、给予益生菌制剂，减少肠道菌群移位和肠源性感染的发生。营养支持是维持肠道微生态平衡的重要手段。在有效评估营养风险、胃肠道功能以及误吸风险的基础上，应及时实施肠内营养支持。

【知识拓展】

截至 2020 年 1 月 29 日，在来自中国 552 家医院的 1099 例经实验室确诊的新冠肺炎患者中，分别有 55 例（5.6%）和 42 例（3.8%）患者报告有恶心和（或）呕吐的症状[1]。有研究基于单细胞转录组的生物信息学，分析食管、胃、回肠和结肠的单细胞转录体，共对 20 多万个细胞进行特异性 ACE2 表达鉴定，发现回肠和结肠的 ACE2 表达最高，甚至高于肺部 ACE2 的表达，提示新冠肺炎患者的消化道症状可能是由病毒感染消化道上皮细胞所致[2]。因此，建议临床医生仔细收集新冠肺炎患者的排便频率以及 Bristol 粪便量表评分等信息。若新冠肺炎患者因腹泻而前往消化科就诊，则将增加医务工作者的感染风险，消化科医生在处理主诉为腹泻的患者时应提高警惕。

参考文献

[1] Guan W，Ni Z，Hu Y，et al. Clinical characteristics of coronavirus disease 2019 in China. N Engl J Med，2020，382（18）：1708-1720.

[2] Zhang H，Kang ZJ，Gong HY，et al. The digestive system is a potential route of 2019-nCov infection：a bioinformatics analysis based on single-cell transcriptomes. bioRxiv，2020. doi：https：//doi.org/10.1101/2020.01.30.927806.

病例 13　有乙型肝炎及结肠癌手术史的普通型新冠肺炎 1 例

（洪苓苓　叶　玲　梁添荣）

【入院病史采集】

患者男，51 岁。职业：木材加工员。住址：湖北省某市。入院日期：2020 年 2 月 6 日，出院日期：2020 年 2 月 24 日，住院天数：18 天。

主诉：间断发热 8 天。

现病史：患者于入院前 8 天无明显诱因出现无规律间断发热，体温最高达 39℃，伴肌肉酸痛，自行口服感冒药（具体药物不详）体温可降至正常，停药后体温再次上升，无咽痛，无咳嗽、咳痰，无乏力、呼吸困难等不适。于入院前 2 天无诱因出现腹泻，为稀水样便，每天 2 次，未行特殊治疗，症状无好转。于 2 月 6 日就诊于我院，行胸部 CT：双肺多叶多发病变，考虑为病毒性肺炎可能。血常规：WBC 3.4×10^9/L，LY% 46% ↑，HCRP 4.6 mg/L ↑。门诊以“新冠肺炎？”收入院观察。起病以来，一般情况良好。

既往史：2018 年 9 月行结肠癌手术，2019 年 3 月化疗结束。否认高血压、糖尿病史，否认食物及药物过敏史，否认其他手术及疾病史。

流行病学史：无。

【体格检查】

T 39.1℃，P 96 次 / 分，R 20 次 / 分，BP 140/88 mmHg，神清，查体合作。颈软，全身皮肤黏膜无黄染，浅表淋巴结无肿大。口唇无发绀，咽无充血，扁桃体无肿大。双肺呼吸音正常，未闻及干、湿啰音。心率 96 次 / 分，律齐，无杂音。腹平软，无压痛、反跳痛，肝脾肋下未及。下肢无水肿。

【辅助检查】

2020 年 2 月 8 日肺炎支原体 IgG 20.70 AU/ml，肺炎支原体 IgM 0.32 COI，肺炎衣原体 IgG 70.50 AU/ml ↑，肺炎衣原体 IgM 0.04 COI；输血全套：HBsAg ＞ 250.00 IU/ml ↑，HBeAb 7.047 S/CO ↑，HBcAb 9.36 S/CO ↑；抗梅毒螺旋体特异性抗体（发光法）1.69 S/CO ↑；肝功能：总蛋白 64.5 g/L ↓，ALB 38.7 g/L ↓，LDH 277 U/L ↑，HBDH 198 U/L ↑；余肾功、电解质、血糖未见异常。

2020 年 2 月 6 日胸部 CT（图 13-1A）：双肺纹理增强，右肺中叶及双肺下叶见多发片状磨玻璃影，边界不清，较大约 3.6 cm×6.8 cm，位于左肺下叶，部分病变合并纤维条索影；双肺门影不大。气管及各支气管通畅。双侧胸膜局部增厚。纵隔窗心脏及大血管形态、密度正常，纵隔内淋巴结增多，较大者直径约 0.7 cm。扫及膈前、腹腔及腹膜后见多发淋巴结，较大者直径约 1.2 cm。结论：①双肺多叶多发病变，

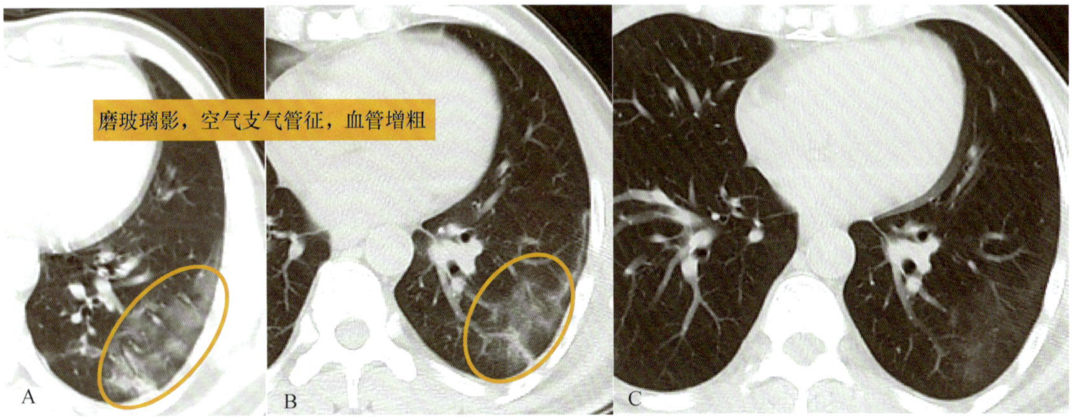

图 13-1　不同时间的胸部 CT

考虑病毒性肺炎可能性大，请结合临床相关病原学检查。②双侧胸膜局部增厚。③纵隔内淋巴结增多。④膈前、腹腔及腹膜后多发淋巴结，部分肿大。

2020 年 2 月 11 日胸部 CT（图 13-1B）：双肺纹理增强，右肺中叶及双肺下叶见多发片状磨玻璃影，部分病变范围缩小，部分病变密度增高，病变纤维条索影增多、肺组织结构扭曲。双肺门影不大。气管及各支气管通畅。双侧胸膜局部增厚。纵隔窗心脏及大血管形态、密度正常，纵隔内淋巴结增多，较大者直径约 0.7 cm。结论：①右肺中叶及双肺下叶见多发片状磨玻璃影，部分病变范围缩小，部分病变密度增高，病变纤维条索影增多、肺组织结构扭曲，符合病毒性肺炎转归期表现。②双侧胸膜局部增厚。③纵隔内淋巴结增多。

2020 年 2 月 18 日胸部 CT：双肺纹理增强，右肺中叶及双肺下叶见多发片状磨玻璃影，部分病变范围缩小，密度降低，病变纤维条索影增多、肺组织结构扭曲。双肺门影不大。气管及各支气管通畅。双侧胸膜局部增厚。纵隔窗心脏及大血管形态、密度正常，纵隔内淋巴结增多，较大者直径约 0.7 cm。结论：①右肺中叶及双肺下叶感染性病变，病灶较前吸收好转，建议复查。②双侧胸膜局部增厚。③纵隔内淋巴结增多。

2020 年 2 月 24 日胸部 CT（图 13-1C）：双肺纹理增强，右肺中叶及双肺下叶见多发片状磨玻璃影，部分病变范围缩小，密度降低，病变纤维条索影减少、肺组织结构扭曲。双肺门影不大。气管及各支气管通畅。双侧胸膜局部增厚。纵隔窗心脏及大血管形态、密度正常，纵隔内淋巴结增多，较大者直径约 0.7 cm。结论：①右肺中叶及双肺下叶感染性病变，病灶较前吸收好转，建议复查。②双侧胸膜局部增厚。③纵隔内淋巴结增多。

新型冠状病毒核酸变化（表 13-1）、血常规及炎症指标（表 13-2）详见附表。

【诊断】

①新冠肺炎 普通型。②乙型肝炎。③结肠癌术后。

【治疗】

卧床休息，积极治疗基础疾病，维持水、电解质平衡及内环境稳定；监测生命体征、指氧饱和度等。抗病毒、抗感染、中药等对症支持治疗，预防并发症及药物不良反应，减少药物相互作用诱发的肝、肾损伤或心血管异常。

【诊治思路】

诊断：患者因发热到发热门诊就诊，综合患者如下特点：①湖北疫区居住史。②有发热、全身肌肉酸痛，伴腹泻等消化道症状，呼吸道症状不明显。③中性粒细胞比例无异常，淋巴细胞不低。④胸部 CT 表现为沿支气管血管束分布的磨玻璃影，位于双肺外带，多发。⑤排除肺癌、细菌性肺炎、非典型病原体感染，立即将患者隔离，并行新型冠状病毒核酸检测，结果呈阳性，确诊为新冠肺炎。

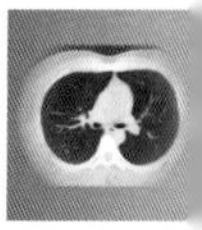

表 13-1 新型冠状病毒核酸变化

日期（2020 年）	新型冠状病毒核酸	标本类型
2 月 6 日	（+）	口咽拭子
2 月 15 日	（+）	口咽拭子
2 月 22 日	（−）	口咽拭子
2 月 23 日	（−）	口咽拭子

表 13-2 血常规及炎症指标

日期（2020 年）	WBC（10^9/L）	NE（10^9/L）	LY%	HCRP（mg/L）	ESR（mm/h）
2 月 6 日	3.4		46	4.6	
2 月 8 日	5.69	4.42		18.5	23
2 月 2 日	正常				

注：因医生记录习惯不同，导致部分项目内容缺失，空白处：未查或缺失

确诊后给予患者奥司他韦 75 mg 每日 2 次、洛匹那韦 / 利托那韦 2 片每日 2 次口服抗病毒，期间查肺炎衣原体 IgG 阳性，加用莫西沙星 0.4 g 静脉滴注抗感染，予连花清瘟胶囊、七味汤口服治疗，2020 年 2 月 11 日、2020 年 2 月 18 日复查胸部 CT 见病灶逐渐吸收好转，后复查新型冠状病毒核酸连续两次阴性，2020 年 2 月 24 日复查胸部 CT 示病灶基本吸收，于入院后第 18 天符合出院标准出院。

【治疗经验】

新型冠状病毒感染后的临床表现以发热、干咳、乏力为主，少数患者可有鼻塞、流涕、咽痛、腹泻等症状。重症肺炎患者多在发病后 1 周左右出现呼吸困难，严重者可快速进展为 ARDS、脓毒性休克、难以纠正的代谢性酸中毒和出凝血功能障碍及多器官功能障碍综合征（MODS）等[1]。本例患者以发热、全身肌肉酸痛为主要表现，伴腹泻，呼吸道症状不明显，容易造成漏诊，需临床医师综合判断。

此外，本例患者乙型肝炎病毒表面抗原阳性，肝功能提示转氨酶无升高，LDH 轻度升高，由中国医师协会消化医师分会及中华医学会肝病学分会共同制定的《新型冠状病毒肺炎合并肝损伤的预防及诊疗方案》中提到，有慢性乙型肝炎、慢性丙型肝炎、酒精性肝病、非酒精性脂肪性肝病、自身免疫性肝病等基础肝病者，有可能在合并新冠肺炎时加重。正在接受抗乙型肝炎病毒治疗的慢性乙型肝炎患者，可能因为停药而导致肝损伤，在没有接受抗乙型肝炎病毒治疗的情况下，大剂量应用激素也可能激活乙型肝炎病毒复制。应结合病史及有关检查，在有生化检查异常的患者中有针对性地检测相应指标进行鉴别诊治[2]。新冠肺炎合并肝损伤的报道较少，且多来自观察性临床研究，大多对基础肝病、临床用药等相关情况描述不详，目前在其定义、发生率、发病机制、临床表现及诊断和治疗等方面尚存在较多不确定性，需要更进一步的研究数据支持。

本例患者 2 年前诊断为结肠癌，系恶性肿瘤化疗术后，由恶性肿瘤本身导致的免疫功能低下以及化疗后引起的全身免疫系统抑制均可能导致患者更易感染新型冠状病毒。Wang 等[3]通过对 138 例新冠肺炎患者的研究发现，约 46.4% 的患者存在一种以上的合并症，其中恶性肿瘤是最常见的合并症之一（10/138，7.2%）。国家呼吸疾病临床研究中心与国家卫生健康委员会[4]共同建立了前瞻性新冠肺炎大样本队列研究，首次对新冠肺炎合并肿瘤的患者进行了深入的统计分析，结果表明，1590 例新冠肺炎患者中合并癌症病史者占 1%，高于中国总人口的癌症发病率，最常见的肿瘤类型是肺癌（5/18，28%），患者更容易出现呼吸急促等症状（8/17 *vs*. 323/1377，$P = 0.039$），且胸部 CT 表现更加严重（17/18 *vs*.1113/1572，$P = 0.033$），但在性别、其他症状、基础疾病或胸部 X 线显示的基线严重程度方面均无显著差异。与非肿瘤患者相比，肿瘤患者发生严重临床事件的风险更高，此外，过去 1 个月内接受化疗或手术治疗的患者发生临床严重事件的风险比未接受化疗或手术治疗的患者高（3/4 *vs*. 6/14，$P = 0.026$）。随后，研究者应用 Cox 回归模型评估发生严重事件的时间依赖性危害，发现肿瘤患者比非肿瘤患者恶化更快，肿瘤病史是预测发生严重事件的最强风险因子。因此，在疫情期间，对于近期接受放化疗或手术治疗的新冠肺炎合并肿瘤患者，应密切关注病情变化，及时调整治疗方案。

新冠肺炎较少合并细菌感染，应避免盲目使用抗菌药物，尤其避免联用广谱抗菌药物[5]。一项纳入 50 例病例的回顾性分析研究表明，莫西沙星是针对新冠肺炎最常用的抗生素[6]。本例患者入院时新型冠状病毒核酸检测结果未出，诊断未明，故经验性给予奥司他韦、洛匹那韦 / 利托那韦抗病毒，住院期间查肺炎衣原体 IgG 阳性，为预防后续合并细菌感染予莫西沙星，事实证明，联合治疗方案效果良好，患者一般情况、转归较好。此外，中医学在促进炎症吸收，改善受损器官功能，缓解药物不良反应，减少并发症，阻止病情加重等方面具有一定作用[7]。本例予连花清瘟胶囊、七味汤口服辅助治疗，具有一定疗效。

有研究通过大数据分析发现，脂肪组织和 5 种癌症（宫颈鳞状细胞癌和宫颈内膜腺癌、胰腺癌、腺癌、肾乳头状细胞癌、肾透明细胞癌）组织中 ACE2 表达较周围组织更高，前三种尤甚[8]。其中胰腺癌组织 ACE2 表达量显著高于肺部，宫颈癌组织 ACE2 表达量与肺部相近，因此上述癌症患者和肥胖人群可能是新冠肺炎的高危易感人群，是防疫工作中的重点防护对象。尽管有待临床数据的进一步验证，这些发现依然具有重要的现实意义：临床上应对轻型新冠肺炎的肥胖患者和癌症患者给予特殊关注，其可能具有更长的病程或更易进展为重型。

参考文献

[1] Bogoch II，Watts A，Thomas-Bachli A，et al. Potential for global spread of a novel coronavirus from China. J Travel Med，2020，27（2）：taaa011.

[2] 李翠芝，李美瑜，甘露，等. 新型冠状病毒肺炎患者合并心脏和肝脏损害的临床分析. 广东医学，2020，41（10）：874-877.

[3] Wang D，Hu B，Hu C，et al. Clinical characteristics of 138 hospitalized patients with 2019 novel coronavirus-infected pneumonia in Wuhan，China. JAMA，2020，323（11）：1061-1069.

[4] Liang W，Guan W，Chen R，et al. Cancer patients in SARS-CoV-2 infection：a nationwide analysis in China. Lancet Oncol，2020，21（3）：335-337.

[5] 杜斌，邱海波，詹曦，等. 新型冠状病毒肺炎药物治疗的思考. 中华结核和呼吸杂志，202043（3）：173-176.

[6] 杜艺，武卫东，王晓成，等. 50 例新型冠状病毒肺炎危重症病例临床特点及治疗方案分析. 中华医院感染学杂志，2020，30（13）：4.

[7] 刘欢颜，赵莉，耿少怡，等. 中西医结合对新型冠状病毒肺炎治疗的研究. 河北中医药学报，2020，35（2）：55-60.

[8] Jia XD，Yin CL，Lu SS，et al. Two things about COVID-19 might need attention. Preprints，2020. doi：10.20944/preprints202002.0315.v1.

病例 14　普通型新冠肺炎合并类风湿关节炎 1 例

（张　骅　陈　辉　于鹏飞）

【入院病史采集】

患者女，61 岁。职业：退休。住址：湖北省某市某小区。入院日期：2020 年 2 月 1 日，出院日期：2020 年 2 月 29 日，住院天数：28 天。

主诉：发热 1 天余。

现病史：患者于入院前 3 天因类风湿关节炎在诊所行激素及免疫抑制剂治疗，于入院前 1 天无明显诱因出现间断无规律发热，体温在 38.5℃左右。伴轻微咳嗽，无咳痰，伴头痛、四肢关节酸痛、乏力。无流涕等不适。胸部 CT 考虑为病毒性肺炎。急诊以“病毒性肺炎”收住我科。发病以来，患者精神、食欲及睡眠欠佳，体力、体重无下降。

既往史：自诉有类风湿关节炎及心动过速病史。否认高血压、冠心病、糖尿病、肝炎、结核史。否认外伤史及手术史。否认食物、药物过敏史。

流行病学史：无武汉旅居史及相关人员接触史。

【体格检查】

T 38.3℃，R 18 次 / 分，P 83 次，BP 116/72 mmHg，SpO_2 99%。神清，查体合作。颈软，全身皮肤黏膜无黄染，浅表淋巴结无肿大。口唇无发绀，咽无充血，扁桃体无肿大。双肺呼吸音正常，未闻及干、湿啰音。心率 83 次 / 分，律齐，无杂音。腹平软，无压痛、反跳痛，肝脾肋下未及。下肢无水肿。

【辅助检查】

2020 年 2 月 2 日 CRP 88.10 mg/L ↑；输血全套：HBsAb 21.74 mIU/ml，HBcAb 1.67 S/CO ↑；肝功能：碱性磷酸酶 165 U/L ↑，GGT 97 U/L ↑，LDH 297 U/L ↑，HBDH 212 U/L ↑，HCO_3^- 21.4 mmol/L ↓，C1q 248.6 mg/L ↑，β2 微球蛋白 3.86 mg/L ↑，ESR 64 mm/h ↑；血常规：WBC 5.72×10^9/L，NE% 77.6% ↑，LY% 14.2% ↓，LY 0.81×10^9/L ↓。

2020 年 2 月 9 日心电图：窦性心律，ST-T 轻度下移。生化：TP 55.9 g/L ↓，ALB 31.8 g/L ↓，GGT 83 U/L ↑，LDH 257 U/L ↑，HBDH 235 U/L ↑，CK 31 U/L ↓，K 2.83 mmol/L ↓，Ca 2.03 mmol/L ↓，UREA 1.9 mmol/L ↓，C1q 251.2 mg/L ↑，超敏肌钙蛋白、BNP 正常。

2020 年 2 月 22 日肝功能：总蛋白 55.5 g/L ↓，ALB 31.8 g/L ↓，GGT 53 U/L ↑，UREA 2.7 mmol/L ↓，尿酸 94.0 μmol/L ↓。心肌酶谱：CK 27 U/L ↓。血常规：MO% 16.5% ↑，MO 0.81×10^9/L ↑，RBC 3.36×10^{12}/L ↓，Hb 95 g/L ↓，HCT 31.1% ↓，平均血红蛋白浓度 305 g/L ↓，红细胞分布宽度 SD 值 56.3 fL ↑，红细胞分布宽度 CV 值 17.2% ↑，血小板分布宽度 12.4 fL ↓。

新型冠状病毒核酸变化见表 14-1。

2020 年 2 月 1 日胸部 CT（图 14-1 A1-A2）：双肺纹理增强，双肺各叶多发磨玻璃影，以右侧居多；双肺门影不大。双侧胸膜增厚粘连。气管及各支气管通畅。纵隔内未见明显淋巴结肿大。病毒性感染可能性大。

2020 年 2 月 13 日胸部 CT（图 14-1 B1-B2）：双肺纹理增强，原双肺各叶多发磨玻璃影，以右侧居多，现范围较前缩小，密度较前增高，周围条索影较前增多；双肺门影不大。双侧胸膜增厚粘连。气管及各支气管通畅。纵隔内未见明显淋巴结肿大。

2020 年 2 月 18 日胸部 CT：双肺纹理增强，原双肺各叶多发磨玻璃影及条索灶，以右侧居多，病灶范围与前大致相仿；双肺门影不大。双

表 14-1　新型冠状病毒核酸变化

日期（2020 年）	新型冠状病毒核酸	标本类型
2 月 2 日	（+）	口咽拭子
2 月 6 日	（+）	口咽拭子
2 月 14 日	（+）	口咽拭子
2 月 22 日	（-）	口咽拭子
2 月 26 日	（-）	口咽拭子

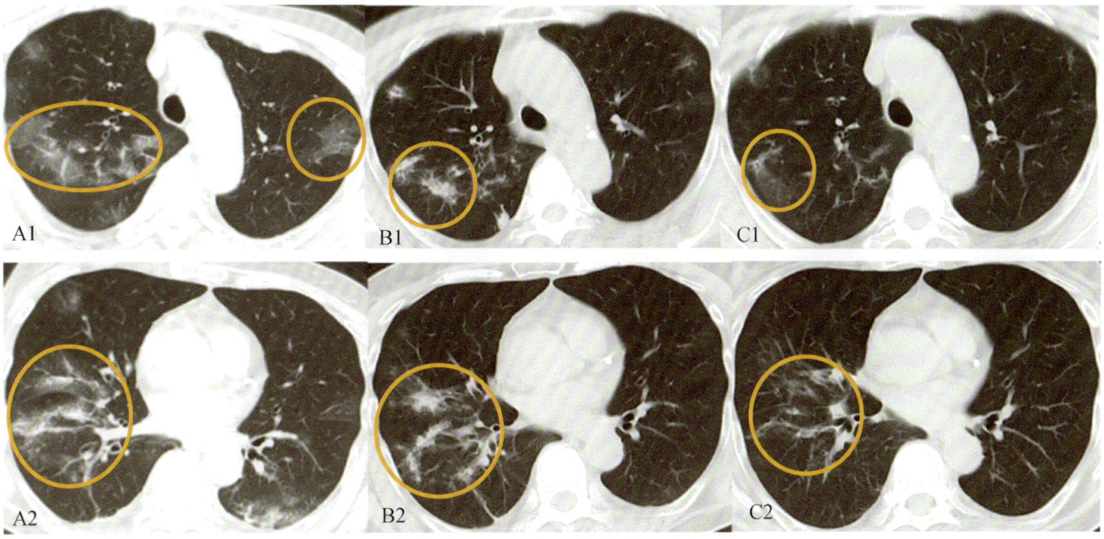

图 14-1　不同时期胸部 CT。双肺胸膜下散在片状磨玻璃影，伴增粗血管影；12 天后病灶较前范围变小，密度较前增高，边缘皱缩见细小条索；8 天后病灶范围较前减小，密度变淡（黄色圆框）

侧胸膜增厚粘连较前略减轻。气管及各支气管通畅。纵隔内未见明显淋巴结肿大。

2020 年 2 月 25 日胸部 CT：双肺纹理增强，双肺各叶可见多发磨玻璃影及条索灶，以右侧居多，右肺下叶病变范围较前稍有缩小，余未见明显变化。双肺门影不大。双侧胸膜增厚粘连。气管及各支气管通畅。纵隔内未见明显淋巴结肿大。

2020 年 3 月 17 日胸部 CT：双肺纹理增强，双肺各叶可见多发斑片影及条索灶，病灶较前吸收缩小，密度较前降低。双肺门影不大。双侧胸膜增厚粘连较前好转。气管及各支气管通畅。纵隔内未见明显淋巴结肿大。

2020 年 3 月 21 日胸部 CT（图 14-1 C1-C2）：双肺纹理增强，双肺各叶可见多发斑片影及条索灶，病灶较前大致相仿。双肺门影不大。双侧胸膜增厚粘连较前好转。气管及各支气管通畅。纵隔内未见明显淋巴结肿大。

【诊断】

①新冠肺炎 普通型。②类风湿关节炎。③心动过速。

【治疗】

卧床休息，积极治疗基础疾病，暂停抗风湿药物，给予泼尼松早晚各 2 片口服，维持水、电解质平衡及内环境稳定；密切监测生命体征、指氧饱和度等。抗病毒（奥司他韦、洛匹那韦 / 利托那韦）、抗感染（头孢孟多酯）、中药（连花清瘟胶囊、汤剂）等对症支持治疗，预防并发症及药物不良反应，减少药物相互作用诱发的肝、肾损伤或心血管异常。

【诊治思路+治疗经验】

类风湿关节炎是一种全身自身免疫性疾病，由免疫系统紊乱所导致，需要长期规律用药，擅自停药可导致病情反复，严重者还可因关节破坏而致残。因此，新冠肺炎合并类风湿关节炎的患者需坚持规律治疗，不建议随意减药停药，因长期服用免疫抑制剂，其免疫力和抵抗力较差，需严格避免接触感染源。尚无支持类风湿关节炎易患新冠肺炎的临床研究。

参考文献

[1] Gao T，Hu MD，Zhang XT，et al. Highly pathogenic coronavirus N protein aggravates lung injury by MASP-2-mediated complement over-activation. medRxiv，2020. doi：10.1101/2020.03.29.20041962.

病例 15　有高血压病史的普通型新冠肺炎 2 例

（张　骅　陈　辉　方年新　盛　艳）

病例 15-1

【入院病史采集】

患者男，53 岁。工作单位：湖北省某市水务局，职业：公务员。入院日期：2020 年 2 月 6 日，出院日期：2020 年 2 月 28 日，住院天数：12 天。

主诉：心悸 4 天伴发热 1 天。

现病史：患者于 2020 年 2 月 3 日出现咽部不适，轻度心悸，无咳嗽、发热，2 月 3 日至 2 月 5 日在我科住院治疗，2 月 4 日确诊为新冠肺炎，2 月 5 日转湖北省某市传染病医院，2 月 6 日晚出现发热，体温最高 38℃，因病情需要再次转入我院，以“病毒性肺炎”收入我科。自起病以来，患者精神、睡眠及食欲正常，体力、体重无变化，大小便如常。

既往史：有高血压、冠心病史 10 余年。曾有“青霉素”过敏反应。

流行病学史：其子于 1 月 30 日确诊为新冠肺炎（其子于 1 月 19 日从武汉市返回湖北省某市）。

【体格检查】

T 36.5℃，P 78 次 / 分，R 18 次 / 分，BP 131/89 mmhg，SpO_2 99%。神志清楚，口唇无发绀，颈软，浅表淋巴结无肿大。咽部轻度充血，扁桃体无肿大。双肺呼吸音粗，未闻及干、湿啰音。心率 78 次 / 分，律齐，未及病理性杂音。腹软，无压痛及反跳痛，肝脾肋下未及。双肾区无叩痛；双下肢无水肿；神经反射无异常。

【辅助检查】

2020 年 2 月 8 日入院后肺炎衣原体 IgG 29.80 AU/ml ↑；肝功能：总蛋白 64.6 g/L ↓；血常规、尿液分析（含尿沉渣定量）、葡萄糖测定、肾功能、电解质、心肌酶谱、凝血功能、ESR、输血全套、CRP 未见异常。新型冠状病毒核酸变化见表 15-1。

2020 年 2 月 3 日胸部 CT（图 15-1 A1-A3）：右肺上、下叶及左肺下叶多发片状高密度灶，部分呈磨玻璃样改变；双肺门影不大。气管及各支气管通畅。纵隔窗心脏及大血管形态、密度正常，纵隔内未见明显淋巴结肿大。考虑为双肺多叶感染性病变，不除外病毒性肺炎可能。

2020 年 2 月 6 日胸部 CT（图 15-1 B1-B3）：右肺上、下叶及左肺下叶多发片状高密度灶，部分呈磨玻璃样改变，现右肺上叶病变范围较前扩大；双肺门影不大。气管及各支气管通畅。纵隔窗心脏及大血管形态、密度正常，纵隔内未见明显淋巴结肿大。

2020 年 2 月 11 日胸部 CT（图 15-1 C1-C3）：同前片比较：原右肺上、下叶及左肺下叶多发片状高密度灶，密度较前变淡，范围略有缩小；双肺门影不大。气管及各支气管通畅。纵隔窗心脏及大血管形态、密度正常，纵隔内未见明显淋巴结肿大。

2020 年 2 月 20 日胸部 CT（图 15-1 D1-D3）：同前片比较：原右肺上、下叶及左肺下叶多发片状高密度灶，密度较前变淡，范围缩小；双肺门影不大。气管及各支气管通畅。纵隔窗心脏及大血管形态、密度正常，纵隔内未见明显淋巴结肿大。符合病毒性肺炎吸收期表现。

2020 年 2 月 23 日胸部 CT：原右肺上、下叶及左肺下叶多发片状高密度灶，密度较前变淡，范围缩小；双肺门影不大。气管及各支气管通畅。纵隔窗心脏及大血管形态、密度正常，纵隔内未见明显淋巴结肿大。符合病毒性肺炎吸收期表现。

表 15-1　新型冠状病毒核酸变化

日期（2020 年）	新型冠状病毒核酸	标本类型
2 月 4 日	（＋）	口咽拭子
2 月 13 日	（＋）	口咽拭子
2 月 23 日	（－）	口咽拭子
2 月 25 日	（－）	口咽拭子

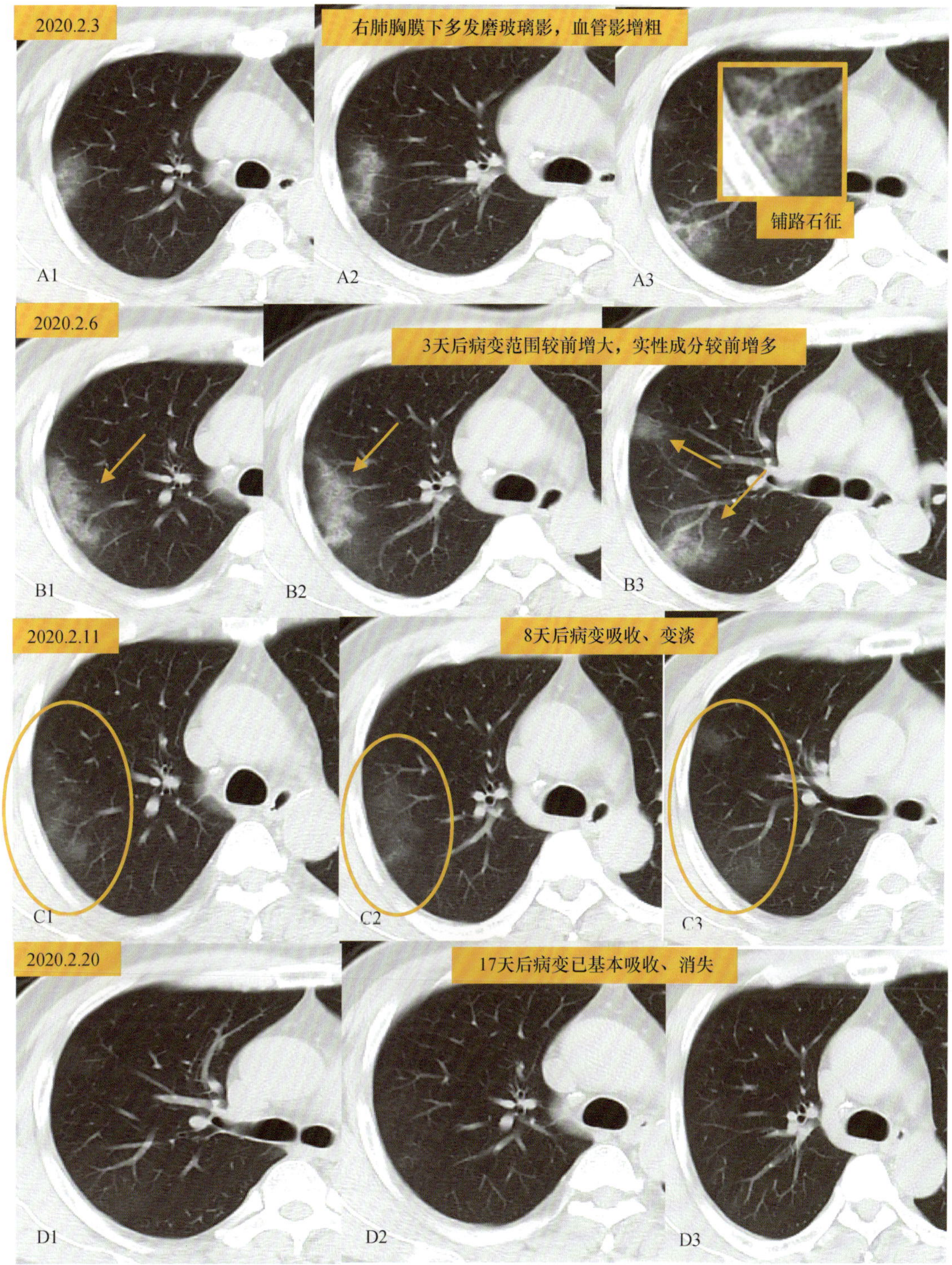

图 15-1　不同时期胸部 CT

【诊断】

①新冠肺炎 普通型。②高血压 1 级 高危。③冠心病 心功能 2 级。

【治疗】

卧床休息，保持能量摄入，维持水、电解质平衡及内环境稳定；注意生命体征监测，包括体温、呼吸、脉率和血氧饱和度。抗病毒（洛匹那韦 / 利托那韦、阿比多尔）、雾化吸入（重组人干扰素 α-2b）、抗感染（阿奇霉素、莫西沙星）、中药（连花清瘟胶囊、汤剂）、止咳化痰抗纤维化（乙酰半胱氨酸）、肠道微生态调节剂（双歧杆菌三联活菌）等对症支持治疗，预防并发症及药物不良反应，减少药物相互作用诱发的肝、肾损伤或心血管异常。

病例 15-2

【入院病史采集】

患者女，57 岁。职业：退休职工，单位：湖北省某市邮政局。住址：湖北省某市。入院日期：2020 年 2 月 10 日，出院日期：2020 年 3 月 2 日，住院天数：21 天。

主诉： 发热、乏力 2 天。

现病史： 患者于 2020 年 1 月 22 日由武汉返回，1 月 28 日丈夫确诊为“新冠肺炎”，入院前 2 天患者无诱因出现发热，体温最高 37.4℃，伴乏力、咳嗽、食欲缺乏，自行网上询问医生予以中药服用（具体不详），服药后出现腹泻，无头晕、胸闷等不适，为明确诊断就诊于我院，行胸部 CT：双肺感染。遂以“新冠肺炎 疑似”收入院。

既往史： 高血压病史 10 余年，最高血压 220/180 mmHg，平素服用“三精”司乐平（拉西地平）降压，自诉血压控制可。有右侧乳腺癌病史，已行手术切除治疗，术后放化疗。否认糖尿病、冠心病病史。5 年前行子宫及一侧卵巢切除术。1987 年剖宫产史。曾有青霉素迟发反应史。

流行病学史： 1 月 22 日由武汉返回湖北省某市，1 月 28 日丈夫确诊为“新冠肺炎”。

【体格检查】

T 36.8℃，P 84 次 / 分，R 21 次 / 分，BP 146/120 mmHg，神清，查体合作。颈软，全身皮肤黏膜无黄染，浅表淋巴结无肿大。口唇无发绀，咽无充血，扁桃体无肿大。双肺呼吸音正常，未闻及干、湿啰音。心率 84 次 / 分，律齐，无杂音。腹平软，无压痛、反跳痛，肝脾肋下未及。下肢无水肿。

【辅助检查】

2020 年 2 月 12 日新型冠状病毒核酸（＋）（表 15-2）；肝功能、凝血功能正常。PCT 0.05 ng/ml；生化：K 4.04 mmol/L，Na 140.2 mmol/L，GLU 5.98 mmol/L，UREA 4.0 mmol/L，CREA 45.1 μmol/L；凝血功能：Fb 6.40 g/L ↑，ESR 46 mm/h ↑；CRP 48.30 mg/L ↑；肺炎支原体衣原体：肺炎支原体 IgG 140.00 AU/ml ↑，肺炎支原体 IgM 0.19 COI，肺炎衣原体 IgG 37.50 AU/ml ↑，肺炎衣原体 IgM 0.03 COI；输血全套、心肌酶等未见异常。

2020 年 2 月 27 日血常规：WBC 6.11×10^9/L，NE% 63.4%，LY% 22.9%，MO% 10.5% ↑；肝、肾功能、凝血功能等未见异常。

2020 年 3 月 1 日血常规：WBC 5.33×10^9/L，NE% 60.6%，LY% 26.1%；肝功能、肾功能、凝血功能、心肌酶等未见异常。

新型冠状病毒核酸变化见表 15-2。

2020 年 2 月 9 日胸部 CT（图 15-2A 和图 15-3A）：双肺上、下叶散在分布条片状、磨玻璃样高密度灶，以左下肺为甚，双肺门影不大，考虑病毒感染可能性大。气管及各支气管通畅。纵隔内见多个淋巴结影，直径均不足 1.0 cm。心影形态尚好，主动脉及冠状动脉散在分布斑点状钙化灶。右侧乳腺组织缺如。

2020 年 2 月 13 日胸部 CT：双肺上、下叶散在分布条片状、磨玻璃样高密度灶，范围与前片大致相仿。双肺门影不大。气管及各支气管通畅。纵隔内见多个淋巴结影，直径均不足 1.0 cm。心影形态尚好，主动脉及冠状动脉散在分布斑点状钙化灶。右侧乳腺组织缺如。

2020 年 2 月 20 日胸部 CT（图 15-2B 和图 15-3B）：双肺上、下叶散在分布条片状、磨玻璃样高密度灶，范围缩小、密度吸收、变淡。双肺门影不大。气管及各支气管通畅，符合病毒性肺炎吸收期改变。纵隔内见多个淋巴结影，直径均不足 1.0 cm。心影形态尚好，主动脉及冠状动脉散在分布斑点状钙化灶。右侧乳腺组织缺如。

2020 年 2 月 29 日胸部 CT（图 15-2C 和图 15-3C）：双肺上、下叶散在分布条片状、磨玻

表 15-2 新型冠状病毒核酸变化

日期（2020 年）	新型冠状病毒核酸	标本类型
2 月 12 日	（＋）	口咽拭子
2 月 22 日	（＋）	口咽拭子
2 月 26 日	可疑	口咽拭子
2 月 27 日	（－）	口咽拭子
2 月 28 日	（－）	口咽拭子

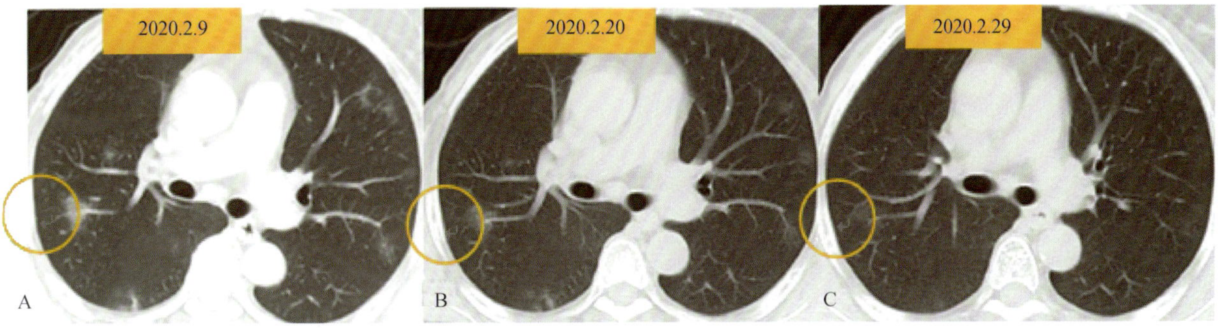

图 15-2　不同时期胸部 CT。双肺野外带多发磨玻璃影，血管影增粗，治疗后病变密度逐渐变淡

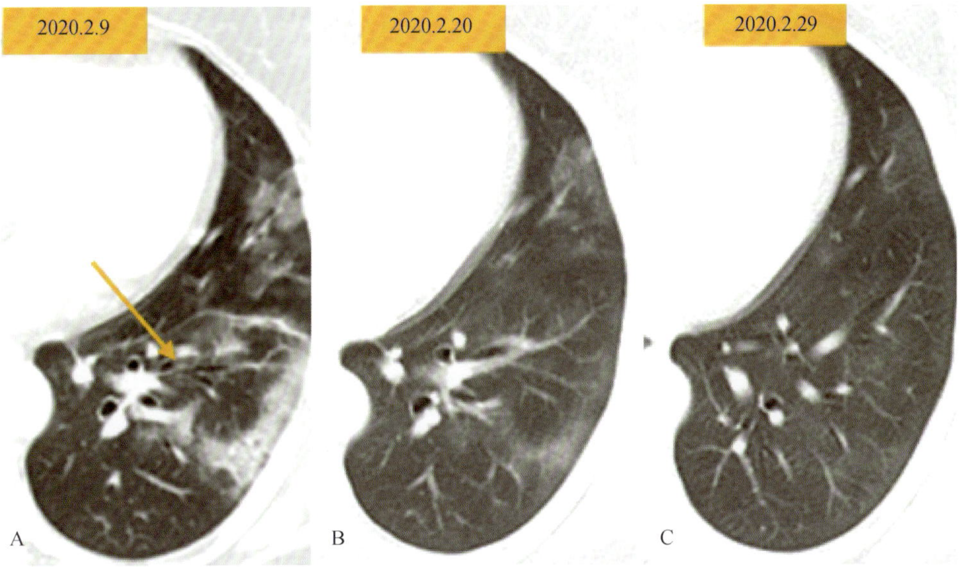

图 15-3　不同时期胸部 CT。左肺铺路石影逐渐消散，其内小支气管扩张逐渐减轻（黄色箭头）

璃样高密度灶，范围缩小、密度吸收、变淡。双肺门影不大。气管及各支气管通畅，符合病毒性肺炎吸收期改变。纵隔内见多个淋巴结影，直径均不足 1.0 cm。心影形态尚好，主动脉及冠状动脉散在分布斑点状钙化灶。右侧乳腺组织缺如。

【诊断】

①新冠肺炎 普通型。②高血压 3 级 很高危。③右侧乳腺全切术后。

【治疗】

卧床休息，积极治疗基础疾病，维持水、电解质平衡及内环境稳定；密切监测生命体征、指氧饱和度等。抗病毒（阿比多尔、磷酸氯喹）、雾化吸入（重组人干扰素 α-2b）、中药（连花清瘟胶囊、汤剂）等对症支持治疗，预防并发症及药物不良反应。

【诊治思路+治疗经验】

研究显示，是否使用 ACEI/ARB 对新冠肺炎合并高血压患者的基线临床特征（血肌酐、肌红蛋白除外）、病情转归及预后无明显影响，因此这类患者的降压药物暂可不必调整，但 ACEI/ARB 功能性升高血肌酐的潜在作用需要引起关注[1]。

一项对 1099 例新冠肺炎患者的临床特征分析显示，15.0% 的患者合并高血压[2]。另一项流行病学调查报告显示，新冠肺炎患者总病死率为 2.3%，合并高血压者病死率达 6.0%[3]。根据已发表的临床研究数据，如进行年龄调整，则高血压患者新冠肺炎的患病率并不高于同龄普通人群[4]。此外，在不同的研究中，重型患者与非重型患者间高血压的检出率并不一致，死亡组与治愈组间高血压的检出率也无明显差异。因此，基于目前证据，合并高血压与进展为重型新冠肺炎或死亡无直接关系。新型冠状病毒的感染风险仍应从接触病毒载量、个体免疫力等方面考虑，高血压本身并非是感染、疾病进展或死亡的危险因素。

高血压患者应适当减轻压力，避免焦虑、恐惧、应激等引起的血压升高，且高血压药物的服用仍应遵循指南原则。对于特殊病例或重症病例，应制订个体化方案[5]。

参考文献

[1] 黄威，李涛，凌云．血管紧张素转换酶抑制剂/血管紧张素受体Ⅱ拮抗剂对新型冠状病毒肺炎合并高血压患者临床特征的影响．中华内科杂志，2020，59（9）：689-694

[2] Guan WJ，Ni ZY，Hu Y，et al. Clinical characteristics of coronavirus disease 2019 in China. N Engl J Med，2020，382（18）：1708-1720.

[3] 中国疾病预防控制中心新型冠状病毒肺炎应急响应机制流行病学组．新型冠状病毒肺炎流行病学特征分析．中华流行病学杂志，2020，41（2）：145-151.

[4] Li B，Yang J，Zhao FM，et al. Prevalence and impact of cardiovascular metabolic diseases on COVID-19 in China. Clin Res Cardiol，2020，109（5）：531-538.

[5] 陈晨，牟建军．新冠肺炎高血压患者RAAS阻滞剂的使用—ESH/ISH/AHA声明解读．西安交通大学学报（医学版），2020，41（5）：802-805.

病例 16　有糖尿病病史的普通型新冠肺炎 2 例

（张　骅　杜英臻　卢　晔　张自艳　杨高怡　苏　俊）

病例 16-1

【入院病史采集】

患者女，72 岁。职业：无。住址：湖北省某市城区。入院日期：2020 年 2 月 6 日，出院日期：2020 年 2 月 29 日，住院天数：23 天。

主诉：发热 5 小时。

现病史：患者入院前 5 小时无明显诱因出现发热，体温不详，无咳嗽，无恶心、呕吐、腹泻等不适，就诊于我院，行胸部 CT：病毒性肺炎可能，为进一步排查。门诊以“新冠肺炎？”收入院观察。发病以来，一般情况良好。

既往史：2 型糖尿病病史多年。否认高血压，否认食物及药物过敏史，否认其他手术及疾病史。

流行病学史：有新冠肺炎确诊患者接触史。

【体格检查】

T 36.8℃，P 80 次 / 分，R 20 次 / 分，BP 139/83 mmHg，神清，查体合作。颈软，全身皮肤黏膜无黄染，浅表淋巴结无肿大。口唇无发绀，咽无充血，扁桃体无肿大。双肺呼吸音正常，未闻及干、湿啰音。心率 80 次 / 分，律齐，无杂音。腹平软，无压痛、反跳痛，肝脾肋下未及。下肢无水肿。

【辅助检查】

2020 年 2 月 4 日我院门诊胸部 CT：左肺下叶支气管束多发磨玻璃影，考虑感染性病变，病毒性肺炎待排除。

2020 年 2 月 6 日血常规：LY% 17.0% ↓，EOS% 0.1% ↓，MO 0.72×10^9/L ↑，EOS 0.01×10^9/L ↓，Hb 100 g/L ↓，HCT 33.2% ↓，平均红细胞体积 65.4 fL ↓，MCH 19.7 pg ↓，平均血红蛋白浓度 301 g/L ↓，红细胞分布宽度 SD 值 31.6 fL ↓；尿液分析（含尿沉渣定量）：白细胞 75.8/μl ↑，上皮细胞 43.6/μl ↑，白细胞酯酶＋＋↑；凝血功能：Hb 5.28 g/L ↑，DD 0.81 mg/L ↑，CRP 69.20 mg/L ↑；ESR 38mm/h ↑；输血全套：HBcAb 4.48 S/CO ↑；丙型肝炎病毒抗体（－），人类免疫缺陷病毒抗原 / 抗体联合检测（－），抗梅毒螺旋体特异性抗体（发光法）（－）；急诊生化：GLU 8.37 mmol/L ↑，HCO_3^- 22.9 mmol/L ↓；电解质、肝肾功能、心肌酶谱未见明显异常。肺炎支原体衣原体：肺炎支原体 IgG 242.00 AU/ml ↑，肺炎衣原体 IgG 106.00 AU/ml ↑。

2020 年 2 月 22 日血气分析：pH 值 7.44，PCO_2 39.0 mmHg，PO_2 86.0 mmHg，HCO_3^- 26.7 mmol/L ↑，TCO_2 27.7 mmol/L，SO_2 97%，HCT 28% ↓，Ca 1.11 mmol/L ↓，Lac 2.2 mmol/L；空腹葡萄糖 7.27 mmol/L ↑；肾功能、肝功能基本正常。尿液分析（含尿沉渣定量）：白细胞 359.5/μl ↑，BNP 104.9 pg/ml ↑。

新型冠状病毒核酸变化见表 16-1。

2020 年 2 月 5 日胸部 CT（图 16-1 A1-A2）：双肺多发片状磨玻璃样高密度灶，较大者位于右肺上叶，截面大小约为 6.8 cm×3.5 cm，考虑病毒感染性病变，请结合临床相关病原学检查，建议复查。

2020 年 2 月 9 日胸部 CT（图 16-1 B1-B2）：复查，与前片比较。双肺多发片状磨玻璃样高密度灶，病灶较前稍增多、密度较前增高，双肺感染性病变较前进展，纵隔内多个小淋巴结影同前相仿，心影形态正常。

2020 年 2 月 15 日胸部 CT（图 16-1 C1-C2）：复查，与前片比较。双肺多发片状磨玻璃样高密度灶较前减少、部分病灶密度较前增高，双肺感染性病变较前吸收好转，考虑病毒性肺炎。纵隔内多个小淋巴结影同前相仿，心影形态正常。

2020 年 2 月 21 日胸部 CT（图 16-1 D1-D2）：复查，与前片比较。双肺多发片状磨玻璃样高密度

表 16-1　新型冠状病毒核酸变化

日期（2020 年）	新型冠状病毒核酸	标本类型
2 月 6 日	（＋）	口咽拭子
2 月 22 日	（－）	口咽拭子
2 月 25 日	（－）	口咽拭子

度灶较前相仿，纵隔内多个小淋巴结影同前相仿，心影形态正常。

2020 年 2 月 26 胸部 CT（图 16-1 E1-E2）：病毒性肺炎复查，与前片比较。双肺多发片状磨玻璃样高密度灶较前吸收、变淡，部分病灶纤维化，符合病毒性肺炎治疗后改变，纵隔内多个小淋巴结影同前相仿，心影形态正常。

2020 年 4 月 7 胸部 CT（图 16-1 F1-F2）：病毒性肺炎治疗后改变，病灶吸收。

【诊断】

①新冠肺炎 普通型。② 2 型糖尿病。

【治疗】

卧床休息，积极治疗基础疾病，维持水、电解质平衡及内环境稳定；密切监测生命体征、指氧饱和度等。抗病毒（奥司他韦）、抗感染（莫西沙星）、中药（连花清瘟胶囊、汤剂）等对症支持治疗，预防并发症及药物不良反应。

病例 16-2

【入院病史采集】

患者女，35 岁。职业：无。住址：武汉市某区。入院日期：2020 年 1 月 29 日，出院日期：2020 年 3 月 6 日，住院天数：6 天。

主诉：咳嗽、咳痰 5 天。

现病史：患者于入院前 5 天从武汉市返回湖北省某市后出现咳嗽、咳痰，为白黏痰，伴低热、乏力、食欲缺乏，无胸闷、气促、恶心、呕吐等不适，就诊我院查胸部 CT：病毒性肺炎。予“奥司他韦”，病情无改善。为求进一步治疗，以“病毒性肺炎”收住我科。发病以来，患者精神、食欲、睡眠欠佳，体力、体重无下降。

既往史：2 型糖尿病病史 6 年，间断口服二

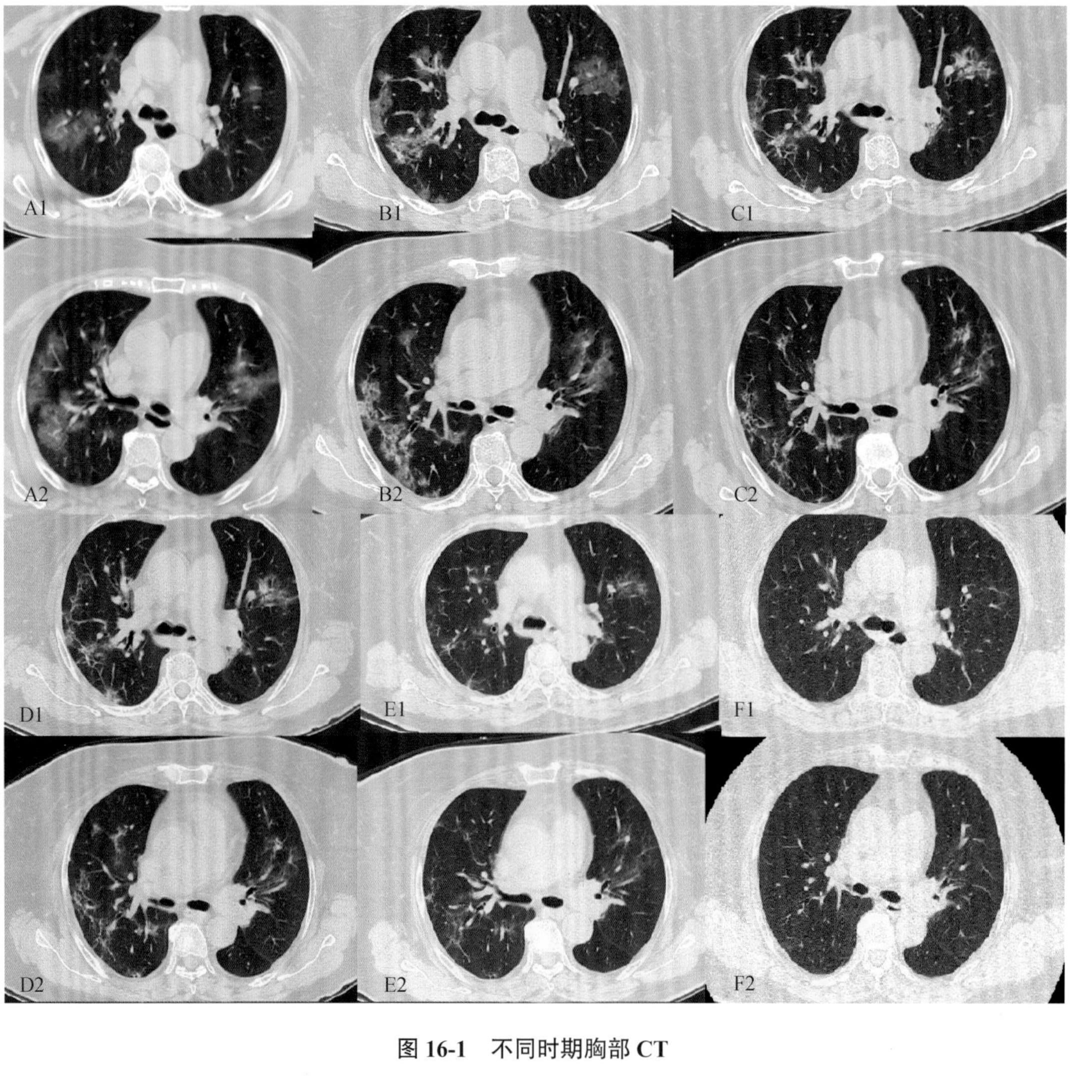

图 16-1　不同时期胸部 CT

甲双胍，否认高血压、冠心病、肝炎、结核史；否认外伤史及手术史，否认食物、药物过敏史。

流行病学史：有武汉居住史。

【体格检查】

T 36.7℃，BP 137/63 mmHg，P 88 次 / 分，SpO_2 99%。神清语明，咽红，双侧扁桃体未见肿大及化脓。双肺呼吸音粗，未闻及干、湿啰音。心律齐，心音正常，未闻及病理性杂音。腹软，无压痛、反跳痛，肝脾肋下未及。双肾区叩击痛阴性，双下肢无水肿。四肢肌力、肌张力正常，双侧巴氏征阴性。

【辅助检查】

2020 年 1 月 29 日入院后血常规：MO% 11.2% ↑，EOS% 0.0% ↓；肝功能：ALT 55 U/L ↑，AST 38 U/L ↑；心肌酶谱：HBDH 283 U/L ↑，CK 33 U/L ↓；空腹血糖 14.68 mmol/L ↑；凝血功能：Fb 4.84 g/L ↑；尿液分析：白细胞 28.7/μl ↑，上皮细胞 66.7/μl ↑；电解质、肾功未见异常；CRP 40.10 mg/L ↑；肺炎支原体衣原体：肺炎支原体 IgG 109.00 AU/ml ↑；ESR 38 mm/h ↑。

2020 年 2 月 11 日心肌酶谱：LDH 390 U/L ↑，HBDH 281 U/L ↑；凝血功能：Fb 6.40 g/L ↑，DD 0.93 mg/L ↑；血常规、肝肾功能、肌钙蛋白未见异常。

2020 年 2 月 21 日 CRP 复查正常。ESR 38 mm/h ↑；肝功能、心肌酶：TP 71.1 g/L，ALB 47.8 g/L，GGT 23 U/L，ALT 36 U/L，AST 28 U/L，LDH 262 U/L ↑，HBDH 191 U/L ↑，CK 24 U/L ↓，CK-MB 7.5 U/L。

2020 年 2 月 22 日新型冠状病毒核酸（＋）。

2020 年 2 月 27 日、28 日新型冠状病毒核酸（－）。血液分析未见异常；尿 hCG 定性试验：（－）；凝血功能：Fb 4.26 g/L ↑；肝功能：总蛋白 63.6 g/L ↓；心肌酶谱：CK 27 U/L ↓；肾功能：UREA 37.2 μmol/L ↓。

2020 年 1 月 27 日胸部 CT（图 16-2 E1-E2）：双肺散在多发磨玻璃影，以中外带为主。双肺门影不大。气管及双侧主支气管通畅。纵隔内未见明显淋巴结肿大。心脏及大血管未见明显异常。扫及范围肝实质密度减低，左侧肾上腺增粗，见一结节。

2020 年 2 月 1 日胸部 CT：复查，与前片对比：双肺多发大片状磨玻璃影，范围较前明显进展，密度较前增高，双肺上叶部分病灶纤维化。双肺门影不大。气管及各级支气管通畅。纵隔内见多发小淋巴结。

2020 年 2 月 8 日胸部 CT（图 16-2 F1-F2）：复查，与前对比：双肺多发大片状磨玻璃影，范围较前增大，密度较前增高，双肺上叶部分病灶呈纤维化。双肺门影不大。气管及各级支气管通畅。纵隔内见多发小淋巴结。

2020 年 2 月 15 日胸部 CT（图 16-2 G1-G2）：复查，与前片对比：双肺多发大片状磨玻璃影，范围较前略缩小，密度较前增高，双肺上叶部分病灶呈纤维化。双肺门影不大。气管及各级支气管通畅。纵隔内见多发小淋巴结。

2020 年 2 月 24 日胸部 CT（图 16-2 H1-H2）：复查，与前片对比：双肺多发大片状磨玻璃影，范围较前略缩小，密度较前减低，双肺上叶部分病灶呈纤维化。双肺门影不大。气管及各级支气管通畅。纵隔内见多发小淋巴结。

2020 年 2 月 29 日胸部 CT（图 16-2 I1-I2）：复查，与前对比：双肺多发大片状磨玻璃影，范围较前略缩小，密度较前减低，双肺上叶部分病灶呈纤维化。双肺门影不大。气管及各级支气管通畅。纵隔内见多发小淋巴结。

2020 年 3 月 3 日胸部 CT（图 16-2 J1-J2）：复查，与前片对比：双肺多发大片状影，范围及密度较前相仿，双肺上叶部分病灶呈纤维化。双肺门影不大。气管及各级支气管通畅。纵隔内见多发小淋巴结。

【诊断】

①新冠肺炎 普通型。② 2 型糖尿病。③脂肪肝。

【治疗】

卧床休息，积极治疗基础疾病，维持水、电解质平衡及内环境稳定；密切监测生命体征、指氧饱和度等。间断无创呼吸机辅助呼吸、抗病毒（奥司他韦、洛匹那韦 / 利托那韦、阿比多尔、磷酸氯喹）、抗感染（莫西沙星、哌拉西林 / 舒巴坦）、激素（甲泼尼龙）、预防静脉血栓（低分子量肝素）、中药（连花清瘟胶囊、清肺排毒汤）、止咳化痰抗纤维化（乙酰半胱氨酸），糖尿

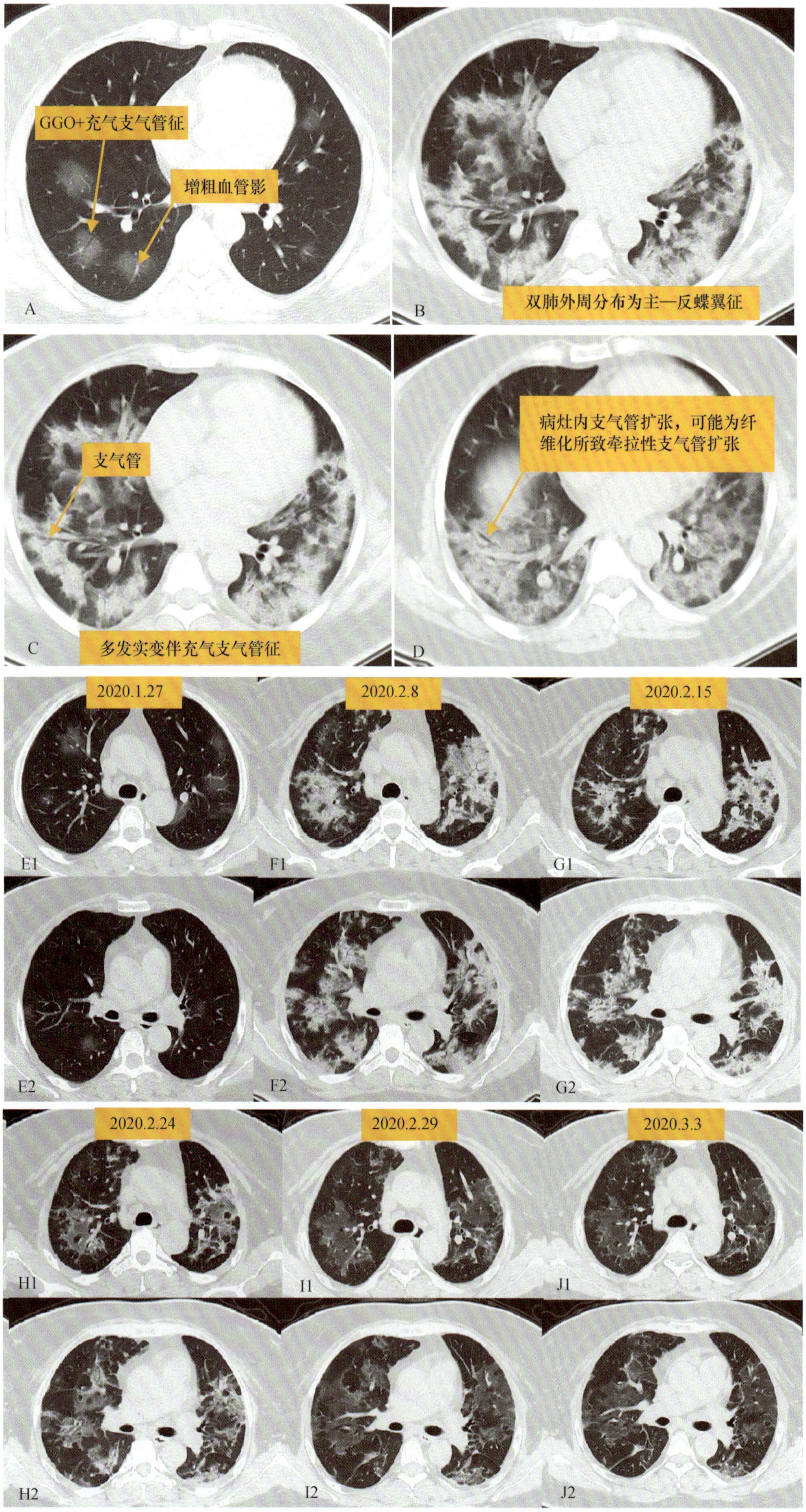

图 16-2　不同时期胸部 CT。GGO，肺内磨玻璃密度影

病饮食、监测血糖并积极控制（二甲双胍及瑞格列奈）等对症支持治疗，预防并发症及药物不良反应，减少药物相互作用诱发的肝、肾损伤或心血管异常。

【诊治思路+治疗经验】

高糖状态、胰岛素缺乏以及代谢紊乱会导致机体免疫细胞抵抗外界病原体的能力减弱，因此糖尿病患者较易出现免疫力低下。长期血糖控制不佳会导致糖尿病患者易发生各种细菌、真菌等感染，一旦发生肺部感染多属重症，血糖将更难控制，导致病情加重，形成恶性循环。在此基础上易发生多器官功能障碍，死亡率较高。当人体感染病毒后，免疫激活，同时分泌肾上腺素等物质，导致血糖上升，还可能诱发“细胞因子风暴”，此时血糖也会急速上升。

新冠肺炎合并糖尿病患者的影像学表现往往很典型，病灶面积也大于未合并糖尿病的新冠肺炎患者，且症状的严重程度常低于影像学的严重程度，多考虑由血糖控制不佳、免疫力低下利于病毒生长所致。新冠肺炎合并糖尿病的患者更易出现消化道症状、炎症水平增高和器官功能损害，值得临床医生关注。

病例 17　应用激素的普通型新冠肺炎 6 例

（王开金　杨　超　张　骅　张自艳　卢　晔　孙思庆　柳　威　杨澄清　吴奕群　王文元）

病例 17-1

【入院病史采集】

患者男，52 岁，职业：农民工。住址：湖北省某市。入院日期：2020 年 1 月 31 日，出院日期：2020 年 2 月 14 日，住院天数：15 天。

主诉：间断咳嗽 7 天，发热 3 天。

现病史：患者于入院前 7 天无明显诱因出现阵发性咳嗽，咳白色痰，痰量不多，易咳出，3 天前出现间断无规律发热，最高体温达 38℃，伴乏力、食欲缺乏、胸闷、气促、四肢肌肉酸痛，无其他特殊不适，在湖北省某市某诊所输液治疗（具体不详），病情无明显好转，遂来我院就诊，门诊胸部 CT 示双肺多发感染，以“社区获得性肺炎”收住我科。

患者自发病以来，精神状态差，食欲缺乏，睡眠正常，大小便正常，体力下降，体重无变化。

既往史：体健。否认结核及肝炎等传染病史，无手术史，无外伤史，无输血史，无药物过敏史，无食物过敏史，无吸烟史，无饮酒史。

流行病学史：平时居住在武汉市某小区，1 月 22 日（发病前 3 天）从武汉市青山区回到湖北省某市省亲。

【体格检查】

T 37.9℃，P 90 次 / 分，R 26 次 / 分，BP 120/80 mmHg，神清，查体合作。颈软，全身皮肤黏膜无黄染，浅表淋巴结无肿大。口唇无发绀，咽无充血，扁桃体无肿大。双肺呼吸音粗，未闻及干、湿啰音。心率 80 次 / 分，律齐，无杂音。腹平软，无压痛、反跳痛，肝脾肋下未及。下肢无水肿。

【辅助检查】

2020 年 2 月 2 日咽拭子新型冠状病毒核酸（＋）。Fb 2.40 g/L。GLU 5.97 mmol/L；UREA 6.8 mmol/L；HCO_3^- 20.6 mmol/L ↓；胱抑素 C 1.73 mg/L ↑；肝功能、粪常规、尿常规正常，肺炎衣原体 IgG 阴性。

血常规及炎症指标变化见表 17-1。

2020 年 1 月 31 日门诊胸部 CT（图 17-1A）：双肺多发感染，考虑病毒感染可能性大。

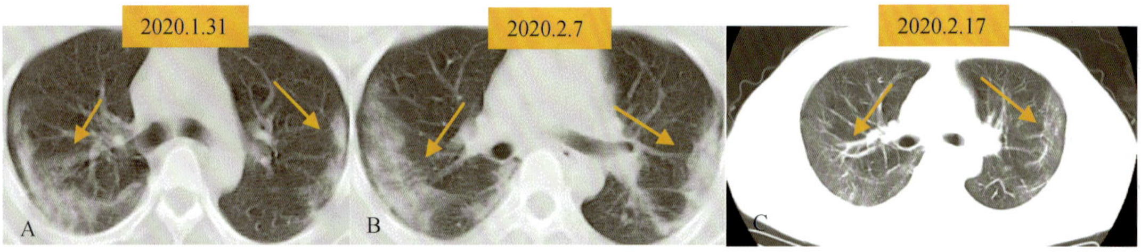

图 17-1　不同时期胸部 CT。双肺外带多发片状模糊影，2 月 7 日较前进展，范围增大，2 月 17 日双肺病灶较前吸收

表 17-1　血常规及炎症指标

日期（2020 年）	WBC（10^9/L）	NE%	LY%	PCT（ng/ml）	CRP（mg/L）	ESR（mm/h）
1 月 31 日	4.05	78.9	14		167.00	
2 月 2 日				0.01		35
2 月 7 日	5.74	72.9	11		179.0	
2 月 17 日	4.14	67.2	18		92.00	

空白处：因医生记录习惯不同，部分项目数据缺失

2020 年 2 月 7 日胸部 CT（图 17-1B）：双肺感染，病灶较 2020 年 1 月 31 日增加。

2020 年 2 月 17 日胸部 CT（图 17-1C）：双肺感染，病灶较 2020 年 1 月 31 日明显减少。

【诊断】

新冠肺炎 普通型。

【治疗】

卧床休息，维持水、电解质平衡及内环境稳定；监测生命体征、指氧饱和度等。抗病毒（阿比多尔 0.2 g 口服每日 3 次、利巴韦林 0.5 g 静脉滴注每日 2 次、洛匹那韦 / 利托那韦 2 片口服每日 2 次），雾化吸入（重组人干扰素 α-1b 30 μg 每日 2 次）、中药（七味汤），激素（甲泼尼龙琥珀酸钠）等对症支持治疗，预防并发症及药物不良反应。

病例 17-2

【入院病史采集】

患者女，36 岁。职业：无。住址：湖北省某市城区某小区。入院日期：2020 年 2 月 9 日，出院日期：2020 年 2 月 28 日，住院天数：19 天。

主诉：食欲缺乏、咳嗽 3 天，发热 2 天。

现病史：患者自 2 月 8 日起无明显诱因出现食欲减退、咳嗽，以干咳为主，2 月 7 日自觉发热，体温最高 37.4℃，无新冠肺炎患者接触史，仅于 1 月 24 日外出至超市购物，无其他特殊不适，就诊于我院发热门诊，行胸部 CT：双肺胸膜下多发磨玻璃样稍高密度影，右肺叶胸膜小结节。为进一步排查，以“新冠肺炎？”收入院观察。

既往史：既往体健，否认高血压、糖尿病等病史。否认食物及药物过敏史。2013 年曾行剖宫产术，否认其他手术及疾病史。

流行病学史：无特殊。

【体格检查】

T 38.1℃，P 80 次 / 分，R 20 次 / 分，BP 120/80 mmHg，神清，查体合作。颈软，全身皮肤黏膜无黄染，浅表淋巴结无肿大。口唇无发绀，咽无充血，扁桃体无肿大。双肺呼吸音正常，未闻及干、湿啰音。心率 80 次 / 分，律齐，无杂音。腹平软，无压痛、反跳痛，肝脾肋下未及。下肢无水肿。

【辅助检查】

入院后肺炎支原体衣原体：肺炎支原体 IgG 149.00 AU/ml ↑，肺炎衣原体 IgG 117.00 AU/ml ↑；ESR 23 mm/h ↑；生化：K 3.44 mmol/L ↓，Na 135.8 mmol/L ↓，Cl 98.2 mmol/L ↓，Ca 2.01 mmol/L ↓，UREA 1.7 mmol/L ↓，CREA 38.8 μmol/L ↓；血常规：WBC 2.40×10^9/L ↓，NE% 1.61×10^9/L ↓，LY 0.61×10^9/L ↓；肝肾功能、凝血功能、葡萄糖测定、心肌酶谱及 PCT、输血全套及 CRP 等均未见异常。

2020 年 2 月 13 日生化：LDH 294 U/L ↑，HBDH 219 U/L ↑，K 2.91 mmol/L ↓，Na 132.1 mmol/L ↓，Cl 96.2 mmol/L ↓，Ca 2.09 mmol/L ↓，GLU 6.23 mmol/L ↑，UREA 1.3 mmol/L ↓，CREA 36.7 μmol/L ↓，HCO_3^- 30.0 mmol/L ↑；心电图：窦性心律，不排除异位期前收缩，非特异性室内差异性传导，中度 ST 压低，T 波异常。

2020 年 2 月 21 日心肌梗死三项：HCRP < 10.0 pg/ml，CK-MB 9.1 U/L，肝功能：ALB 36.2 g/L ↓，GGT 23 U/L，ALT 18 U/L，AST 15U/L；K 3.97 mmol/L，Na 138.8 mmol/L，Cl 105.8 mmol/L，Ca 2.17 mmol/L，GLU 5.34 mmol/L，CREA 48.5 μmol/L，PCT < 0.02 ng/ml；血常规：WBC 3.56×10^9/L，NE% 57.3%，LY% 29.5%，Hb 117g/L，PLT 301×10^9/L。

新型冠状病毒核酸变化见表 17-2。

2020 年 2 月 13 日胸部 CT（图 17-2 A-B）：双肺胸膜下散在磨玻璃样稍高密度影，较前增多，密度增高处部分病灶纤维化，以右肺下叶为甚；双肺门影无增大，气管及主支气管通畅。纵隔内未见明显淋巴结肿大。双侧胸膜肥厚粘连。双肺感染性病变较前进展，考虑病毒性肺炎。

2020 年 2 月 20 日胸部 CT（图 17-2 C-D）：复

表 17-2 新型冠状病毒核酸变化

日期（2020 年）	新型冠状病毒核酸	标本类型
2 月 9 日	（+）	口咽拭子
2 月 24 日	（−）	口咽拭子
2 月 25 日	（−）	口咽拭子

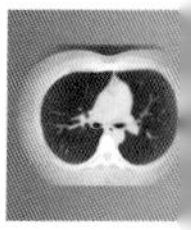

查，双肺胸膜下散在磨玻璃样、条片状稍高密度影，部分病灶纤维化，以右肺下叶为甚，病灶范围较前缩小；双肺门影无增大，气管及主支气管通畅。纵隔内未见明显淋巴结肿大。双侧胸膜肥厚粘连，双侧少许胸腔积液。双肺病灶范围较前缩小，符合病毒性肺炎吸收期改变。

2020 年 2 月 27 日胸部 CT（图 17-2 E-F）：复查，双肺胸膜下散在磨玻璃样、条片状稍高密度影，部分病灶纤维化，病灶范围较前明显吸收、变淡；双肺门影无增大，气管及主支气管通畅。纵隔内未见明显淋巴结肿大。双侧胸膜肥厚粘连，双侧胸腔积液较前稍吸收。双肺病灶范围较前缩小，符合病毒性肺炎吸收期改变。

【诊断】

新冠肺炎 普通型。

【治疗】

卧床休息，保持能量摄入，维持水、电解质平衡及内环境稳定；注意生命体征监测，包括体温、呼吸、脉率和血氧饱和度。抗病毒（洛匹那韦 / 利托那韦）、雾化吸入重组人干扰素

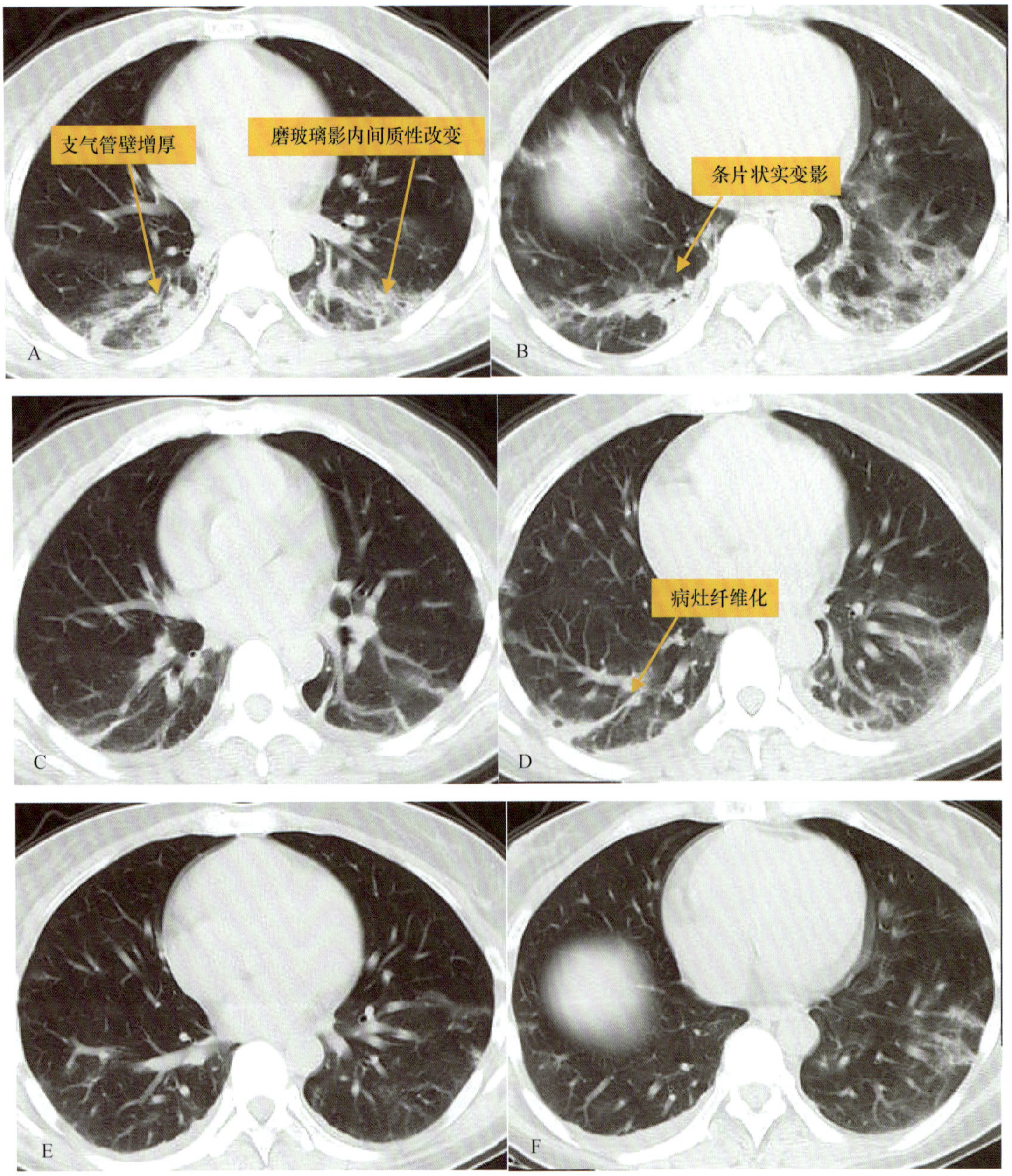

图 17-2　不同时期胸部 CT。A-B. 2020 年 2 月 13 日胸部 CT：双肺下叶多发磨玻璃、实变影。**C-D.** 2020 年 2 月 20 日胸部 CT：病灶吸收、纤维化。**E-F.** 2020 年 2 月 27 日胸部 CT：病灶进一步吸收

α-2b、抗感染（莫西沙星）、糖皮质激素（甲泼尼龙）、中药（连花清瘟胶囊、新冠肺炎1号颗粒）、止咳化痰抗纤维化（乙酰半胱氨酸）、肠道微生态调节剂（双歧杆菌三联活菌胶囊）等对症支持治疗，预防并发症及药物不良反应，减少药物相互作用诱发的肝、肾损伤或心血管异常。

病例 17-3

【入院病史采集】

患者女，47岁。职业：农民。住址：湖北省某市某镇某村。入院日期：2020年2月6日，出院日期：2020年2月28日，住院天数：22天。

主诉：咳嗽伴发热1天。

现病史：患者于入院前1天无明显诱因出现间断阵发性咳嗽，咳少量白色黏液痰，伴间断无规律发热，体温不详。无恶心、呕吐、腹泻等不适，就诊于当地医院，行胸部CT：双肺感染：病毒性肺炎可能。为求进一步诊治来我院，门诊以“新冠肺炎？”收入院观察。

既往史：体健，否认高血压、糖尿病病史，否认食物及药物过敏史，20年前曾行剖宫产术，否认其他手术及疾病史。

流行病学史：无。

【体格检查】

T 38.4℃，P 80次/分，R 20次/分，BP 124/78 mmHg，SpO_2 98%，神清，查体合作。颈软，全身皮肤黏膜无黄染，浅表淋巴结无肿大。口唇无发绀，咽无充血，扁桃体无肿大。双肺呼吸音正常，未闻及干、湿啰音。心率80次/分，律齐，无杂音。腹平软，无压痛、反跳痛，肝脾肋下未及。下肢无水肿。

【辅助检查】

2020年2月8日肺炎支原体衣原体：肺炎支原体IgG ＞ 300.00 AU/ml ↑，肺炎衣原体IgG 75.80 AU/ml ↑；CRP 22.40 mg/L ↑；血常规：WBC 3.09×10^9/L ↓，ESR 44 mm/h ↑。

2020年2月25日肝功能：ALT 51 U/L ↑，HCO_3^- 22.2 mmol/L ↓；血常规：WBC 6.96×10^9/L，NE% 58.7%，LY% 25.9%，NE 4.09×10^9/L，RBC 4.22×10^{12}/L，Hb 138 g/L，PLT 221×10^9/L。

新型冠状病毒核酸变化见表17-3。

2020年2月6日胸部CT（图17-3A）：双肺纹理增强，双肺各叶胸膜下见多发斑片状、片状磨玻璃影，边界不清，较大者位于右肺下叶，范围约2.7 cm×7.3 cm；双肺门影不大。气管及各支气管通畅。纵隔窗心脏及大血管形态、密度正常，纵隔内未见明显淋巴结肿大。考虑为病毒性肺炎可能性大。

2020年2月14日胸部CT（图17-3B）：同前片比较，双肺纹理增强，原双肺各叶胸膜下见多发斑片状、片状磨玻璃影，密度较前增高，范围较前变化不明显；双肺门影不大。气管及各支气管通畅。纵隔窗心脏及大血管形态、密度正常，纵隔内未见明显淋巴结肿大。病灶范围较前无明显变化，密度较前增高，考虑病毒性肺炎。

2020年2月21日胸部CT：同前片比较，双肺纹理增强，原双肺各叶胸膜下见多发斑片状、片状磨玻璃影，密度较前减低，范围较前减少；双肺门影不大。气管及各支气管通畅。纵隔窗心脏及大血管形态、密度正常，纵隔内未见明显淋巴结肿大。考虑为病毒性肺炎较前好转。

2020年2月27日胸部CT（图17-3 C-D）：同前片比较，双肺纹理增强，原双肺各叶胸膜下见多发斑片状、片状磨玻璃影，密度较前减低，范围较前减少；双肺门影不大。气管及各支气管通畅。纵隔窗心脏及大血管形态、密度正常，纵隔内未见明显淋巴结肿大。符合病毒性肺炎吸收期表现。

表17-3 新型冠状病毒核酸变化

日期（2020年）	新型冠状病毒核酸	标本类型
2月8日	（－）	口咽拭子
2月12日	（－）	口咽拭子
2月17日	可疑	口咽拭子
2月18日	（＋）	口咽拭子
2月25日	（－）	口咽拭子
2月26日	（－）	口咽拭子

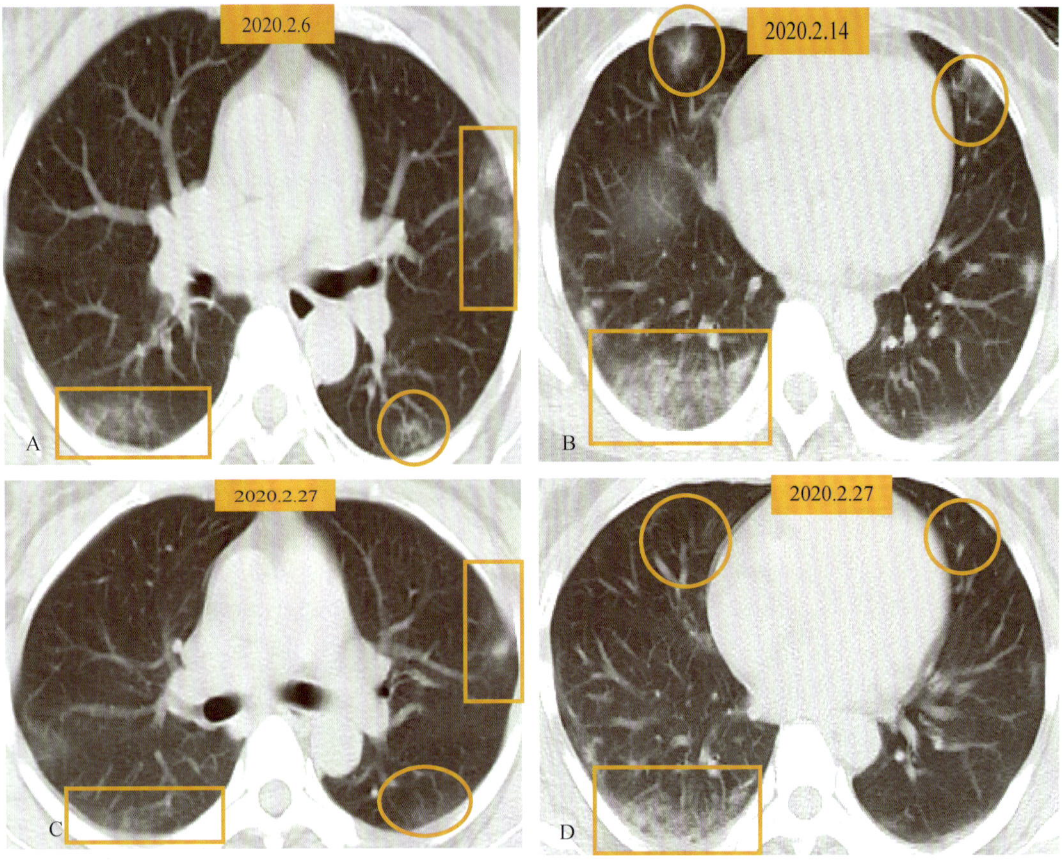

图 17-3　不同时期胸部 CT。双肺散在磨玻璃影，部分呈"铺路石"改变。抗病毒治疗 13 天后部分病灶完全吸收，部分病灶范围减小，密度变淡

【诊断】

新冠肺炎 普通型。

【治疗】

卧床休息，维持水、电解质平衡及内环境稳定；密切监测生命体征、指氧饱和度等。抗病毒（阿比多尔、磷酸氯喹）、抗感染（头孢地尼、莫西沙星）、增强免疫力（免疫球蛋白）、糖皮质激素（甲泼尼龙）、中药（连花清瘟胶囊、汤剂）等对症支持治疗，预防并发症及药物不良反应。

病例 17-4

【入院病史采集】

患者男，47 岁。住址：湖北省某市电器厂，职业：职员。入院日期：2020 年 1 月 31 日，出院日期：2020 年 3 月 2 日，住院天数：31 天。

主诉：发热 2 天。

现病史：患者于入院前 2 天无明显诱因出现间断无规律发热，体温最高 38.0℃，无畏寒、盗汗，偶伴干咳，无其他特殊不适。患者自服连花清瘟胶囊、阿莫西林胶囊，病情未见明显好转，故来湖北省某市三甲医院发热门诊就诊，血常规未见明显异常，血清淀粉样蛋白 A 33.13 mg/L ↑；胸部 CT：①考虑双肺病毒性感染，请结合临床。②左肺上叶结核，多为陈旧性。③右肺门及纵隔淋巴结钙化。门诊以"病毒性肺炎"收住我科。发病以来，患者精神、食欲及睡眠尚可，体力、体重无下降。

既往史：否认高血压、冠心病、糖尿病、肝炎、结核等病史。否认食物、药物过敏史。

流行病学史：患者于 2020 年 1 月 21 日从武汉市至湖北省某市，否认家属及同事发热情况。

【体格检查】

T 37.5℃，R 18 次 / 分，P 96 次，BP

141/98 mmHg，SpO_2 95%。神清，查体合作。颈软，全身皮肤黏膜无黄染，浅表淋巴结无肿大。口唇无发绀，咽无充血，扁桃体无肿大。双肺呼吸音正常，未闻及干、湿啰音。心率 96 次 / 分，律齐，无杂音。腹平软，无压痛、反跳痛，肝脾肋下未及。下肢无水肿。

【辅助检查】

2020 年 1 月 30 日血常规＋HCRP＋血清淀粉样蛋白：WBC 4.69×10^9/L，NE% 70.6%，LY% 16.6% ↓，RBC 4.81×10^{12}/L，Hb 151 g/L，HCRP＞5.0 mg/L ↑，血清淀粉样蛋白 33.13 mg/L ↑。

入院后输血全套：HBcAb 4.82 S/CO ↑；心肌梗死三项：肌红蛋白 341.3 ng/ml ↑；凝血功能：PT 13.2 s ↑，APTT 51.5 s ↑，TT 25.8 s ↑，抗凝血酶原 58.3% ↓；心肌酶谱：总胆汁酸 11.4 μmol/L ↑，LDH 279 U/L ↑，CK 1098 U/L ↑，CK-MB 32 U/L ↑；生化：K 3.40 mmol/L ↓，Na 133.2 mmol/L ↓，GLU 6.82 mmol/L ↑，HCO_3^- 19.4 mmol/L ↓，Lac 0.55 mmol/L ↓；血常规＋HCRP：MO% 17.4% ↑，EOS% 0.2% ↓，MO 0.81×10^9/L ↑，EOS 0.01×10^9/L ↓，血小板分布密度 11.8 fL ↓，HCRP＞5.0 mg/L ↑；血气分析：pH 值 7.47，PCO_2 33.0 mmHg ↓，HCO_3^- 25.5 mmol/L ↑；HCT 33% ↓，Ca 1.07 mmol/L ↓，GLU 7.6 mmol/L ↑。

2020 年 2 月 1 日心肌梗死三项：超敏肌钙蛋白 10.3 pg/ml，CK-MB 41U/L ↑，肌红蛋白 396.2 ng/ml ↑；生化：K 3.55 mmol/L，Na 131.1 mmol/L ↓，UREA 3.9 mmol/L，Lac 0.68 mmol/L。

2020 年 2 月 18 日血常规：WBC 8.29×10^9/L，NE% 67.5%，LY% 19.5% ↓，RBC 4.44×10^{12}/L，Hb 136 g/L，PLT 392×10^9/L ↑；电解质、心肌酶复查正常。

新型冠状病毒核酸变化见表 17-4。

2020 年 1 月 30 日胸部 CT：右肺中、下叶及左肺上、下叶散在多发斑片状磨玻璃影，较大者位于左肺上叶，截面大小约 2.0 cm×2.2 cm。左肺上叶结节、钙化、条索灶。右肺门及纵隔淋巴结钙化。心影形态可。结论：①考虑双肺病毒性感染，请结合临床。②左肺上叶结核，多为陈旧性。③右肺门及纵隔淋巴结钙化。

2020 年 2 月 8 日胸部 CT（图 17-4）：双肺各叶散在多发斑片状高密度影及磨玻璃影，较前明显进展。余同前。

2020 年 2 月 16 日胸部 CT（图 17-5）：双肺各叶散在多发斑片状高密度影及磨玻璃影，范围较前减小，密度变淡，并可见索条影。符合病毒性感染吸收期改变。余同前。

2020 年 2 月 22 日胸部 CT：双肺各叶散在多发斑片状高密度影及磨玻璃影，范围较前减小，密度变淡，并可见索条影。符合病毒性感染吸收期改变。余同前。

2020 年 3 月 1 日胸部 CT：双肺各叶散在多发斑片状高密度影及磨玻璃影，范围较前减小，密度变淡，右肺下叶胸膜旁斑片、条索灶较前增多。符合病毒性感染吸收期改变。

表 17-4 新型冠状病毒核酸变化

日期（2020 年）	新型冠状病毒核酸	标本类型
2 月 2 日	可疑	口咽拭子
2 月 5 日	（＋）	口咽拭子
2 月 7 日	（－）	口咽拭子
2 月 12 日	（－）	口咽拭子
2 月 24 日	（－）	口咽拭子
2 月 25 日	（－）	口咽拭子

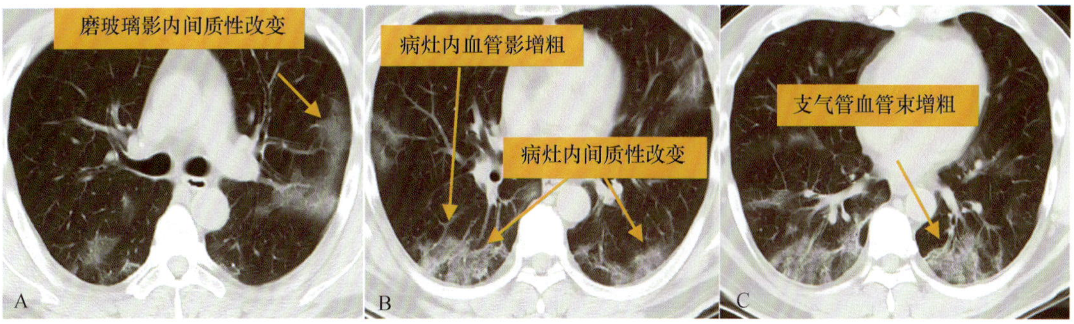

图 17-4 2020 年 2 月 8 日胸部 CT。双肺胸膜下多发磨玻璃影

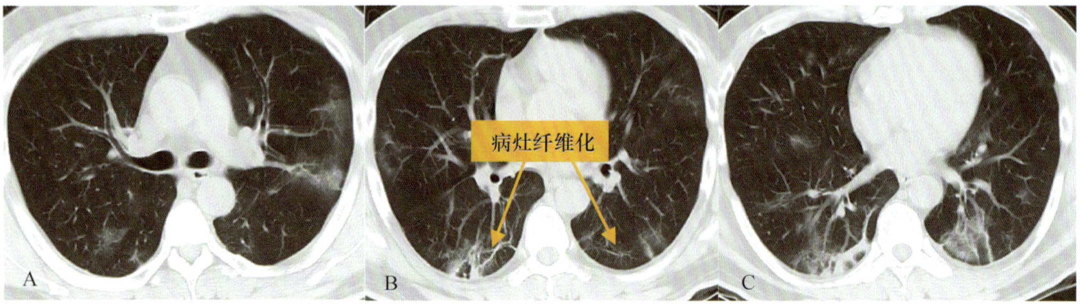

图 17-5　2020 年 2 月 16 日胸部 CT。病灶较前吸收并纤维化

【诊断】

①新冠肺炎 普通型。②高血压 3 级 很高危。

【治疗】

卧床休息，保持能量摄入，维持水、电解质平衡及内环境稳定；注意生命体征监测，包括体温、呼吸、脉率和血氧饱和度。抗病毒（洛匹那韦 / 利托那韦、干扰素 α-1b）、抗感染（莫西沙星）、糖皮质激素（甲泼尼龙）、中药（连花清瘟胶囊、汤剂）等对症支持治疗，预防并发症及药物不良反应，减少药物相互作用诱发的肝、肾损伤或心血管异常。

病例 17-5

【入院病史采集】

患者女，60 岁，入院日期：2020 年 2 月 18 日，出院日期：2020 年 3 月 5 日，住院天数：16 天。

主诉：间断发热 2 周余。

现病史：患者于入院前 2 周前无明显诱因出现间断无规律发热，体温 37.5 ～ 38.5℃，伴乏力，无咳嗽、胸闷，无腹泻。2 月 2 日来我院门诊就诊，行胸部 CT 考虑病毒性肺炎，予奥司他韦、连花清瘟胶囊、莫西沙星治疗 7 天，体温不退，2 月 3 日转我院发热门诊治疗，2 月 6 日予抗病毒治疗（洛匹那韦 / 利托那韦，每次 400 mg，口服每日 2 次）、激素（甲泼尼龙，每次 40 mg，口服每日 1 次）、抗感染等治疗 9 天。2 月 17 日来我院门诊复查胸部 CT 提示病灶较前进展，遂以“病毒性肺炎”收入我科。起病以来，患者精神、睡眠一般，食欲欠佳，体力、体重下降，大小便正常。

既往史：否认高血压、糖尿病、心脏病病史，否认手术外伤史，否认传染病病史，否认食物、药物过敏史。

流行病学史：有重型新冠肺炎患者密切接触史，患者女婿罹患新冠肺炎，目前住院治疗。

【体格检查】

T 37.8℃，P 118 次 / 分，R 21 次 / 分，BP 144/89 mmHg，SpO_2 95%（未吸氧），SpO_2 99%（鼻导管吸氧状态下）。神清，查体合作。颈软，全身皮肤黏膜无黄染，浅表淋巴结无肿大。口唇无发绀，咽无充血，扁桃体无肿大。双肺呼吸音正常，未闻及干、湿啰音。心率 118 次 / 分，律齐，无杂音。腹平软，无压痛、反跳痛，肝脾肋下未及。下肢无水肿。

【辅助检查】

2020 年 2 月 11 日心肌酶：CK 34.0 U/L，CK-MB 28.0 U/L ↑。HCRP 31.70 mg/L ↑。呼吸道病毒抗体检测：腺病毒 IgM 抗体（－），EB 病毒壳抗原 IgM（－），柯萨奇 B 组病毒 IgM 抗体（－），B 型流感病毒 IgM 抗体（－），A 型流感病毒 IgM 抗体（－），人呼吸道合胞病毒 IgM 抗体（－），人副流感病毒 IgM 抗体（－）。

血常规及炎症指标见表 17-5，生化指标变化见表 17-6，新型冠状病毒 RNA 检测结果见表 17-7。

2020 年 2 月 19 日 T 细胞亚群：CD3 ＋ CD4 百分比 61.36 % ↑，成熟 T 淋巴细胞（CD3 ＋细胞计数）＋抑制性 T 细胞 / 细胞毒性 T 细胞（CD8 ＋细胞计数）185.39/μl ↓，T 细胞亚群比例（TH/TS）3.16 ↑，余正常。HBsAb 66.19 mIU/ml ↑，HBcAb 2.08 S/CO ↑，余阴性。HIV ＋梅毒抗体（－）。HbA1c 7% ↑。血气分析：pH 值

7.460 ↑、PCO_2 40 mmHg，PO_2 94 mmHg，BE（ecf）4.60 mmol/L ↑，HCO_3^- 28.40 mmol/L ↑，TCO_2 29.60 mmol/L ↑，SO_2 98%。支原体＋衣原体（－）。甲状腺功能正常。凝血功能：APTT 45.20 s ↑，Fb 9.68 g/L ↑，余正常。DD 0.58 mg/L ↑。

2020 年 2 月 27 日 DD 0.44 mg/L。IL-6 2.28 pg/ml。

2020 年 3 月 4 日新型冠状病毒 IgG 抗体（＋），新型冠状病毒 IgM 抗体（－）。

2020 年 2 月 2 日胸部 CT（图 17-6A）：考虑右下肺病毒性炎症，建议结合临床。

2020 年 2 月 10 日胸部 CT（图 17-6B）：双肺病毒性肺炎较前吸收。

2020 年 2 月 21 日胸部 CT（图 17-6C）：双肺见散在多发片状、斑片状、条状影，部分病灶呈磨玻璃影，部分病灶实变密度较高，以双肺外周胸膜下分布为甚，与 2020 年 2 月 17 日 CT 相比，双肺部分病灶较前略增多。

2020 年 2 月 26 日胸部 CT：两肺下叶中见散在多发的片状、斑片状、条状影，部分病灶呈磨玻璃影，部分病灶实变密度较高，以双肺外周胸膜下分布为甚，与 2020 年 2 月 21 日相比，双肺病灶较前明显吸收。

2020 年 3 月 3 日胸部 CT（图 17-6D）：两肺下叶中见多发条片状、斑片状、条状影，部分病灶呈磨玻璃影，部分病灶实变密度较高，以双肺外周胸膜下分布为甚，与 2020 年 2 月 26 日相比，双肺病灶有吸收，双侧胸膜炎好转。

表 17-5 血常规及炎症指标

日期（2020 年）	WBC（10^9/L）	NE%	LY（10^9/L）	LY%	RBC（10^{12}/L）	Hb（g/L）	PLT（10^9/L）	ESR（mm/h）	PCT（ng/ml）	HCRP（mg/L）
2 月 2 日	4.96	65.50	1.32	26.60	4.28	136.00	136.00	22.0		27.80
2 月 17 日	8.58	78.90	1.48	17.20	4.52	151.00	181.00			
2 月 19 日								96.0	0.19	77.58
2 月 21 日	3.54					114.00				64.82
2 月 27 日	3.51					114.00		73.0		

表 17-6 生化指标变化

日期（2020 年）	K（mmol/L）	Na（mmol/L）	CREA（μmol/L）	ALT（U/L）	AST（U/L）	BNP（pg/ml）	CK-MB（U/L）	CK（U/L）	ALB（g/L）
2 月 17 日	3.51	130.90	51	165	80				37.4
2 月 19 日				119	40	70.00	正常	正常	30.0
2 月 21 日	正常	正常	42	98	47				29.3
2 月 27 日	3.41		39						30.7

空白处：因医生记录习惯不同，导致部分具体项目内容缺失

【诊断】

①新冠肺炎 普通型。②2 型糖尿病。③肝功能异常。④电解质紊乱：低钠血症、低钾血症。⑤低蛋白血症。⑥高胆固醇血症。⑦双侧胸膜炎。

【治疗】

2020 年 2 月 18 日因复查 CT 示病灶较前进展，低热住院，给予还原型谷胱甘肽护肝、兰索

表 17-7 新型冠状病毒 RNA 检测（咽拭子）

日期（2020 年）	开放阅读编码框 ORF1ab	核壳蛋白基因 N
2 月 5 日	（－）	（－）
2 月 23 日	（－）	（－）
2 月 27 日	（－）	（－）
3 月 4 日	（－）	（－）

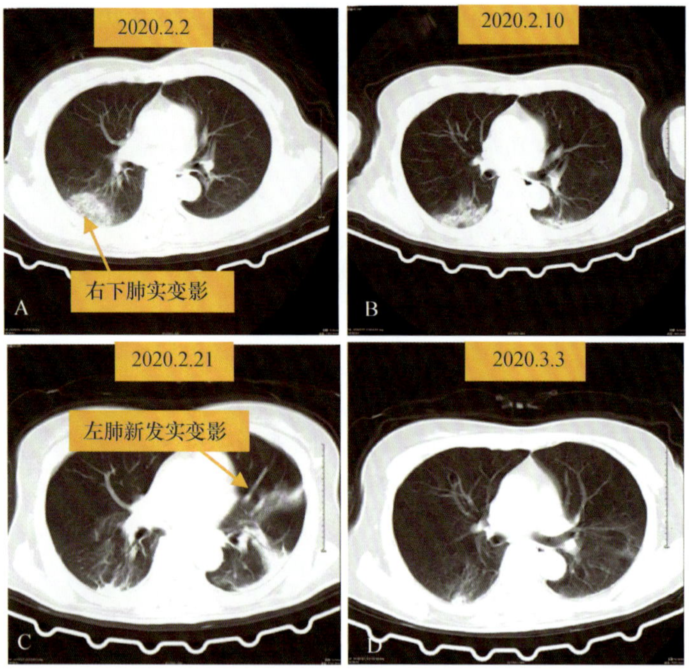

图 17-6 不同时期胸部 CT 的变化

拉唑护胃对症处理，氨溴索祛痰，仍然低热。

2020 年 2 月 21 日加用甲泼尼龙，早 8 mg，晚 8 mg，症状缓解。2 月 25 日减为早 8 mg，晚 4 mg，2 月 28 日减为早 8 mg，3 月 2 日减为早 4 mg，3 月 5 停药出院。

病例 17-6

【入院病史采集】

患者女，43 岁。职业：保密。住址：湖北省某市。入院日期：2020 年 1 月 31 日，出院日期：2020 年 2 月 17 日，住院天数：17 天 。

主诉：发热 6 天，咳嗽 1 天。

现病史：患者于入院前 6 天受凉后出现间断无规律发热，未监测体温，无畏寒、盗汗，偶有干咳，伴头痛，无咽痛、乏力等不适。自服奥司他韦及阿奇霉素，体温降至正常。2020 年 1 月 31 日上午患者再次出现发热，体温 38.2℃，故至湖北省某市中心医院（三级甲等）发热门诊就诊，血常规未见异常，胸部 CT：双肺病毒性感染，右肺下叶迂曲增粗血管影，双肺少许条索影。门诊以“病毒性肺炎”收住我科。发病以来，患者精神、食欲及睡眠尚可，体力、体重无下降。

既往史：体健。否认高血压、冠心病、糖尿病、肝炎、结核史。否认食物、药物过敏史。

流行病学史：患者于 1 月 18 日从武汉至湖北省某市，否认家属及同事发热史。

【体格检查】

T 37.2℃，R 18 次 / 分，P 74 次 / 分，BP 108/71 mmHg，SpO_2 95%。神清，查体合作。颈软，全身皮肤黏膜无黄染，浅表淋巴结无肿大。口唇无发绀，咽无充血，扁桃体无肿大。双肺呼吸音粗糙，未闻及干、湿啰音。心率 74 次 / 分，律齐，无杂音。腹平软，无压痛、反跳痛，肝脾肋下未及。下肢无水肿。

【辅助检查】

2020 年 1 月 30 日血常规：WBC 4.28×10^9/L，RBC 4.81×10^{12}/L，Hb 131g/L，PLT 221×10^9/L。

入院输血全套：HBeAb 0.56 S/CO ↓，HBcAb 7.68 S/CO ↑；DIC 全套：抗凝血酶原 69.4% ↓；生化：Cl 111.1 mmol/L ↑，Lac 0.43 mmol/L ↓；肝功能：总蛋白 64.8 g/L ↓；CK-MB 30 U/L ↑；血常规＋ HCRP：LY% 17.2% ↓,EOS% 0.2% ↓，LY 0.74×10^9/L ↓，EOS 0.01×10^9/L ↓，Hb 112 g/L ↓，MCH 25.9 pg ↓，平均血红蛋白浓度 311 g/L ↓，血小板分布宽度 13.5 fL ↓，HCRP 2.5 mg/L ↑；血气分析：Ca 1.07 mmol/L ↓，葡萄糖 5.8 mmol/L ↑，余指标正常。

新型冠状病毒核酸变化见表 17-8。

2020 年 1 月 30 日胸部 CT（图 17-7A）：双肺纹理增强，双肺各叶均可见斑片状磨玻璃影，较大者截面积约 2.1 cm×1.3 cm，边缘模糊，考虑双肺病毒性感染。右肺下叶可见迂曲增粗血管影，双肺可见少许条索影。双肺门影不大。气管及各支气管通畅。纵隔窗心脏及大血管形态、密度正常，纵隔内未见明显淋巴结肿大。

2020 年 2 月 3 日胸部 CT（图 17-7B）：双肺纹理增强，双肺各叶均见斑片状磨玻璃影，范围较前扩大，较大者位于右肺上叶，截面积约 2.1 cm×2.4 cm，边缘模糊，双肺多叶多发病变较前进展，符合病毒性肺炎进展期表现。部分病灶内新见纤维条索影，并见肺组织牵拉、扭曲。右肺下叶可见迂曲增粗血管影，考虑血管畸形。双肺可见少许条索影。双肺门影不大。气管及各支气管通畅。纵隔窗心脏及大血管形态、密度正常，纵隔内未见明显淋巴结肿大。

2020 年 2 月 11 日胸部 CT（图 17-7C）：双肺纹理增强，原双肺各叶斑片状磨玻璃影，范围较前缩小，部分呈条索影改变。右肺下叶可见迂曲增粗血管影，双肺可见少许条索影。双肺门影不大。气管及各支气管通畅。纵隔窗心脏及大血管形态、密度正常，纵隔内未见明显淋巴结肿大。

表 17-8　新型冠状病毒核酸变化

日期（2020 年）	新型冠状病毒核酸	标本类型
2 月 6 日	可疑	鼻咽拭子
2 月 13 日	（－）	鼻咽拭子
2 月 14 日	（－）	鼻咽拭子

【诊断】

新冠肺炎 普通型。

【鉴别诊断】

详见表 1-3。

【治疗】

卧床休息，维持水、电解质平衡及内环境稳定；密切监测生命体征、指氧饱和度等。抗病毒（洛匹那韦 / 利托那韦、干扰素 α-1b）、糖皮质激素（甲泼尼龙）、中药（连花清瘟胶囊、汤剂）等对症支持治疗，预防并发症及药物不良反应。

【诊治思路＋治疗经验】

激素的使用仍存在争议。军队支援湖北医疗队新型冠状病毒病诊疗方案（试行第二版）[1] 认为糖皮质激素治疗尚未得到循证医学证据，但经过军队前方专家组表决，多数认为临床有效。糖皮质激素不建议应用于轻型及普通型患者，当出现氧合指标进行性恶化，并伴影像学渗出影迅速增多时，可以考虑应用。建议最高日剂量不超过相当于甲泼尼龙 160 mg，疗程不超过 7 天，反对使用大剂量激素冲击疗法。

应用激素的获益在于改善患者氧合、抑制炎症反应、加速肺部病变吸收、减少机械通气的使用，有望降低死亡率，弊端在于可能延长病毒排毒时间、继发感染及其他激素相关并发症。

【知识拓展】

4 个版本新型冠状病毒病诊疗方案中糖皮质激素的应用问题

1.《军队支援湖北医疗队新型冠状病毒病诊疗方案（试行第二版）》[1] 糖皮质激素治疗建

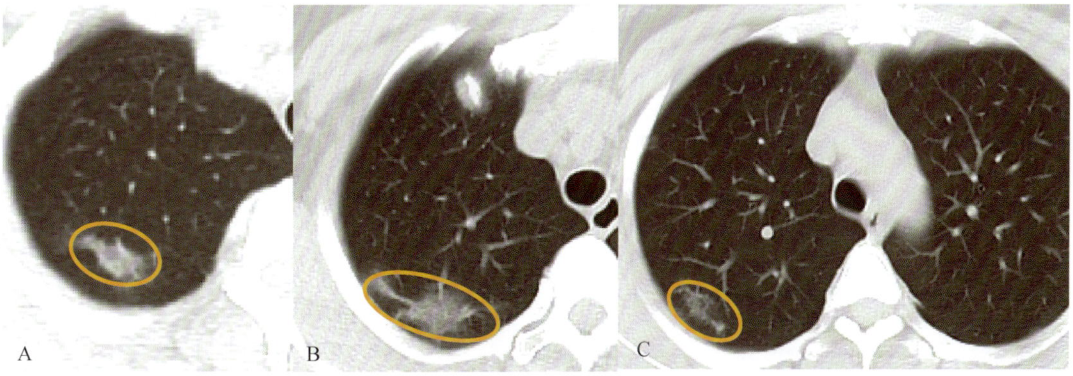

图 17-7　不同时期胸部 CT。磨玻璃影，其内见增粗血管影，后吸收范围减小

议最高日剂量不超过相当于甲泼尼龙 160 mg，疗程不超过 7 天。

2.《上海市 2019 冠状病毒病综合救治专家共识》[2] 共识认为需谨慎使用糖皮质激素。影像学检查提示肺炎出现明显进展，静息未吸氧状态下患者 SaO_2 ≤ 93% 或呼吸急促（呼吸频率≥ 30 次 / 分）或氧合指数≤ 300 mmHg，特别是病情进展速度明显加快，面临插管风险时可加用糖皮质激素。患者在插管或 ECMO 支持可维持有效血氧浓度时，则建议迅速撤退糖皮质激素的使用。对于非重症患者使用甲泼尼龙，建议剂量控制在 20 ～ 40 mg/d，重症患者控制在 40 ～ 80 mg/d，疗程一般为 3 ～ 6 天。

3.《新型冠状病毒肺炎诊疗方案（试行第八版）》[3] 氧合指标进行性恶化、影像学进展迅速、机体炎症反应过度激活状态的患者，酌情短期内（一般建议 3 ～ 5 天，不超过 10 天）使用糖皮质激素，建议剂量相当于甲泼尼龙 0.5 ～ 1 mg/（kg · d）。

4.《新型冠状病毒肺炎防治专家意见》[4] 糖皮质激素在新冠肺炎中的应用由于没有随机对照试验（RCT）研究证据，具有争议。研究结果显示，中低剂量糖皮质激素可降低重型病毒性肺炎患者的病死率和缩短住院时间，而不会导致继发感染或其他并发症。国内回顾性研究结果显示，中低剂量糖皮质激素对病毒清除时间未见明显影响，重型患者可能有潜在受益。具体建议如下：

（1）原则：①慎用糖皮质激素，严禁使用糖皮质激素退热。②对于新型冠状病毒感染前因自身免疫病、肾病综合征、支气管哮喘等基础病已经规律使用糖皮质激素的患者，糖皮质激素的使用剂量应该结合患者基础病和感染严重程度个体化使用。

（2）适应证（以下 2 个条件须同时具备）：①影像学进展迅速（24 ～ 48 h 内病灶进展＞ 50%）。②静息未吸氧状态下，患者血氧饱和度（SpO_2）≤ 93% 或呼吸窘迫（呼吸频率≥ 30 次 / 分）或氧合指数≤ 300 mmHg。

（3）以下情况慎用：①糖尿病患者，正在接受口服药物或胰岛素治疗。②已知对甲泼尼龙、氢化可的松、地塞米松或其他赋形剂过敏。③难治性高血压。④癫痫或谵妄状态。⑤青光眼。⑥已知的近 3 个月内活动性消化道出血。⑦已知的难以纠正的低钾血症。⑧已知继发细菌或真菌感染。⑨已知的免疫抑制状态（如化疗、放疗或术后 1 个月内，HIV 感染）。⑩严重淋巴细胞减低（外周血淋巴细胞绝对值＜ 300/μl）。

（4）用法、用量和疗程：建议剂量不超过相当于甲泼尼龙 1 ～ 2 mg/（kg · d），疗程 5 ～ 7 天。应当注意较大剂量糖皮质激素的免疫抑制作用会延缓对冠状病毒的清除。给药方式：医师可根据病情酌情考虑，建议静脉点滴为主。若病情允许，可逐渐过渡为口服。

参考文献

[1] 军队前方专家组 . 军队支援湖北医疗队新型冠状病毒病诊疗方案（试行第二版）. 中华结核和呼吸杂志，2020，43（5）：414-420.

[2] 上海市 2019 冠状病毒病临床救治专家组 . 上海市 2019 冠状病毒病综合救治专家共识 . 中华传染病杂志，2020，38（3）：134-138.

[3] 国家卫生健康委办公厅，国家中医药管理局办公室 . 新型冠状病毒肺炎诊疗方案（试行第八版）.[2020-08-18][2020-08-21]. http：//www.gov.cn/zhengce/zhengceku/2020-08/19/content_5535757.htm.

[4] 中华医学会呼吸病学分会，中国医师协会呼吸医师分会 . 新型冠状病毒肺炎防治专家意见 . 中华结核和呼吸杂志，2020，43（6）：473-489.

病例 18　应用氯喹的普通型新冠肺炎 1 例

（张 骅 卢 晔 王 冲）

【入院病史采集】

患者女，35 岁。职业：农民。住址：湖北省某地新区。入院日期：2020 年 2 月 7 日，出院日期：2020 年 3 月 11 日，住院天数：34 天。

主诉：流涕伴发热 2 天。

现病史：患者于入院前 2 天受凉后出现流涕，间断无规律发热，体温最高 38.3℃，无畏寒、寒战、头痛、乏力及全身肌肉酸痛、咳嗽、咳痰、盗汗、咯血，无胸痛、胸闷、心悸，无腹痛、腹胀，无恶心、呕吐等不适，2 月 7 日至湖北省某市镇卫生院就诊行胸部 CT 检查提示右肺磨玻璃样病变，考虑病毒性肺炎可能（未见报告），请专家会诊后考虑为疑似病例，转我科进一步诊治。发病以来，患者精神、睡眠及饮食欠佳，体力、体重无下降，大小便无异常。

既往史：否认高血压、糖尿病病史。否认结核病史。否认外伤史、输血史、食物药物过敏史。父母体健，否认家族遗传病史。乙型肝炎病史半年，未服药；2009 年、2013 年行剖宫产术。

流行病学史：无。

【体格检查】

T 38.1℃，P 76 次 / 分，R 18 次 / 分，BP 100/60 mmHg，SpO_2 98%，神志清楚，精神尚可，口唇无发绀，咽部无充血，扁桃体无肿大。两肺呼吸音稍粗，双下肺未闻及啰音。心率 76 次 / 分，律齐，无杂音。腹平软，无压痛及反跳痛，肝脾肋下未及，双肾区无叩击痛，双下肢无水肿。生理反射存在，病理反射未引出。

【辅助检查】

2020 年 2 月 10 日肺炎支原体 IgG 43.20 AU/ml ↑，肺炎衣原体 IgG 23.10 AU/ml ↑。HBsAg ＞ 250.00 IU/ml ↑，HBcAb 8.20 S/CO ↑；DD 1.18 mg/L ↑，ESR 21 mm/h ↑。

2020 年 2 月 20 日心肌酶谱及肌钙蛋白未见异常。

2020 年 3 月 2 日凝血功能：DD 0.56 mg/L ↑。

血常规及炎症指标见表 18-1，新型冠状病毒核酸变化见表 18-2。

胸部 CT 见图 18-1 和图 18-2。

表 18-1　血常规及炎症指标

日期（2020 年）	WBC（10^9/L）	NE%	LY（10^9/L）	LY%	RBC（10^{12}/L）	Hb（g/L）	PLT（10^9/L）
2 月 10 日	2.51		0.85				
2 月 20 日				17.7	3.20	103	
2 月 27 日	3.42					110	
3 月 2 日					3.55	113	

空白处：因医生记录习惯不同，部分具体项目内容缺失

表 18-2　新型冠状病毒核酸变化

日期（2020 年）	新型冠状病毒核酸	标本类型
2 月 10 日	（＋）	口咽拭子
2 月 22 日	（＋）	口咽拭子
2 月 27 日	可疑	口咽拭子
3 月 1 日	可疑	口咽拭子
3 月 9 日	IgM/IgG：（＋）	血清

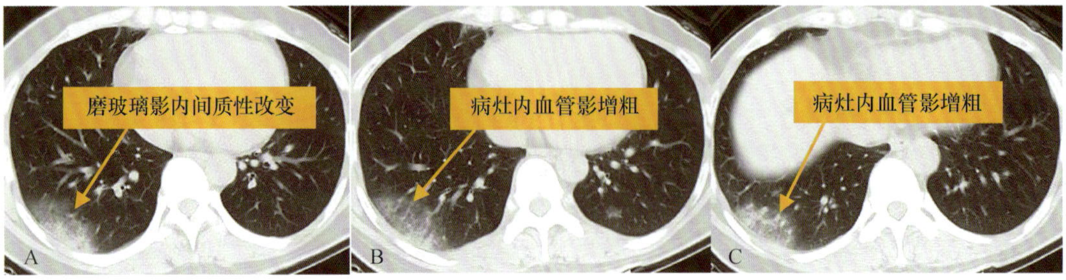

图 18-1　2020 年 2 月 16 日胸部 CT。右肺下叶胸膜下磨玻璃影

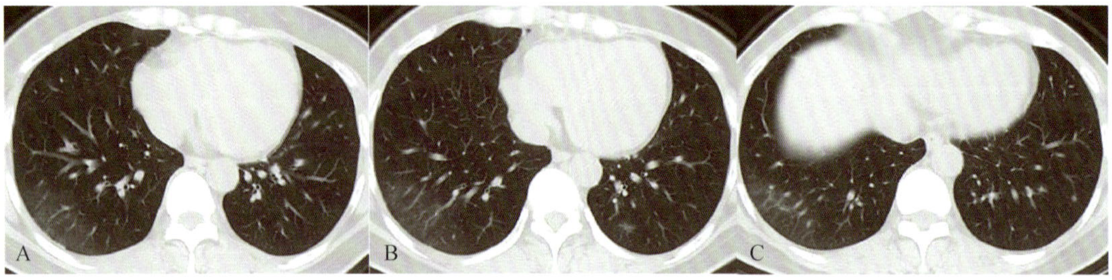

图 18-2　2020 年 2 月 23 日胸部 CT。病灶吸收消散

【诊断】

①新冠肺炎 普通型。②慢性乙型肝炎。

【治疗】

卧床休息，积极治疗基础疾病，维持水、电解质平衡及内环境稳定；监测生命体征、指氧饱和度等。抗病毒（洛匹那韦 / 利托那韦、阿比多尔、磷酸氯喹）、雾化吸入（重组人干扰素 α-2b）、抗感染（莫西沙星）、中药等对症支持治疗，预防并发症及药物不良反应，减少药物相互作用诱发的肝、肾损伤或心血管异常。

【诊治思路＋治疗经验】

羟氯喹是氯喹的一种衍生物，药理学作用与氯喹相近，但毒副作用显著减少。羟氯喹与氯喹的区别在于用羟乙基替代了氯喹中的一个乙基，使得羟氯喹在人体胃肠道吸收更快，体内分布更广。硫酸羟氯喹作为 FDA 妊娠 C 类药，可用于妊娠患者。这种组合的另一个优点是既可以作为针对新型冠状病毒的抗病毒药物，又可以防止细菌的交叉感染。

对于氯喹 / 羟氯喹的使用，首先，应根据患者的基础疾病或者心肺肝肾功能受损情况，相应调低氯喹 / 羟氯喹的剂量。其次，如果患者的病毒负荷高，需要考虑到安全剂量的氯喹 / 羟氯喹无法有效抑制患者体内的大量病毒，应考虑联用利巴韦林、洛匹那韦 / 利托那韦等抗病毒药物联合治疗方案（硫酸羟氯喹和利巴韦林、洛匹那韦、利托那韦、法匹诺韦这四个药物没有相互作用的记录，提示可以对高病毒负荷的患者尝试使用硫酸羟氯喹＋利巴韦林，硫酸羟氯喹＋洛匹那韦 / 利托那韦，硫酸羟氯喹＋法匹那韦）。

羟氯喹的主要不良反应包括心肌损害和心律失常，后者包括心电图 QT 间期延长。合并先天性长 QT 综合征、QT 间期延长家族史，QT 间期延长、电解质异常、室性心律失常、尖端扭转型心律失常、心力衰竭等患者应禁用或慎用。普通人群在用药前及用药后均建议定期复查心电图和电解质（包括钠、钾、镁等）。

【知识拓展】

一、氯喹 / 羟氯喹的作用机制

氯喹 / 羟氯喹抑制新型冠状病毒的机制主要包括 3 个方面：①氯喹 / 羟氯喹可通过改变 ACE2 受体的糖基化修饰而减低 ACE2 受体与新冠病毒 S 蛋白的结合力，但这对羟氯喹的剂量要求很高。②氯喹 / 羟氯喹可以改变细胞膜表面的 pH 值而抑制病毒和细胞膜发生融合，抑制细胞的胞吞作用形成内吞体，抑制细胞内的一系列膜融合过程来抑制病毒在细胞内的成熟过程及病毒的释放。③氯喹 / 羟氯喹为免疫调节剂，有利于缓解新冠肺炎患者的过度自身免疫反应，原理和治疗风湿性关节炎相同。

二、氯喹/羟氯喹的研究进展

氯喹对新型冠状病毒有显著的抑制作用，50% 有效浓度（EC_{50}）为 1.13 μmol/L，50% 细胞毒浓度（CC_{50}）> 100 μmol/L[1]。氯喹的抗病毒作用主要通过提高胞内溶酶体的 pH 值，使酸性依赖的蛋白酶失去活性而抑制病毒的复制[2]。研究显示，氯喹和羟基氯喹在体外可抑制新型冠状病毒，羟氯喹（EC_{50} = 0.72%μM）比氯喹（EC_{50} = 5.47%μM）更有效[3]。与氯喹相比，羟基氯喹在人体内具有更安全的剂量依赖性毒性[4]。

一项纳入 36 例新冠肺炎患者参与的临床试验显示，接受羟氯喹和阿奇霉素联合治疗的患者第 6 天鼻咽拭子病毒核酸转阴率为 100%，仅接受羟氯喹单药治疗的患者为 57.1%，对照组为 12.5%（$P < 0.001$），并且与无症状的患者相比，具有症状的患者的药物疗效更显著[5]。

美国一项纳入 1376 例新冠肺炎患者的观察性研究显示，羟氯喹与由插管或死亡构成的复合终点的风险无关[6]。一项大型多国注册研究[7]共纳入 96 032 例新冠肺炎患者（平均年龄 53.8 岁，女性 46.3%），其中治疗组 14 888 例患者（1868 例使用氯喹，3783 例使用大环内酯类抗生素+氯喹，3016 例使用羟氯喹，6221 例患者大环内酯类抗生素+羟氯喹），对照组 81 144 例患者，结果显示，确诊后早期使用羟氯喹或氯喹（单独使用或与大环内酯类抗生素联合使用）未观察到对住院结果的益处，且单用氯喹或羟氯喹或与大环内酯类抗生素联合使用与发生室性心律失常和、住院死亡风险增加相关。

参考文献

[1] Wang M, Cao R, Zhang L, et al. Remdesivir and chloroquine effectively inhibit the recently emerged novel coronavirus (2019-nCoV) in vitro. Cell Res, 2020, 30 (3): 269-271.

[2] Al-Bari MAA. Targeting endosomal acidification by chloroquine analogs as a promising strategy for the treatment of emerging viral diseases. Pharmacol Res Perspect, 2017, 5 (1): e00293.

[3] Yao XT, Ye F, Zhang M, et al. In vitro antiviral activity and projection of optimized dosing design of hydroxychloroquine for the treatment of severe acute respiratory syndrome coronavirus 2 (SARS-CoV-2). Clin Infect Dis, 2020. doi: 10.1093/cid/ciaa237.

[4] Marmor MF, Kellner U, Lai TY, et al. Recommendations on Screening for Chloroquine and Hydroxychloroquine Retinopathy (2016 Revision). Ophthalmology, 2016, 123 (6): 1386-1394.

[5] Gautret P, Lagier JC, Parola P, et al. Hydroxychloroquine and azithromycin as a treatment of COVID-19: results of an openlabel non-randomized clinical trial. Int J Antimicrob Agents, 2020, 56 (1): 105949.

[6] Geleris J, Sun Y, Platt J, et al. Observational study of hydroxychloroquine in hospitalized patients with COVID-19. N Engl J Med, 2020, 382 (25): 2411-2418.

[7] Mehra MR, Desai SS, Ruschitzka F, et al. Hydroxy chloroquine or chloroquine with or without a macrolide for treatment of COVID-19: a multinational registry analysis. Lancet, 2020, S0140-6736 (20) 31180-31186.

病例 19　影像学表现为环珊瑚礁征的普通型新冠肺炎 1 例

（孙　莉　陈　辉　王　可）

【入院病史采集】

患者女，31 岁。职业：技术员，工作单位：武汉市某公司。住址：湖北省某市某村。入院日期：2020 年 2 月 1 日，出院日期：2020 年 3 月 4 日，住院天数：32 天。

主诉：咳嗽 1 周，发热 1 天。

现病史：患者于入院前 1 周无明显诱因出现阵发性咳嗽，无咳痰，伴食欲缺乏、乏力，无鼻塞、流涕，无咽痒、咽痛，无头痛、头晕，无恶心、呕吐，无腹胀、腹泻。于当地诊所行静脉输液等对症治疗（具体不详），患者咳嗽逐渐加重，并伴有咳白色黏痰，同时出现发热，最高达 38.7℃。为求进一步诊治，于 2020 年 1 月 30 日至湖北省某市中心医院（三级甲等）发热门诊就诊，行胸部 CT：双肺广泛多发磨玻璃样高密度灶，左肺为著，较大者位于左下叶，大小约 3 cm×1.8 cm，考虑病毒性感染可能性大。为求进一步诊治，发热门诊以“病毒性肺炎”收住我科。发病以来，患者精神、食欲、睡眠欠佳，体力、体重无下降。

既往史：否认高血压、冠心病、糖尿病、肝炎、结核病史；否认外伤史、手术史及输血史，否认食物、药物过敏史。

流行病学史：武汉居住史，2020 年 1 月 23 日由武汉市回湖北省某市。

【体格检查】

T 36.8℃，BP 145/96 mmHg，P 80 次 / 分，SpO_2 99%（未吸氧状态）。神清，查体合作。颈软，全身皮肤黏膜无黄染，浅表淋巴结无肿大。口唇无发绀，咽无充血，扁桃体无肿大。双肺呼吸音正常，未闻及干、湿啰音。心率 80 次 / 分，律齐，无杂音。腹平软，无压痛、反跳痛，肝脾肋下未及。下肢无水肿。

【辅助检查】

2020 年 1 月 30 日血常规＋HCRP＋血清淀粉样蛋白：WBC 9.46×10^9/L，LY% 2.09%，RBC 4.96×10^{12}/L，PLT 167×10^9/L，CRP 7.0 mg/L ↑，HCRP ＞ 5.0 mg/L ↑，血清淀粉样蛋白 36.24 mg/L ↑。

患者入院后检查：肺炎支原体衣原体：肺炎支原体 IgG 47.60 AU/ml ↑，肺炎衣原体 IgG 31.90 AU/ml ↑，肺炎衣原体 IgM 1.02 COI ↑；肝肾功能：总胆汁酸 10.2 μmol/L ↑，C1q 298.1 mg/L ↑，β2 微球蛋白 4.20 mg/L ↑；输血全套：HBeAb 0.50 S/CO ↓，HBcAb 6.90 S/CO ↑；血常规：MO% 11.7% ↑，EOS% 0.2% ↓，EOS 0.01×10^9/L ↓，RBC 5.24×10^{12}/L ↑，HCT 45.4% ↑，红细胞分布宽度 SD 值 38.5 fL ↓，平均血小板体积 13.1 fL ↑，大血小板比率 50.7% ↑。

2020 年 2 月 3 日血常规：WBC 4.95×10^9/L，NE% 54.6%，LY% 33.3%；尿液分析：红细胞 12.1/μl，白细胞 3.5/μl，上皮细胞 15.6/μl ↑，尿蛋白（－），酮体（－），尿胆原正常；肝功能：C1q 298.1 mg/L ↑，β2 微球蛋白 4.20 mg/L ↑；ESR 3 mm/h，CRP 14.00 mg/L ↑；肺炎支原体衣原体：肺炎支原体 IgG 47.60 AU/ml ↑，肺炎衣原体 IgG 31.90 AU/ml ↑，肺炎衣原体 IgM 1.02 COI ↑；肾功能、凝血功能、葡萄糖测定、电解质等未见异常。

2020 年 2 月 28 日及 29 日、3 月 2 日血常规、凝血功能、肝肾功能、心肌酶无异常。

新型冠状病毒核酸变化见表 19-1。

2020 年 2 月 11 日胸部 CT：双肺广泛多发磨玻璃样高密度灶，范围较前扩大，密度较前增高，较大截面约 6 cm×3.8 cm，考虑病毒性感染

表 19-1　新型冠状病毒核酸变化

日期（2020 年）	新型冠状病毒核酸	标本类型
2 月 5 日	（＋）	口咽拭子
2 月 22 日	（＋）	口咽拭子
2 月 27 日	可疑	口咽拭子
3 月 1 日	（－）	口咽拭子
3 月 2 日	（－）	口咽拭子

可能性大。

2020 年 2 月 17 日胸部 CT：双肺广泛多发磨玻璃样高密度灶，较前减少，密度降低；双肺门影不大。气管及各支气管通畅。纵隔窗心脏及大血管形态、密度正常，纵隔内未见明显淋巴结肿大。结论：双肺病毒性肺炎较前吸收好转。

2020 年 2 月 24 日胸部 CT（图 19-1 A1-A3）：双肺多发磨玻璃样高密度灶，较前密度降低，范围略减小，图 19-1 A3 和图 19-2 中可见典型环册瑚礁征；双肺门影不大。气管及各支气管通畅。纵隔窗心脏及大血管形态、密度正常，纵隔内未见明显淋巴结肿大。结论：双肺病毒性肺炎较前吸收好转。

2020 年 3 月 2 日胸部 CT（图 19-1 B1-B3）：双肺多发磨玻璃样高密度灶，较前密度降低，范围略减小；双肺门影不大。气管及各支气管通畅。纵隔窗心脏及大血管形态、密度正常，纵隔内未见明显淋巴结肿大。结论：病毒性肺炎吸收期改变。

2020 年 4 月 3 日胸部 CT（图 19-1 C1-C3）：原病灶已吸收。

【诊断】

新冠肺炎 普通型。

【治疗】

卧床休息，保持能量摄入，维持水、电解质平衡及内环境稳定；注意生命体征监测，包括体温、呼吸、脉率和血氧饱和度。抗病毒（洛匹那韦 / 利托那韦、阿比多尔、磷酸氯喹）、雾化吸入（重组人干扰素 α-2b）、糖皮质激素（甲泼尼龙）、中药（连花清瘟胶囊、新冠肺炎 1 号汤剂）、止咳化痰抗纤维化（氨溴索）等对症支持治疗，预防并发症及药物不良反应。

【诊治思路＋治疗经验】

本例患者为青年女性（31 岁），无基础疾病，以咳嗽起病，初期无痰，后期出现发热、咯白痰，查体肺部体征少，外周血 WBC ＜ 10×10^9 / L，有明确流行病学史，胸部影像学表现为广泛多发磨玻璃样高密度灶、环珊瑚礁征，以肺外带明显，具有典型的影像学特征，咽拭子新型冠状病毒核酸（＋），普通型新冠肺炎诊断明确。回顾胸部影像学资料，发现患者胸部 CT 改变经历“加重（2020 年 2 月 12 日）—缩小（2020 年 2 月 17 日）—加重（2020 年 2 月 22 日）—缩小（2020 年 3 月 2 日）”几个阶段，入院时查肺炎支原体 IgG（＋），肺炎衣原体 IgG（＋），肺炎衣原体 IgM（＋），需考虑是否合并非典型病原

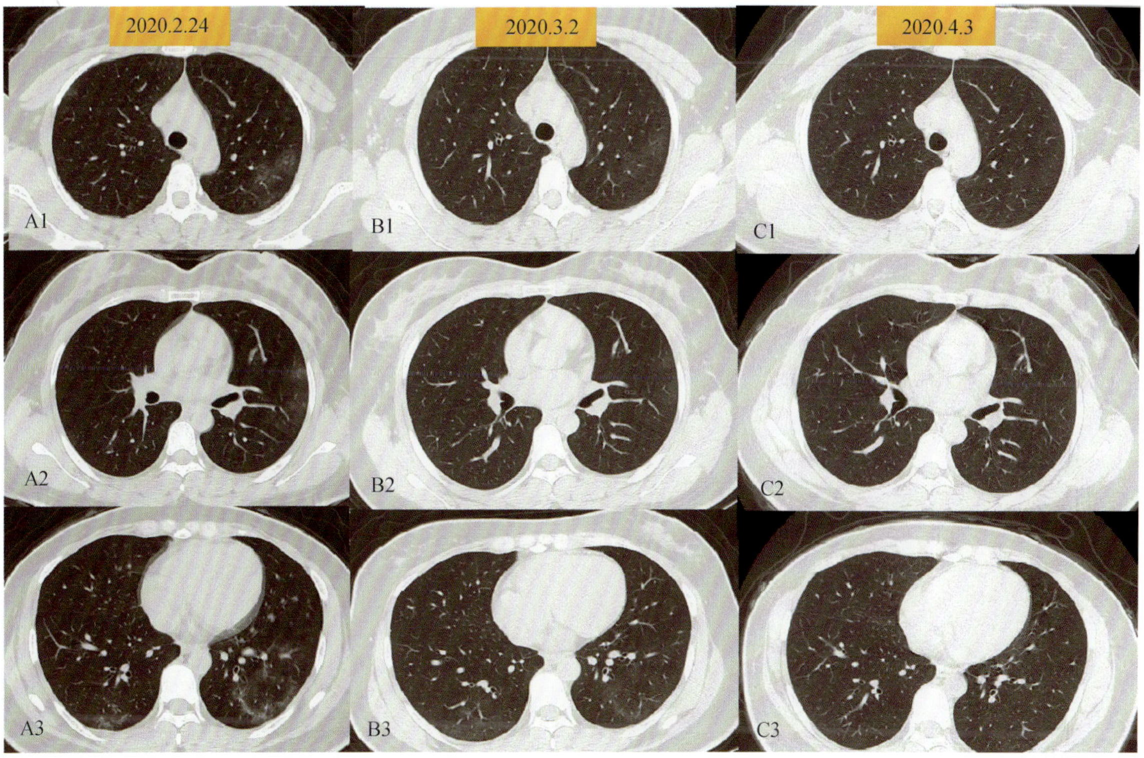

图 19-1 不同时期胸部 CT

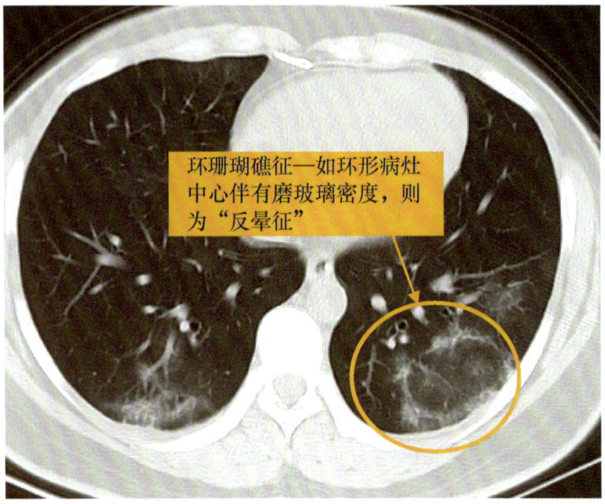

图 19-2　胸部 CT。环珊瑚礁征

体肺炎，以及是否予抗感染治疗。

本例患者出现反晕征（reversed halo sign），又称环礁征（环珊瑚礁征），该表现与晕征的表现相反，为由实性环包绕形成的局灶性、圆形弱磨玻璃影区域，提示含气间隙与间质的特殊受累。

【知识拓展】

胸部 X 线检查对新冠肺炎的敏感性不高，高度怀疑为新冠肺炎的病例，即使胸部 X 线检查未见明显异常，仍应行胸部 CT。典型的新冠肺炎早期呈多发小斑片影及间质改变，以肺外带明显，进而发展为双肺多发磨玻璃影、浸润影，严重者可出现肺实变，胸腔积液少见。在更为严重或进展迅速的肺部感染病例中，液体会逐渐积聚在肺叶内，导致肺部磨玻璃样变逐渐进展为实心白色样“肺实变”。最终，由于肺小叶壁间质的肿胀，CT 呈现“铺路石征”，即肺泡壁增厚，像一条条白线将模糊的磨玻璃影分裂开，犹如很多形状不规则的石头铺在路上一样在肺中积聚。磨玻璃影、肺实变、铺路石征可单独或合并出现。磨玻璃影一般是首发影像学表现，另外两种体征随后单个或者同时出现。

因发病时间及机体对病毒反应不同，胸部 CT 表现可分为 5 期[1]：①超早期：通常指暴露于病毒污染环境中（与确诊病例接触史、家庭、单位或医务人员聚集性发病环境内）1 ～ 2 周内尚无任何临床表现、实验室检查（－）和咽拭子新型冠状病毒（＋）。主要影像表现为单发、双发或散在数个局灶性磨玻璃密度影、小叶中心结节及周围环绕斑片状磨玻璃密度影、斑片状实变影及其内见支气管充气征等，以中下叶胸膜下为著。②早期：指出现临床表现（发热、咳嗽、干咳等）后 1 ～ 3 天，此期病理学机制为肺泡间隔毛细血管扩张充血、肺泡腔内液体渗出和小叶间隔间质水肿。表现为单发或散在多发斑片状或团状磨玻璃密度影，被蜂窝样或网格样增厚小叶间隔分隔。③快速进展期：出现临床表现后 3 ～ 7 天，此期病理学机制为肺泡腔内聚集大量富细胞渗出液、间质内血管扩张渗出、二者均导致肺泡及间质水肿进一步加重，纤维素样渗出经肺泡间隔将每个肺泡联通起来形成融合态势。CT 表现为融合大片较淡的实变影、其内可见充气支气管征。④实变期：出现临床表现 7 ～ 14 天，此期主要病理机制应该是肺泡腔纤维素性渗出、肺泡壁毛细血管充血消退。CT 影像学表现为多发斑片状实变密度、范围较上一期稍缩小。⑤消散期：出现临床表现 2 ～ 3 周内、病变范围进一步缩小。CT 表现为斑片状实变或条索影，随着时间延长、可见网格状增厚小叶间隔、支气管壁增厚扭曲成条索状及少许散在斑片状实变。

参考文献

[1] Jin YH，Cai L，Cheng ZS，et al. A rapid advice guideline for the diagnosis and treatment of 2019 novel coronavirus（2019-nCoV）infected pneumonia（Standard version）. Mil Med Res，2020，7（1）：4.

病例 20　以干咳为主要表现的普通型新冠肺炎 1 例

（张　维　曹　丰　王生成）

【入院病史采集】

患者男，38 岁。工作单位：湖北省某市路灯管理处，职业：专业技术人员。住址：湖北省某市某小区。入院日期：2020 年 2 月 10 日，出院日期：2020 年 2 月 25 日，住院天数：15 天。

主诉：干咳 2 天。

现病史：患者于入院前 2 天无明显诱因出现阵发性干咳，无发热、乏力等不适，自行在家口服“板蓝根颗粒”症状稍好转，为进一步诊治，在发热门诊就诊后以“病毒性肺炎？”收住院。起病以来，患者精神、食欲及睡眠欠佳，大小便正常，体力、体重无改变。

既往史：体健。否认药物过敏史及手术外伤史。

流行病学史：患者配偶及同事确诊为新冠肺炎，其配偶在医院隔离治疗。

【体格检查】

T 36.6 ℃，R 19 次 / 分，P 68 次 / 分，神志清楚，浅表淋巴结未触及肿大，口唇无发绀，咽红，扁桃体不大。双肺呼吸音粗，无啰音。心率 68 次 / 分，律齐，无杂音。腹平软，无压痛、反跳痛，肝脾肋下未及。下肢无水肿。

【辅助检查】

门诊资料：2020 年 2 月 10 日我院门诊胸部 CT：双肺内可见散在磨玻璃密度影，以左肺上叶为著，右肺中叶少许纤维灶，考虑病毒性肺炎可能性大。血常规：WBC 8.48×10^9/L，NE% 82.4%，LY% 14.0%，RBC 5.00×10^{12}/L，Hb 159 g/L，PLT 279×10^9/L，CRP ＜ 5.0 mg/L。

2020 年 2 月 10 日血常规＋HCRP＋血清淀粉样蛋白：WBC 6.41×10^9/L，NE% 4.47×10^9/L，RBC 4.96×10^{12}/L，Hb 150 g/L，PLT 281×10^9/L；CRP ＜ 5.0 mg/L，超敏肌钙蛋白 ＜ 10.0 pg/ml；DIC 全套未见异常；PCT 0.02 ng/ml；生化：总胆汁酸 2.9 μmol/L，TBIL 10.7 μmol/L，总蛋白 70.1 g/L，ALB 46.6 g/L，ALT 26 U/L，AST 21 U/L；CK 115 U/L，CK-MB 12 U/L，K 3.94 mmol/L，Ca 2.47 mmol/L，CREA 56.6 μmol/L ↓，C1q 243.5 mg/L ↑；尿、粪常规正常。

2020 年 2 月 11 日新型冠状病毒核酸（＋）。

2020 年 2 月 22 日、23 日两次复查新型冠状病毒核酸（－）。

2020 年 2 月 10 日胸部 CT（图 20-1 A-B）：双肺纹理形态、走行正常，双肺内可见散在磨玻璃密度影，以左肺上叶为著。右肺中叶少许纤维灶。双肺门影不大。气管及双侧主支气管通畅。纵隔内未见明显淋巴结肿大。

2020 年 2 月 16 日胸部 CT（图 20-1 C-D）：双肺纹理形态、走行正常，双肺内可见散在磨玻璃密度影，较前吸收减少。右肺中叶少许纤维灶。双肺门影不大。气管及双侧主支气管通畅。纵隔内未见明显淋巴结肿大。

2020 年 3 月 6 日胸部 CT（图 20-1 E-F）：双肺纹理形态、走行正常，左肺上叶见 0.3 cm 磨玻璃结节，同前相仿。左肺下叶微小结节，同前相仿。原双肺内少许磨玻璃密度影，现基本吸收。右肺中叶少许纤维灶。双肺门影不大。气管及双侧主支气管通畅。纵隔内未见明显淋巴结肿大。

2020 年 3 月 10 日胸部 CT：双肺纹理形态、走行正常，左肺上叶见 0.3 cm 磨玻璃结节，同前相仿。左肺下叶微小结节，同前相仿。右肺中叶少许纤维灶。双肺门影不大。气管及双侧主支气管通畅。纵隔内未见明显淋巴结肿大。

【诊断】

新冠肺炎 普通型。

【治疗】

卧床休息，保持能量摄入，维持水、电解质平衡及内环境稳定；注意生命体征监测，包括体温、呼吸、脉率和血氧饱和度。抗病毒（洛匹那韦 / 利托那韦、干扰素 α-1b）、抗感染（莫西沙星、阿奇霉素）、中药（连花清瘟胶囊、清肺排毒汤）等对症支持治疗，预防并发症及药物

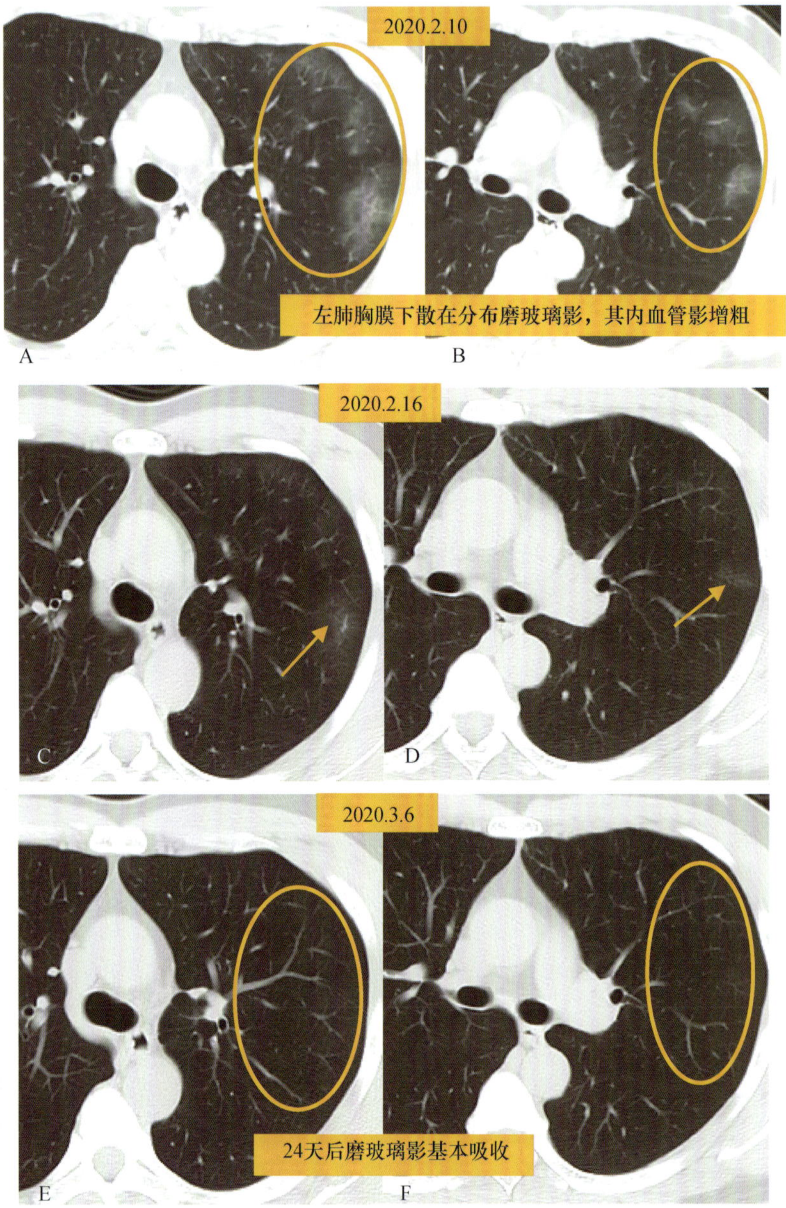

图 20-1　不同时期胸部 CT

不良反应。

【诊治思路+治疗经验】

该患者临床症状轻微，仅有干咳，影像学亦提示相对典型的病毒性肺炎表现。文献报道[1-2]，新冠肺炎患者的常见临床表现包括发热（83%～88.7%）、咳嗽（67.8%～82%）、呼吸急促（31%）、肌肉痛（11%）、精神异常（9%）、头痛（8%）、咽痛（5%）、流涕（4%）、胸痛（2%）、腹泻（2%～3.8%）及恶心呕吐（1%）等。因此，将影像学评估与临床和实验室检查结果结合可以提高对新冠肺炎早期诊断的准确率。

参考文献

［1］Chen N，Zhou M，Dong X，et al. Epidemiological and clinical characteristics of 99 cases of 2019 novel coronavirus pneumonia in Wuhan，China：a descriptive study. Lancet，2020，395（10223）：507-513.

［2］Guan WJ，Ni ZY，Hu Y，et al. Clinical characteristics of coronavirus disease 2019 in China. N Engl J Med，2020，382（18）：1708-1720.

病例 21 无症状的普通型新冠肺炎 1 例

（张 骅 何 芳 陈 辉）

【入院病史采集】

患者女，63 岁。职业：无。住址：湖北省某市某镇。入院日期：2020 年 2 月 21 日，出院日期：2020 年 3 月 4 日，住院天数：12 天。

主诉： 新型冠状病毒核酸检测阳性 1 天。

现病史： 患者于 2020 年 1 月 22 日接触从武汉市返湖北省某市子女，后其子女确诊新冠肺炎，患者于 2 月 5 日在宾馆隔离，期间无发热、咳嗽、咳痰、胸闷、气促等症状，解除隔离后于 2 月 18 日在湖北省某市中心卫生院查血常规：WBC 6.41×10^9/L，NE 4.96×10^9/L，LY 1.13×10^9/L，RBC 4.44×10^{12}/L，PLT 160×10^9/L。2020 年 2 月 18 日湖北省某市中心卫生院胸部 CT：①右上叶结节影、条索影，右肺门、纵隔淋巴结钙化，为陈旧性病变。②右中叶及左肺舌段少许感染；考虑为慢性炎症改变。后至我院发热门诊于 2 月 20 日行新型冠状病毒核酸（＋），遂以“新冠肺炎？”收住院。起病以来，患者精神、食欲及睡眠尚可，大小便正常，体力、体重无改变。

既往史； 有青霉素过敏史。否认高血压、冠心病、糖尿病、肝炎、结核等病史。有右侧肱骨骨折手术史。否认食物、过敏史。

流行病学史： 患者于 2020 年 1 月 22 日接触从武汉市返湖北省某市子女，后其子女确诊新冠肺炎。

【体格检查】

T 36.3℃，P 80 次 / 分，BP 140/83 mmHg，R 21 次 / 分，SaO_2 99%，神清，查体合作。颈软，全身皮肤黏膜无黄染，浅表淋巴结无肿大。口唇无发绀，咽无充血，扁桃体无肿大。双肺呼吸音正常，未闻及干、湿啰音。心率 80 次 / 分，律齐，无杂音。腹平软，无压痛、反跳痛，肝脾肋下未及。下肢无水肿。

【辅助检查】

2020 年 2 月 23 日血常规、肝肾功能、电解质、凝血功能、CRP、心肌酶谱、输血全套未见明显异常。肺炎支原体衣原体：肺炎衣原体 IgG 64.20 AU/ml ↑。

2020 年 2 月 24 日血常规：Hb 107 g/L ↓，HCT 33.8% ↓，MCH 26.2 pg ↓，血小板分布宽度 11.7 fL ↓，肝肾功能、心肌酶谱、凝血功能、电解质未见异常。

2020 年 2 月 28 日血常规、肝肾功能、凝血功能、心肌酶谱未见异常。

新型冠状病毒核酸变化见表 21-1。

2020 年 2 月 1 日胸部 CT（图 21-1 A-C）：双肺纹理增强、紊乱，双肺透过度欠均匀；右肺上叶小结节灶，直径小于 0.5 cm；右肺上叶另见散在钙化灶，双肺多发条索影。双肺门影不大。气管及双侧主支气管通畅。右肺门、纵隔淋巴结钙化。右侧腋下见多发小淋巴结。

2020 年 2 月 7 日胸部 CT（图 21-1 D-F）：右肺上叶、肺门、纵隔可见多发结节状钙化灶，考虑为陈旧性结核灶；右肺中叶轻度支气管扩张，右肺下叶少许条索影。气管及双侧主支气管通畅。纵隔内未见明显淋巴结肿大。

2020 年 2 月 24 日及 3 月 3 日胸部 CT：同前相仿。

【诊断】

新冠肺炎 普通型。

【治疗】

卧床休息，维持水、电解质平衡及内环境稳

表 21-1 新型冠状病毒核酸变化

日期（2020 年）	新型冠状病毒核酸	标本类型
2 月 20 日	（＋）	口咽拭子
2 月 22 日	（－）	口咽拭子
2 月 24 日	（－）	口咽拭子
2 月 25 日	（＋）	口咽拭子
3 月 1 日	（－）	口咽拭子
3 月 2 日	（－）	口咽拭子

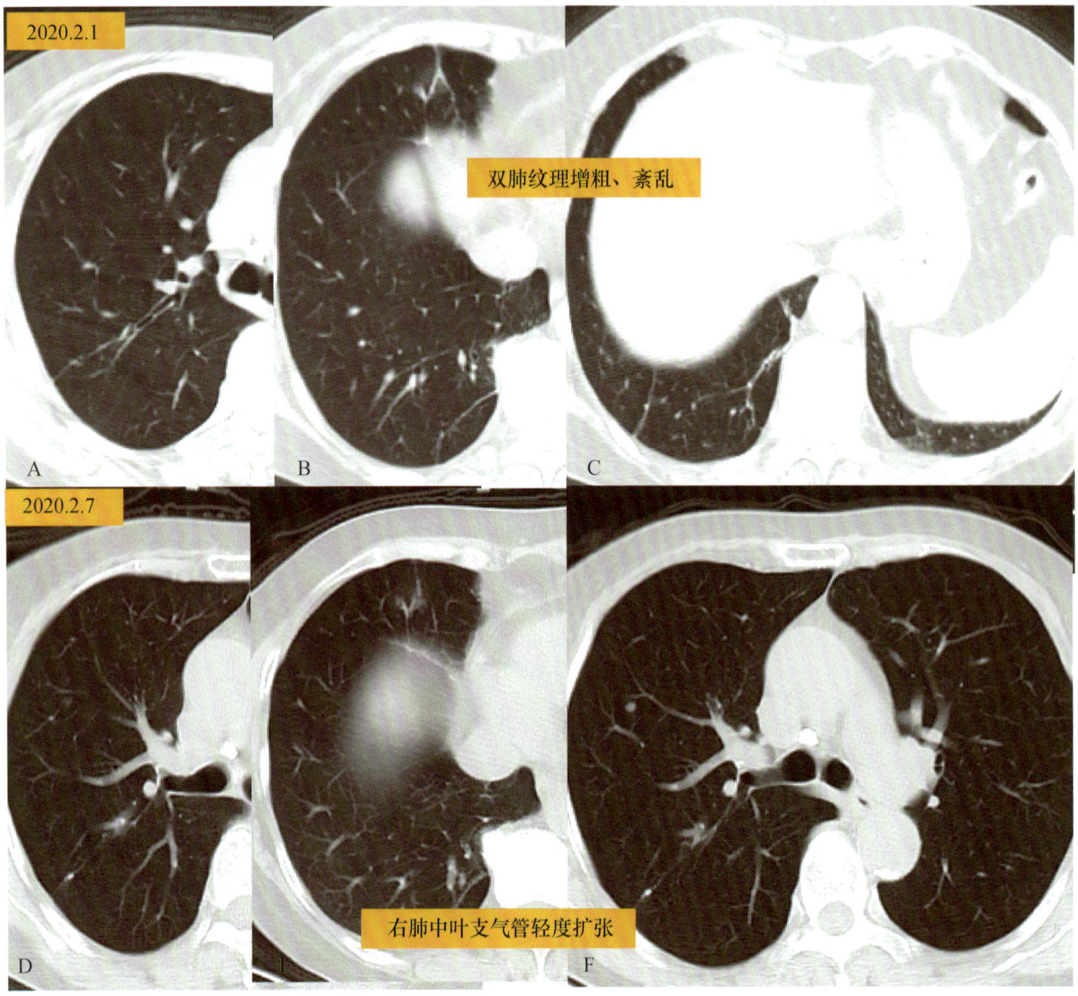

图 21-1　不同时期胸部 CT

定；密切监测生命体征、指氧饱和度等。抗病毒（阿比多尔、磷酸氯喹）、抗感染（头孢丙烯）、中药（清肺排毒汤免煎颗粒）等对症支持治疗，预防并发症及药物不良反应，减少药物相互作用诱发的肝、肾损伤或心血管异常。

【诊治思路＋治疗经验】

患者于 2020 年 1 月 22 日接触从武汉市返湖北省某市确诊为新冠肺炎子女，新型冠状病毒核酸检测阳性后入院，并无呼吸道症状，其 2020 年 2 月 1 日胸部 CT：双肺纹理增强、紊乱，双肺透过度欠均匀；右肺上叶小结节灶，直径小于 0.5 cm；右肺上叶另见散在钙化灶，双肺多发条索影。双肺门影不大。气管及双侧主支气管通畅。右肺门、纵隔淋巴结钙化。右侧腋下见多发小淋巴结。心脏不大，主动脉及冠状动脉多发钙化。扫描范围内右侧肱骨见金属固定影。患者病情轻微，需注意普通社区获得性肺炎（CAP）与新冠肺炎的鉴别（图 21-2）及急性重症呼吸道感染（含疑似新冠肺炎）患者的处理流程（图 21-3）[1]。

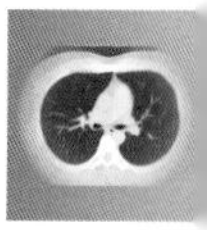

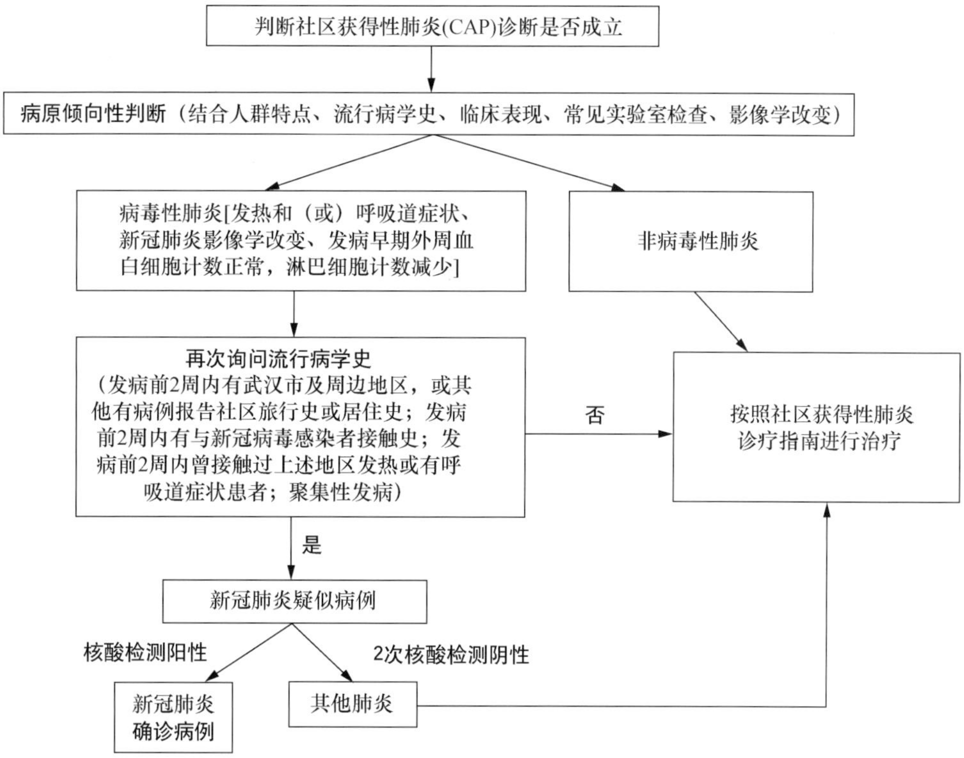

图 21-2 门诊、急诊普通社区获得性肺炎（CAP）与新冠肺炎的鉴别路径

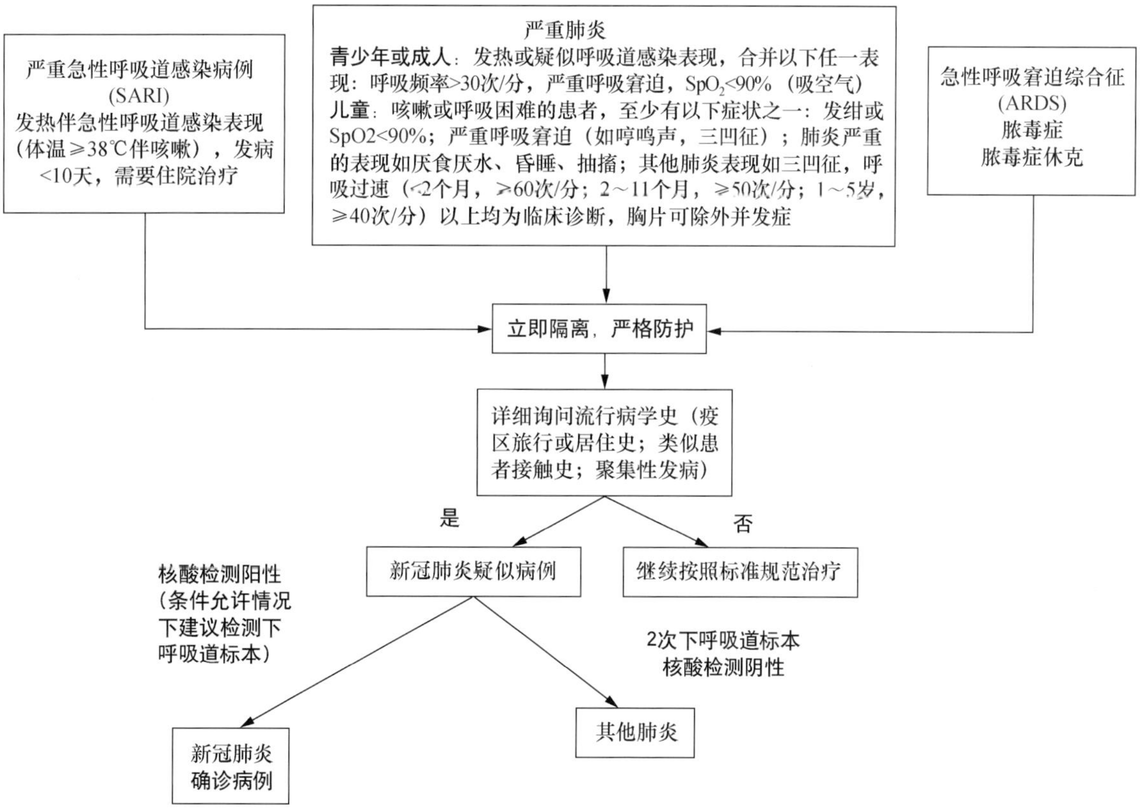

图 21-3 急性重症呼吸道感染（含疑似新冠肺炎）患者处置流程

参考文献

[1] 曹彬，瞿介明 . 新型冠状病毒肺炎临床实用手册 . 北京：中国协和医科大学出版社，2020.

第三章

重型新冠肺炎病例

病例 22 重型新冠肺炎合并心脏神经官能症 1 例

（张 骅 曹 丰 张自艳）

【入院病史采集】

患者女，34 岁。职业：无。住址：湖北省某市。入院日期：2020 年 2 月 4 日，出院日期：2020 年 2 月 29 日，住院天数：25 天。

主诉：发热、咳嗽 4 天。

现病史：患者于入院前 4 天无明显诱因出现间断无规律发热，阵发性咳嗽，以干咳为主，无畏寒、乏力及四肢关节酸痛等不适。于 2020 年 2 月 4 日在我院就诊，测体温 38.4℃，血常规无异常，胸部 CT：双肺下叶斑片影，病毒感染可能。急诊以“病毒性肺炎？”收住我科。起病以来，患者精神、食欲及睡眠欠佳，体力、体重无下降，大小便正常。

既往史：体健。否认高血压、冠心病、糖尿病、肝炎、结核等病史；否认外伤史，否认食物、药物过敏史。

流行病学史：2020 年 1 月 28 日由武汉市回湖北省某市。

【体格检查】

T 37.0℃，R 22 次 / 分，BP 120/82 mmHg，P 83 次 / 分，SpO_2 99%。神清，自主体位。咽部充血，双侧扁桃体未见肿大及化脓。双肺呼吸运动对称，叩诊清音，双肺呼吸音粗糙，未闻及干、湿啰音。心界正常，心律齐，83 次 / 分，未闻及病理性杂音。腹软，无压痛及反跳痛，双下肢无水肿。

【辅助检查】

2020 年 2 月 5 日血常规、肝肾功能、电解质大致正常。

2020 年 2 月 6 日入院凝血功能、心肌酶谱、输血全套、CRP、ESR 均大致正常。肺炎支原体衣原体：肺炎支原体 IgG 69.40 AU/ml ↑，余阴性；肝肾功能心肌酶谱：总蛋白 57.3 g/L ↓，ALB 37.9 g/L ↓，CK 27 U/L ↓；输血全套：HBeAb 0.15 S/CO ↓，HBcAb 7.27 S/CO ↑；生化：K 3.29 mmol/L ↓，UREA 1.8 mmol/L ↓，CREA 36.8 μmol/L ↓；血常规：MO% 14.6% ↑，MO 0.62×10^9/L ↑，红细胞分布宽度 SD 值 38.7 fL ↓，大血小板比率 46.6% ↑。

2020 年 2 月 7 日血常规：WBC 10.36×10^9/L ↑，LY 0.88×10^9/L ↓，Hb 126 g/L，PLT 255×10^9/L；CRP ＜ 3.02 mg/L。肝功能、肾功能、心肌酶谱均无异常。生化：K 2.92 mmol/L ↓，余正常。GLU 10.43 mmol/L ↑。心电图未见异常。

2020 年 2 月 11 日血常规、CRP、生化未见异常。

新型冠状病毒核酸变化见表 22-1。

2020 年 2 月 10 日胸部 CT（图 22-1 A 和图 22-2 A）：双肺纹理增强，右肺中叶、双肺下叶内散在多发斑片状磨玻璃密度灶，较前吸收减少；双肺门影不大。气管及各支气管通畅。纵隔窗心脏及大血管形态、密度正常，纵隔内未见明显淋巴结肿大。

2020 年 2 月 15 日胸部 CT（图 22-1 B 和图 22-2 B）：双肺纹理增强，右肺中叶、双肺下叶内散在多发斑片状磨玻璃密度灶，较前吸收减少，密度较前减低；双肺门影不大。气管及各支气管通畅。纵隔窗心脏及大血管形态、密度正常，纵隔内未见明显淋巴结肿大。

2020 年 2 月 20 日胸部 CT（图 22-2 C）：双肺纹理增强，右肺中叶、双肺下叶内散在多发斑片状磨玻璃密度灶，较前吸收减少，密度较前减低；双肺门影不大。气管及各支气管通畅。纵隔窗心脏及大血管形态、密度正常，纵隔内未见明显

表 22-1 新型冠状病毒核酸变化

日期（2020 年）	新型冠状病毒核酸	标本类型
2 月 5 日	（+）	口咽拭子
2 月 22 日	可疑	口咽拭子
2 月 24 日	（+）	口咽拭子
2 月 27 日	（−）	口咽拭子
2 月 28 日	（−）	口咽拭子

显淋巴结肿大。

2020 年 2 月 25 日胸部 CT（图 22-1 C）：双肺纹理增强，原右肺中叶、双肺下叶内散在多发斑片状磨玻璃密度灶，较前吸收；双肺门影不大。气管及各支气管通畅。纵隔窗心脏及大血管形态、密度正常，纵隔内未见明显淋巴结肿大。

2020 年 3 月 15 日胸部 CT（图 22-2 D）：双肺纹理形态、走行正常，双肺内未见明显异常密度灶；双肺门影不大。气管及各支气管通畅。纵隔窗心脏及大血管形态、密度正常，纵隔内未见明显淋巴结肿大。

【诊断】

①新冠肺炎 重型。②心悸原因待查：心律失常？冠心病？心脏神经官能症？

【治疗】

卧床休息，维持水、电解质平衡及内环境稳定；密切监测生命体征、指氧饱和度等。抗病毒（奥司他韦、洛匹那韦 / 利托那韦、阿比多尔）、抗感染（头孢孟多、莫西沙星）、糖皮质激素（甲泼尼龙）、中药（参麦、汤剂）、肠道微生态调节剂（双歧杆菌三联活菌胶囊）等对症支持治疗，预防并发症及药物不良反应，减少药物相互作用诱发的肝、肾损伤或心血管异常。

【诊治思路＋治疗经验】

患者入院后，2 月 5 日和 2 月 13 日新型冠状病毒核酸均为（＋），行抗感染、抗病毒对症治疗，2 月 22 日复查可疑，2 月 24 日复查阳性，进一步积极对症治疗，2 月 27 日及 2 月 28 日两次新冠状病毒核酸检测均为（－）；2 月 25 日复查胸部 CT 示原双肺病毒性感染较前吸收。患者住院期间诉心悸、胸闷，多次复查心电图、心肌酶谱未见异常。心内科会诊后，患者心悸原因不明，建议行 24 小时动态心电图检查，诊断考虑：心悸待查：①心律失常？②冠心病？③心脏神经官能症？治疗上加用美托洛尔缓释片 23.75 mg 每日 1 次，劳拉西泮 0.5 mg 每日 2 次，动态观察心肌酶谱、肌钙蛋白、24 小时动态心电图、冠状动脉 CT。

心脏神经官能症（CN）是由自主神经功能紊乱所引起的以心血管系统疾病为主要临床表现的综合征，同时可伴有其他症状，多在情感创伤或情绪紧张后发作或加重。此外，过度劳累或日常生活缺乏锻炼也可能因为心血管系统的过度反应而导致 CN。CN 的临床表现主要为心悸、气短、心前区疼痛、呼吸困难、焦虑等，这些症状与器质性心脏病的临床症状相似，但相关指标无异常。目前认为 CN 是由于患者情绪、心理、精神等受到刺激，中枢神经系统的抑制及兴奋功能出现障碍，从而对自主神经的调节异常，使心血管系统紊乱、神经张力异常增大。中医学中则结合该病症的主要临床表现，将其归属在“郁证”“胸痹心痛”“怔忡”等病症中[3]。

目前尚无有效药物来治疗 CN，其治疗方案主要是心理治疗配合对症治疗，如心理治疗结合抗焦虑药和抗抑郁药，或给予小剂量镇静剂、β 受体阻滞剂等。

本例患者女，34 岁，既往体健，否认高血压、冠心病等心脏疾病，对于年轻女性患者，新

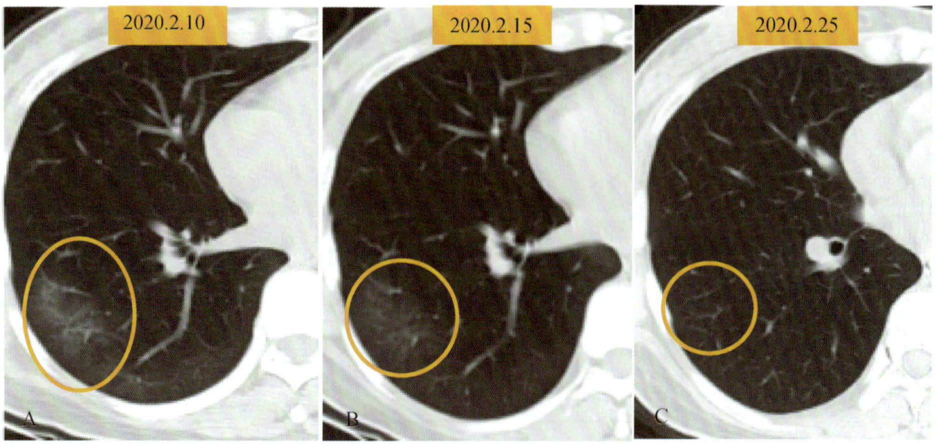

图 22-1　不同时期胸部 CT。右肺胸膜下磨玻璃影，经治疗病灶密度变淡，逐渐吸收消失，其内可见增粗血管影

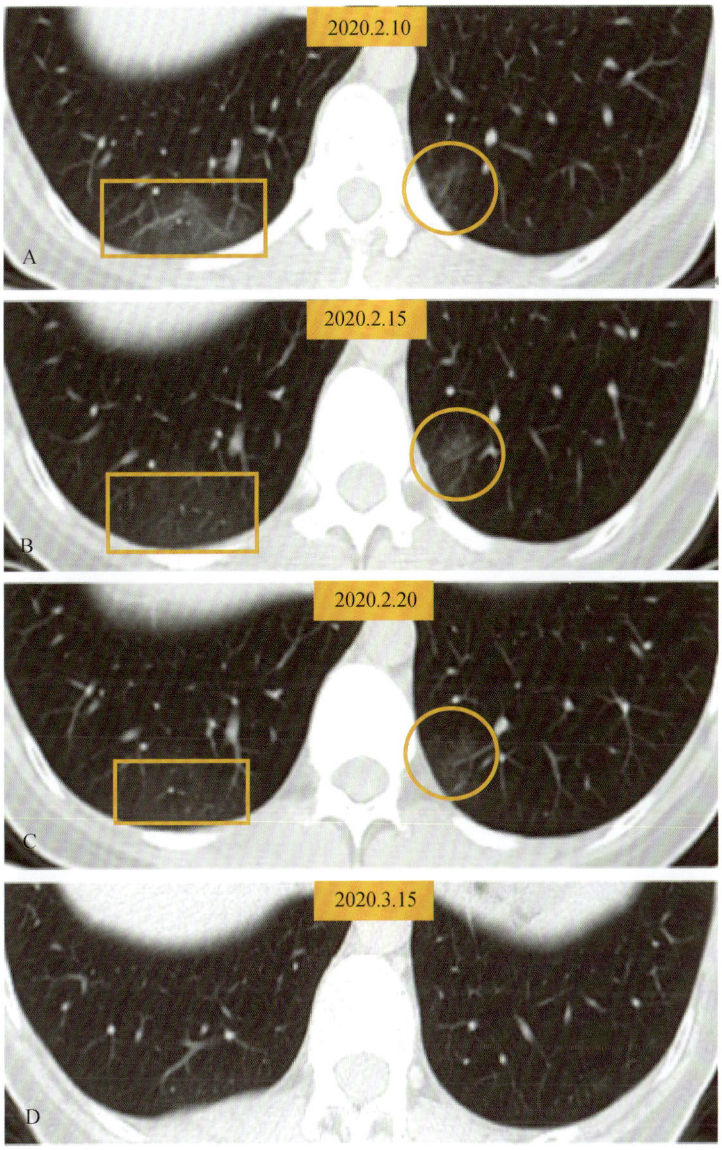

图 22-2　不同时期胸部 CT。双肺近胸膜磨玻璃影，其中右肺下叶病灶内见增粗血管影，治疗后病灶变淡，逐渐吸收消失

冠肺炎疫情会对身体、情绪及精神造成很大负面影响。应积极调节并缓解焦虑和压力，必要时接受专业人员（包括内科医生、家庭医生、精神科医生等）的正规诊断和治疗。

参考文献

[1] Wang D，Hu B，Hu C，et al. Clinical characteristics of 138 hospitalized patients with 2019 novel coronavirus-infected pneumonia in Wuhan，China. JAMA，2020，323（11）：1061-1069.

[2] 上海市新型冠状病毒病临床救治专家组 . 上海市 2019 冠状病毒病综合救治专家共识 . 中华传染病杂志，2020，38(3)：134-138.

[3] 吕美凤，赵海燕 . 心脏神经官能症及其治疗研究 . 中西医结合心血管病杂志，2019，7（22）：18.

病例 23　重型新冠肺炎合并肺栓塞 1 例

（李子广　张　骅　何　芳）

【入院病史采集】

患者女，79 岁。职业：无。住址：湖北省某市。入院日期：2020 年 2 月 9 日，出院日期：2020 年 3 月 6 日，住院天数：25 天。

主诉： 心悸 1 周，加重 1 天。

现病史： 患者于入院前 1 周心悸，无发热、咳嗽咳痰、无胸闷胸痛，无呼吸困难，于 2 月 9 日上午心悸加重，发作时伴大汗淋漓、头晕、恶心，无呕吐，无腹痛、腹泻，至我院心内科门诊完善检查，心电图示窦性心律，完全性右束支传导阻滞，T 波改变，电轴左偏，胸部 CT 提示双肺野外带多发纤维条索灶，不除外病毒感染性病变转归期；头颅 CT 示双侧基底节区多发性腔隙性脑梗死，脑萎缩；上腹部 CT 示肝 S4 段低密度灶，直径 0.5 cm，考虑囊肿；血常规：WBC 3.27×10^9/L ↓，NE% 60.6%，MO% 11.1%，LY% 28.20%，LY 0.92×10^9/L ↓；生化：K 2.87 mmol/L，GLU 6.99 mmol/L。专家会诊后考虑为“新冠肺炎”疑似病例，转我科进一步诊治。自发病以来，患者精神、睡眠及饮食差，大小便无异常，体力下降，体重无改变。

既往史： 高血压病史 40 余年，服用左氨氯地平血压控制可。冠心病病史 10 余年，服用富马酸比索洛尔、辛伐他汀。否认肝炎、结核病史。否认外伤史、输血史、食物及药物过敏史。

流行病学史： 1 月 22 日患者孙女和孙女婿从武汉市回湖北省某市，一直生活在一起，至今孙女和孙女婿无任何不适。

【体格检查】

T 36.9℃，P 72 次 / 分，R 22 次 / 分，BP 116/62 mmHg，SpO_2 97%，神志清楚，精神差，口唇无发绀，咽部无充血，扁桃体无肿大。两肺呼吸音稍粗，双下肺未闻及啰音。心率 72 次 / 分，律齐，无杂音。腹平软，无压痛及反跳痛，肝脾肋下未及。双肾区无叩击痛，双下肢无水肿。生理反射存在，病理反射未引出。

【辅助检查】

2020 年 2 月 9 日生化：K 3.14 mmol/L ↓，GLU 6.29 mmol/L ↑；心肌酶谱：LDH 295 U/L ↑，HBDH 188 U/L ↑；肺炎支原体 IgG 25.40 AU/ml，肺炎支原体 IgM 0.04 COI，肺炎衣原体 IgG 125.00 AU/ml ↑，肺炎衣原体 IgM 0.06 COI；BNP 14.6 pg/ml。

2020 年 2 月 10 日心电图：心肌缺血。

2020 年 2 月 17 日脑钠肽前体（pro-BNP）测定（化学发光法）：BNP 13.9 pg/ml；心肌酶谱：AST 47 U/L ↑。肺炎支原体衣原体：肺炎衣原体 IgG 108.00 AU/ml ↑；肝肾功能、电解质、肌钙蛋白、BNP 正常。CT 血管成像：①双肺上、下叶肺动脉部分段及亚段分支栓塞、管腔狭窄。②肺动脉干、左右肺动脉主干未见栓塞。③胸、腹主动脉管壁散在钙化斑块，管腔未见狭窄或动脉瘤征象。

2020 年 2 月 25 日肝功能：ALB 38.4 g/L ↓，AST 39 U/L ↑；肾功能、电解质、血糖基本正常。

血常规及炎症指标（表 23-1）、凝血功能（表 23-2）、新型冠状病毒核酸变化（表 23-3）

表 23-1　血常规及炎症指标

日期（2020 年）	WBC（10^9/L）	NE%	LY（10^9/L）	EOS（10^9/L）	LY%	RBC（10^{12}/L）	Hb（g/L）	PLT（10^9/L）	CRP（mg/L）	PCT（ng/ml）	ESR（mm/h）
2 月 9 日	3.32			0.01		3.74	110		43.30	正常	49
2 月 17 日						3.67	107				58
2 月 23 日						3.46	102				44

表 23-2 凝血功能

日期（2020 年）	PT（s）	INR	TT（s）	FDP（μg/ml）	APTT（s）	Fb（g/L）	DD（mg/L）
2 月 9 日				65.61		4.60	17.62
2 月 17 日	10.4	0.89		55.42			16.39
2 月 23 日	18.6	1.63					4.74
2 月 25 日	32.5	2.89		9.77			3.43
2 月 26 日	27.0	2.39					2.55

空白处：因医生记录习惯不同，导致部分项目内容缺失

表 23-3 新型冠状病毒核酸变化

日期（2020 年）	新型冠状病毒核酸	标本类型
2 月 10 日	（+）	口咽拭子
2 月 22 日	（−）	口咽拭子
2 月 24 日	（−）	口咽拭子

详见附表。

2020 年 2 月 9 日胸部 CT（图 23-1）：双肺胸膜下多发病灶。双肺野外带多发纤维条索灶，不除外病毒感染性病变转归期。

2020 年 2 月 16 日 胸 部 CT（图 23-2）：双肺野外带多发淡薄片影及纤维条索灶，部分较前略有缩小，边界较前清楚，密度较前稍减低，不除外病毒感染性病变转归期，较前部分吸收、好转。主动脉、冠状动脉钙化，主肺动脉干稍显增粗，直径约 3.2 cm，双肺门影稍大，心影稍大。

2020 年 2 月 26 日胸部 CT（图 23-3）：双肺野外带多发淡薄片影及纤维条索灶，边缘模糊，病灶范围较前缩小，考虑病毒感染性病变转归期。

2020 年 3 月 3 日胸部 CT（图 23-4）：双肺野外带多发淡薄片影及纤维条索灶，边缘模糊，较前变化不明显，考虑病毒感染性病变转归期。

【诊断】

①新冠肺炎 重型。②肺动脉栓塞。③高血压 3 级 很高危。④慢性冠状动脉供血不足。⑤多发性腔隙性脑梗死。⑥低钾血症。

【治疗】

卧床休息，积极治疗基础疾病，保持能量摄入，维持水、电解质平衡及内环境稳定；注意生命体征监测，包括体温、呼吸、脉率和血氧饱和度。抗病毒（阿比多尔、洛匹那韦 / 利托那韦）、雾化吸入（重组人干扰素 α-2b）、中药（连花清瘟胶囊）、大剂量维生素 C 治疗、肠道微生态调节剂（复方嗜酸乳杆菌）、抗凝（依诺肝素、华

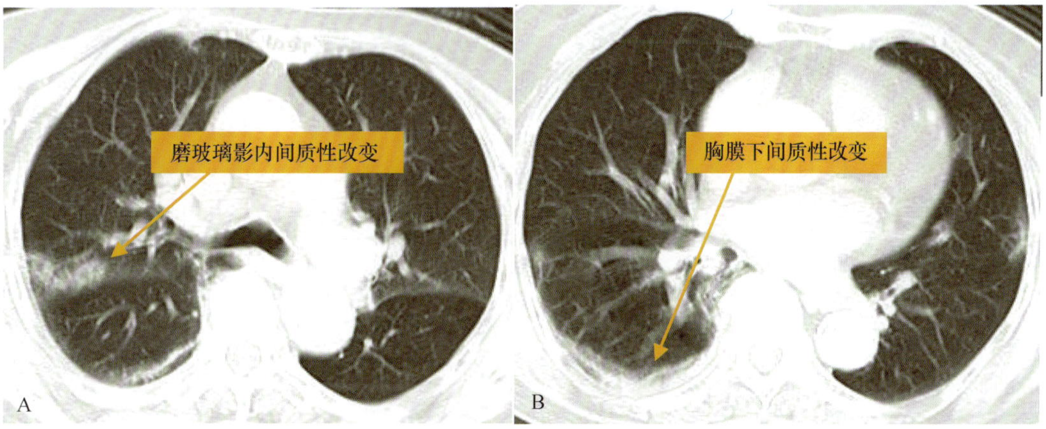

图 23-1 2020 年 2 月 9 日胸部 CT。双肺胸膜下多发病灶。双肺野外带多发纤维条索灶

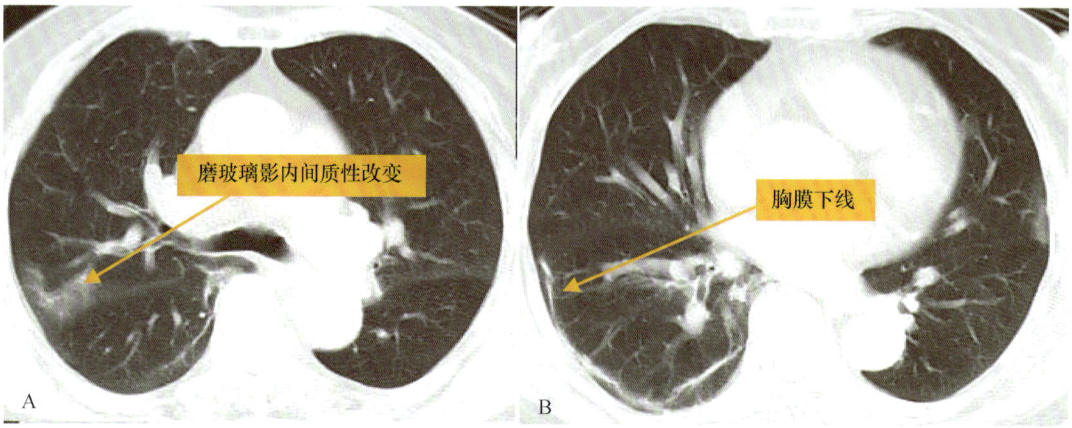

图 23-2　**2020 年 2 月 16 日胸部 CT**。双肺野外带多发淡薄片影及纤维条索灶，部分较前略有缩小，边界较前清楚，密度较前稍减低

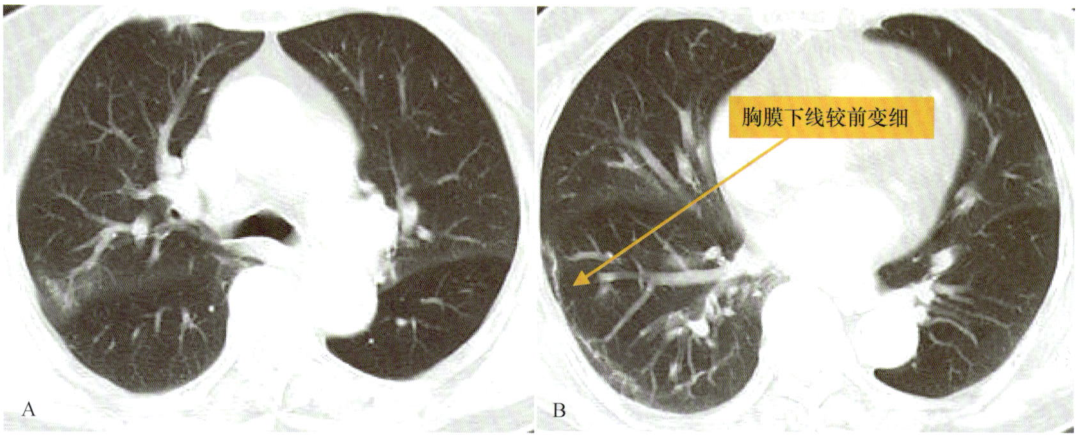

图 23-3　**2020 年 2 月 26 日胸部 CT**。双肺野外带多发淡薄片影及纤维条索灶，边缘模糊，病灶范围较前缩小

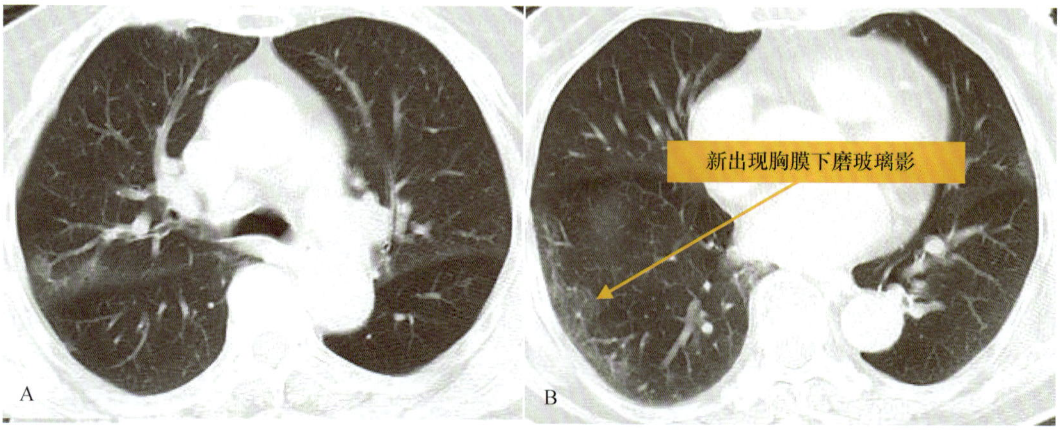

图 23-4　**2020 年 3 月 3 日胸部 CT**。双肺野外带多发淡薄片影及纤维条索灶，边缘模糊，较前变化不明显

法林）等对症支持治疗，预防并发症及药物不良反应，减少药物相互作用诱发的肝、肾损伤或心血管异常。

【诊治思路＋治疗经验】

该患者入院后新型冠状病毒核酸检测阳性诊断明确，胸部 CT：双肺野外带多发纤维条索灶，边界不清晰，符合新冠肺炎（重型），同时合并冠状动脉粥样硬化性心脏病以及电解质紊乱（低钾血症），给予对症及抗病毒等治疗 1 周后患者胸闷症状仍未缓解；多次复查 DD 明显升高，2 月 17 日行 CT 血管成像明确诊断双肺上、下叶肺动脉部分段及亚段分支栓塞、管腔狭窄；给予低分子量肝素充分抗凝治疗后，3月6日复查INR：2.95，连续两次核酸检测（－），患者口服华法林2.25 mg后康复出院，门诊继续随访。

目前关于新冠肺炎患者合并肺栓塞的病例报道很少，且重型新冠肺炎合并肺栓塞患者的临床症状以及影像学不典型也使诊断更加困难，难以建立新冠肺炎与肺栓塞之间的联系，因此应加强对重型新冠肺炎患者静脉血栓栓塞症（VTE）的风险评估。

重型新冠肺炎患者可能存在的VTE风险因素包括卧床（＞3天）、肥胖、冠状动脉粥样硬化性心脏病以及其他合并症，特别是老年和患有基础疾病，以及淋巴细胞减少的重型患者[1]。此外，大量炎症介质和激素在重型或危重型患者中的应用，机械通气、中心静脉置管、手术等侵入性操作可能会导致血管内皮损伤、深静脉血栓（DVT）形成或致死性肺栓塞，而新冠肺炎可以使VTE风险增加2.64倍[2]。

在新冠肺炎早期阶段DD的增加提示炎症反应，DD的突然上升往往预示炎症反应和疾病的急剧恶化。研究显示，住院新冠肺炎患者DD＞1500 μg/L的比例达36%[3]。本例患者入院后（2月10日）DD 17.62 mg/L提示VTE发生风险增高。因此，监测DD值可以用于早期识别血栓形成，但其不具有特异性，在患者合并呼吸困难及氧合指数下降时应尽早实施肺动脉造影，更早明确有无肺栓塞的发生。中华医学会呼吸病学分会肺栓塞与肺血管病学组制定的《新型冠状病毒肺炎相关静脉血栓栓塞症防治建议（试行）》[4]指出：①对于年龄≥40岁，卧床＞3天，确诊新冠肺炎同时合并下列疾病或危险因素之一者，则认为是VTE高危患者：年龄≥75岁、急性感染性疾病（尤其是重症感染或脓毒症）、呼吸功能衰竭、心力衰竭（美国纽约心功能分级Ⅲ或Ⅳ级）、肥胖（体重指数≥30 kg/m^2）、既往VTE病史、慢性阻塞性肺疾病急性加重、急性脑梗死、急性冠脉综合征、下肢静脉曲张、恶性肿瘤、炎性肠病和慢性肾脏病。②确诊新冠肺炎、收住内科的住院患者，建议采用Padua评分进行VTE风险评估，总分≥4分为VTE高危患者。

重型新冠肺炎患者合并VTE的发生率为25%[1]，可能机制包括内皮细胞损伤、微血管栓塞和闭塞以及自身免疫等[5]。研究表明，低分子量肝素或普通肝素抗血栓或预防血栓形成与降低重型新冠肺炎患者的死亡率相关[6]。对于重型及危重型新冠肺炎且为低出血风险的患者，给予低分子量肝素皮下注射被推荐作为一线治疗[7]，大部分患者也可给予每日1次4000 IU依诺肝素或2850 IU那屈肝素，并根据患者的体重及肾功能进行必要的剂量调整，定期监测出凝血时间及血小板，预防肝素诱导血小板减少的发生。新冠肺炎合并肺栓塞的患者给予充分抗凝后口服华法林应监测INR，控制在2.0～2.5，出院后继续口服华法林，监测INR为2～3，调整口服华法林剂量，3个月门诊复查肺动脉CT血管成像，同时对新冠肺炎患者开展预防VTE的健康教育，鼓励患者做一些床边运动或引导进行床上主动或被动运动，从而更好地预防新冠肺炎患者发生VTE。

参考文献

[1] Cui S，Chen S，Li X，et al. Prevalence of venous thromboembolism in patients with severe novel coronavirus pneumonia. J Thromb Haemost，2020，18（6）：1421-1424.

[2] Liang W，Guan W，Chen R，et al. Cancer patients in SARS-CoV-2 infection：a nationwide analysis in China. Lancet Oncol，2020，21（3）：335-337.

[3] Chen N，Zhou M，Dong X，et al. Epidemiological and clinical characteristics of 99 cases Of 2019 novel coronavirus pneumonia in Wuhan，China：a descriptive study. Lancet，2020，395（10223）：507-513。

[4] 中华医学会呼吸病学分会肺栓塞与肺血管病学组，中国医师协会呼吸医师分会肺栓塞与肺血管病工作委员会，全国肺栓塞与肺血管病防治协作组，等．新型冠状病毒肺炎相关静脉血栓栓塞症防治建议（试行）．中华医学杂志，2020，100（11）：808-813.

[5] Zhang Y，Xiao M，Zhang S，et al. Coagulopathy and Antiphospholipid Antibodies in Patients with Covid-19. N Engl J Med，2020，382（17）：e38.

[6] Tang N，Bai H，Chen X，et al. Anticoagulant treatment is associated with decreased mortality in severe coronavirus disease 2019 patients with coagulopathy. J Thromb Haemost，2020，18（5）：1094-1099.

[7] Zhai Z，Li C，Chen Y，et al. Prevention and treatment of venous thromboembolism associated with Coronavirus Disease 2019 Infection：A consensus statement before guidelines. Thromb Haemost，2020，120（6）：937-948.

病例 24　重型新冠肺炎合并心肌梗死 1 例

（陈辉民　卢　晔　陈旭君）

【入院病史采集】

患者男，62 岁，住址：武汉市。入院日期：2020 年 2 月 26 日，出院日期：2020 年 3 月 27 日，住院天数：29 天。

主诉：发热、咳嗽、咳痰 24 天，胸闷 11 天。

现病史：入院前 24 天无明显诱因出现间断无规律发热，伴乏力，体温最高 40℃，以午后高热为主，伴畏寒、咳嗽、咳黄脓痰，稍活动后即感气喘，不能平卧，时有恶心、食欲减退，无腹泻及呼吸困难等不适。入院前 19 天就诊于武汉市某医院，胸部 CT（2020 年 2 月 7 日）：双肺感染性病变，考虑病毒性肺炎。血常规：WBC 2.82×10^9/L，LY 0.92×10^9/L；CRP 123.67 mg/L。复查胸部 CT（2020 年 2 月 9 日）：双肺感染性病变，病灶较前明显进展（大于 50%）。入院前 16 天新型冠状病毒核酸（＋），予以“阿比多尔、布洛芬”等抗病毒、退热治疗，患者体温逐渐下降。入院前 11 天前开始出现胸前区不适感，心电图：Ⅱ、Ⅲ、aVF 导联 ST 段弓背抬高，三度房室传导阻滞，予告病危，吸氧，监测生命体征、动态复查床边心电图、心肌酶等，并予以抗病毒、抗感染、维持电解质平衡等治疗，在家属同意下行溶栓治疗，并予以抗凝、抗血小板等治疗，因患者心率仍较慢，故在局部麻醉下行临时起搏器植入术，术后予抗血小板、抗感染、升压等治疗，经疫情指挥部统一安排以“新冠肺炎”收入院。

既往史：高血压病史 5 年，目前口服氨氯地平降压。否认冠心病、糖尿病、肝炎、结核等病史。否认外伤史及手术史。否认食物、药物过敏史。

流行病学史：居于武汉市，无华南海鲜市场人、物接触史，其配偶及女婿先后被确诊为新冠肺炎。

【体格检查】

T 36.2℃，R 20 次 / 分，P 66 次 / 分，BP 90/57 mmHg，SpO_2 90%，双鼻导管给氧 5 L/min（表 24-1）。神清，口唇发绀，双侧瞳孔等大等圆，对光反射存在，咽无充血，颈软，气管居中，甲状腺未触及肿大，起搏心率，胸廓对称，颈静脉无充盈。未见吸气三凹征，呼吸音粗、双肺可闻及湿啰音。双下肢无水肿。因患者病情特殊，未完成完整体格检查。

【辅助检查】

2020 年 2 月 27 日凝血功能：PT 14.7 s ↑，APTT 43.7 s ↑，DD 0.54 μg/ml ↑，余正常。细胞因子检测：IL-1β 8.1 pg/ml ↑，IL-6 49.3 g/ml ↑，肿瘤坏死因子 α，8.9 pg/ml ↑。血气分析：pH 值 7.443，PO_2 56.7 mmHg ↓，PCO_2 36.8 mmHg，SO_2 88.6% ↓。生化（2 月 26 日）：ALT 45 U/L ↑，ALB 27.2 g/L ↓，GGT 170 U/L ↑，K 4.86 mmol/L，Na 132.5 mmol/L ↓，Cl 95.8 mmol/L ↓，Ca 1.83 mmol/L ↓。生化（2 月 27 日）：ALT 51 U/L ↑，ALB 28.1 g/L ↓，GGT 155 U/L ↑，K 4.95 mmol/L，Na 132.2mmol/L ↓，Cl 95.5 mmol/L ↓，Ca 1.92 mmol/L ↓。

BNP（2 月 27 日）6956 pg/ml ↑；BNP（3 月 9 日）2926 pg/ml ↑。

心肌酶、血常规及感染指标、IgM/IgG/ 新型冠状病毒核酸变化见表 24-2 至表 24-4。

2020 年 3 月 10 日心脏彩超：左心室下壁运动不协调，心脏收缩功能尚可，射血分数 52%。

2020 年 2 月 27 日和 2020 年 3 月 17 日胸部 CT 见图 24-1 和图 24-2。

【诊断】

①新冠肺炎 重型[1]。②急性冠脉综合征 ST 段抬高型心肌梗死（下壁）三度房室传导阻滞 临时起搏器植入术后 冠心病 心功能Ⅲ级。③糖尿病 糖尿病视网膜病变。

【治疗】

卧床休息，积极治疗基础疾病，保持能量摄

表 24-1 生命体征变化

指标	日期（2020 年）			
	2 月 26 日	2 月 27 日	2 月 28 日	2 月 29 日
体温（℃）	36.2	37.0	36.4	36.0
SpO_2（%）双鼻导管给氧流量（5 L/min）	93 ～ 100	93 ～ 99	95 ～ 98	94 ～ 100
心率（次 / 分）	73 ～ 86	72 ～ 90	83 ～ 110	76 ～ 101
血压（mmHg）多巴胺维持	81 ～ 106/53 ～ 67	92 ～ 108/53 ～ 70	76 ～ 132/40 ～ 75	77 ～ 126/51 ～ 78
呼吸频率（次 / 分）	18 ～ 20	18 ～ 20	16 ～ 20	15 ～ 20

表 24-2 心肌酶学变化

指标	日期（2020 年）		
	2 月 26 日 00:00	2 月 26 日 12:00	2 月 27 日
高敏肌钙蛋白（pg/ml）	4187.3	3391.3	2776.3
肌红蛋白（ng/ml）	645.6	77.4	71.2
NT-proBNP		6956	5902

表 24-3 血常规及感染指标变化

指标	日期（2020 年）	
	2 月 26 日	2 月 27 日
WBC（10^9/L）	9.12	6.87
NE%	90.5	85.5
LY（10^9/L）	0.37	0.61
Hb（g/L）	105	117
PLT（10^9/L）	176	162
CRP（mg/L）	12.6	
PCT（ng/ml）	0.19	

表 24-4 IgM/IgG/ 新型冠状病毒核酸变化

日期（2020 年）	IgM	IgG	新型冠状病毒核酸
2 月 27 日	112.73	197.48	（+）
3 月 5 日	129.76	198.55	（+）
3 月 9 日	93.23	202.33	（+）
3 月 12 日	55.48	93.34	（+）

入，维持水、电解质平衡及内环境稳定；注意生命体征监测，包括体温、呼吸、脉率和血氧饱和度。抗感染（哌拉西林 / 他唑巴坦 4.5 g，每 8 h 1 次）、中药（连花清瘟胶囊 4 粒，每日 3 次）、降脂（阿托伐他汀 20 mg，每日 1 次）、抗血小板（阿司匹林 100 mg，每日 1 次，氯吡格雷 75 mg，每日 1 次）、营养心肌（曲美他嗪 35 mg，每日 2 次）、利尿（螺内酯 20 mg，每日 1 次，呋塞米 20 mg，每日 1 次）、升压（多巴胺）及对症支持治疗（人血白蛋白 20 g，每日 1 次，共 7 天），2020 年 2 月 27 日患者症状好转，取出临时起搏器出院治疗。

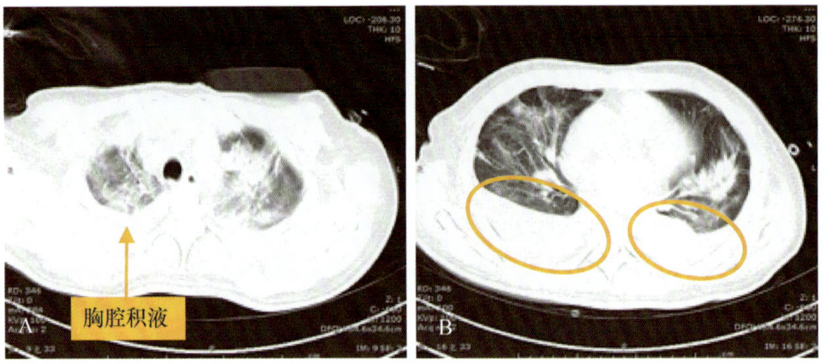

图 24-1　2020 年 2 月 27 日胸部 CT。双肺感染性病变，双侧胸腔积液

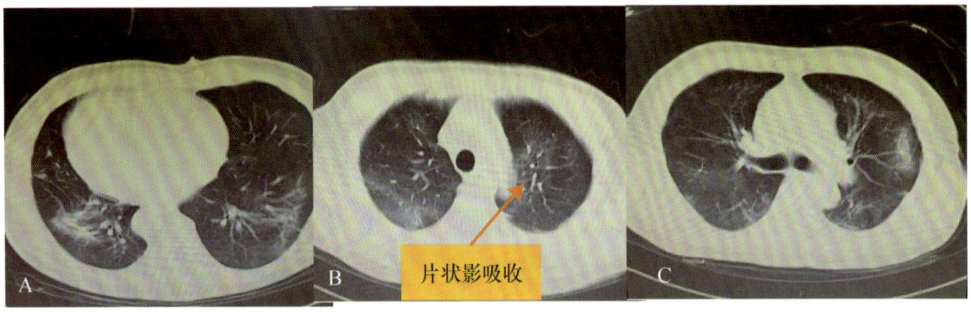

图 24-2　2020 年 3 月 17 日胸部 CT。双肺感染病变较前明显吸收好转，密度减低，双侧胸腔积液吸收

【诊治思路＋治疗经验】

根据患者入院时发布的《新型冠状病毒肺炎诊疗方案（试行第六版）》[1] 诊断标准，确诊分析如下：

1. 流行病学史：发病前 14 天内有武汉市及周边地区居住史。

2. 临床表现：发热、咳嗽、咳痰、进行性呼吸困难 24 天。

3. 具有新冠肺炎影像学典型特征。

4. 入院血常规：NE% 90.5% ↑，LY% 17.1% ↓，NE 2.82×10^9/L ↑，LY 0.92×10^9/L ↓。实时荧光 RT-PCR 检测新型冠状病毒核酸（＋）；血清抗体（＋）。

5. 临床分型：重型［患者出现呼吸困难，静息下 SpO_2 下降至 90% 左右波动（≤ 93%），肺部影像学显示 48 h 病灶进展＞ 50%］。

患者感染新冠肺炎两周时突发急性下壁心肌梗死、三度房室传导阻滞，心功能不全，再次入院时已是患新冠肺炎第 24 天，心肌梗死后 11 天，入院后恢复为窦性心律，入院第二天取出临时起搏器，但此时患者肺部病变改变不明显，双侧胸腔积液较前增多，存在低血压合并心力衰竭，多巴胺维持血压的同时予以利尿，临床考虑以心力衰竭为主。心力衰竭合并新冠肺炎会加重肺功能不全，影响血氧维持，患者入院后改经鼻高流量给氧后稳定。

患者新型冠状病毒核酸检测持续阳性，且血清抗体滴度高，需要考虑是否给予抗病毒治疗。由于患者发病已超 3 周，已产生抗体，症状、体征、实验室检查等持续好转，核酸持续阳性考虑是体内残余的无活力的病毒基因片段[2-4]（表 24-5），故入院没有继续抗病毒治疗。

急性下壁心肌梗死是否需要急诊行心脏介入

表 24-5　新冠肺炎核酸 /IgM/IgG 的临床意义

核酸	IgM	IgG	临床意义
＋	－	－	可能为感染“窗口期”，常为 2 周内
＋	＋	－	可能为感染早期
＋	－	＋	可能为感染中晚期或复发感染
＋	＋	＋	感染活跃期，人体产生一定的抗体
－	＋	－	感染早期，核酸可能为假阴性
－	－	＋	既往感染，但已恢复或体内病毒被清除
－	＋	＋	近期感染已处于恢复期，体内病毒已清除，也可能为核酸假阴性

治疗？患者入院时已是心肌梗死后第 12 天，心律转为窦性心律，虽存在血压偏低和胸腔积液增加，但整体症状改善，心肌酶学下降，心电图未再出现心肌缺血改变，经心内科会诊，同意内科保守治疗，经过抗凝、利尿、降血脂、强心、营养心肌等处理后，血压稳定，胸腔积液和双肺实变基本吸收。

急性心肌梗死是新冠肺炎患者死亡的重要原因。目前推测，这类急性心肌梗死可能继发于严重的呼吸衰竭。虽然新型冠状病毒可能未对心肌细胞产生实质性损伤[5]，但呼吸衰竭导致的乳酸堆积和缺氧可使冠状动脉舒缩功能异常，休克后期心肌灌注不足和血液高凝状态加速了急性心肌梗死的发生。按照国际上关于急性心肌梗死的定义，我们认为部分患者属于 2 型心肌梗死的范畴[6]。

参考文献

[1] 国家卫生健康委办公厅，国家中医药管理局办公室．新型冠状病毒肺炎诊疗方案（试行第六版）[EB/OL]. 2020-02-18. http：//www.gov.cn/zhengce/zhengceku/2020-02/19/content_5480948.htm.

[2] 徐万洲，李娟，何晓云，等．血清 2019 新型冠状病毒 IgM 和 IgG 抗体联合检测在新型冠状病毒感染中的诊断价值．中华检验医学杂志，2020，43（3）：230-233.

[3] 王旭东，施健，丁伟峰，等．2019 新型冠状病毒核酸检测的研究状况与应用探讨．临床检验杂志，2020，38（2）：81-84.

[4] 邱峰，王慧君，张子康，等．新型冠状病毒 SARS-COV-2 的实验室检测技术．南方医科大学学报，2020，40（2）：164-167.

[5] Xu Z，Shi L，Wang Y，et al. Pathological findings of COVID-19 associated with acute respiratory distress syndrome. Lancet Respir Med，2020，8（4）：420-422.

[6] Raphael CE，Roger VL，Sandoval Y，et al. Incidence，trends，and outcomes of type 2 myocardial infarction in a community cohort. Circulation，2020，141（6）：454-463.

病例 25　重型新冠肺炎合并心律失常 1 例

（张　骅　于鹏飞　张　燕）

【入院病史采集】

患者男，59 岁。住址：湖北省某市，职业：农民。入院日期：2020 年 2 月 26 日，出院日期：2020 年 3 月 13 日，住院天数：16 天。

主诉：发热、咳嗽、咳痰、呼吸困难 1 个月。

现病史：患者于 2020 年 1 月 29 日受凉后出现间断无规律发热，体温在 38.5℃左右，无畏寒、盗汗，时有阵发性咳嗽、咳痰，为白黏痰，活动后有呼吸困难症状，无心悸、胸闷，无胸背部疼痛，无腹痛、腹泻，无恶心、呕吐，无黑矇、晕厥等不适，湖北省某市区人民医院发热门诊行胸部 CT 示双肺多发感染性病变，考虑病毒性肺炎，于 2 月 2 日在该院查新型冠状病毒核酸（＋），确诊“新冠肺炎”，予吸氧，抗病毒、抗感染对症治疗，并于 2 月 18 日及 2 月 19 日两次复查新型冠状病毒核酸（－），患者未再发热，仍间断咳嗽，呼吸困难，病情逐渐加重，为进一步治疗，由“120”转诊至我院，以“新冠肺炎”收住我科。发病以来，患者精神、食欲及睡眠欠佳，大小便正常，体力下降，体重无下降。

既往史：体健。否认高血压、冠心病、糖尿病、肝炎、结核等病史。否认外伤史及手术史。无吸烟史。否认食物、药物过敏史。

流行病学史：患者 2019 年 11 月至 2020 年 1 月在武汉市打工，1 月 21 返回湖北省某市。

【体格检查】

T 36.3℃，BP 94/68 mmHg，P 110 次，R 23 次 / 分，SpO_2 95%（鼻导管吸氧状态）。神清语明，咽红，双侧扁桃体未见肿大及化脓。双肺呼吸音粗糙，未闻及干、湿啰音。心率 120 次 / 分，心律不齐，第一心音强弱不等，未闻及病理性杂音。腹软，肝脾肋下未及，双下肢无水肿，病理征阴性。

【辅助检查】

2020 年 2 月 26 日心电图：心房颤动。肌钙蛋白、BNP、CK-MB 正常，DBIL 6.1 μmol/L ↑，总蛋白 47.1 g/L ↓，ALB 31.5 g/L ↓，GGT 143 U/L ↑，ALT 70 U/L ↑，AST 44 U/L ↑，LDH 254 U/L ↑，HBDH 204 U/L ↑；CK 21 U/L ↓；Ca 1.99 mmol/L ↓；随机 GLU 7.78 mmol/L ↑，UREA 9.7 mmol/L ↑，CREA 54.7 μmol/L ↓；ESR 39 mm/h ↑；凝血功能：APTT 17.9 s ↓，Fb 5.13 g/L ↑，DD 4.19 mg/L ↑；血气分析：PO_2 61.0 mmHg ↓，HCO_3^- 25.6 mmol/L ↑；HCT 31% ↓，Ca 1.07 mmol/L ↓，GLU 8.3 mmol/L ↑；血常规：NE% 87.1% ↑，LY% 6.2% ↓，LY 0.43×10^9/L ↓，RBC 3.41×10^{12}/L ↓，Hb 109 g/L ↓。

2020 年 3 月 2 日心电图：心房颤动，ST-T 改变。

2020 年 3 月 7 日血气分析：pH 值 7.43，PCO_2 44.0 mmHg，PO_2 42.0mmHg ↓，SO_2 79% ↓；血常规：WBC 3.30×10^9/L ↓，NE% 65.1%，LY% 15.2% ↓，LY 0.50×10^9/L ↓；凝血功能：DD 3.35 mg/L ↑；GGT 81 U/L ↑，ALT 79 U/L ↑，AST 51 U/L ↑；K 3.12 mmol/L ↓；CRP ＜ 3.02 mg/L；血气分析：pH 值 7.44，PCO_2 41.0 mmHg，PO_2 73.0 mmHg ↓，SO_2 95%。

2020 年 3 月 10 日血气分析：pH 值 7.44，PCO_2 39.0mmHg，PO_2 91.0mmHg，SO_2 97%；血常规：WBC 5.51×10^9/L，NE% 61.7%，LY% 29.6%。

2020 年 3 月 13 日 CRP ＜ 3.02 mg/L，ALT 69 U/L ↑。

新型冠状病毒核酸变化见表 25-1。

2020 年 2 月 26 日胸部 CT：双肺大量片絮影、网线影，病变肺组织结构扭曲。双侧未见胸

表 25-1　新型冠状病毒核酸变化

日期（2020 年）	新型冠状病毒核酸	标本类型
2 月 2 日	（＋）	口咽拭子
2 月 18 日	（－）	口咽拭子
2 月 19 日	（－）	口咽拭子
2 月 27 日	（＋）	口咽拭子
3 月 6 日	（－）	口咽拭子
3 月 7 日	（－）	口咽拭子

腔积液，纵隔未见肿大淋巴结。符合病毒性肺炎转归期表现。

2020 年 3 月 3 日胸部 CT：双肺大量片絮影、网线影，病变肺组织结构扭曲，部分纤维化，病灶较前减少。双肺门影不大。气管及各支气管通畅。纵隔窗心脏及大血管形态、密度正常，纵隔内未见明显淋巴结肿大。双侧胸膜局部增厚。符合病毒性肺炎转归期表现。

2020 年 3 月 8 日胸部 CT（图 25-1）：双肺大量片絮影、网线影，病变肺组织结构扭曲，部分纤维化，病灶较前大致相仿。双肺门影不大。气管及各支气管通畅。纵隔窗心脏及大血管形态、密度正常，纵隔内未见明显淋巴结肿大。双侧胸膜局部增厚。

2020 年 3 月 25 日胸部 CT：双肺大量片絮影、网线影，病变肺组织结构扭曲，部分纤维化，病灶较前减少。双肺门影不大。气管及各支气管通畅。纵隔窗心脏及大血管形态、密度正常，纵隔内未见明显淋巴结肿大。双侧胸膜局部增厚。

【诊断】

①新冠肺炎 重型。②心律失常 心房颤动。

【治疗】

卧床休息，告病重，维持水、电解质平衡及内环境稳定；密切监测生命体征、指氧饱和度等。经鼻高流量氧疗→无创呼吸机辅助呼吸序贯治疗、抗病毒（阿比多尔、磷酸氯喹）、增强免疫力（免疫球蛋白、胸腺肽、胸腺法新）、糖皮质激素（泼尼松）、中药（百令胶囊、血必净、汤剂）、止咳化痰抗纤维化（乙酰半胱氨酸）、抗凝（依诺肝素、低分子量肝素、阿司匹林）、抗心律失常（比索洛尔）等对症支持治疗，预防并发症及药物不良反应，减少药物相互作用诱发的肝、肾损伤或心血管异常。

【诊治思路+治疗经验】

患者既往无心律失常病史，入院后即告病重，接触隔离，无创呼吸机辅助通气，氧疗，抗病毒、激素（2020 年 3 月 2 日予泼尼松 20 mg 每日 1 次）、免疫调节剂及对症支持治疗，患者病情逐渐好转，并于 3 月 2 日停病重及停止无创呼吸机辅助通气治疗，3 月 6 日及 3 月 7 日复查新型冠状病毒核酸（－）；3 月 8 日复查胸部 CT

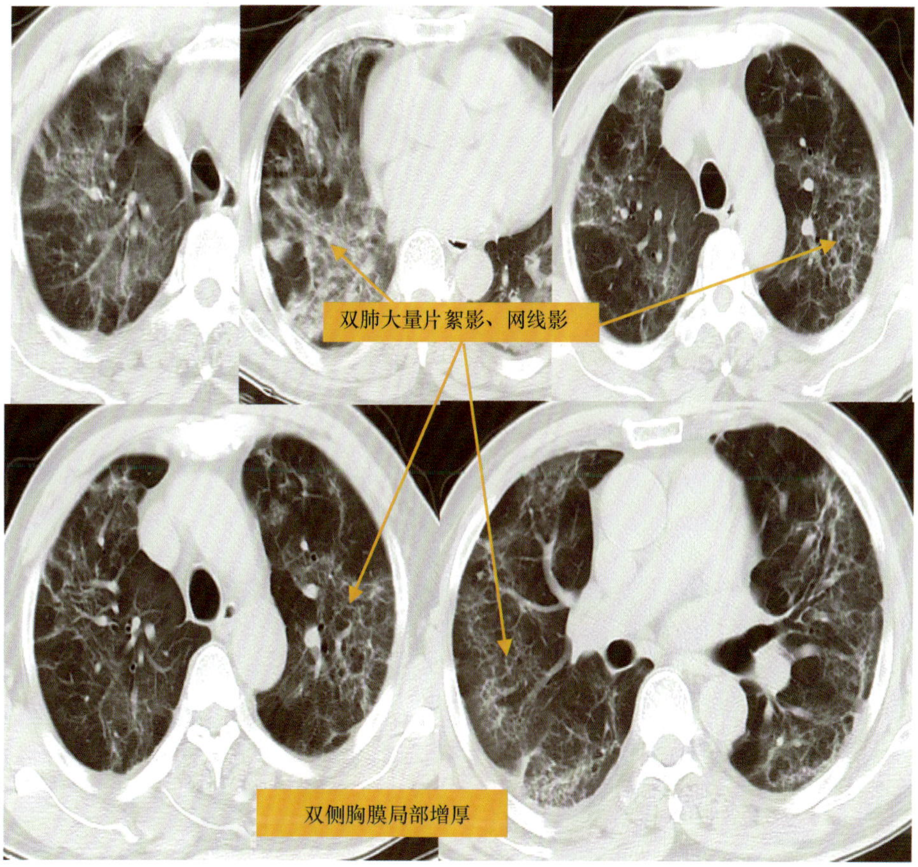

图 25-1　2020 年 3 月 8 日胸部 CT

病灶明显好转，至康复科行康复治疗以促进肺功能恢复。

本例患者口服低剂量激素效果明显，证明激素在部分患者中的有效性，建议个体化应用。

【知识拓展】

一、新冠肺炎所致的心脏损害

研究发现[1]新冠肺炎重型患者可继发一过性肺动脉高压，导致严重缺氧和右心排血受限；心肌细胞缺血、缺氧及直接心肌损伤可使左心功能受损；高热、食欲减退、低蛋白血症等，可致肺内渗出增加，易继发其他病原体感染，诱发多脏器功能不全；此外，长时间卧床、凝血系统激活，继发静脉血栓形成及肺栓塞等均参与心脏损害的病理过程。

对于合并基础心脏疾病心功能不全的新冠肺炎患者，新型冠状病毒感染是病情恶化的诱因。首先，应积极治疗新型冠状病毒感染。美国心脏病学会（ACC）建议视情况积极给予他汀类、β 受体阻滞剂、ACEI、阿司匹林等药物[2]。其次，新冠肺炎病程中如果出现急性心肌损伤，应合理应用心肌保护和营养药物，如增加三磷酸腺苷（ATP）合成的辅酶 Q10、心肌供能物质磷酸肌酸钠，以及维生素 C、极化液、深海鱼油等。再次，如果心肌损伤导致心律失常，应针对心律失常类型并结合患者血流动力学状况进行相应处理。一旦出现心脏泵功能衰竭的迹象，也应尽早给予体外膜肺氧合等生命支持治疗[3]。

二、合并基础疾病与重型新冠肺炎及死亡风险

一项 meta 分析[4]共纳入 34 项临床研究数据，6263 例患者，包括 1727 例重型和 4536 例非重型患者，发现既往高血压、心血管疾病、慢性肾脏病和糖尿病及心、肾损伤是增加重型新冠肺炎发生率及死亡率的重要危险因素，为指导临床早期科学分诊和监护，预防重型新冠肺炎患者并有效降低死亡率提供了重要循证医学依据。

参考文献

［1］中国医师协会心脏重症专业委员会．新型冠状病毒肺炎合并心功能不全诊治专家建议．中华医学杂志，2020，100（17）：1284-1289.

［2］Susan J. ACC clinical bulletin focuses on cardiac implications of coronavirus（COVID-19）［EB/OL］.［2020-02-13］. https://www.acc.org/latest-in-cardiology/articles/2020/02/13/12/42/acc-clinical-bulletin-focuses-on-cardiac-implications-of-coronavirus-2019-ncov.

［3］魏之瑶，钱海燕．新型冠状病毒肺炎患者的心肌损伤表现．中华心血管病杂志，2020，48（6）：439-442.

［4］Wang X，Fang X，Cai Z，et al. Comorbid chronic diseases and acute organ injuries are strongly correlated with disease severity and mortality among COVID-19 Patients：A systemic review and meta-analysis. Research，2020，2020：2402961.

病例 26　重型新冠肺炎合并静脉血栓 1 例

（王　格　张　骅　陈　辉）

【入院病史采集】

患者女，75 岁，退休，地址：武汉市洪山区某社区，入院日期：2020 年 2 月 22 日，出院日期：2020 年 3 月 30 日，住院天数：37 天。

主诉：咳嗽 10 余天。

现病史：患者于入院前 10 余天出现阵发性干咳，无畏寒、寒战，无胸闷、气喘及呼吸困难，无鼻塞、流涕、咽痛，无腹痛、腹泻、恶心、呕吐，无尿频、尿急及尿痛等不适。2020 年 2 月 21 日武汉大学人民医院胸部 CT 提示双侧病毒性肺炎改变。2 月 21 日咽拭子新型冠状病毒核酸（＋）（结果未见）。为求进一步诊治以“病毒性肺炎”收住院。起病以来，患者精神、饮食及睡眠差，大小便正常，体力、体重稍下降。

既往史：有肾炎、胃炎、胆囊炎病史。否认心脏病、糖尿病及血液病史。否认肝炎、结核病史。否认药物过敏史。否认手术外伤史。

流行病学史：武汉市本地居民。有新冠肺炎患者接触史。

【体格检查】

T 36.7℃，R 34 次 / 分，P 122 次 / 分，BP 132/78 mmHg，入科时 SO_2 85%，予鼻导管吸氧（流量 4 L/min）后 SO_2 96%。神清，反应可，表情自如，自动体位，全身皮肤尚红润，无黄染及出血点，下腹壁无褐色色素沉着；双下肢下端未见皮疹及皮屑，双侧瞳孔等大等圆，对光反射存在，咽无充血，颈软，气管居中，甲状腺未触及肿大，胸廓对称，颈静脉无充盈，未见吸气三凹征，双下肢无水肿。因患者病情特殊，未完成完整体检。

【辅助检查】

门诊资料：武汉大学人民医院：2020 年 2 月 21 日胸部 CT 提示双侧病毒性肺炎改变，右侧胸腔积液，纵隔淋巴结肿大，主动脉及左侧冠状沟钙化。2020 年 2 月 21 日鼻咽拭子新型冠状病毒核壳蛋白基因（＋）、新型冠状病毒开放阅读编码框 lab（＋）。DD 30.4 ml/L。2020 年 2 月 22 日血常规：WBC 15.32×10^9/L ↑，LY% 3.7% ↓，LY 0.56×10^9/L ↓，Hb 116.0 g/L ↓，HCT 0.34，PLT 300.0×10^9/L；肝功能：ALT 41 U/L，AST 49 U/L，TP 59.3 g/L，ALB 27.48 g/L。PCT 0.08 mg/ml。BNP 4922 pg/ml。

入院检查：2020 年 2 月 23 日巨细胞病毒未检出。呼吸道合胞病毒、腺病毒、流感病毒、副流感病毒、嗜肺军团菌 IgM 抗体均（－）。肺炎支原体衣原体 IgM 抗体正常。心电图：①窦性心动过速。② T 波异常。

2020 年 2 月 27 日胸部 X 线检查：右肺透亮度减低，可见模糊片影，左肺影胸膜下可见斑片影，心影稍模糊，左侧膈面光滑，肋膈角锐利，右侧膈面模糊。

2020 年 2 月 28 日心脏彩超＋心功能＋室壁运动分析：床边超声见患者体位受限，平卧位扫查：①右心室流出道不增宽，主动脉根部不增宽，主动脉瓣回声正常，开放可。②左心房不扩大，左心室不扩大，右心房不扩大，右心室不扩大。③二尖瓣前叶活动呈双峰，前后叶呈逆向运动，瓣膜回声正常，开放可。④室间隔不增厚，左心室后壁不增厚，二者呈逆向运动，左心室后壁中下段运动幅度稍减低。⑤多普勒血流频谱：血流信号显示欠佳。⑥左心收缩功能测值：射血分数 60%。检查诊断：节段性室壁运动异常。补体 C3、C4 正常。

2020 年 2 月 29 日总 T 淋巴细胞 476/μl，辅助 / 诱导 T 淋巴细胞 353/μl，NK 细胞 80/μl，抑制 / 细胞毒 T 淋巴细胞 14.54/μl。

2020 年 3 月 5 日胸部 X 线检查示双肺感染，右肺为著，较前（2 月 27 日）右肺好转，左肺加重，心影稍大。新型冠状病毒抗体 IgG 206.74 AU/ml ↑，新型冠状病毒抗体 IgM 9.79 AU/ml。

2020 年 3 月 7 日心电图：①房性心动过速。② ST-T 改变。动态心电图：窦性心律，平均心率 87 次 / 分。频发房性期前收缩（房早）。偶发室性期前收缩（室早），伴 R-on-T 现象。广泛前壁、下壁导联缺血型 ST-T 改变。

2020 年 3 月 8 日动态心电图＋心率变异性分析：①窦性心律，最小心率 71 次 / 分，发生于 19:56。最大心率 126 次 / 分，发生于 04:38。平均心率 87 次 / 分。②频发房早 1406 个 / 全程，成对房早 72 次，部分呈二、三联律，短阵房性心动过速 5 阵次（连 3 ～ 8 跳，频率 135 ～ 176 次 / 分）。部分房早未下传。③偶发室早 4 个 / 全程，成对室早 1 次，伴 R-on-T 现象。④广泛前壁、下壁导联缺血型 ST-T 改变。⑤患者全天未记录不适症状。⑥心率变异性分析：SDNN 43 ms（正常范围 102 ～ 180 ms），SDANN 40 ms（正常范围 92 ～ 162 ms）。

2020 年 3 月 10 日超声：右小腿肌间静脉血栓形成。右前臂浅静脉血栓形成。

2020 年 3 月 17 日肛拭子细菌培养：耐碳青霉烯肺炎克雷伯菌。新型冠状病毒抗体 IgG 91.49 AU/ml ↑。

2020 年 3 月 24 日半乳甘露聚糖抗原试验（GM 试验）－曲霉菌半乳甘露聚糖检测：真菌（1-3）- β -D 葡聚糖 86.27 pg/ml ↑，曲霉菌半乳甘露聚糖（GM）指数 I，念珠菌甘露聚糖 28.20 pg/ml。

2020 年 3 月 28 日心脏彩超：节段性室壁运动异常。

血常规＋炎症指标（表 26-1）、生化指标＋凝血功能（表 26-2 和表 26-3）、新型冠状病毒核酸变化（表 26-4）、IL 变化（表 26-5）详见附表。

2020 年 3 月 6 日胸部 CT（图 26-1 A 和图 26-2 A）：双肺透亮度减低，见弥漫斑片影，右肺上叶实变为主，双侧少量胸腔积液伴右侧叶间裂包裹，双侧腋窝及纵隔淋巴结未见明显增大，病毒性肺炎可能。

2020 年 3 月 13 日胸部 CT（图 26-1 B 和图 26-2 B）：双肺透亮度减低，见弥漫斑片影，右肺上叶实变为主，双侧少量胸腔积液伴右侧叶间裂包裹，双侧腋窝及纵隔淋巴结未见明显增大，

表 26-1　血常规及炎症指标

日期（2020 年）	WBC（10^9/L）	NE%	LY（10^9/L）	EOS（10^9/L）	LY%	RBC（10^{12}/L）	Hb（g/L）	PLT（10^9/L）	PCT（ng/ml）	HCRP（mg/L）	铁蛋白（μg/L）
2 月 22 日	15.16	87.6	0.68	0.29	4.5	2.92	101.0	302.0		105.7	
2 月 23 日	14.80	82.9	1.04	0.63	7.0	2.89	96.0	293.0			
2 月 24 日	14.38	83.9	0.92	0.60	6.4	3.11	103.0	314.0	0.15	62.7	432.7
2 月 26 日	10.15	79.5	0.76	0.61	7.5	2.68	92.0	301.0			435.2
2 月 27 日	8.45	79.9	0.94	0.13	11.1	2.95	98.0	346.0	0.12		575.4
2 月 28 日	10.16	76.1	1.30	0.19	12.8	2.87	95.0	358.0	0.09		568.5
2 月 29 日	11.06	80.9	1.10	0.08	9.9	2.71	92.0	262.0	0.07		523.9
3 月 1 日	9.57	81.9	0.91	0.05	9.5	2.57	84.0	239.0	0.07	5.9	
3 月 2 日	10.45	81.9	1.04	0.02	10.0	2.50	87.0	248.0	0.10		583.8
3 月 3 日	13.12	83.9	1.06	0.13	8.1	2.67	87.0	273.0		6.3	519.2
3 月 4 日	14.75	92.2	0.61	0.05	4.1	2.80	96.0	220.0	0.10		615.9
3 月 5 日	12.86	75.3	0.78	1.45	6.1	3.08	101.0	186.0	0.17	43.9	749.3
3 月 6 日	18.35	87.5	0.76	0.63	4.1	2.98	96.0	194.0			941.8
3 月 7 日	11.85	86.8	0.58	0.04	4.9	2.84	91.0	203.0		61.3	
3 月 8 日	11.74	86.0	0.56	0.24	4.8	2.84	99.0	199.0	0.33	30.3	
3 月 10 日	13.4	84.8	1.03	0.18	7.9	2.75	90.0	167.0	0.23	19.9	1224.7
3 月 17 日	11.74	83.6	0.85	0.45	7.2	2.74	95.0	209.0			776.7
3 月 21 日	8.65	78.8	0.80	0.43	9.2	2.65	87.0	236.0		5.5	
3 月 26 日	8.31	67.7	1.38	0.47	16.6	3.28	106.0	304.0	0.14	2.4	419

表 26-2 生化指标

日期（2020 年）	K (mmol/L)	Na (mmol/L)	BUN (mmol/L)	CREA (μmol/L)	ALT (U/L)	AST (U/L)	GGT (U/L)	GLU (mmol/L)	CK-MB (U/L)	HS-TNT (pg/ml)	ALB (g/L)	Mb (ng/ml)	BNP (pg/ml)
2 月 22 日	4.35	136.2	4.90	70	32	51	53	8.18	2.6	61.4	26.0	81.7	9075
2 月 24 日	4.28	141.0	3.80	61	25	26		6.93			27.7		5133
2 月 25 日	3.33	138.1	2.60	53	26	30	48		1.3	34.2	30.9	36.8	3592
2 月 26 日	5.08	140.0	3.70	55	32	60	58		0.9	29.6	30.8	28.5	
2 月 27 日	4.35	139.9	3.80	59	88	106	121	6.46					7436
2 月 28 日	4.22	137.1	6.20	58	72	73	100	5.41	0.7	19.7	34.1	28.9	
2 月 29 日	4.52	143.3	3.50	53	60	53	84	5.78	0.8	11.5	35.7	34.2	2957
3 月 1 日	4.21	141.0	3.40	44	67	76	81		0.8	10.0	36.2	27.7	2517
3 月 2 日	3.74	140.1	5.00	56	73	70	92	5.75			39.3		3935
3 月 3 日	3.86	141.4	4.90	43	57	47	74	5.77			38.7		
3 月 4 日	4.80	135.5	3.70	45	40	30	57	7.11	0.9	8.9	37.6	25.1	936
3 月 5 日	4.19	133.4	3.40	46	31	26	59	6.98	1.3	16.3	39.7	31.1	1322
3 月 6 日	4.33	133.5	4.00	95.4	30	38	90	7.00	2.5	59.7	38.6	51.5	4357
3 月 7 日	3.79	131.2	6.70	58	27	36	73		1.9	66.4		58.8	
3 月 8 日	4.59	128.3	9.80	64	33	77	57	7.66	1.1	36.6		59.2	1652
3 月 9 日	4.19	136.0	7.50	55	22	30	48	5.61	1.7	43.9	38.2	49.4	1761
3 月 17 日	5.16	129.9	9.90	65	31	36	28		1.5	20.1	44.1	177.6	
3 月 20 日	3.16	138.2	6.80	55	24	29	20		2.2	53.2	37.5	35.0	
3 月 26 日	4.56	136.1	3.50	57	27	25	22	5.53					

表 26-3 凝血功能指标

日期（2020 年）	PT（s）	INR	TT（s）	FDP（μg/ml）	APTT（s）	Fb（g/L）	DD（mg/L）
2 月 22 日	15.4	1.23	14.1		37.2	5.11	
2 月 24 日	16.2	1.30	15.6	66.2	43.6	4.62	14.73
2 月 25 日	14.9	1.18	14.7	50.5	37.0	5.29	11.61
2 月 26 日	15.6	1.25	15.0	33.4	38.6	4.65	
2 月 28 日	14.6	1.15	17.6	41.8	35.1	3.78	9.40
2 月 29 日	16.0	1.28	133.6	62.6	58.3	3.09	13.11
3 月 1 日	15.0	1.19	19.6	34.8	36.7	2.63	34.8
3 月 2 日	15.8	1.27	19.9	24.5	35.8	2.82	6.64
3 月 3 日	14.5	1.14	19.4	24.1	36.2	2.88	6.12
3 月 4 日	14.5	1.14	19.5	21.3	41.3	3.35	5.48
3 月 5 日	14.1	1.10	17.0	19.4	38.1	3.84	4.55
3 月 6 日	14.4	1.13	17.3	26.6	42.2	4.02	6.97
3 月 7 日	14.4	1.12	14.4	24.5	31.1	3.05	6.83
3 月 9 日	14.7	1.16	37.3	14.2	46.8	2.66	3.36
3 月 17 日	15.2	1.20	3.13	15.2	38.3	2.45	3.13
3 月 20 日	13.5	1.04	16.4	10.0	31.4	2.77	2.72
3 月 26 日	13.0	0.99	17.2	5.4	30.4	3.39	1.58

表 26-4 新型冠状病毒核酸变化

日期（2020 年）	新型冠状病毒核酸	标本类型
2 月 29 日	（－）	口咽拭子
3 月 16 日	（－）	口咽拭子
3 月 22 日	（－）	口咽拭子
3 月 24 日	（－）	口咽拭子
3 月 25 日	（－）	口咽拭子
3 月 27 日	（－）	口咽拭子
3 月 29 日	（－）	口咽拭子

表 26-5 白介素（IL）变化

日期（2020 年）	IL-1β（pg/ml）	IL-2 受体（U/ml）	IL-6（pg/ml）	IL-8（pg/ml）	IL-10（pg/ml）	TNF-α（pg/ml）
2 月 23 日	＜ 5.0	1538	66.35	25.1	5.1	10.8
2 月 24 日	7.0	1667	45.74	46.6	5.9	12.7
2 月 25 日	＜ 5.0	1331	20.07	21.3	＜ 5.0	9.8
2 月 27 日	6.6	1462	4.96	20.9	＜ 5.0	11.4
2 月 29 日	＜ 5.0	1218	5.97	48.2	＜ 5.0	16.9
3 月 2 日	＜ 5.0	997	4.44	78.2	＜ 5.0	7.5
3 月 3 日	＜ 5.0	1026	6.62	250.0	＜ 5.0	10.4
3 月 4 日	＜ 5.0	936	13.09	20.8	＜ 5.0	8.8
3 月 5 日	＜ 5.0	1033	53.71	37.1	＜ 5.0	11.7
3 月 6 日	5.2	1091	43.20	39.5	＜ 5.0	12.5
3 月 7 日	6.7	1096	37.65	24.4	＜ 5.0	12.2
3 月 8 日	＜ 5.0	1092	76.05	26.2	＜ 5.0	10.1
3 月 10 日	＜ 5.0	1111	26.98	25.1	＜ 5.0	9.3
3 月 20 日	＜ 5.0	1272	14.78	42.9	10.6	11.3

符合病毒性肺炎，较前（3 月 6 日）有好转；胆囊结石。

2020 年 3 月 17 日胸部 CT（图 26-1 C 和图 26-2 C）：双肺透亮度减低，见弥漫斑片影，右肺上叶实变为主，双侧少量胸腔积液伴右侧叶间裂包裹，较前稍减少，双侧腋窝及纵隔淋巴结未见明显增大，较前 3 月 13 日稍吸收；胆囊结石。

2020 年 3 月 28 日胸部 CT（图 26-1 D 和图 26-2 D）：双肺病毒性肺炎恢复期，较前 3 月 17 日吸收；双侧胸膜增厚、粘连；主动脉及冠状动脉壁钙化斑块；胆囊结石。

【诊断】

①新冠肺炎 重型。②重症肺炎。③冠状动脉粥样硬化性心脏病 心功能不全。④胆囊结石。⑤右小腿、右前臂浅静脉血栓形成。⑥主动脉及冠状动脉壁钙化斑块。⑦肺纤维化。⑧贫血。

【治疗】

告病危，卧床休息，积极治疗基础疾病，保持能量摄入，维持水、电解质平衡及内环境稳定；密切观察液体出入量，注意生命体征监测，包括体温、呼吸、脉率和血氧饱和度。2 月 23 日 21:10 因病情危重转入 ICU 治疗。采用呼吸支持技术：鼻导管吸氧→2 月 22 日无创呼吸机辅助呼吸→2020 年 2 月 28 日、3 月 3 日、5 日、6 日、8 日、13 日行床边连续性静脉-静脉血液滤过（CVVH）治疗。3 月 21 日转出 ICU。

入院后行抗病毒、抗感染（美罗培南；3 月 3 日利奈唑胺 600 mg q12 h、万古霉素；3 月 10 日

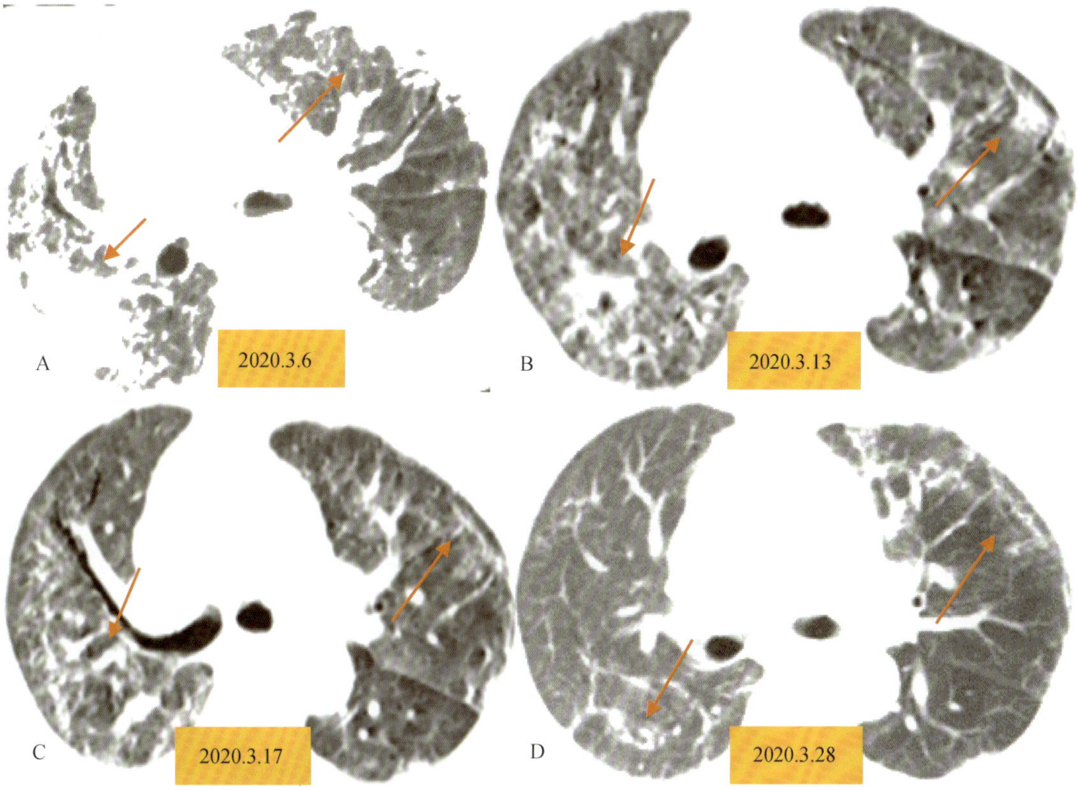

图 26-1　胸部 CT。双肺胸膜下散在多发病灶，以右肺为著，治疗后病灶吸收消散

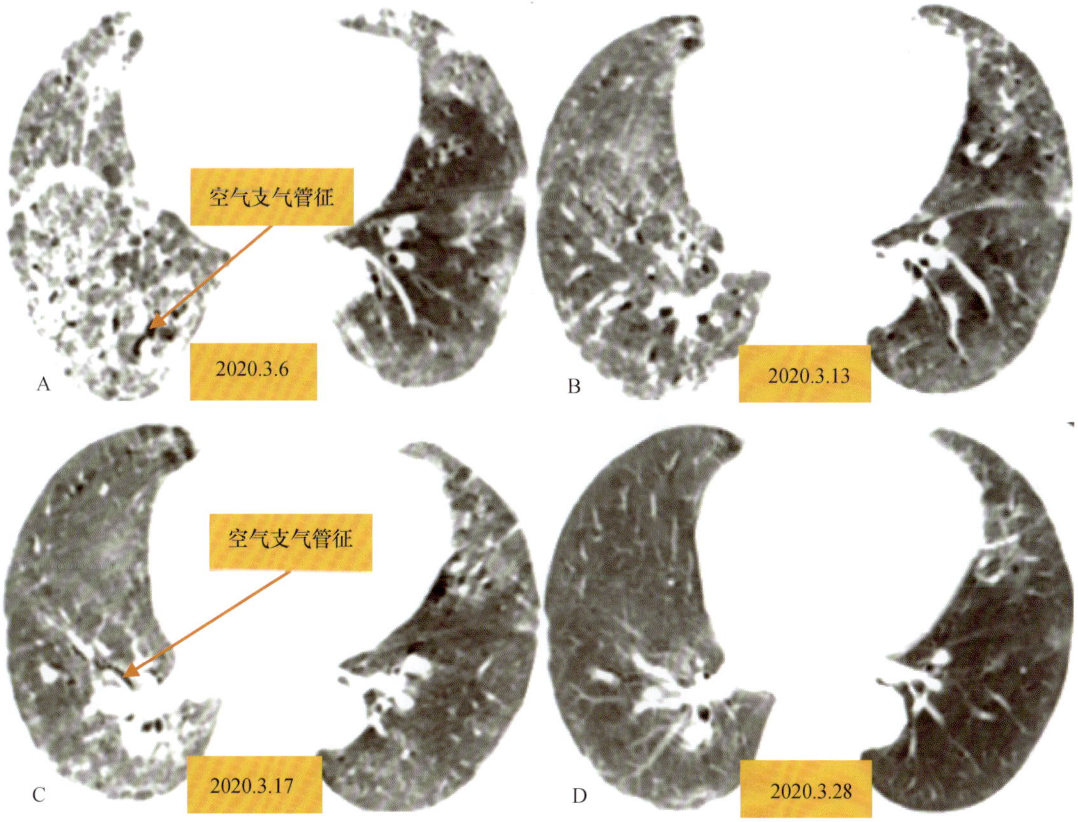

图 26-2　胸部 CT。双肺散在多发病灶，以右肺为著，内可见空气支气管征，治疗后病灶吸收消散

哌拉西林/他唑巴坦)、糖皮质激素(2 月 26 日甲泼尼龙注射液，3 月 28 日减量)、止咳化痰、抗纤维化(氨溴索)、抗凝(利伐沙班、低分子量肝素)、控制血压、稳定斑块、护肝、改善凝血功能及贫血(红细胞悬液)、改善心功能(冻干重组人脑利钠肽、胺碘酮、托伐普坦、美托洛

尔）等对症支持（白蛋白）治疗，预防并发症及药物不良反应，减少药物相互作用诱发的肝、肾损伤或心血管异常。

出院医嘱：①出院后第1周、第2周、第4周新冠肺炎门诊随访、复诊。②呼吸科随访，继续肺功能锻炼，每周激素（甲泼尼龙）减量。③心内科随访，继续强心、控制血压、稳定斑块等治疗，定期复查心脏彩超及心电图。④血管外科进一步随访，3周后利伐沙班减量治疗。

具体带药医嘱：乙酰半胱氨酸0.6 g，每日2次；吡非尼酮200 mg，每日2次；甲泼尼龙12 mg（3片），每日1次；利伐沙班15 mg，每日2次；阿托伐他汀20 mg，每日1次；美托洛尔47.5 mg，每日1次；地高辛0.125 mg，隔日1次；辅酶Q10，每日2次。盐酸曲美他嗪（新万爽力）1片，每日2次；培哚普利吲达帕胺1片，每日1次。

【诊治思路+治疗经验】

本例患者超声提示右小腿、右前臂浅静脉血栓形成，故行抗凝治疗。

德国一项研究对约190例新冠肺炎死亡患者进行尸检后发现大量血栓和致命的肺栓塞，他们对其中的12例患者进行了进一步检查，发现7例出现临床现象，4例因肺栓塞死亡，但在其死亡前均未怀疑栓塞。荷兰一项研究表明，接受重症监护的184例新冠肺炎患者虽进行了常规的抗凝治疗，但仍有31%的人出现血栓，最常见肺栓塞，深静脉或较小的动脉中也可见血栓形成。

另有研究表明，在新冠肺炎病程晚期，71.4%的死亡患者符合弥散性血管内凝血（DIC）的诊断标准[1]，并出现凝血功能异常，且D-二聚体和FDP显著增高与预后不良有关[2]，但凝血功能异常的具体机制仍待明确。有研究[3]报道了新冠肺炎患者出现抗磷脂抗体的现象，为新冠肺炎患者凝血功能异常的机制研究打开了新的思路。抗磷脂抗体的出现，一部分为病毒感染诱发免疫紊乱，也有部分患者多种抗体强阳性、与临床血栓事件显著相关，提示免疫紊乱与凝血功能异常密切相关。因此，建议对危重症患者进行抗凝治疗，甚至联合抗血小板治疗，以降低血栓风险。

该患者入院后偶有胸闷，时感烦躁、焦虑。查体意识清，言语流利，对答切题，无神经系统异常体征。无明显抑郁症状。自诉担心出院后心脏病无法治疗，对此感到焦虑。予心理支持及疏导后焦虑有所缓解。

【知识拓展】

危重型新冠肺炎患者常合并凝血功能障碍（PT和APTT延长、D-二聚体升高）。患者四肢远端可出现干性坏疽——即组织缺血、坏死、变黑（图26-3）。推测可能发生DIC，而当处于DIC高凝状态时，血小板、纤维蛋白原等成分可以引起微循环中的弥漫性微血栓，堵塞血管，导致功能衰竭。关于新冠肺炎患者VTE预防与治疗的具体建议，详见我国与欧洲多学科专家小组撰写的新冠肺炎并发VTE的预防与治疗专家共识[4]。

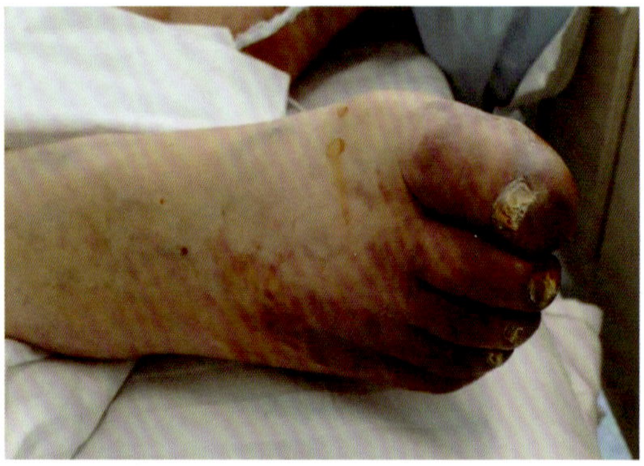

图26-3 1例新冠肺炎重型患者的足趾缺血性改变

参考文献

[1] Tang N, Li D, Wang X, et al. Abnormal coagulation parameters are associated with poor prognosis in patients with novel coronavirus pneumonia. J Thromb Haemost, 2020, 18（4）: 844-847.

[2] Zhou F, Yu T, Du R, et al. Clinical course and risk factors for mortality of adult in patients with COVID-19 in Wuhan, China: a retrospective cohort study. Lancet, 2020, 395（10229）: 1054-1062.

[3] Zhang Y, Xiao M, Zhang SL, et al. Coagulopathy and antiphospholipid antibodies in patients with Covid-19. N Engl J Med, 2020, 382（17）: e38.

[4] Zhai Z, Li C, Chen Y, et al. Prevention and treatment of venous thromboembolism associated with Coronavirus Disease 2019 Infection: A consensus statement before guidelines. Thromb Haemost, 2020, 120（6）: 937-948.

病例 27　重型新冠肺炎合并肋骨骨折 1 例

（黄　勇　张立明　王生成）

【入院病史采集】

患者女，70 岁，居民，地址：重庆市某区。入院日期：2020 年 2 月 15 日，出院日期：2020 年 3 月 2 日，住院天数：16 天。

主诉：咳嗽、咳痰 9 天。

现病史：患者 9 天前（2020 年 2 月 6 日）受凉后出现阵发性咳嗽、咳痰，干咳为主，少许白黏痰，无发热，无打喷嚏、流鼻涕，无胸痛，无呼吸困难，无心悸，无腹痛、腹泻，无头痛、头晕等不适，居家观察，未用药，病情未明显加重。7 天前（2020 年 2 月 8 日）不慎从凳子上跌倒，左胸部撞击凳子，臀部着地，后逐渐出现左胸及左腰疼痛，在当地医院就诊，行胸部 CT：双肺多发磨玻璃影，左侧第 5 ～ 10 肋骨骨折，左侧胸腔少量积液，咽拭子新型冠状病毒核酸（＋），遂收入院。

既往史：高血压、糖尿病史 10 余年，口服药物控制（具体不详），未正规监测血压、血糖。

流行病学史：女儿、女婿居住于武汉市，1 月 22 日驾车返家居家非标准隔离，无明显症状。

【体格检查】

T 36.1℃，P 90 次 / 分，R 20 次 / 分，BP 132/67 mmHg，神清，巩膜、皮肤无黄染，浅表淋巴结无肿大。咽部无充血，扁桃体无肿大。胸廓无畸形，双侧胸廓对称，左侧胸廓及腰背部压痛，胸廓挤压试验（＋）。双肺呼吸音清晰，双肺未闻及湿啰音及哮鸣音。心率 90 次 / 分，律齐，无杂音。腹软，无压痛、反跳痛，肝脾肋下未及。双下肢无水肿。病理征（－）。

【辅助检查】

入院前（2 月 9 日）血常规及炎症指标：WBC 8.95×10^9/L，NE% 86.7%，LY% 0.61%；CRP 163 mg/L；GLU 19.1 mmol/L。入院后复查见表 27-1。入院后生化及凝血功能变化见表 27-2，动脉血气分析结果见表 27-3，淋巴细胞亚群分析见表 27-4，咽拭子新型冠状病毒核酸检测结果变化见表 27-5。

2020 年 2 月 27 日尿常规：葡萄糖 ＋＋＋＋，尿蛋白＋＋，胆红素（2 月 24 日）＋＋；葡萄糖（2 月 26 日）＋＋；24 h 尿蛋白定量 0.108 g。胸腔积液常规生化：深黄色，浑浊，有凝块，李凡他试验（＋），WBC 356×10^6/L，分叶核 90%，镜检红细胞＋＋，TP 17.2 g/L，LDH 78 IU/L，Cl 110.0 mmol/L，葡萄糖 5.43 mmol/L，ADA 3 U/L。

2020 年 2 月 15 日糖化血红蛋白（HbA1C）10.8%；NT-proBNP 1277 pg/ml（2 月 21 日），661.3 pg/ml（3 月 2 日）。心电图：①窦性心律。②电轴左偏。③左心室高电压。④ ST-T 改变。

贫血相关检查（2 月 26 日）：叶酸＞ 20 ng/ml，其余均正常。呼吸道病原体谱（2 月 17 日）：（－）。结核分枝杆菌抗体 IgM/IgG（2 月 17 日、2 月 28 日和 2 月 29 日）：（－）。结核感染 T 细胞试验（3 月 1 日）：（＋）。β-D 葡聚糖试验（G 试验，2 月 16 日和 2 月 24 日）：（－）。自身免疫性疾病相关指标（2 月 25 日）：免疫球蛋白 G（IgG）7.30 g/L；ESR、类风湿因子、免疫生化 7 项、自身抗体谱及中性粒细胞抗体等相关指标均（－）；肿瘤相关抗原均（－）。

2020 年 2 月 9 日胸部 CT（外院）：双肺各叶外带磨玻璃片状影，左侧胸腔少量积液，左侧第 5 ～ 10 肋骨骨折。

2020 年 2 月 15 日胸部 CT（图 27-1 A）：双肺各叶外带磨玻璃片状影，左侧胸腔少量积液，左侧第 5 ～ 10 肋骨骨折。

2020 年 2 月 18 日胸部 CT（图 27-1 B）：双肺磨玻璃影变化不明显，左下肺实变影增大，右侧出现少量胸腔积液。

2020 年 2 月 22 日胸部 CT：双肺磨玻璃影略有吸收，左下肺实变影增加，肺不张，双侧胸腔积液。

2020 年 3 月 10 日胸部 CT（图 27-1 C）：双肺磨玻璃影逐渐吸收，左下肺实变影缩小。

2020 年 2 月 29 日心电图：①心房颤动。②左前分支阻滞。③ V_1 ～ V_4 导联呈斜形抬高。④左

表 27-1 血常规及炎症指标

日期（2020 年）	WBC（10^9/L）	NE%	LY（10^9/L）	EOS（10^9/L）	LY%	RBC（10^{12}/L）	Hb（g/L）	PLT（10^9/L）	PCT（ng/ml）	HCRP（mg/L）	IL-6（pg/ml）
2 月 15 日	8.0	80.5	0.96	0.04	12.0	3.67	113	341	0.043	4.20	6.69
2 月 17 日	6.0	54.1	1.98	0.10	33.0	3.24	98	242	0.035	2.79	—
2 月 19 日	7.7	73.6	1.60	0.03	20.7	3.17	96	233	0.039	1.43	—
2 月 20 日	7.4	66.7	1.79	0.13	24.2	3.29	100	217	—	2.07	24.21
2 月 21 日	5.8	87.5	0.66	0	11.5	3.33	102	228	—	—	—
2 月 22 日	14.9	95.8	0.54	0	3.6	2.94	90	192	0.043	—	—
2 月 23 日	12.7	95.6	0.49	0	3.9	3.12	96	215	—	0.47	—
2 月 24 日	9.6	75.2	1.91	0.01	19.9	2.70	84	161	—	—	—
2 月 25 日	8.2	76.5	1.13	0.11	13.8	2.94	90	174	0.062	—	13.81
2 月 28 日	7.4	67.7	1.65	0.18	22.2	2.95	93	192	0.045	3.48	—
2 月 29 日	7.0	79.8	0.82	0.10	11.7	2.99	95	194	—	2.08	—
3 月 2 日	6.2	74.1	0.99	0.03	15.9	3.00	96	168	—	7.08	—

表 27-2 生化及凝血功能指标

日期 (2020 年)	K (mmol/L)	Na (mmol/L)	CREA (μmol/L)	ALT (U/L)	AST (U/L)	GGT (U/L)	GLU (mmol/L)	ALB (g/L)	CK (U/L)	CK-MB (U/L)	hs-TNT (ng/ml)	Fb (g/L)	DD (mg/L)
2 月 15 日	3.64	137	79	9.7	17.1	15	28.83	32.0	30	8	0.013	5.27	1.70
2 月 17 日	3.90	140	69	7.5	9.9	13	21.30	29.6	25	5	0.012	3.97	1.02
2 月 19 日	4.14	137	60	8.6	13.8	16	6.98	28.2	23	5	0.010	4.35	0.65
2 月 20 日	4.19	137	65	7.4	15.6	14	8.53	31.2	27	7	—	—	—
2 月 21 日	3.77	140	64	13.3	21.8	28	4.54	33.8	—	—	—	—	—
2 月 22 日	4.21	141	59	16.4	25.7	28	4.45	32.9	—	—	—	—	—
2 月 23 日	3.92	140	55	—	22.8	—	9.47	—	27	11	—	—	—
2 月 25 日	3.4	147	63	19.6	19.3	38	8.97	28.0	14	13	—	2.90	0.63
2 月 28 日	4.44	140	67	24.4	19.8	42	3.98	37.5	26	6	—	3.86	0.70
2 月 29 日	—	—	—	21.2	18.0	39	—	37.5	27	8	0.015	—	—
3 月 2 日	4.58	136	69	15.6	16.0	34	10.12	36.2	20	7	—	—	—

表 27-3 动脉血气分析指标

日期（2020 年）	pH	PCO_2（mmHg）	PO_2（mmHg）	HCO_3^-（mmol/L）	Lac（mmol/L）	BE（mmol/L）
2 月 15 日	7.47	43	70	31.3	1.4	7.6
2 月 16 日	7.47	40	186	29.1	2.6	5.4
2 月 25 日	7.45	46	144	32.0	2.2	8.0
2 月 28 日	7.45	39	132	27.1	1.7	3.1

表 27-4 淋巴细胞亚群分析

日期（2020 年）	T 细胞（10^6/L）	CD_4^+T 细胞（10^6/L）	CD_8^+T 细胞（10^6/L）	CD_4^+T 细胞 / CD_8^+ T 细胞	B 淋巴细胞（10^6/L）	NK 细胞（10^6/L）
2 月 16 日	651	389	247	1.57	97	133
2 月 23 日	251	135	125	1.08	56	76
2 月 26 日	2708	1382	1265	1.09	415	817

表 27-5 新型冠状病毒核酸变化		
日期（2020 年）	ORF1ab	N 基因
2 月 17 日	（－）	（－）
2 月 18 日	（－）	（－）
2 月 19 日	（－）	（－）
2 月 21 日	（＋）	（＋）
2 月 23 日	（－）	（＋）
2 月 24 日	（＋）	（＋）
2 月 26 日	（－）	（＋）
2 月 27 日	（－）	（＋）
2 月 28 日	（－）	（－）
3 月 1 日	（－）	（－）

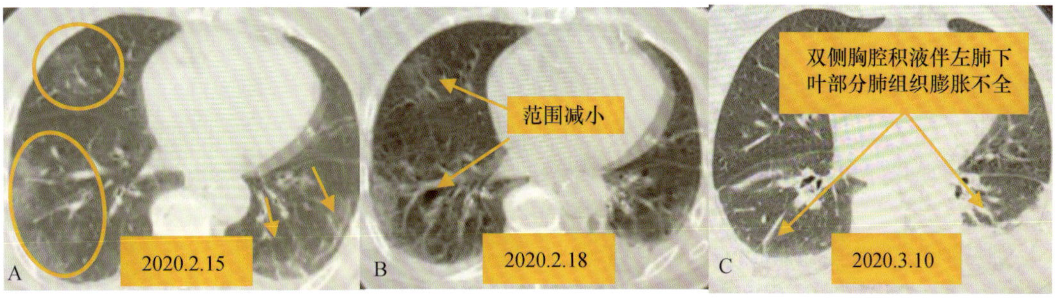

图 27-1 不同时期胸部 CT。双肺胸膜下散在分布片状模糊影，以右肺为著。经治疗，双肺散在病灶逐渐吸收。左侧肋骨骨折，双侧胸腔积液伴左肺下叶部分肺组织膨胀不全

心室高电压。⑤ ST-T 改变。

【诊断】

①新冠肺炎 重型。②左下肺炎。③ 2 型糖尿病。④肋骨骨折（左侧第 5 ～ 10 肋骨）。⑤高血压 1 级 高危。⑥冠心病 阵发性心房颤动 慢性心力衰竭 心功能 3 级。

【前期治疗】

2 月 15 日入院后予重组人干扰素 α -1b 60 μg，雾化吸入，每日 2 次；洛匹那韦 / 利托那韦 2 片，口服，每 12 h 1 次；胸腺五肽 10 mg，肌内注射，每日 1 次；地衣芽孢杆菌活菌胶囊 0.5 g，口服，每日 3 次；中药汤剂；依诺肝素 4000 IU，皮下注射，每日 1 次；格列齐特、二甲双胍、诺和灵 R 降血糖；鼻导管吸氧 2 L/min。

2 月 16 日哌拉西林 / 他唑巴坦 4.5 g，静脉滴注，每 8 h 1 次；血必净 100 ml，静脉滴注，每日 2 次；曲马多 50 mg，口服，每日 2 次；转 ICU，经鼻高流量吸氧，乙酰半胱氨酸 3 ml，雾化吸入，每日 2 次。

2 月 20 日甲泼尼龙 40 mg，静脉注射，每 12 h 1 次。

【鉴别诊断】

患者入院之初，新冠肺炎的诊断并不复杂，核心反而是有效控制血糖。随着治疗的进展，其他症状及指标改善，但咳嗽和气促缓解并不明显，胸部 CT 突出表现为左下肺实变 / 肺不张增加。需要对其原因做鉴别诊断。

1. 感染 ①病毒感染：在新冠肺炎的基础上也可能合并其他病毒感染，包括非典型病原体感染，咽拭子新型冠状病毒核酸检测阳性也提示间断排毒，但呼吸道病原体谱并未支持其他感染。②细菌感染：患者痰的性状并无明显变化，PCT 低于 0.05 ng/ml，HCRP 均未明显增高。③真菌感染：侵袭性肺真菌病是真菌直接侵犯肺或支气管引起的急、慢性组织病理损害所致的疾病。真

菌感染。多有咳嗽、咳痰、发热症状。胸部 CT 可表现为斑片影、空洞、病变游走性改变等，真菌培养及组织病理可确诊，本例患者 G 试验阴性。④结核：患者结核分枝杆菌抗体 IgM/IgG 均为阴性。虽然新发感染或原有感染加重的可能性不大，为进一步鉴别诊断，但可行支气管镜肺泡灌洗，将灌洗液送病原体宏基因组学检测。

2. 肺栓塞　患者为老年女性，新冠肺炎和肋骨骨折导致长时间卧床休息，合并糖尿病、高血压和冠心病，尤其是血糖控制不佳，Padua 评分 9 分，为高风险，胸部 CT 示肺不张特征，但非典型的指向肺门的楔形影，且患者 DD 呈下降趋势，入院后即开始预防性抗凝，故暂不考虑肺栓塞。

3. 心力衰竭　患者有心脏基础疾病，双侧胸腔积液，NT-proBNP 增高，故考虑。但患者尿量尚可，双下肢不肿，NT-proBNP 增高并不明显，只需要监测尿量，必要时补充蛋白、利尿即可。

4. 气道阻塞　①新生物：主要表现为左下叶肺不张，且逐渐加重，因此应除外新生物的可能性；该患者肺门纵隔淋巴结无明显肿大，无明显体重减轻，肿瘤标志物均未增高，因此暂不考虑；可行支气管镜予以进一步明确。②分泌物：气道管理效果不佳常见的原因是分泌物黏稠、气道痉挛、引流效果不佳。该患者无哮喘、慢性阻塞性肺疾病及支气管扩张病史，未闻及哮鸣音，入院即嘱患者坚持右侧卧位，加强体位引流，并行乙酰半胱氨酸雾化吸入，加强排痰。

患者不同于其他新冠肺炎患者影响气道分泌物清理效果的因素还包括左侧肋骨骨折所致的通气受限，以及支气管软骨钙化明显（图 27-2），其原因也需要进一步分析鉴别，常见原因包括气管支气管淀粉样变、气管支气管结核、骨化性气管支气管病及复发性多软骨炎。

（1）气管支气管淀粉样变：特点为多个小结节样突起，少数钙化，管壁增厚、狭窄。确诊需行支气管镜检查，必要时活检。

（2）气管支气管结核：如前原因分析。

（3）骨化性气管支气管病：是指气管、支气管黏膜下多发骨质或软骨组织结节状增生并突向管腔的良性病变，可引起管壁变硬、管腔狭窄，甚至阻塞。

（4）复发性多软骨炎：是一种软骨组织复发性退化性炎症，表现为耳、鼻、喉、气管、眼、关节、心脏瓣膜等器官及血管等结缔组织受累，软骨基质受外伤、炎症等因素的影响暴露抗原性，导致机体产生对软骨局部或有共同基质成分组织的免疫反应。但该患者其他器官及血管等结缔组织受累表现不充分，还需要血常规、尿常规、红细胞沉降率、血清学，以及支气管镜及肺功能等检查。

【后续治疗】

2 月 22 日磷酸氯喹 0.5 g，每日 2 次；布地奈德 2 mg＋乙酰半胱氨酸 3 ml 雾化吸入，每日 2 次；体位引流，呼吸康复治疗；停用洛匹那韦 / 利托那韦；停用甲泼尼龙。

2 月 25 日阿比多尔 0.2 g，每日 3 次；强化呼吸康复治疗。

【诊治思路＋治疗经验】

根据患者就诊时发布的《新型冠状病毒肺炎诊疗方案（试行第五版）》，新冠肺炎诊断明确，入院分型为普通型，出院诊断为重型，主要依据《新型冠状病毒肺炎重型、危重型病例诊疗方案

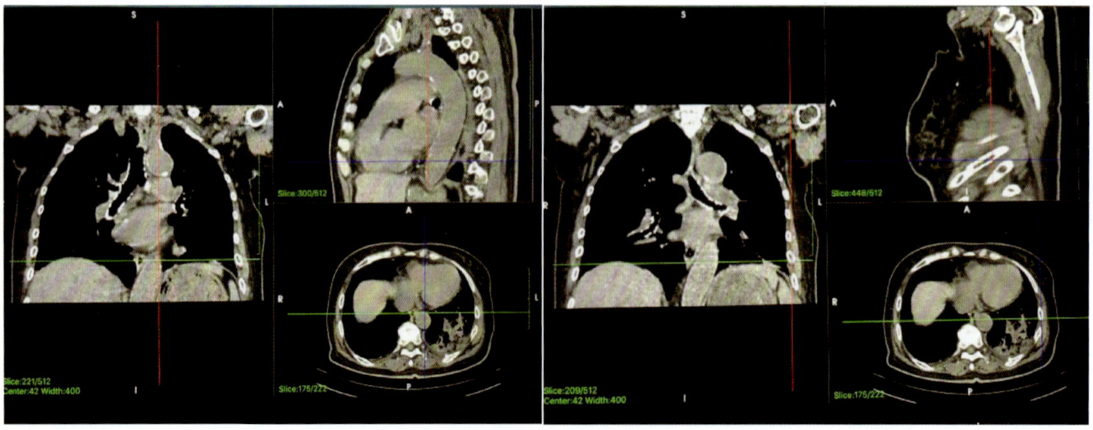

图 27-2　胸部 CT 的其他改变。左侧肋骨骨折、支气管软骨钙化

（试行第二版）》和《新型冠状病毒肺炎诊疗方案（试行第七版）》[1-2]：动脉血气分析提示最低氧合指数为 241 mmHg（＜ 300 mmHg）；年龄＞ 60 岁，合并糖尿病、高血压、冠心病等严重慢性疾病。

入院后给予重组人干扰素吸入＋洛匹那韦 / 利托那韦＋中药汤剂抗病毒，胸腺五肽增强免疫力，地衣芽胞杆菌活菌胶囊调整肠道细菌微环境，吸氧、降血糖等治疗。患者有外伤史，且左下肺有实变影，血常规中性粒细胞比率上升，考虑合并肺炎，故予哌拉西林 / 他唑巴坦抗感染治疗。2 月 20 日因气促症状未缓解，胸部 CT 提示双肺病变吸收不好，左下肺实变影增大，短期加用激素治疗[1]。

患者入院后行必要的气道管理，包括右侧卧位体位引流和乙酰半胱氨酸雾化吸入，听诊左下肺呼吸音虽明显降低，但未闻及明显干、湿啰音。经讨论后认为患者虽左侧 6 根肋骨骨折，但并非呼吸康复禁忌，做出针对性调整，包括延长体位引流时间（≥ 2 h），并尝试多种体位；结合雾化吸入和经鼻高流量吸氧进行咳嗽训练；抽放胸腔积液改善通气条件并了解形成原因；虽受限于多根肋骨骨折，但根据急性院内新冠肺炎物理治疗管理临床实践指导建议，可以尝试间歇正压呼吸（IPPB）[3]，根据当时的条件，选择有振荡正压呼气作用机制的排痰设备 Acapella，在密切监测下谨慎实施。

除控制血糖外，仍需对患者的心血管疾病进行恰当管理。患者在冠心病阵发性快速型心房颤动的基础上，CHADS2-VASc 评分 3 分（女性、70 岁、高血压），遂加强抗凝治疗以降低卒中风险[4]。

在患者的气道管理和鉴别诊断中，反复提及支气管镜检查。对于新冠肺炎患者，各种指南及诊疗方案均将之列为需要反复评价必要性和风险性的操作，并做好充分的防护[5-7]。针对各型新冠肺炎患者，气道管理的策略也不尽相同，单纯气道清洁技术包括封闭式吸痰、浅吸痰、过饱和湿化治疗（加温、加湿、加氧），以及支气管冲洗 / 灌洗。

呼吸管理包括但不限于放松训练、呼吸模式训练、徒手过度通气、胸廓活动度训练、呼吸肌训练、呼吸引导术，包括主动循环呼吸技术（ACBT）及侧卧位声门开放呼气法等。直接咳嗽训练包括呵气技巧、咳嗽刺激、深吸气阶段扩张、高频胸壁振动（排痰背心等）、呼气正压呼吸 / 振荡呼气正压呼吸（PEP/OPEP）、辅助咳嗽机[8-9]。

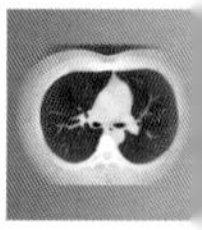

参考文献

［1］国家卫生健康委办公厅，国家中医药管理局办公室．新型冠状病毒肺炎重型、危重型病例诊疗方案（试行第二版）［EB/OL］.［2020-02-14］. http://www.nhc.gov.cn.

［2］国家卫生健康委员会，国家中医药管理局．新型冠状病毒肺炎诊疗方案（试行第七版）［EB/OL］.［2020-03-03］. http://www.nhc.gov.cn/yzygj/s7653p/202003/46c9294a7dfe4cef80dc7f5912eb1989.shtml.

［3］Thomas P，Baldwin C，Bissett B，et al. Physiotherapy Management for COVID-19 in the Acute Hospital Setting：Clinical Practice Recommendations. J Physiother，2020，66（2）：73-82.

［4］张澍，杨艳敏，黄从新，等．中国心房颤动患者卒中预防规范（2017）．中华心律失常学杂志，2018，22（1）：17-30.

［5］中华医学会呼吸病学分会呼吸危重症医学学组，中国医师协会呼吸医师分会危重症医学工作委员会．成人重症新型冠状病毒肺炎患者气道管理推荐意见（试行）．中华结核和呼吸杂志，2020，100（10）：729-737.

［6］中华医学会呼吸病学分会介入呼吸病学学组．2019 新型冠状病毒感染疫情防控期间开展支气管镜诊疗指引（试行）．中华结核和呼吸杂志，2020，43（3）：199-202.

［7］宁允叶，黄海东，白冲．支气管镜技术在新型冠状病毒肺炎诊断中的应用及相关职业防护．第二军医大学学报，2020，41（5）：498-501.

［8］Yang LL，Yang T. Pulmonary rehabilitation for patients with coronavirus disease 2019（COVID-19）. Chronic Dis Transl Med，2020，6（2）：79-86.

［9］Kiekens C，Boldrini P，Andreoli A，et al. Rehabilitation and respiratory management in the acute and early post-acute phase. "Instant paper from the field" on rehabilitation answers to the Covid-19 emergency. Eur J Phys Rehabil Med，2020，56（3）：323-326.

病例 28　无特殊病史的重型新冠肺炎 2 例

（谭锦文　张　骅　陈　辉　杨澄清　孙思庆　卢　晔　陈旭君　张自艳）

病例 28-1

【入院病史采集】

患者男，38 岁。职业：购销人员，住址：湖北省某市。入院日期：2020 年 1 月 29 日，出院日期：2020 年 2 月 18 日，住院天数：20 天。

主诉：发热 5 天。

现病史：患者于入院前 5 天无明显诱因出现间断无规律低热，体温最高达 38.3℃，伴头痛、乏力，偶有干咳，1 月 25 日就诊于湖北省某市医院（三级甲等），胸部 X 线检查：支气管炎。血常规：WBC 3.06×10^9/L，NE% 75.9%，LY% 16.93%，LY 0.52×10^9/L ↓，RBC 5.18×10^{12}/L，PLT 97×10^9/L。口服奥司他韦颗粒、阿莫西林胶囊、疏风解毒胶囊，入院前 3 天体温正常，1 月 29 日晨再次出现发热，体温最高达 38.3℃。我院胸部 CT：考虑为病毒性肺炎可能性大。门诊以“病毒性肺炎”收住我科。发病以来，患者精神、食欲、睡眠一般，体力稍下降，体重无下降。

既往史：否认肝炎、结核等传染病史，否认高血压、冠心病、糖尿病、糖尿病、肾病病史；否认手术、外伤及输血史，否认食物、药物过敏史。26 岁结婚，妻子体健，有子女两个，父亲因“车祸”去世，母亲患“风心病”，否认家族遗传病史。

流行病学史：工作单位有发热隔离患者。

【体格检查】

T 36.7℃，R 20 次 / 分，BP 116/87 mmHg，P 110 次 / 分，SpO_2 99%。神清，查体合作。颈软，全身皮肤黏膜无黄染，浅表淋巴结无肿大。口唇无发绀，咽无充血，扁桃体无肿大。双肺呼吸音正常，未闻及干、湿啰音。心率 110 次 / 分，律齐，无杂音。腹平软，无压痛、反跳痛，肝脾肋下未及。下肢无水肿。

【辅助检查】

2020 年 1 月 29 日血常规：WBC 6.90×10^9/L，NE% 88.1%，LY% 8.0%，LY 0.55×10^9/L ↓，RBC 5.23×10^{12}/L，PLT 109×10^9/L。

2020 年 1 月 31 日血气分析：pH 值 7.46，HCO_3^- 26.7 mmol/L ↑，Ca 1.06 mmol/L ↓，葡萄糖 5.7 mmol/L ↑。

2020 年 2 月 3 日血气分析：pH 值 7.46，PCO_2 37.0 mmHg，PO_2 59.0 mmHg ↓；尿液分析（含尿沉渣定量）：RBC 10.4/μl ↑，WBC 41.0/μl ↑，上皮细胞 56.4/μl ↑，管型 5/μl ↑，尿蛋白+↑；肺炎支原体衣原体：肺炎支原体 IgG 54.00 AU/ml ↑，肺炎衣原体 IgG 47.90 AU/ml ↑；输血全套：HBeAb 0.90 S/CO ↓，HBcAb 7.68 S/CO ↑；CRP 93.90 mg/L ↑；ESR 37 mm/h ↑；肝功能：AST 52 U/L ↑，LDH 777 U/L ↑，HBDH 568 U/L ↑；肾功能、凝血功能、电解质等未见异常。

新型冠状病毒核酸变化见表 28-1。

2020 年 1 月 29 日胸部 CT（图 28-1）：双肺纹理增强，结构紊乱，双肺散在斑片状模糊高密度影；双肺门影不大。气管及各支气管通畅。纵隔内未见明显淋巴结肿大。心影形态可。考虑为病毒性肺炎可能性大。

2020 年 2 月 11 日胸部 CT（图 28-2）：双肺纹理增强，结构紊乱，原双肺散在斑片状模糊高密度影，范围较前略有缩小，现呈条索影改变；双肺门影不大。气管及各支气管通畅。纵隔内未见明显淋巴结肿大。心影形态可。

2020 年 2 月 16 日胸部 CT（图 28-3）：肺纹理增强，结构紊乱，原双肺散在斑片状模糊高密

表 28-1　新型冠状病毒核酸变化

日期（2020 年）	新型冠状病毒核酸	标本类型
1 月 29 日	（+）	口咽拭子
2 月 7 日	可疑	口咽拭子
2 月 13 日	（−）	口咽拭子
2 月 24 日	（−）	口咽拭子

度影，范围较前略有缩小，密度吸收、变淡，现呈条索影改变；双肺门影不大。气管及各支气管通畅。纵隔内未见明显淋巴结肿大。心影形态可。符合病毒性肺炎吸收期改变。

【诊断】

新冠肺炎 重型。

【治疗】

卧床休息，维持水、电解质平衡及内环境稳定；密切监测生命体征、指氧饱和度等。抗病毒（奥司他韦、洛匹那韦/利托那韦、抗感染（莫西沙星、头孢他啶）、中药（连花清瘟胶囊、清肺排毒汤）、止咳化痰抗纤维化（乙酰半胱氨酸）等对症支持治疗，预防并发症及药物不良反应，减少药物相互作用诱发的肝、肾损伤或心血管异常。

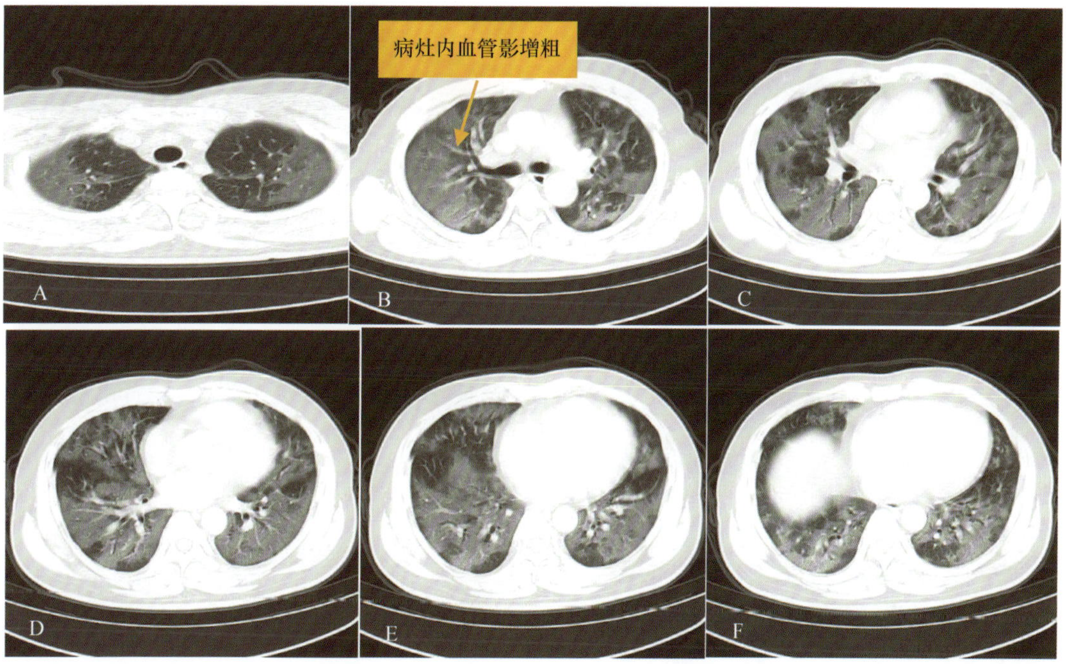

图 28-1　2020 年 1 月 29 日胸部 CT。双肺纹理增强，结构紊乱，双肺散在斑片状模糊高密度影

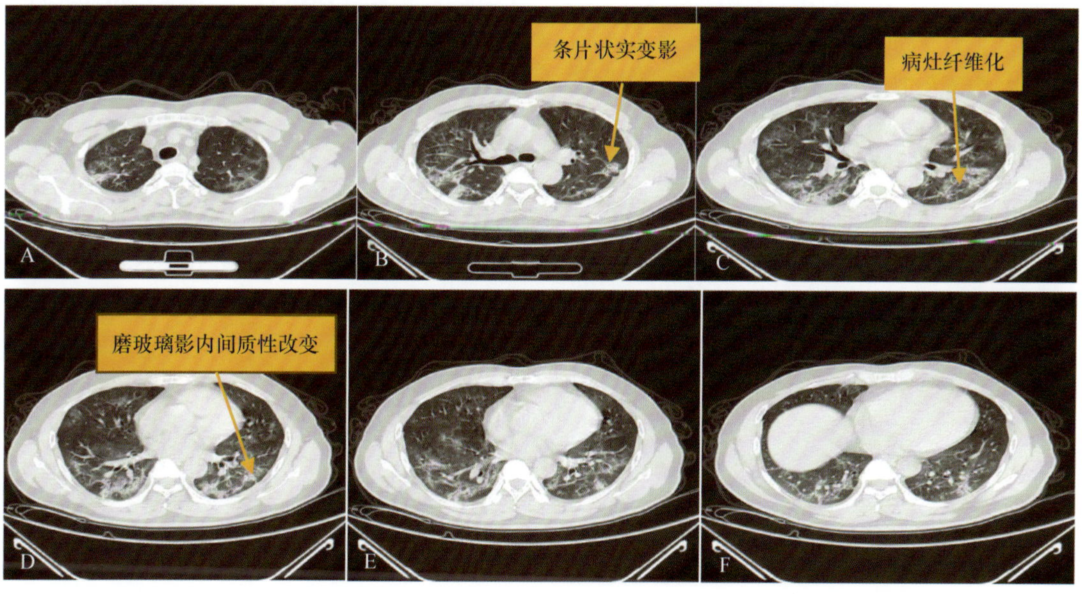

图 28-2　2020 年 2 月 11 日胸部 CT。双肺纹理增强，结构紊乱，原双肺散在斑片状模糊高密度影，范围较前略有缩小，现呈条索影改变

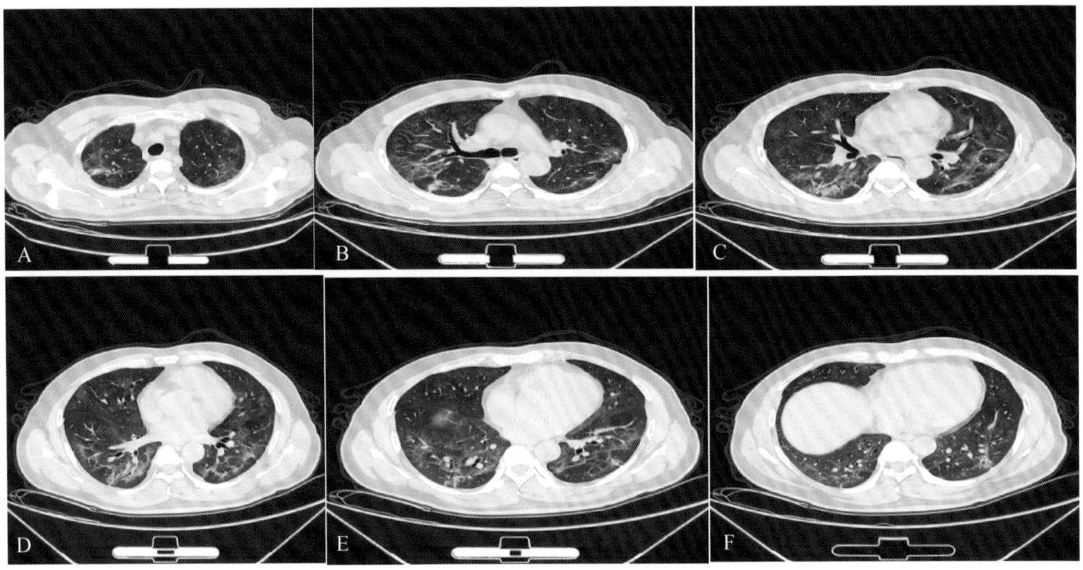

图 28-3　2020 年 2 月 16 日胸部 CT。肺纹理增强，结构紊乱，原双肺散在斑片状模糊高密度影，范围较前略有缩小，密度吸收、变淡，现呈条索影改变

病例 28-2

【入院病史采集】

患者男，55 岁，职业：无。住址：湖北武汉市。入院日期：2020 年 1 月 6 日。

主诉：咳嗽、咳痰 1 个月，发热 4 天。

现病史：患者于入院前 1 个月无明显诱因出现咳嗽、咳痰，多为黄脓痰，自行服用“头孢”“乙酰半胱氨酸泡腾片”治疗，感咳嗽、咳痰好转，于入院前 4 天出现发热，发热无明显规律，最高体温 39.1℃，服用“泰诺（酚麻美敏片）”后退热，伴有肌肉酸痛、恶心、乏力、胸闷不适，服用“头孢克洛”抗感染治疗效果欠佳，华中科技大学同济医学院附属同济医院行胸部 CT：左肺下叶后基底段局灶性感染。为进一步治疗入院。起病以来，精神、睡眠及食欲欠佳、大小便正常，体力下降，体重无改变。

既往史：“慢性支气管炎”病史多年，间断秋冬季出现咳嗽、咳痰；12 岁曾患大叶性肺炎；糜烂性胃炎病史 10 余年；否认药物过敏史及手术史。

流行病学史：居住湖北武汉，无华南海鲜批发市场接触史，其妻子发热。

【体格检查】

T 38.0℃，R 20 次 / 分，P 105 次 / 分，BP 126/76 mmHg。神清，查体合作。颈软，全身皮肤黏膜无黄染，浅表淋巴结无肿大。口唇无发绀，咽无充血，扁桃体无肿大。双肺呼吸音正常，未闻及干、湿啰音。心率 105 次 / 分，律齐，无杂音。腹平软，无压痛、反跳痛，肝脾肋下未及。下肢无水肿。

【辅助检查】

2020 年 1 月 3 日华中科技大学同济医学院附属同济医院胸部 CT：双肺上叶、左肺下叶局限性肺气肿，左肺下叶局限性支气管扩张；右肺上叶胸膜下微结节；血常规：WBC 4.29×10^{9}/L、MO% 14% ↑，CRP 11 mg/L ↑；PCT 0.11 ng/ml。

2020 年 1 月 6 日人感染 H7 亚型禽流感病毒抗原（－）。

2020 年 1 月 7 日流感病毒 RNA（－）。3 次痰 STB（－）、真菌涂片（－）、TBDNA（－）。凝血全套：Fb 4.68 g/L ↑。CEA、AFP、粪常规、结核抗体检测、支原体＋衣原体抗体、MP-DNA ＋ CP-DNA、呼吸道病毒抗体检测正常。血常规：WBC 3.19×10^{9}/L ↓，RBC 4.86×10^{12}/L，Hb 147.00 g/L，PLT 146.00×10^{9}/L，LY 0.64×10^{9}/L ↓，EOS% 0.00% ↓，EOS 0.00×10^{9}/L ↓。尿液分析：RBC 40.30/μl ↑，隐血＋－，尿蛋白＋。ESR 40.0 mm/h ↑。HBsAg ＞ 250.00 IU/ml ↑，HBeAb 0.02 S/CO ↓，HBcAb 10.03 S/CO ↑，丙型肝炎抗体 0.07 S/CO；HIV ＋梅毒抗体（化学发光）：梅毒螺旋体抗体 0.05 S/CO，人免疫缺陷

病毒抗体 0.17 S/CO；HCRP 80.58 mg/L ↑，PCT 0.16 ng/ml。

2020 年 1 月 8 日甲型和乙型流感病毒腺病毒抗原（－）。

2020 年 1 月 10 日 NT-proBNP 40.00 pg/ml；血气分析：pH 值 7.420，PCO_2 37.00 mmHg，PO_2 129.00 mmHg ↑，BE － 0.50 mmol/L，HCO_3^- 24.00 mmol/L，TCO_2 25.10 mmol/L，SO_2 99.00% ↑。

2020 年 1 月 16 日 T 细胞亚群：总 T 淋巴细胞百分比 69.07%，总 T 淋巴细胞 303.18/μl ↓，辅助 / 诱导性 T 淋巴细胞比率 35.87% ↓，辅助 / 诱导 T 淋巴细胞 157.46/μl ↓，抑制 / 细胞毒性 T 淋巴细胞百分比 32.26 %，抑制 / 细胞毒性 T 淋巴细胞 141.59/μl ↓，Th/Ts 1.11，淋巴细胞 CD45 438.95/μl。

新型冠状病毒 RNA 检测结果见表 28-2。

2020 年 1 月 14 日胸部 CT：对比 1 月 12 日 CT 图像：左下肺病变较前略有吸收。

2020 年 1 月 19 日胸部 CT：与 1 月 14 日片比，双肺病灶有吸收。

2020 年 2 月 7 日胸部 CT：双肺部分病灶较前有吸收。影像学改变详见图 28-4 至图 28-7。

【诊断】

①新冠肺炎 重型。②慢性乙型肝炎。③慢性支气管炎。④糜烂性胃炎。

表 28-2　新型冠状病毒 RNA 检测（咽拭子）

日期（2020 年）	开放阅读编码框 ORF1ab	核壳蛋白基因 N
1 月 12 日	（＋）	（＋）
1 月 30 日	（＋）↑↑	（＋）↑↑
2 月 3 日	（－）	（－）
2 月 4 日	弱（＋）	（＋）↑↑
2 月 7 日（第一次）	弱（＋）	（＋）↑↑
2 月 7 日（第二次）	（－）	（－）
2 月 9 日	（＋）↑↑	（＋）↑↑
2 月 10 日	（＋）↑↑	（＋）↑↑
2 月 16 日	（－）	（－）

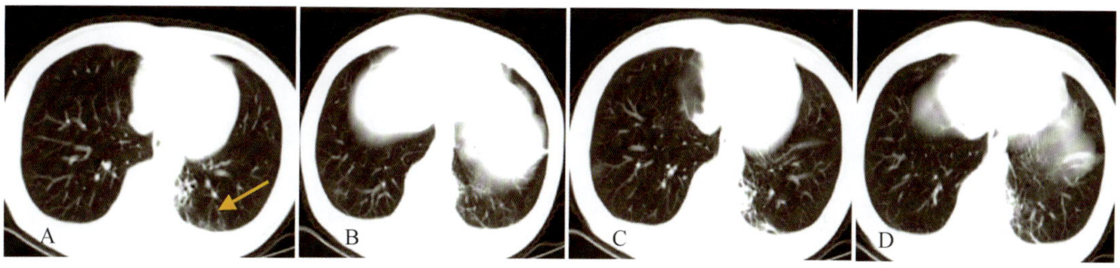

图 28-4　2020 年 1 月 6 日胸部 CT。左肺下叶后基底段见散在的斑片状、小斑点状、索条状多形态混杂密度阴影，部分病灶边界模糊不清

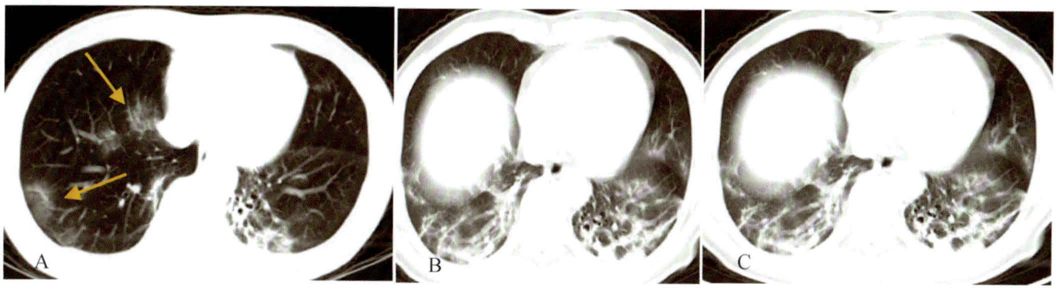

图 28-5　2020 年 1 月 9 日胸部 CT。与 1 月 6 日 CT 图像对比，双下肺病变较前增多

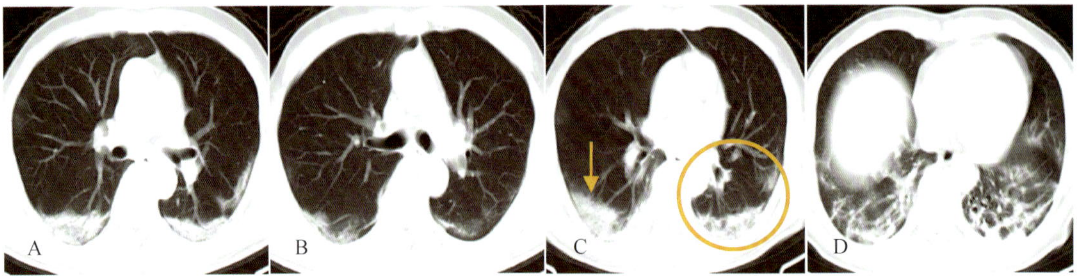

图 28-6　2020 年 1 月 12 日胸部 CT。与 1 月 9 日 CT 图像对比，双下肺病灶较前增多

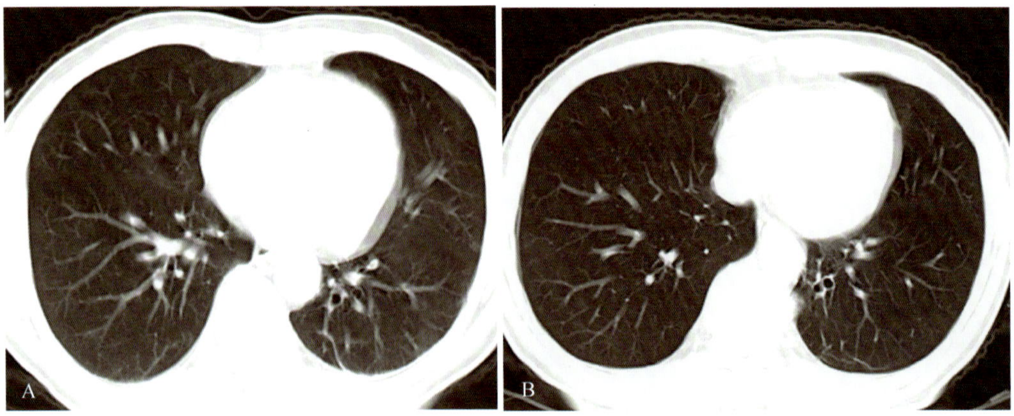

图 28-7　2020 年 1 月 24 日胸部 CT。与 1 月 19 日 CT 图像相比，双肺病灶较前明显吸收

【治疗】

入院后因考虑不明原因肺炎，予抗感染：头孢哌酮钠舒巴坦钠＋左氧氟沙星；抗病毒：奥司他韦；祛痰、退热等对症支持治疗。第一次讨论考虑诊断慢性支气管炎合并感染，抗感染后第二天体温有下降，但第三天仍然高热（图 28-8），抗感染效果欠佳，且逐渐出现呼吸困难。但生命体征平稳，故继续予抗感染：头孢哌酮他舒巴坦＋左氧氟沙星；抗病毒：奥司他韦、利巴韦林；祛痰、退热等对症支持治疗。患者仍高热，伴呼吸困难进行性加重，SpO_2 下降至 90% 左右波动，持续氧疗。

2020 年 1 月 12 日复查胸部 CT 进行性进展，新型冠状病毒核酸（双阳），停抗生素，停奥司他韦及利巴韦林，予甲泼尼龙（1 月 12 日）40 mg，每日 1 次，仍然发热→1 月 14 日 40 mg，每日 2 次，仍然发热→1 月 15 日 40 mg 每 8 h 1 次，发热缓解→1 月 17 日 40 mg，每日 2 次→1 月 19 日 40 mg，每日 1 次→1 月 21 日 20 mg，每日 1 次→1 月 23 日停用。后期调整抗病毒用药如下：α-干扰素雾化吸入 500 万 U，每日 2 次；1 月 23 日—1 月 31 日洛匹那韦 / 利托那韦抗病毒治疗（0.2 g 每日 3 次）；2 月 5 日—2 月 15 日阿比多尔（0.2 每日 3 次）；2 月 5 日—2 月 12 日新冠肺炎 2 号中药汤剂。1 月 19 日复查胸部 CT 明显吸收，1 月 24 日复查胸部 CT 完全吸收，但核酸至 2 月 16 日方转阴，最终治愈出院。

【诊治思路＋治疗经验】

肺炎按感染的场所可分为社区获得性肺炎（CAP）和医院获得性肺炎（HAP）。CAP[1] 是指在医院外罹患的感染性肺实质（含肺泡壁，即广义上的肺间质）炎症，包括具有明确潜伏期的病原体感染在入院后于潜伏期内发病的肺炎。我国成人 CAP 患者中病毒检出率为 15.0% ～ 34.9%，流行性感冒病毒占首位，其他病毒包括副流感病毒、鼻病毒、腺病毒、人偏肺病毒及呼吸道合胞病毒等。病毒检测阳性患者中 5.8% ～ 65.7% 可合并细菌或非典型病原体感染。新型冠状病毒也属于 CAP 的病原体之一。

病例 28-1 患者在病程中出现反复高热伴进行性呼吸困难、肺部影像学进行性恶化时使用了激素，效果明显。但该患者存在病毒清除延迟的情况，可能与个体差异、病毒载量，以及机体的

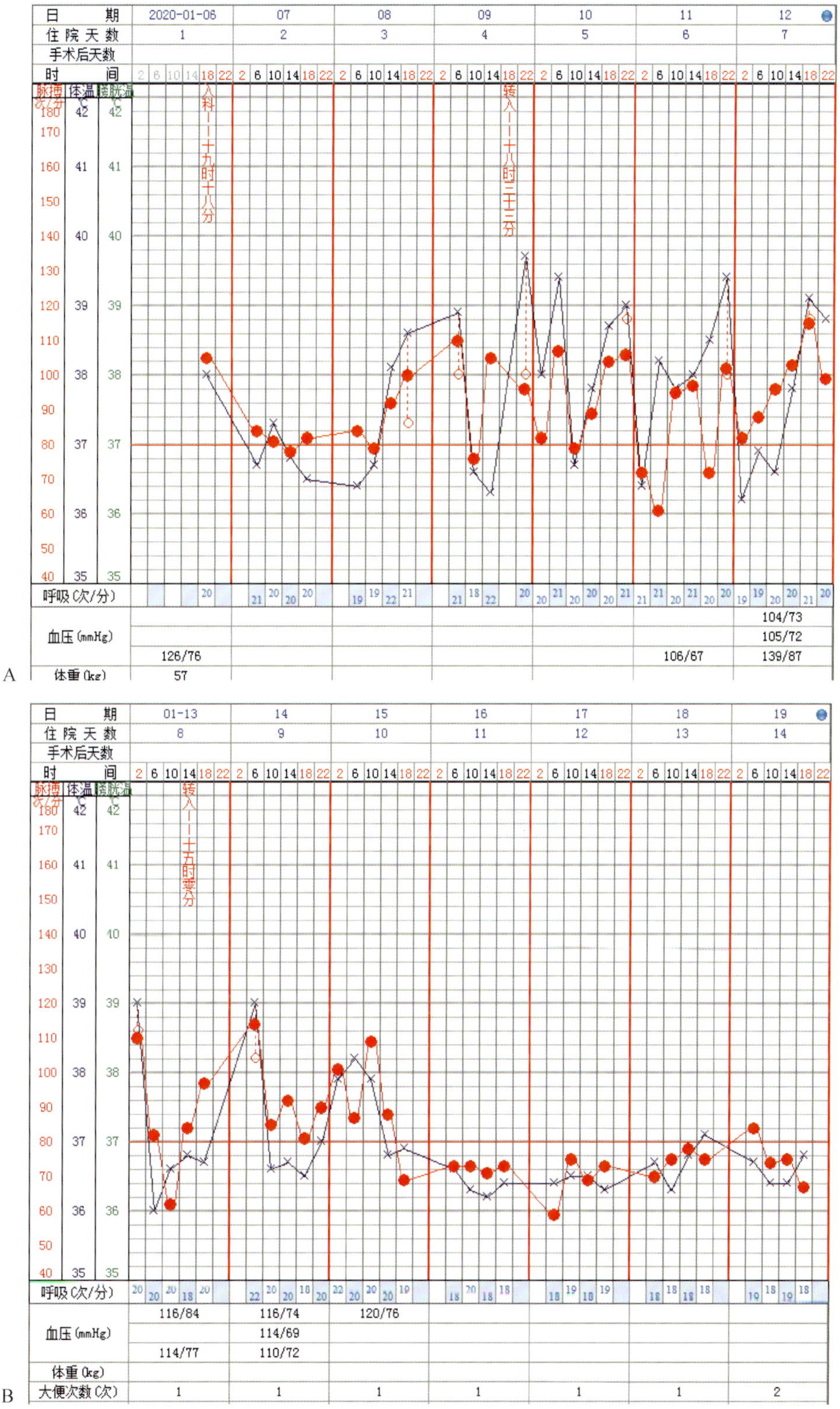

图 28-8　不同时间的体温变化

免疫机制是否恢复，另是否与激素较长时间应用、初始未选用相对有效的阿比多尔或磷酸氯喹等药物[5]有关。

糖皮质激素应用有利有弊。①有利：对抗“细胞因子风暴”，改善症状，可能改善临床结局[3]。②弊端：继发感染（尤其是曲霉菌）、延缓病毒清除等[4]。

【知识拓展】

2016 年社区获得性肺炎（CAP）诊治指南明

确推出了“CAP 诊治 6 步法”，在新冠肺炎的诊治过程中，CAP 6 步法同样具有重要参考意义。

1. 第 1 步：判断 CAP 诊断是否成立。

2. 第 2 步：评估 CAP 病情的严重程度，选择治疗场所。

3. 第 3 步：推测 CAP 可能的病原体及耐药风险。参考年龄、发病季节、基础病和危险因素、症状或体征、胸部影像学特点、实验室检查、CAP 病情严重程度、既往抗菌药物应用史等。

4. 第 4 步：合理安排病原学检查，及时启动治疗。

5. 第 5 步：动态评估 CAP 治疗方案，初始治疗失败时查找原因，并及时调整治疗方案。

6. 第 6 步：治疗后随访，并进行健康宣教。

参考文献

[1] 中华医学会呼吸病学分会. 中国成人社区获得性肺炎诊断和治疗指南（2016 年版）. 中华结核和呼吸杂志，2016，39（4）：253-279.

[2] 国家卫生健康委员会，国家中医药管理局. 新型冠状病毒肺炎诊疗方案（试行第七版）[EB/OL].[2020-03-03]. http：//www.nhc.gov.cn/yzygj/s7653p/202003/46c9294a7dfe4cef80dc7f5912eb1989.shtml.

[3] Wu F，Zhao S，Yu B，et al. A new coronavirus associated with human respiratory disease in China. Nature，2020，579（7798）：265-269.

[4] Auyeung TW，Lee JSW，Lai WK，et al. The use of corticosteroid as treatment in SARS was associated with adverse outcomes：a retrospective cohort study. J Infection，2005，51（2）：98-102.

病例 29　有高血压和冠心病病史的重型新冠肺炎 2 例

（罗　玲　张　骅　陈　辉　张小芳　张自艳　王生成）

病例 29-1

【入院病史采集】

患者女，82 岁。职业：农民。住址：湖北省某市某区。入院日期：2020 年 2 月 24 日，出院日期：2020 年 3 月 13 日，住院天数：18 天。

主诉：发热 1 周。

现病史：患者于入院前 1 周无诱因出现发热，伴有活动后胸闷、气短，就诊于湖北省某市某区人民医院，门诊胸部 CT：病毒性肺炎可能。2 月 19 日湖北省某市某区人民医院行新型冠状病毒核酸（＋），2 月 21 日胸部 CT：双肺感染性病变较前片范围扩大，病毒性肺炎可能，给予对症治疗（具体用药不详），2 月 23 日复查胸部 CT 提示与前片（2 月 21 日）对比，两肺渗出性病变范围大致相同，密度增高。患者仍有胸闷、气短不适，以“新冠肺炎”收住急诊 ICU 科。起病以来，患者精神欠佳，饮食差，睡眠一般，大小便正常，体力、体重无变化。

既往史：高血压病史 30 余年，口服降压药治疗（具体不详），有支气管炎病史，自诉有冠心病史，否认糖尿病、肝炎、结核病史，否认食物、药物过敏史，预防接种史不详。

流行病学史：患者无武汉市及周边疫区居住及旅行史，2020 年 1 月 26 日至 1 月 29 日与确诊病例密切接触。

【体格检查】

T 37.6 ℃，BP 126/85 mmHg，P 119 次 / 分，R 34 次 / 分，SpO_2 96%（高流量吸氧 50 L/min，FiO_2 50%），神志清楚，口唇、甲周无发绀，全身浅表淋巴结未及明显肿大。双肺呼吸音稍粗，双肺未闻及干、湿啰音。心率 119 次 / 分，律齐，未闻及病理性杂音。腹平软，无压痛、反跳痛，肝脾肋下未及。双下肢无水肿。

【辅助检查】

血常规＋炎症指标（表 29-1）、生化指标＋凝血功能（表 29-2 和表 29-3）详见附表。

BNP：2020 年 2 月 25 日正常；3 月 7 日正常；3 月 12 日 283 pg/ml ↑。

血气分析：2 月 24 日 PO_2 76.0 mmHg ↓；2 月 25 日：pH 值 7.49，PCO_2 43.0 mmHg，PO_2 81.0 mmHg ↓，细胞外剩余碱 9.5 mmol/L ↑，剩余碱 8.6 mmol/L ↑，实际碳酸氢盐 32.8 mmol/L ↑，标准碳酸氢盐 31.6 mmol/L ↑，TCO_2 34.1 mmol/L ↑，SO_2 97%（FiO_2 50%）。

新型冠状病毒核酸检测：2020 年 2 月 25 日可疑（＋）；2 月 26 日（－）；3 月 3 日（－）。

2020 年 2 月 25 日 CT（图 29-1 和图 29-2）：双肺周边大量片絮状影，密度较高，其内见纤维条索影，并见肺组织结构扭曲，双侧未见胸腔积液，纵隔未见肿大淋巴结。扫描范围内左侧甲状腺肿大。

2020 年 2 月 29 日 CT（图 29-3）：双肺内见多发斑片状稍高密度影，其内见纤维条索影，部分病灶范围较前吸收缩小。双侧未见胸腔积液，纵隔未见肿大淋巴结。双侧肾周筋膜稍增厚。病毒性肺炎治疗后改变，部分病灶较前吸收缩小。

2020 年 3 月 4 日 CT（图 29-4）：双肺内见多发斑片状稍高密度影，其内见纤维条索影，部分病灶较前稍吸收、密度减低。纵隔可见多发淋巴结，部分肿大。扫描范围内甲状腺左侧叶肿大大致同前。扫描所及肝右叶内可见低密度小结节，直径约 0.8 cm。

2020 年 3 月 10 日 CT（图 29-5）：双肺内见多发斑片状稍高密度影，其内见纤维条索影，部分病灶较前稍吸收、密度减低。纵隔可见多发淋巴结，部分肿大。扫描范围内甲状腺左侧叶肿大大致同前。扫描所及肝右叶内可见低密度小结节，直径约 0.8 cm。

2020 年 3 月 25 日 CT（图 29-6）：双肺内见多发斑片状稍高密度影，较前明显吸收减少。纵隔淋巴结稍增大同前相仿。少量心包积液，主动

表 29-1　血常规及炎症指标

日期（2020 年）	WBC（10^9/L）	NE%	LY（10^9/L）	EOS（10^9/L）	LY%	RBC（10^{12}/L）	Hb（g/L）	PLT（10^9/L）	CRP（mg/L）	PCT（ng/ml）	HCRP（mg/L）
2 月 25 日	6.49	85.8	0.41		6.3					0.06	
2 月 26 日	5.25	83.8	0.41		7.8	3.28	90	190		0.05	
2 月 28 日			0.63	0.0	9.4	3.77	104				
2 月 29 日	5.83	72.7			16.3	3.57	101			0.13	
3 月 1 日	5.98		0.82			3.69	102	251		正常	> 5.0
3 月 2 日	4.58	75.8			16.4	3.66	101	275			
3 月 4 日	3.35					3.35	95		10.8		> 5.0
3 月 5 日	3.69	56.9			26.6	3.33	92	298			
3 月 7 日	4.56		0.94		20.6	3.52	97	313			
3 月 12 日			0.88			3.60	102		正常	正常	

表 29-2　生化指标

日期（2020 年）	K（mmol/L）	Na（mmol/L）	胱抑素（mg/L）	CREA（μmol/L）	ALT（U/L）	AST（U/L）	GGT（U/L）	GLU（mmol/L）	CK-MB（U/L）	HS-TNT（pg/ml）	ALB（g/L）	Mb（ng/ml）
2 月 25 日									33	204.5		
2 月 26 日	3.12			38.0	42	39				88.2	34.8	
2 月 28 日				39.9				6.81				
2 月 29 日	3.88	132.8	1.05	44.4	69	64	54	5.47	3	21.2	37.4	33.8
3 月 1 日	3.94	136.7		34.8				5.88				
3 月 2 日	4.17			24.7	65	46	50		N	稍偏高	39.1	
3 月 5 日	3.38	135.5		48.1								
3 月 7 日	N	N			N	N	N		N	N	N	N
3 月 12 日	N	N	N	N	N	N	N	N	N	N	N	N

表 29-3　凝血功能指标

日期（2020 年）	PT（s）	INR	TT（s）	FDP（μg/ml）	APTT（s）	Fb（g/L）	DD（mg/L）
2 月 25 日							8.26
2 月 28 日				8.63		4.99	2.28
2 月 29 日	11.7			8.8		5.28	2.00
3 月 1 日	正常	正常	正常	8.96		5.80	2.08
3 月 12 日							1.27

空白处：因医生记录习惯不同，导致部分项目内容缺失

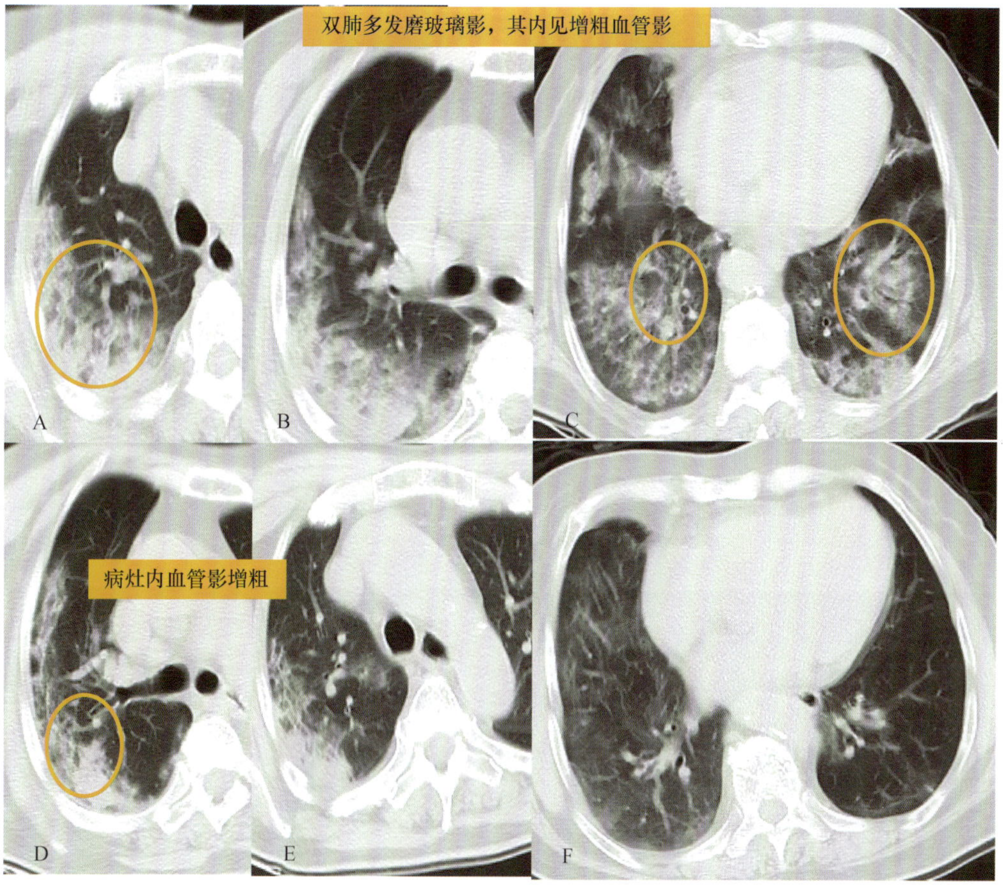

图 29-1 不同时期胸部 CT 的典型表现

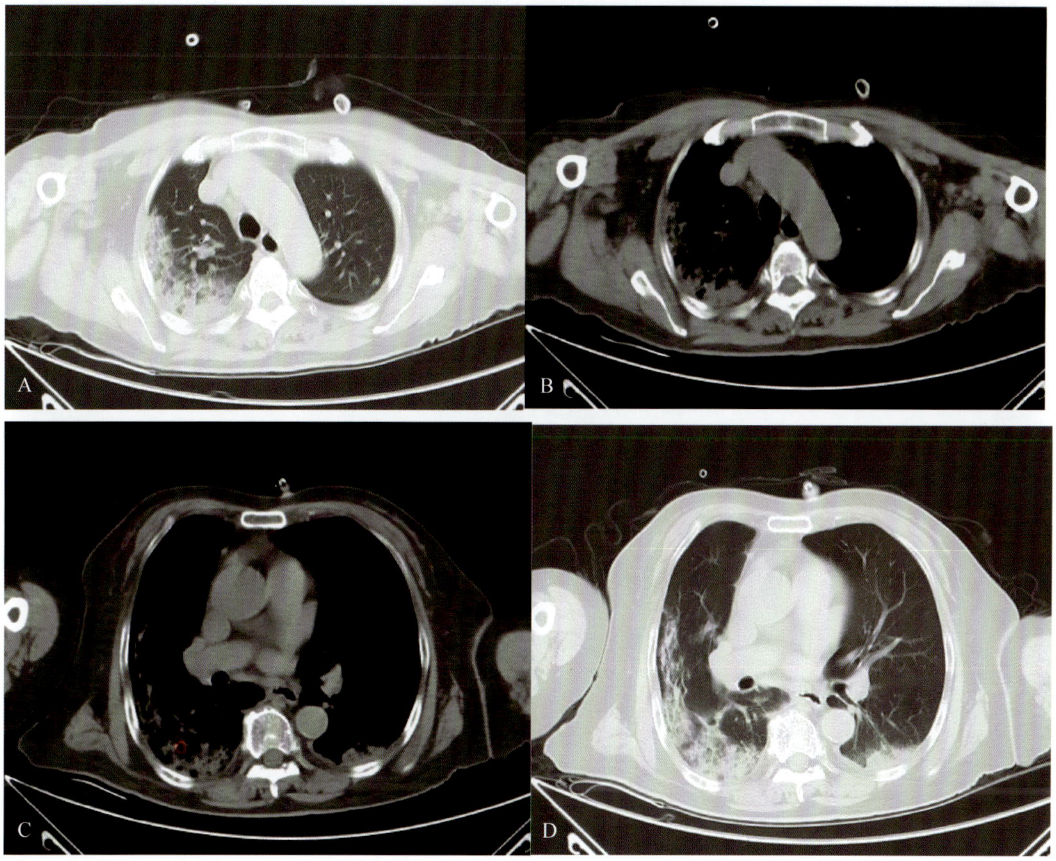

图 29-2 2020 年 2 月 25 日胸部 CT。双肺周边大量片絮状影，密度较高，其内见纤维条索影，并见肺组织结构扭曲，双侧未见胸腔积液，纵隔未见肿大淋巴结

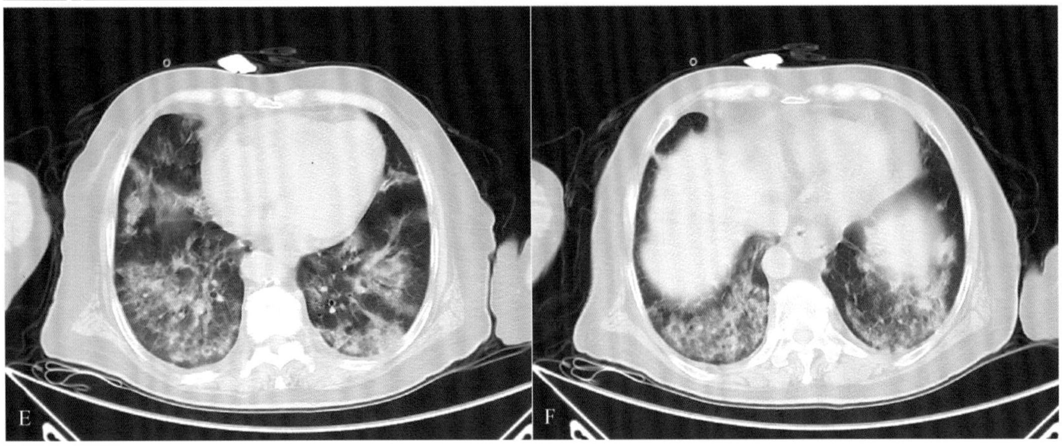

图 29-2（续） 2020 年 2 月 25 日胸部 CT。双肺周边大量片絮状影，密度较高，其内见纤维条索影，并见肺组织结构扭曲，双侧未见胸腔积液，纵隔未见肿大淋巴结

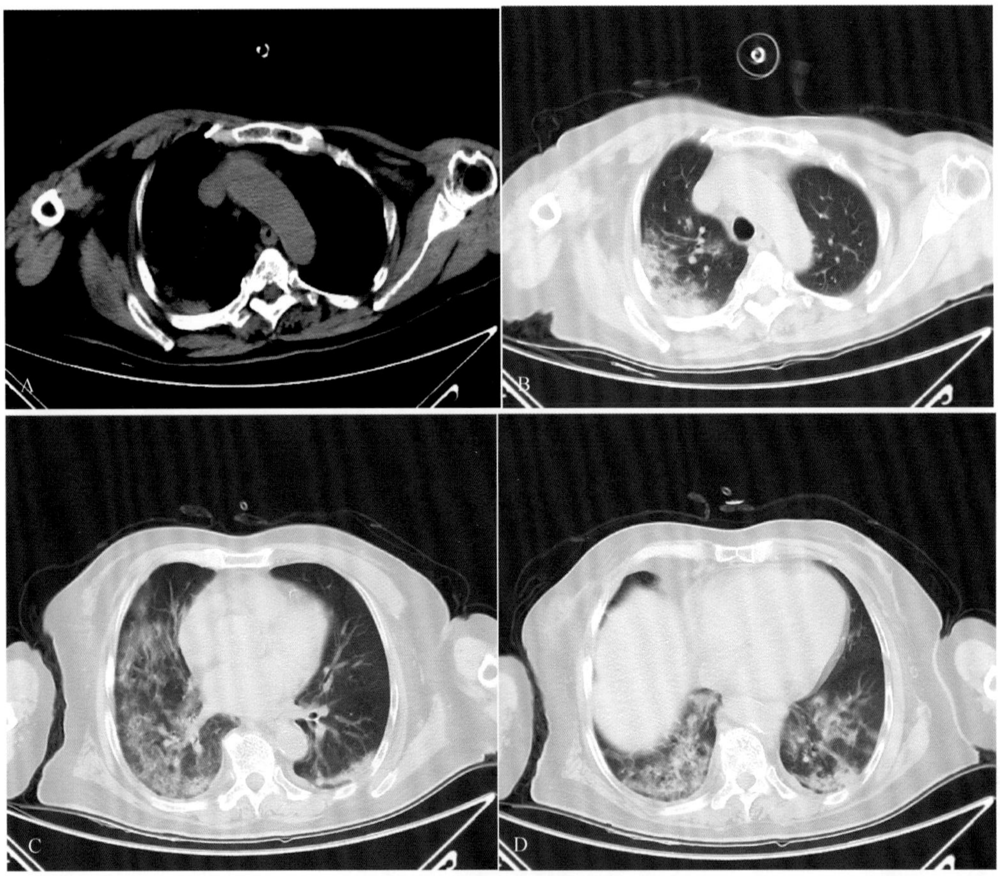

图 29-3 2020 年 2 月 29 日胸部 CT。双肺内见多发斑片状稍高密度影，其内见纤维条索影，部分病灶范围较前吸收缩小。双侧未见胸腔积液，纵隔未见肿大淋巴结

脉及冠状动脉管壁多发钙化斑块。扫描范围内甲状腺左侧叶肿大大致同前。扫描所及肝右叶内可见低密度小结节，直径约 0.8 cm。

【诊断】

①新冠肺炎 重型。②高血压 3 级 很高危。③冠状动脉粥样硬化性心脏病。

【治疗】

入院后立即予以高流量吸氧（50 L/min，FiO_2 40 ～ 50%）、阿比多尔和磷酸氯喹抗病毒、莫西沙星抗感染、氨溴索化痰、胸腺法新增强免疫力，依诺肝素抗凝，白蛋白、丙种球蛋白支持治疗，血必净清除炎症介质以及止咳化痰，维持

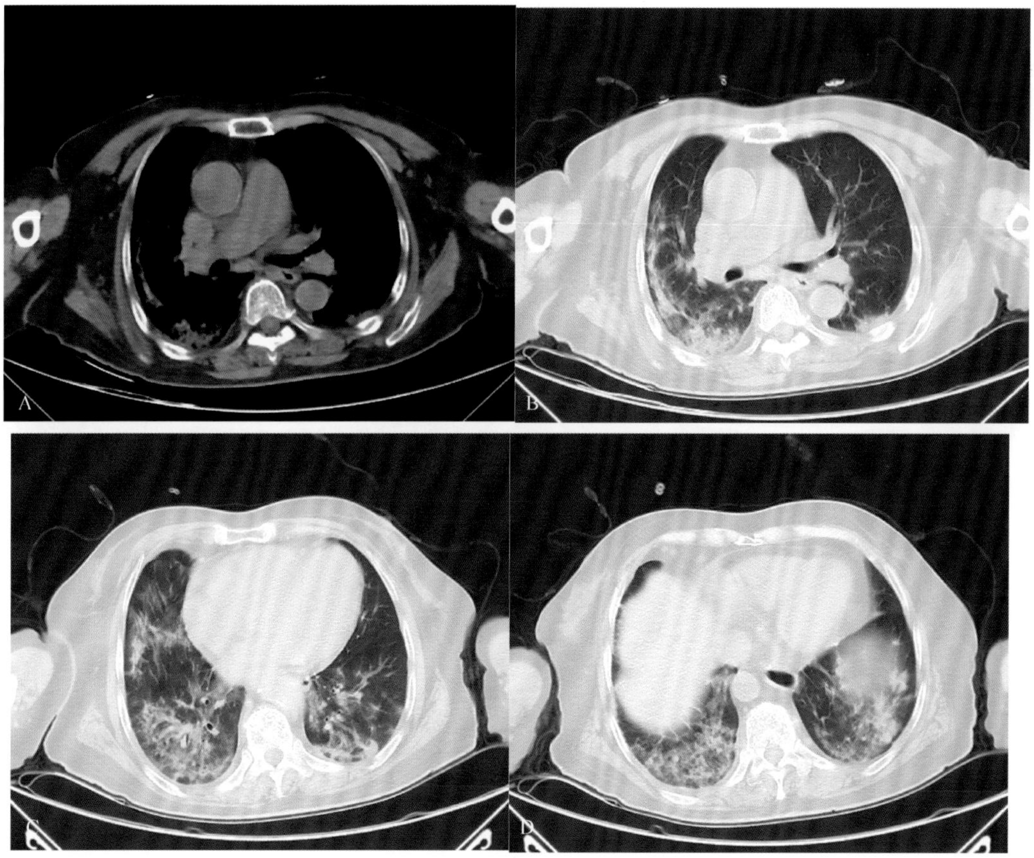

图 29-4　2020 年 3 月 4 日胸部 CT。双肺内见多发斑片状稍高密度影，其内见纤维条索影，部分病灶较前稍吸收、密度减低。双侧未见胸腔积液，纵隔可见多发淋巴结，部分肿大

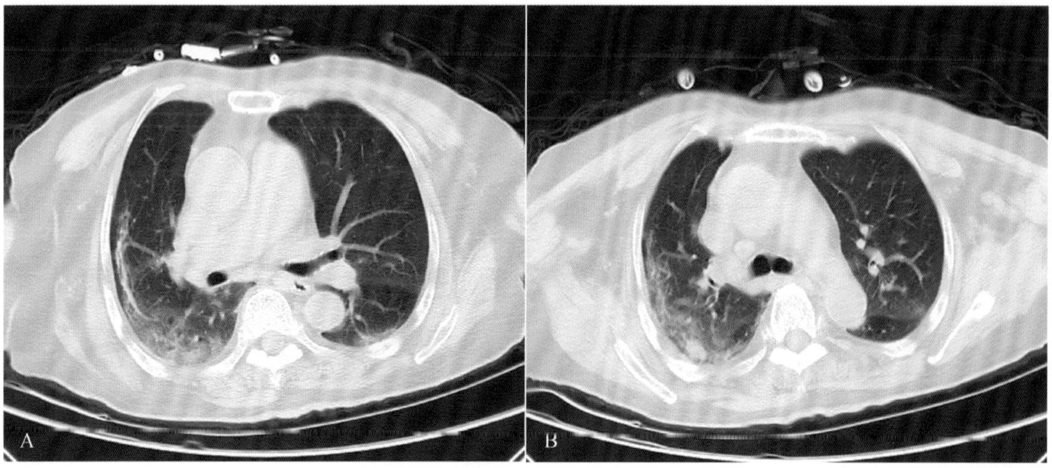

图 29-5　2020 年 3 月 10 日胸部 CT。双肺内见多发斑片状稍高密度影，其内见纤维条索影，部分病灶较前稍吸收、密度减低。双侧未见胸腔积液，纵隔可见多发淋巴结，部分肿大

水电解质酸碱平衡、镇静催眠等对症治疗。经过治疗，患者体温逐渐恢复正常，2 月 26 日、3 月 3 日复查咽拭子新型冠状病毒核酸（－），3 月 5 日患者气促症状明显好转，改为鼻导管吸氧，于 3 月 6 日转出急诊 ICU，予以止咳、平喘、中药支持治疗，同时通过肺功能锻炼，改善运动耐量。病程中亦积极治疗相关基础疾病：予硝苯地平缓释片 10 mg 每日 2 次降压、拜阿司匹林 100 mg 每日 1 次抗血小板，美托洛尔缓释片 23.75 mg 每日 1 次控制心室率减少心脏作功等处理。

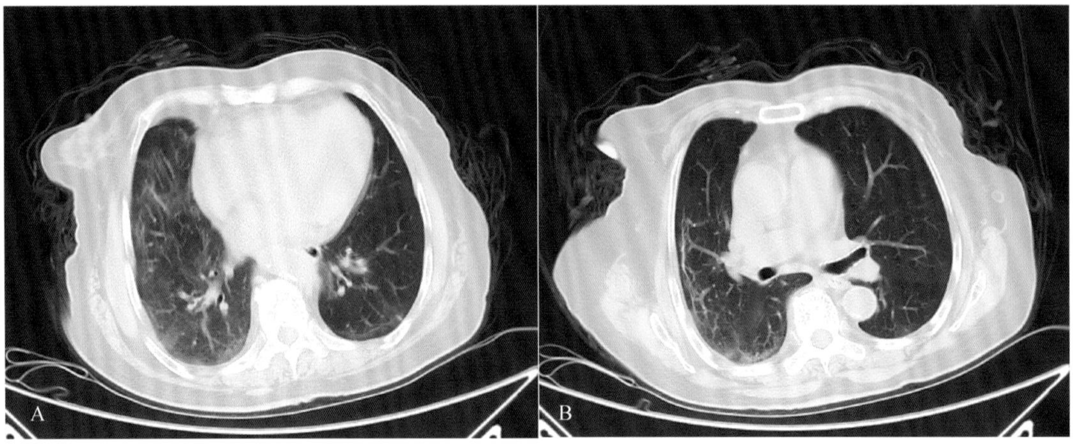

图 29-6　2020 年 3 月 25 日胸部 CT。双肺内见多发斑片状稍高密度影，较前明显吸收减少。纵隔淋巴结稍增大同前相仿

病例 29-2

【入院病史采集】

患者女，81 岁，职业：无。住址：湖北省某市社区。入院日期：2020 年 2 月 5 日。出院日期：2020 年 3 月 6 日，住院天数：30 天。

主诉：发热伴呼吸困难 6 天。

现病史：患者于入院前 6 天不明诱因出现低热，伴喘息、胸闷，于当地医院就诊，胸部 CT 提示双肺感染，病毒性肺炎不除外，予抗感染对症支持治疗，新型冠状病毒核酸（＋），转湖北省某市二院继续治疗，入院当日患者呼吸急促，“120”转我院继续治疗。患者发病以来精神、睡眠、饮食较差，大小便如常，体重、体力无明显改变。

既往史：高血压 4 年，最高血压不详，血压控制不详，口服药物不详；冠心病 6 年，口服药物不详。否认糖尿病，否认乙型肝炎、结核等特殊病史。有青霉素过敏史，否认手术史、外伤史，无吸烟、饮酒史。

流行病学史：家属否认武汉市旅居史，近期无动物及禽类接触史，否认与来自武汉市等相关人员接触史。

【体格检查】

T 37.6℃，P 62 次 / 分，R 24 次 / 分，BP 115/67 mmHg，SpO_2 90%，平车推入病房，神清，查体合作。颈软，全身皮肤黏膜无黄染，浅表淋巴结无肿大。口唇无发绀，咽无充血，扁桃体无肿大。双肺呼吸音正常，未闻及干、湿啰音。心率 62 次 / 分，律齐，无杂音。腹平软，无压痛、反跳痛，肝脾肋下未及。下肢无水肿。

【辅助检查】

门诊资料：2020 年 1 月 30 日湖北省某市某区人民医院肺部 CT：①双肺上叶纤维结节灶，双肺钙化灶。②左肺上叶，右肺中叶及双肺下叶感染性病变，病毒性肺炎不能除外，建议进一步检查。③心影稍大，主动脉及冠状动脉钙化，主动脉弓局部外突。④左侧胸膜增厚、钙化。

2020 年 2 月 5 日 G 试验＋ GM 试验：真菌 D- 葡聚糖 27.2 pg/ml，PCT 0.08 ng/ml。

2020 年 2 月 8 日胱抑素 C 2.59 mg/L ↑。

2020 年 2 月 27 日超敏肌钙蛋白＜ 10.0 pg/ml，肌红蛋白 434.0 ng/ml ↑。

2020 年 3 月 6 日连续两次核酸（－）。

2020 年 3 月 9 日 IL-6 5.56 pg/ml。

血常规＋炎症指标（表 29-4）、生化指标＋凝血功能（表 29-5 和表 29-6）、血气分析（表 29-7）、新型冠状病毒核酸变化（表 29-8）详见附表。

2020 年 2 月 9 日胸部 CT（图 29-7A）：双下肺斑片、条索影、左下肺网线影，考虑感染性病变，部分间质性改变，左侧肋膈角模糊。

2020 年 2 月 11 日胸部 CT（图 29-7B）：双上肺条索影较前相仿，考虑陈旧性病变。双下肺斑片、条索影、左下肺网线影，较前相仿，考虑感染性病变，部分间质性，左侧肋膈角模糊。双上肺条索影较前相仿，考虑陈旧性病变。

2020 年 2 月 14 日胸部 CT（图 29-7C）：双

表 29-4 血常规及炎症指标

日期（2020 年）	WBC（10^9/L）	NE%	LY（10^9/L）	EOS（10^9/L）	LY%	RBC（10^{12}/L）	Hb（g/L）	PLT（10^9/L）	CRP（mg/L）	PCT（ng/ml）	超敏 CRP（mg/L）
2 月 6 日	4.65	89.9			4.7		114		5.4	＞ 5.0	
2 月 8 日		90.3	0.23	0.00	4.4						
2 月 9 日	6.28	90.9	0.19		3.0	4.13	116	287			
2 月 10 日	6.13	88.7	0.23		3.8	3.77	107	241			
2 月 11 日	12.87	87.2			5.8	4.34	122	209			
2 月 12 日	16.77	89.6			4.4		120	141			
2 月 14 日	14.59	86.0			5.8	3.84	105	141			
2 月 15 日	10.95	86.8	0.51		4.7		92			0.08	
2 月 16 日	9.61	85.7	0.59		6.1	3.00	86	80			
2 月 18 日	10.73	86.8			5.0		87		62.0		＞ 5.0
3 月 9 日	6.61	62.5					98	384	5.44		

表 29-5 生化指标变化

日期（2020 年）	K（mmol/L）	Na（mmol/L）	CREA（μmol/L）	ALT（U/L）	AST（U/L）	GGT（U/L）	GLU（mmol/L）	CK-MB（U/L）	CK（U/L）	ALB（g/L）
2 月 5 日	2.54	142.7	73.0	8	12					35.5
2 月 8 日	2.67	147.8	110.5			53				32.3
2 月 9 日	3.73	137.6	41.4							
2 月 10 日	4.19		53.3							29.2
2 月 12 日	2.98	128.8								
2 月 14 日			34.5	60	91					31.2
2 月 15 日	4.11	132.4					5.67			
2 月 16 日	3.65	132.9	36.3							
2 月 18 日	3.53	134.9		138	98		6.39			29.2
2 月 23 日	4.16	138.8	31.2	232	176		5.26	108	2695	28.6
2 月 27 日	3.67	138.1		128	42				240	27.7
3 月 9 日	3.59	144.6	24.2	24	18		5.58	10	41	33.7

表 29-6 凝血功能

日期（2020 年）	PT（s）	INR	TT（s）	FDP（μg/ml）	APTT（s）	Fb（g/L）	DD（mg/L）
2 月 5 日	10.8				18.5		1.86
2 月 7 日	9.7	0.83			18.6		2.16
2 月 10 日	10.2	0.88			18.7		3.13
2 月 18 日	10.5	0.90			24.9	5.80	0.99
3 月 9 日	10.9				24.5		0.98

表 29-7　血气分析

日期（2020 年）	pH	PCO_2（mmHg）	PO_2（mmHg）	HCO_3^-（mmol/L）	Lac（mmol/L）	BE（mmol/L）
2 月 5 日	7.57	32.0	59.0		1.3	7.1
2 月 6 日	7.56	41.0	70.0	36.7		13.2
2 月 7 日	7.54	36.0	59.0	31.0	1.6	8.0
2 月 8 日	7.51			30.7		7.5
2 月 9 日	7.49	36.0	105.0	28.1	2.2	4.0
2 月 10 日	7.47	41.0	78.0	29.3	2.0	5.6
2 月 11 日	7.52	36.0	69.0		2.5	6.3
2 月 12 日	7.52	35.0		28.6		5.6

表 29-8　新型冠状病毒核酸变化

日期（2020 年）	新型冠状病毒核酸	标本类型
2 月 6 日	（＋）	口咽拭子
2 月 26 日	可疑	口咽拭子
3 月 2 日	（－）	口咽拭子
3 月 3 日	（－）	口咽拭子
3 月 9 日	IgM/IgG：（＋）	血清

肺纹理增强，双肺上叶少许结节、钙化、斑片、条索灶；双肺各叶内多发多发斑片状磨玻璃密度灶，考虑双肺病毒性肺炎；双肺门影不大。气管及各支气管通畅。双侧胸膜增厚粘连伴钙化，左侧少量包裹性胸腔积液，心影稍增大，主动脉及冠状动脉多发钙化斑块，心包少量积液，主动脉弓部左缘局限性稍膨隆，纵隔内未见明显淋巴结肿大。

2020 年 2 月 17 日胸部 CT（图 29-7D）：双肺纹理增强，双肺上叶少许结节、钙化、斑片、条索灶；双肺各叶内多发斑片状磨玻璃密度灶，左肺上叶尖后段片状影密度较前稍增高，其余病变范围及密度较前相仿；双肺门影不大。气管及各支气管通畅。双侧胸膜增厚粘连伴钙化，左侧少量包裹性胸腔积液，心影稍增大，主动脉及冠状动脉多发钙化斑块，心包少量积液，主动脉弓部左缘局限性稍膨隆，纵隔内未见明显淋巴结肿大。

2020 年 2 月 25 日胸部 CT（图 29-7E）：双肺纹理增强，双肺上叶少许结节、钙化、斑片、条索灶；双肺各叶内多发多发斑片状磨玻璃密度灶，病变范围及密度较前相仿；双肺门影不大。气管及各支气管通畅。双侧胸膜增厚粘连伴钙化，左侧少量包裹性胸腔积液。心影稍增大，主动脉及冠状动脉多发钙化斑块，心包少量积液较前稍减少，主动脉弓部左缘局限性稍膨隆，纵隔内未见明显淋巴结肿大。

2020 年 3 月 8 日胸部 CT（图 29-7F）：双肺纹理增强；双肺上叶少许结节、钙化、斑片、条索灶，同前相仿；双肺各叶内多发条片状影，右肺下叶部分病灶较前略有吸收，其余大致同前相仿；双肺门影不大。气管及各支气管通畅。双侧胸膜增厚粘连伴钙化，左侧少量包裹性胸腔积液。心影稍增大，主动脉及冠状动脉多发钙化斑块，主动脉弓部左缘局限性稍膨隆，纵隔内未见明显淋巴结肿大。

【诊断】

①新冠肺炎 重型 Ⅰ型呼吸衰竭。②高血压 3 级 很高危。③冠心病。

【治疗】

卧床休息，积极治疗基础疾病，保持能量摄

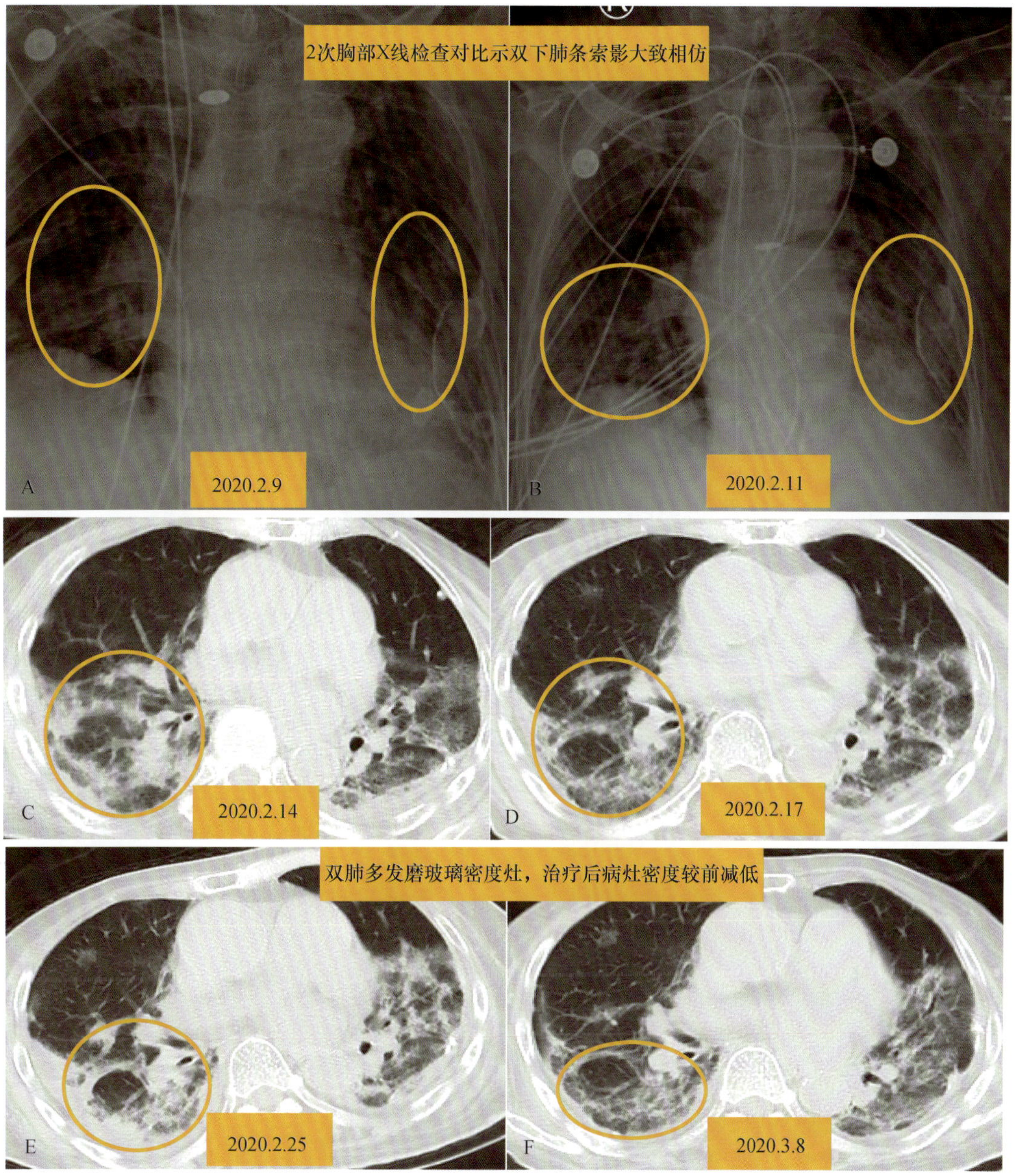

图 29-7 不同时期胸部 CT

入，维持水、电解质平衡及内环境稳定；注意生命体征监测，包括体温、呼吸、脉率和血氧饱和度。告病危、持续心电监护、重症 ICU 常规护理、床旁接触隔离，空气、飞沫隔离、高流量吸氧、抗病毒（洛匹那韦 / 利托那韦、阿比多尔）、雾化吸入（重组人干扰素 α-2b）、抗感染（莫西沙星）、激素（甲泼尼龙）、中药制剂（血必净）、中药汤剂、营养支持（肠内营养混悬液）、护肝降酶（还原型谷胱甘肽、甘草酸二胺）、抗凝（依诺肝素）等对症支持治疗。

【诊治思路+治疗经验】

本病例中两例均为高龄新冠肺炎患者，有高血压及冠心病病史，增加了治疗难度。

如何治疗基础疾病——冠心病？心血管疾病患者应严格使用指南指导的斑块稳定药物，包括他汀类、β 受体阻滞剂、ACEI、阿司匹林等，但需要个体化。医护人员在临床工作中应注意，在感染新型冠状病毒的情况下，急性心肌梗死的典型症状和表现可能会被掩盖，导致漏诊。病例 29-1 的患者入院时多次查超敏肌钙蛋白及 CK-MB 增高，首先需要考虑冠心病引起心肌梗死、心肌缺血的可能。但患者无典型节律性胸闷、胸痛，活动后加重，休息后缓解，无胸闷、胸痛持续半小时以上不缓解等临床表现，入院查 BNP 正常，不支持该诊断。

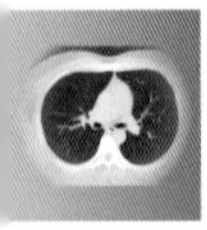

如何治疗基础疾病——高血压？对于老年高血压患者，选择降压药物时需考虑对肾素-血管紧张素系统（RAS）的影响。ACE2 对于此系统有重要调控作用，其表达减少可能会加重急性肺损伤；表达增加又可能使人群更加易感。应慎用 ACEI、ARB。

【知识拓展】

一、经鼻高流量氧疗（HFNC）

HFNC 是一种新型呼吸支持方式[1]，气体流量最大可调至 60 ～ 70 L/min，FiO_2 为 21% ～ 100% 可调。与普通氧疗相比，HFNC 能降低低氧性呼吸衰竭患者的气管插管率和病死率[2]。因此，当普通氧疗装置不能纠正低氧血症、不耐受无创正压通气或出现以下情况时可以选择 HFNC：①轻中度低氧血症（100 mmHg ≤ PaO_2/FiO_2 < 300 mmHg）。②无紧急气管插管指征。③生命体征相对稳定。血流动力学不稳定、多器官功能衰竭或神志不清楚等患者应避免使用 HFNC；伴轻度通气功能障碍（pH 值≥ 7.3）的患者可以谨慎应用，但应做好随时更换为无创或有创正压通气的准备[1]。

新冠肺炎患者多存在咳嗽症状，因此，建议使用 HFNC 时佩戴医用外科口罩并尽量闭口经鼻呼吸。此外，高流量鼻导管连接松动是造成患者呼气扩散距离明显增加的重要原因[3]，故使用 HFNC 时应注意紧密连接鼻导管，由于管路自身有一定重量，拉扯鼻导管会造成移位，可通过固定夹或挂绳固定管路以减轻管路重量。高流量鼻导管型号的选择原则是导管直径应≤患者鼻孔的 50%。应用 HFNC 治疗后应严密（1 ～ 2 h）监测疗效反应，若持续出现以下情况应及时更换为无创或有创正压通气：①呼吸频率＞ 30 次 / 分。② SpO_2 ＜ 88% ～ 90%。③胸腹矛盾呼吸或（和）持续辅助呼吸肌肉活动。④ pH 值＜ 7.35。⑤ $PaCO_2$ ＞ 45 mmHg[4]。

二、无创正压通气（NPPV）

无创通气使用密闭式面罩和有病毒过滤功能的热湿交换器（HME），或应用可在吸气和呼气端放置过滤器的双管路呼吸机。面罩佩戴和摘除前设置呼吸机于待机状态[5]。NPPV 在使用中可能导致气溶胶传播，体外模拟实验发现 NPPV 会导致患者 1 m 范围内呼出气体气溶胶的扩散，且随着漏气量的增加和吸气压力的增高，扩散范围亦会扩大[6]，NPPV 治疗时仍需要严格控制医疗环境，并时刻警惕和监测医务人员的感染风险。

参考文献

[1] 中华医学会呼吸病学分会呼吸危重症医学学组 . 成人经鼻高流量湿化氧疗临床规范应用专家共识 . 中华结核和呼吸杂志，2019，42（2）：83-91.

[2] Frat JP，Thille AW，Mercat A，et al. High-flow oxygen through nasal cannula in acute hypoxemic respiratory failure. N Engl J Med，2015，372（23）：2185-2196.

[3] Hui DS，Chow BK，Lo T，et al. Exhaled air dispersion during high-flow nasal cannula therapy versus cpap via different masks. Eur Respir J，2019，53（4）：1802339.

[4] 中华医学会呼吸病学分会呼吸治疗学组 . 新型冠状病毒感染重型及危重型患者呼吸治疗相关操作防护措施专家共识 . 中华结核和呼吸杂志，2020，43（4）：288-296.

[5] 中国医师协会呼吸医师分会危重症医学工作委员会，中华医学会呼吸病学分会呼吸危重症医学学组，中华医学会呼吸病学分会呼吸治疗学学组 . 严重急性呼吸道感染常规呼吸支持治疗的临床指征与院感防控 . 中华结核和呼吸杂志，2020，43（3）：189-194.

[6] Hui DS，Hall SD，Chan MT，et al. Noninvasive positive-pressure ventilation：An experimental model to assess air and particle dispersion. Chest，2006，130（3）：730-740.

病例 30　有高血压病史的重型新冠肺炎 2 例

（张　骅　张自艳　陈　辉　孙思庆　杨高怡）

病例 30-1

【入院病史采集】

患者男，57 岁。工作单位：湖北省某市医院，职业：医生。住址：湖北省某市区。入院日期：2020 年 2 月 2 日，出院日期：2020 年 3 月 11 日，住院天数：38 天。

主诉：发热 4 天。

现病史：患者于入院前 4 天受凉后出现发热，自测体温在 38.5℃左右，伴头晕、肌肉酸痛，自行口服阿奇霉素、连花清瘟胶囊、布洛芬后退热，1 月 30 日至我院门诊就诊，嘱居家观察，并加用阿莫西林克拉维酸钾口服，晚上体温升至 39℃，至 1 月 31 日再次发热，遂于 2 月 1 日至我院发热门诊就诊，鼻拭子及咽拭子新型冠状病毒核酸（－），胸部 CT 平扫示两肺多发感染灶，考虑为病毒性肺炎，再次行咽拭子新型冠状病毒核酸（＋），遂急诊以“病毒性肺炎”收住我科。发病以来，患者精神、食欲及睡眠欠佳，体力、体重无下降。

既往史：有高血压病史，自服“缬沙坦氢氯噻嗪片”，血压控制良好。

流行病学史：1 月 21 日曾与武汉市返回人员有间接接触史。

【体格检查】

T 36.5℃，P 76 次 / 分，R 18 次 / 分，SpO_2 99%。神清，查体合作。颈软，全身皮肤黏膜无黄染，浅表淋巴结无肿大。口唇无发绀，咽无充血，扁桃体无肿大。双肺呼吸音正常，未闻及干、湿啰音。心率 76 次 / 分，律齐，无杂音。腹平软，无压痛、反跳痛，肝脾肋下未及。下肢无水肿。

【辅助检查】

2020 年 2 月 1 日 ESR 16 mm/h ↑。

2020 年 2 月 19 日胱抑素 C 1.35 mg/L ↑；Lac 0.58 mmol/L ↓。

2020 年 2 月 23 日输血全套：HBeAb 0.49 S/CO ↓，HBcAb 6.99 S/CO ↑；生化：UREA 8.8 mmol/L ↑，HCO_3^- 33.3 mmol/L ↑。

2020 年 2 月 25 日胱抑素 C 1.03 mg/L，Lac 1.18 mmol/L；血气分析：pH 值 7.39，PCO_2 53.0 mmHg ↑，PO_2 115.0 mmHg ↑，细胞外剩余碱 7.1 mmol/L ↑，剩余碱 6.0 mmol/L ↑，实际 HCO_3^- 32.1 mmol/L ↑，标准 HCO_3^- 29.6 mmol/L ↑，TCO_2 33.7 mmol/L ↑，SO_2 98%。

2020 年 3 月 1 日肾功能、电解质正常。IL-6 2.80 pg/ml。

血常规＋炎症指标（表 30-1）、生化指标＋凝血功能（表 30-2 和表 30-3）、新型冠状病毒核酸变化（表 30-4）详见附表。

2020 年 2 月 1 日胸部 CT（图 30-1）：两肺中外带可见多发斑片状磨玻璃影，左肺舌叶条索状灶同前相仿，余无特殊，考虑为病毒性肺炎。

2020 年 2 月 5 日胸部 CT（图 30-2）：双肺纹理增强，结构紊乱，双肺各叶散在斑片状模糊稍高密度影，较大截面大小约 10.5 cm×5.1 cm；双肺门影不大。气管及各支气管通畅。心影形态可，纵隔内未见明显淋巴结肿大。考虑病毒性肺炎可能性大。

2020 年 2 月 14 日胸部 X 线检查：双肺野密度增高，大量片絮影，左侧呈“白肺”改变，考虑重度感染性病变。

2020 年 2 月 17 日胸部 CT（图 30-3）：双肺纹理增强，结构紊乱，双肺各叶多发片絮状影，范围明显扩大、密度增高，肺组织结构较前扭曲，双肺上、下叶周边为著；双肺门影不大。气管及各支气管通畅。心影形态可，纵隔内未见明显淋巴结肿大。符合病毒性肺炎进展期表现。

2020 年 2 月 22 日胸部 CT（图 30-4）：双肺纹理增强，结构紊乱，双肺各叶多发片絮状影，范围较前相仿、密度较前相仿，肺组织结构较前扭曲，双肺上、下叶周边为著；双肺门影不大。气管及各支气管通畅。心影形态可，纵隔内未见明显淋巴结肿大。符合病毒性肺炎进展期表现。

2020 年 2 月 25 日胸部 CT（图 30-5）：双肺纹理增强，结构紊乱，双肺各叶多发斑片、片状高密度影，实性为主，内见扩张支气管，范围、密度较前相仿，双肺上、下叶周边为著；双肺门影不大。气管及各支气管通畅。心影形态可，纵隔内未见明显淋巴结肿大。双侧胸膜轻度增厚、粘连。

2020 年 3 月 1 日胸部 CT（图 30-6）：双肺纹理增强，结构紊乱，双肺各叶多发斑片、片状高密度影，实变、纤维化为主，内见扩张支气管，范围、密度较前相仿；双肺门影不大。气管及各支气管通畅。心影形态可，纵隔内未见明显淋巴结肿大。双侧胸膜轻度增厚、粘连。

2020 年 3 月 5 日胸部 CT（图 30-7）：双肺纹理增强，结构紊乱，双肺各叶多发斑片、片状高密度影，较前比较范围略缩小、部分病灶密度较前稍减低；纤维化改变同前相仿，内见扩张支气管，范围、密度较前相仿；双肺门影不大。气管及各支气管通畅。心影形态可，纵隔内未见明显淋巴结肿大。双侧胸膜轻度增厚、粘连。

2020 年 3 月 5 日胸部 CT 见图 30-8。

【诊断】

①新冠肺炎 重型。②高血压 2 级 高危。

【治疗】

卧床休息，积极治疗基础疾病，保持能量摄入，维持注意水、电解质平衡及内环境稳定；注意生命体征监测，包括体温、呼吸、脉率和血氧饱和度。入院后经鼻高流量氧疗（2 月 13 日由普通病房转入重症医学科，无创呼吸机辅助呼吸及

表 30-1 血常规及炎症指标

日期（2020 年）	WBC（10^9/L）	NE%	LY（10^9/L）	LY%	EOS（10^9/L）	RBC（10^{12}/L）	Hb（g/L）	PLT（10^9/L）	CRP（mg/L）	HCRP（mg/L）	PCT（ng/ml）
2 月 1 日	3.52	51.3	1.27	36.1	0.01	4.09		168	<5	0.99	
2 月 17 日	8.33	85.3		8.4							
2 月 19 日		78.2	0.89	14.7		3.48	112				0.15
2 月 23 日			1.07			3.53	116				0.05
2 月 25 日	5.07	59.2		24.5		3.41	113	185			0.06
2 月 28 日	6.38	59.3	1.27	19.9		3.62	118	242			
3 月 1 日	5.17		1.55				114	223			0.05
3 月 2 日	5.28	51.7	1.74	32.9		3.75	122	234			0.03
3 月 3 日	6.25	50.6	1.84			3.85	125	263	<5.0	1.7	0.05
3 月 6 日	6.03	48.1					123	268			

表 30-2 生化指标

日期（2020 年）	K（mmol/L）	Na（mmol/L）	CREA（μmol/L）	ALT（U/L）	AST（U/L）	GGT（U/L）	GLU（mmol/L）	CK-MB（U/L）	BNP（pg/ml）	ALB（g/L）
2 月 19 日	3.49	139.8					4.87			
2 月 25 日	4.44	140.4	64.1	128		41	5.34			40.8
2 月 28 日	4.47	140.0	81.2	116	41	42	6.01			40.9
3 月 2 日	4.62		55.6							
3 月 3 日				81	40				<10.0	
3 月 6 日	4.78	139.2					5.20	8		40.8

表 30-3 凝血功能指标

日期（2020 年）	PT（s）	INR	TT（s）	FDP（μg/ml）	APTT（s）	Fb（g/L）	DD（mg/L）
2 月 28 日		0.93	17.8	5.73		3.28	1.59
3 月 3 日							1.33
3 月 6 日	10.7				21.1		

表 30-4 新型冠状病毒核酸变化

日期（2020 年）	新型冠状病毒核酸	标本类型
2 月 1 日	（+）	口咽拭子
2 月 17 日	（−）	口咽拭子
2 月 21 日	（−）	口咽拭子
3 月 9 日	（+）	口咽拭子

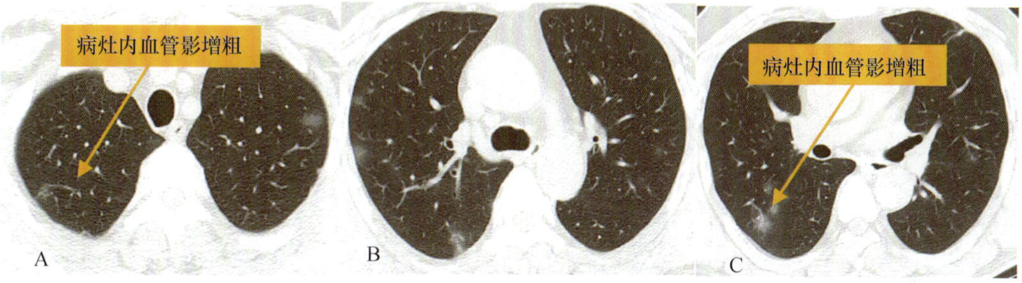

图 30-1 2020 年 2 月 1 日胸部 CT。双肺胸膜下散在斑片状磨玻璃影

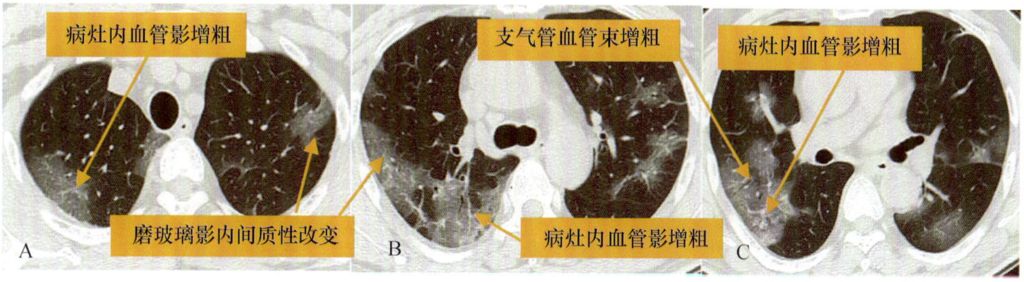

图 30-2 2020 年 2 月 5 日胸部 CT。病灶较前增多、范围增大

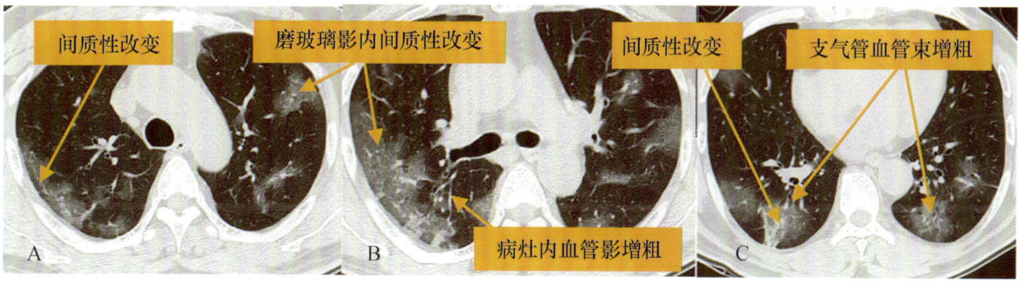

图 30-3 2020 年 2 月 17 日胸部 CT。双肺多发片状磨玻璃影，多位于胸膜下

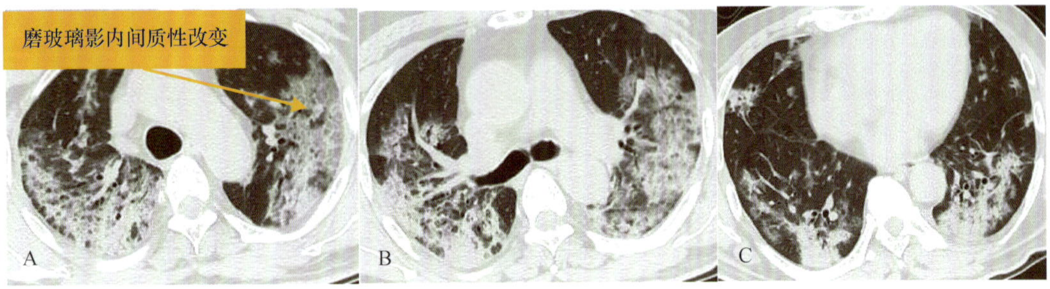

图 30-4　2020 年 2 月 22 日胸部 CT。双肺大片实变影合并磨玻璃影

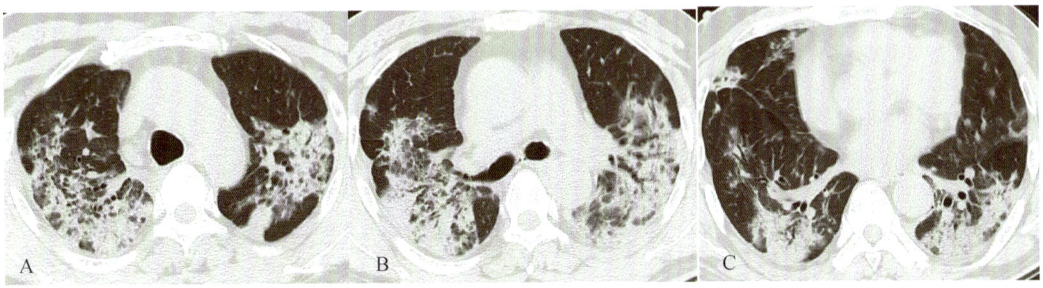

图 30-5　2020 年 2 月 25 日胸部 CT。双肺病灶较前有所吸收

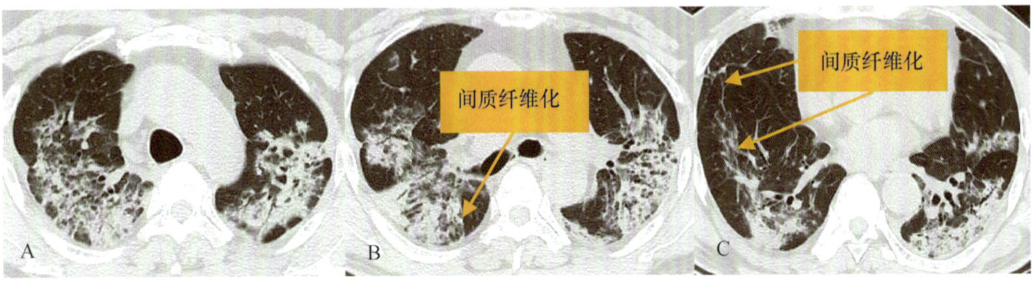

图 30-6　2020 年 3 月 1 日胸部 CT。病灶吸收，部分间质纤维化改变

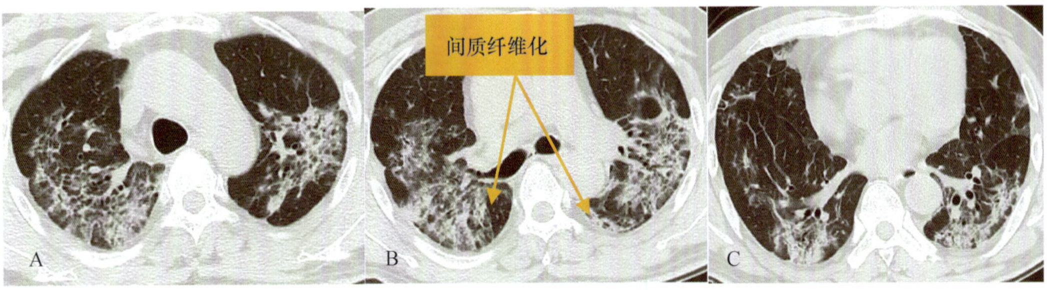

图 30-7　2020 年 3 月 5 日胸部 CT。病灶进一步吸收，纤维化较前明显

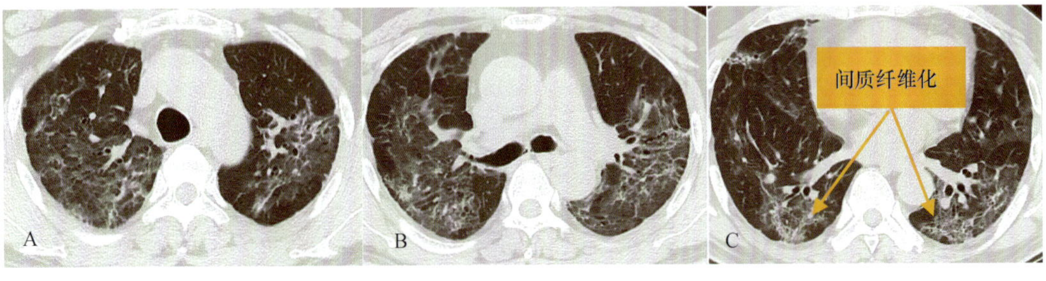

图 30-8　2020 年 3 月 25 日胸部 CT。病灶较前吸收消散、纤维化

经鼻高流量氧疗序贯治疗）、抗病毒（奥司他韦、洛匹那韦/利托那韦、阿比多尔、利巴韦林、雾化吸入重组人干扰素 α-2b）、抗感染（莫西沙星加用头孢哌酮钠舒巴坦钠、头孢丙烯）、增强免疫力（间断使用免疫球蛋白、胸腺肽、丙种球蛋白、胸腺法新 1.6 mg 每日 2 次皮下注射）、止咳化痰、糖皮质激素（2 月 8 日加用甲泼尼龙注射液）、中药（连花清瘟胶囊、血必净、新冠肺炎 1 号、清肺排毒汤）、营养支持（肠道营养混悬液）、止咳化痰平喘抗纤维化（氨溴索、乙酰半胱氨酸、多索茶碱、复方甲氧那明）、大剂量维生素 C、监测并积极控制血压（缬沙坦氢氯噻嗪）、抗凝预防深静脉血栓等对症支持治疗。

病例 30-2

【入院病史采集】

患者男，71 岁。职业：退休职工，工作单位：市残联，住址：湖北省某市。入院日期：2020 年 1 月 30 日，出院日期：2020 年 3 月 13 日，住院天数：43 天。

主诉：发热 2 天。

现病史：患者 12 月 22 日从武汉市回湖北省某市，于入院前 1 天起出现间断无规律发热，热峰达 38.1℃，无寒战、盗汗，无咽痛、乏力及全身酸痛等不适。在家口服感冒药（具体药名不详），上述症状无缓解，门诊以“双肺感染”收住院。起病以来，患者精神、食欲及睡眠欠佳，大小便正常，体力稍下降，体重无改变。

既往史：有高血压病史 5～6 年，无其他特殊病史，否认药物、食物过敏史。

流行病学史：12 月 22 日从武汉市回湖北省某市。

【体格检查】

T 36.2℃，P 80 次/分，R 22 次/分，BP 140/74 mmhg，SO_2 99%。神清，查体合作。颈软，全身皮肤黏膜无黄染，浅表淋巴结无肿大。口唇无发绀，咽无充血，扁桃体无肿大。双肺呼吸音正常，未闻及干、湿啰音。心率 80 次/分，律齐，无杂音。腹平软，无压痛、反跳痛，肝脾肋下未及。下肢无水肿。

【辅助检查】

2020 年 1 月 30 日门诊血常规 WBC 7.34×10^9/L，LY 0.84×10^9/L，Hb 159 g/L，PLT 116×10^9/L，CRP 78.9 mg/L。甲型流行性感冒病毒、乙型流行性感冒病毒、H7 禽流行性感冒病毒抗原筛查均（－）。

入院后 2020 年 2 月 1 日肺炎支原体衣原体：肺炎支原体 IgG 131.00 AU/ml ↑，肺炎衣原体 IgG 125.00 AU/ml ↑。凝血功能：Fb 5.70 g/L ↑，DD 0.65 mg/L ↑。尿液分析（含尿沉渣定量）：白细胞 12.4/μl ↑，上皮细胞 22.3/μl ↑，管型 11.4/μl ↑，隐血＋＋↑；尿蛋白＋↑。

2020 年 2 月 28 日血气分析：pH 值 7.46，PO_2 81 mmHg ↓，HCO_3^- 25.9 mmol/L ↑，Ca 1.12 mmol/L ↓，葡萄糖 6.9 mmol/L ↑。

2020 年 3 月 4 日血气分析：PO_2 60.0 mmHg ↓，HCO_3^- 25.8 mmol/L ↑，C1q 281.8 mg/L ↑，β2 微球蛋白 5.67 mg/L ↑。

2020 年 3 月 6 日查血气分析、IL-6 均未见异常。

血常规及炎症指标（表 30-5）、生化指标（表 30-6）、新型冠状病毒核酸变化（表 30-7）详见附表。

肺部影像学检查结果见图 30-9 至图 30-17。

【诊断】

①新冠肺炎 重型。②慢性支气管炎。③高血压 2 级 很高危。④心律失常：心房颤动。

【治疗】

卧床休息，积极治疗基础疾病，保持能量摄入，维持水、电解质平衡及内环境稳定；注意监测生命体征，包括体温、呼吸、脉率和血氧饱和度。抗病毒（奥司他韦、洛匹那韦/利托那韦、阿比多尔）、抗感染（莫西沙星、头孢哌酮钠舒巴坦钠、美罗培南）、增强免疫力（胸腺法新）、糖皮质激素（甲泼尼龙、氢化可的松）、中药（连花清瘟胶囊、清肺排毒汤）、止咳化痰抗纤维化（乙酰半胱氨酸）、病毒灭活新冠肺炎恢复期冰冻血浆、抗凝（依诺肝素）等对症支持治疗。

【诊治思路＋治疗经验】

本例患者均有高血压病史，在常规抗感染、

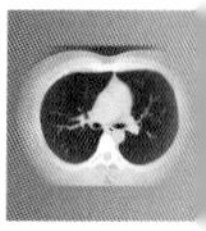

表 30-5　血常规及炎症指标

日期（2020 年）	WBC（10^9/L）	NE%	LY（10^9/L）	EOS（10^9/L）	LY%	RBC（10^{12}/L）	Hb（g/L）	PLT（10^9/L）	CRP（mg/L）	PCT（ng/ml）	HCRP（mg/L）	IL-6（pg/ml）	ESR（mm/h）
2 月 1 日	5.90		1.05						84.60				42
2 月 12 日	17.08	90.3			6.6	3.53	126						
2 月 28 日		77.8	0.90		12.9	3.43	116	113					
3 月 6 日	12.89	74.3	1.65	0.0	12.8	3.53	116	309	85.90				
3 月 9 日	10.00	60.9					114	343				19.1	72
3 月 10 日	9.28					3.61	119		13.5		> 5.0		
3 月 11 日	9.11	66.0	1.89			3.75	123	329	19.1	0.08	> 5.0		
3 月 13 日									17.6			29.15	86

空白处：因医生记录习惯不同，导致部分项目内容缺失

表 30-6　生化指标

日期（2020 年）	K（mmol/L）	Na（mmol/L）	胱抑素 C（mg/L）	CREA（μmol/L）	ALT（U/L）	AST（U/L）	GGT（U/L）	GLU（mmol/L）	CK（U/L）	ALB（g/L）	BNP（pg/ml）
2 月 12 日					172	159	113			29.5	
2 月 15 日					252	103	95			25.8	
2 月 18 日					179	47	113			26.3	
2 月 21 日	3.45				84	17				29.1	
3 月 4 日								5.4	29	30.6	
3 月 6 日	正常	正常		正常				7.41	正常		427.9
2 月 18 日											
3 月 11 日	3.89	135.3	1.63	72.1				4.67			

表 30-7　新型冠状病毒核酸变化

日期（2020 年）	新型冠状病毒核酸	标本类型
2 月 1 日	（＋）	口咽拭子
2 月 6 日	可疑	口咽拭子
2 月 14 日	（－）	口咽拭子
2 月 15 日	（－）	口咽拭子
2 月 22 日	（－）	口咽拭子
2 月 25 日	（－）	口咽拭子
2 月 25 日	（－）	口咽拭子
3 月 6 日	IgM/IgG（＋）	血清
3 月 13 日	（－）	口咽拭子

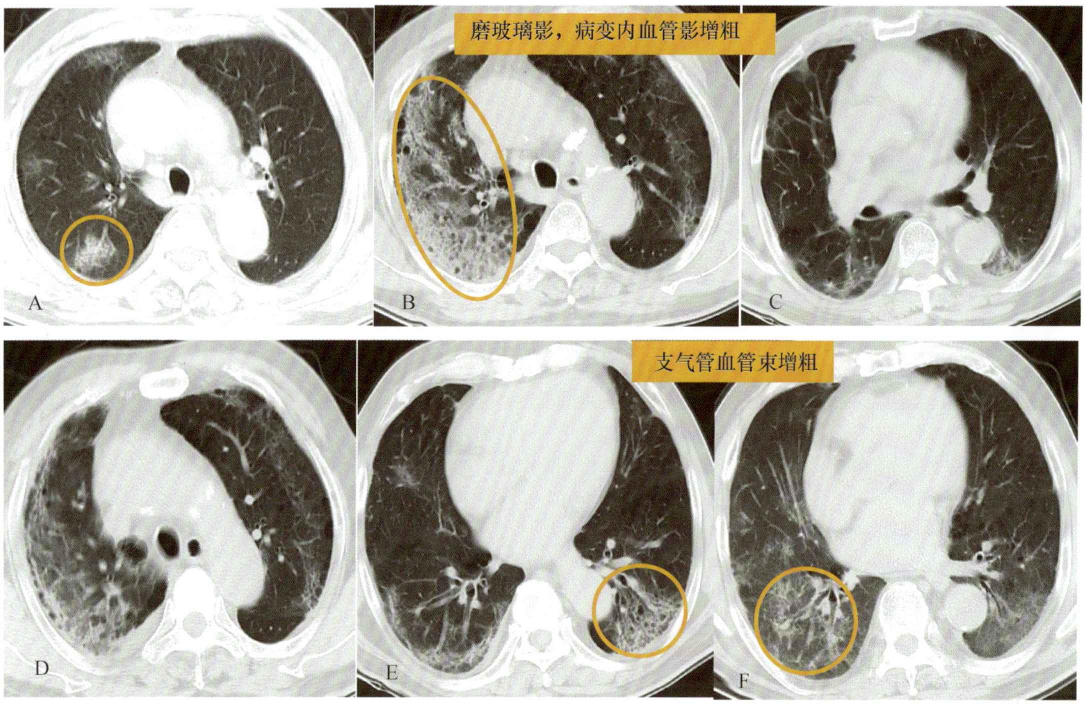

图 30-9 胸部 CT。胸膜下磨玻璃影及网格影，血管影增粗，部分磨玻璃影见少许实性成分

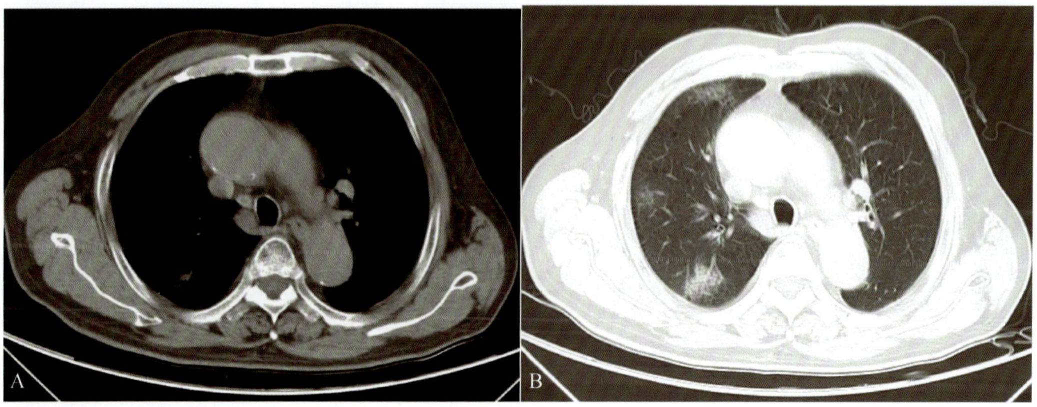

图 30-10 2020 年 1 月 30 日胸部 CT。慢性支气管炎合并肺气肿表现。右肺上叶、左肺下叶见散在片状、网线状影，边界模糊不清、密度不均，较大范围约 2.5 cm×6.0 cm，位于右肺上叶前段，考虑为病毒性肺炎可能性大。左肺上叶外围胸膜下见蜂窝状、网线状改变，为间质性改变。纵隔小淋巴结影

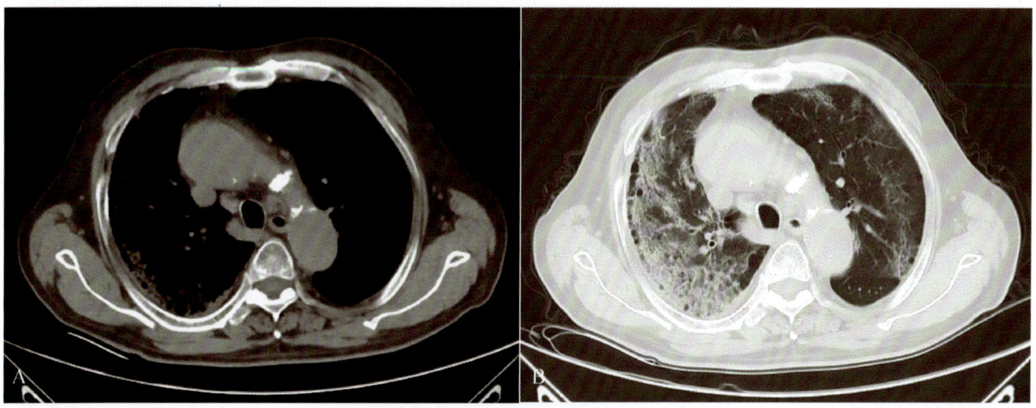

图 30-11 2020 年 2 月 9 日胸部 CT。双肺多发大片状、斑片状、小片状高密度灶，部分呈磨玻璃样改变，部分呈蜂窝状改变，较前进展；双肺门影不大。气管及各支气管通畅。纵隔窗心脏及大血管形态、密度正常，纵隔内见多发淋巴结影同前相仿。双肺间质性病变较前进展。

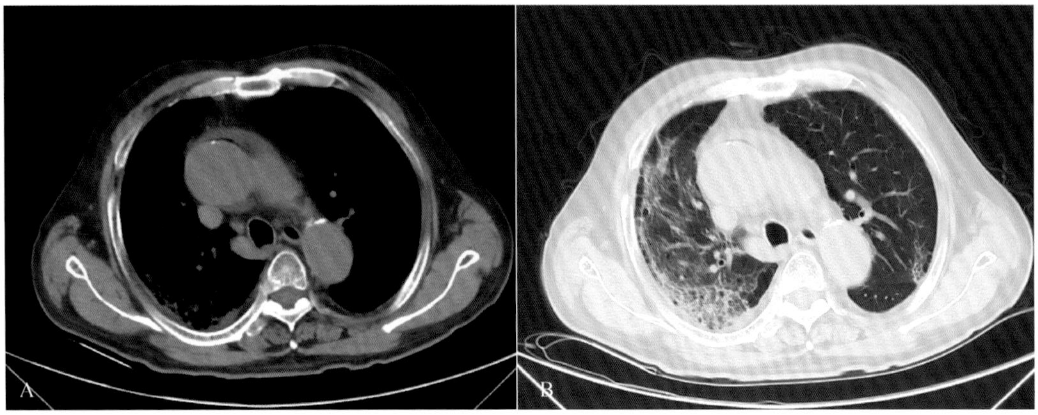

图 30-12　2020 年 2 月 13 日胸部 CT。双肺多发大片状、斑片状、小片状高密度灶，部分呈磨玻璃样及呈蜂窝状改变，较前吸收减少；双肺门影不大。气管及各支气管通畅。纵隔窗心脏及大血管形态、密度正常，纵隔内见多发淋巴结影同前相仿。双肺间质性病变较前进展

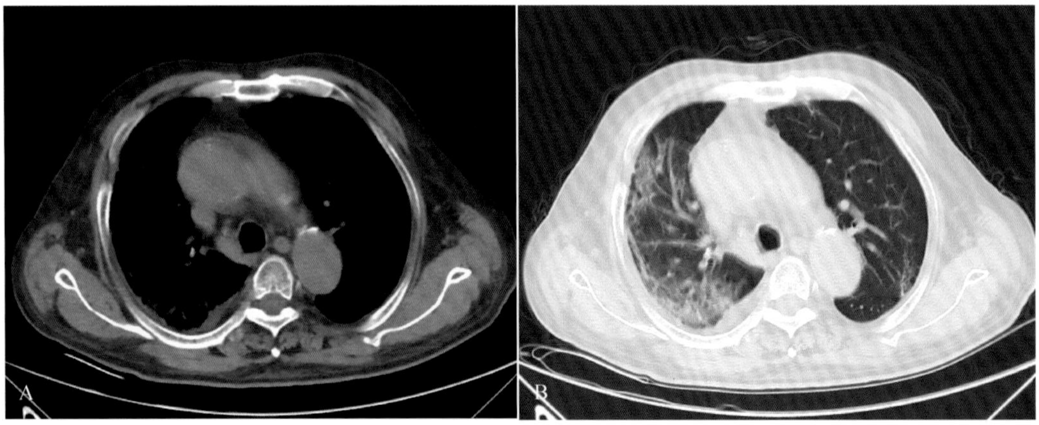

图 30-13　2020 年 2 月 18 日胸部 CT。双肺周边大量网线影、蜂窝状改变较前相仿；双肺门影不大。气管及各支气管通畅。纵隔窗心脏及大血管形态、密度正常，纵隔内见多发淋巴结影同前相仿

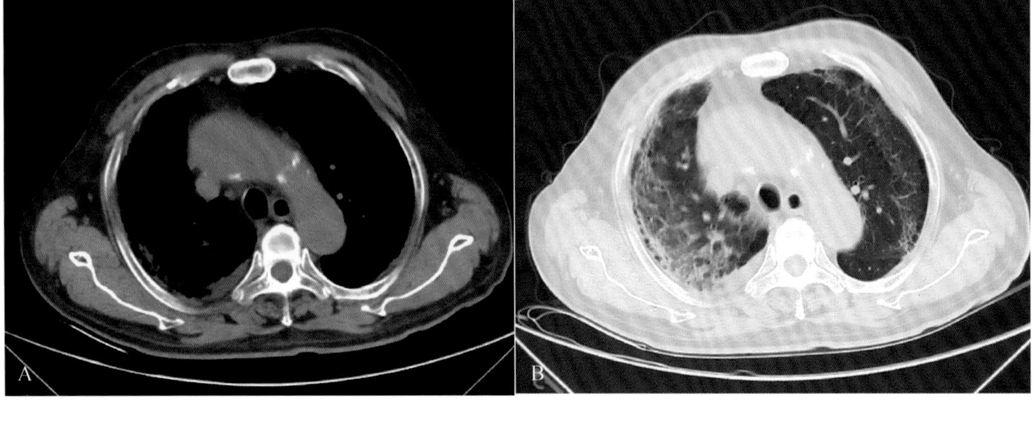

图 30-14　2020 年 2 月 23 日胸部 CT。双肺周边大量网线影、蜂窝状改变较前相仿；双肺门影不大。气管及各支气管通畅。纵隔窗心脏及大血管形态、密度正常，纵隔内见多发淋巴结影同前相仿

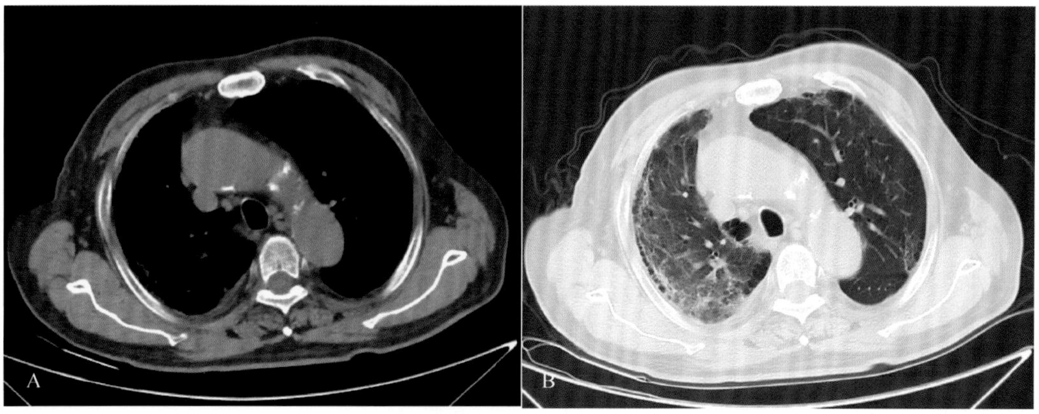

图 30-15　2020 年 2 月 29 日胸部 CT。双肺纹理增粗、紊乱，肺野透亮度不均匀增高。双肺周边大量斑片状、网格状高密度影，右肺上叶斑片影较前吸收减少，右肺下叶斑片影较前增大，余病灶大致同前；双肺门影不大。气管及各支气管通畅。纵隔内见多发淋巴结影同前相仿。双侧胸膜增厚、粘连，双侧胸腔积液较前吸收。心包内见少量积液

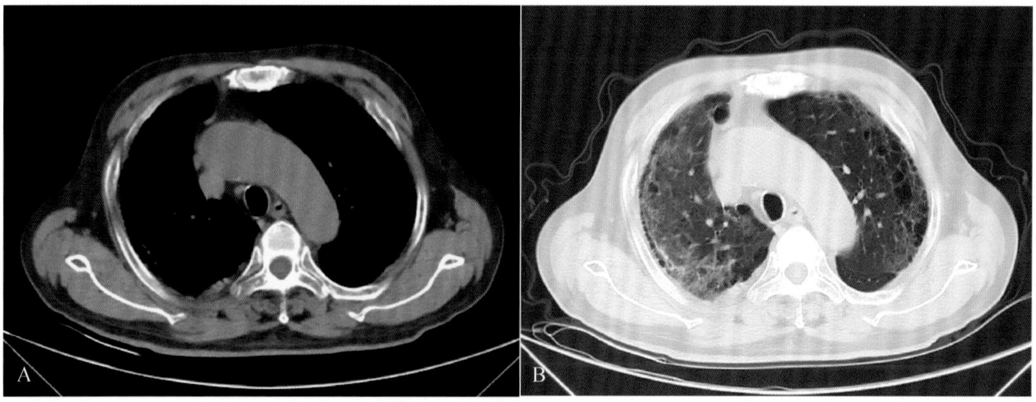

图 30-16　2020 年 3 月 4 日胸部 CT。双肺纹理增粗、紊乱，肺野透亮度不均匀增高。双肺周边大量斑片状、网格状高密度影，右肺下叶斑片影较前增多，余病灶大致同前；双肺门影不大。气管及各支气管通畅。纵隔内见多发淋巴结影同前相仿。双侧胸膜增厚、粘连。心包内见少量积液

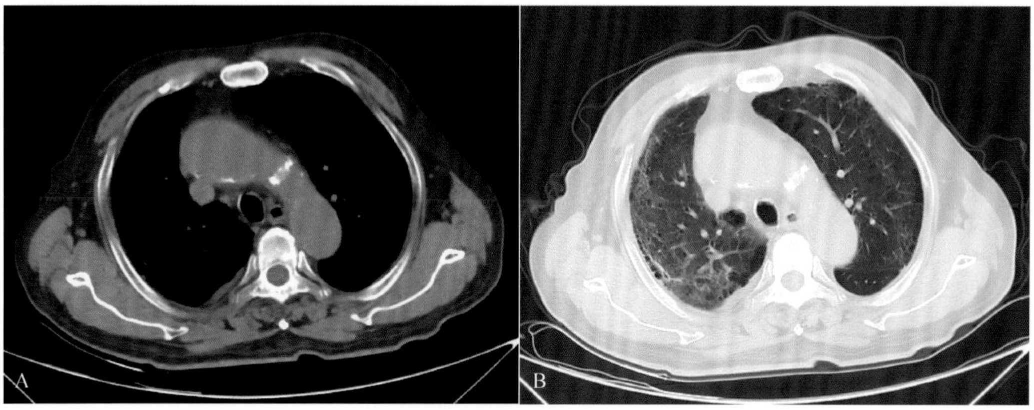

图 30-17　2020 年 3 月 9 日胸部 CT。双肺多发间质性病变，右肺病变稍有好转，余双肺周边大量网线影、蜂窝状改变较前相仿

抗病毒、激素治疗的基础上，辅以无创呼吸机辅助呼吸及经鼻高流量氧疗序贯治疗，效果较好。

在新冠肺炎患者的血压管理中，关于ACEI/ARB的使用仍存在学术争论。一方观点认为，ACEI/ARB以提高肺部ACE2的水平，从而促进病毒感染；另一方观点认为，ACEI/ARB可减轻肺损伤和心血管损伤。目前尚无临床试验验证ACEI/ARB对新型冠状病毒感染的影响，ARB加重感染的结论缺乏临床和实验依据。事实上，大样本临床数据表明，服用ACEI/ARB对合并高血压的新冠肺炎患者的益处可能超过风险。正在进行的随机试验将有助于为这些问题提供明确的答案[1]。

既往研究结果显示，脂溶性ACEI（主要为福辛普利）能降低肺炎患者30天死亡率[2]，长期服用脂溶性ACEI（培哚普利）能够显著降低高血压合并卒中患者的肺炎风险[3]，并显著降低老年高血压患者的肺炎风险[4]。从药物特性来看，脂溶性ACEI可能有利于重建ACE2/ACE的平衡，在降压的同时减轻病毒感染导致的肺损伤。

参考文献

[1] Liu PP，Blet A，Smyth D，et al. The Science underlying COVID-19：Implications for the Cardiovascular System. Circulation，2020，142（1）：68-78.

[2] Mortensen EM，Restrepo MI，Copeland LA，et al. Association of hydrophilic versus lipophilic angiotensin-converting enzyme inhibitor use on pneumonia-related mortality. Am J Med Sci，2008，336（6）：462-466.

[3] Ohkubo T，Chapman N，Neal B，et al. Effects of an angiotensin-converting enzyme inhibitor-based regimen on pneumonia risk. Am J Respir Crit Care Med，2004，169（9）：1041-1045.

[4] Okaishi K，Morimoto S，Fukuo K，et al. Reduction of risk of pneumonia associated with use of angiotensin I converting enzyme inhibitors in elderly inpatients. Am J Hypertens，1999，12（8pt1）：778-783.

病例 31　有糖尿病病史的重型新冠肺炎 1 例

（王　萍　陈　辉　王生成）

【入院病史采集】

患者男，38 岁。职业：工人，工作单位：湖北省某市供电公司。住址：湖北省某市。入院日期：2020 年 2 月 10 日，出院日期：2020 年 3 月 4 日，住院天数：22 天。

主诉：发热、咳嗽 2 天。

现病史：患者于入院前 2 天无明显诱因出现阵发性咳嗽，偶有痰中带血，体温最高达 38℃，间断无规律发热，无头痛、乏力等不适。2 月 10 日就诊我院，血常规＋HCRP＋血清淀粉样蛋白：WBC：5.32×10^9/L，LY% 29.6%，LY 1.57×10^9/L；胸部 CT：①双肺多发斑片状磨玻璃样高密度灶，可见晕征，较大者 3.3 cm×2.8 cm，考虑病毒感染性病变。②纵隔内结构未见明显异常。今以“病毒性肺炎”收住院。发病以来，患者精神、食欲及睡眠一般，体力稍下降，体重无下降。

既往史：糖尿病史 8 年，口服二甲双胍缓释片，血糖控制自诉尚可。否认肝炎、结核等传染病史，否认高血压、冠心病、肾病病史；否认手术、外伤及输血史，否认食物、药物过敏史。29 岁结婚，妻子体健，育一女，父母患高血压、糖尿病。

流行病学史：患者父母 2 月 4 日确诊“新冠肺炎”。

【体格检查】

T 37.7℃，R 25 次 / 分，BP 127/88 mmHg，HR 106 次，SpO_2 98%，神清，查体合作。颈软，全身皮肤黏膜无黄染，浅表淋巴结无肿大。口唇无发绀，咽无充血，扁桃体无肿大。双肺呼吸音正常，未闻及干、湿啰音。心率 106 次 / 分，律齐，无杂音。腹平软，无压痛、反跳痛，肝脾肋下未及。下肢无水肿。

【辅助检查】

2020 年 2 月 10 日 CRP 18.1 mg/L ↑，HCRP＞5.0 mg/L ↑；血清淀粉样蛋白 45.77 mg/L ↑。

2020 年 2 月 12 日尿液分析（含尿沉渣定量）：酮体＋＋↑；葡萄糖＋＋＋↑；肝功能：AST 43 U/L ↑，LDH 290 U/L ↑；肾功能正常。空腹 GLU 13.04 mmol/L ↑；HbA1c 测定（色谱法）：HbA1c 10.3% ↑。

2020 年 2 月 19 日心肌酶谱：LDH 408 U/L ↑，HBDH 300 U/L ↑；凝血功能：Fb 7.10 g/L ↑。血常规：PLT 440×10^9/L ↑；凝血功能：Fb 4.60 g/L ↑；肝功能：ALB 35.7 g/L ↓，ALT 71 U/L ↑；AST 69 U/L ↑，LDH 343 U/L ↑，HBDH 215 U/L ↑，GLU 12.39 mmol/L ↑；胱抑素 C 1.36 mg/L ↑，C1q 291.2 mg/L ↑；β2 微球蛋白 3.14 mg/L ↑。

2020 年 2 月 27 日复查凝血功能：Fb 4.06 g/L ↑；肝功能：ALB 32.8 g/L ↓，ALT 55 U/L ↑；CK 30 U/L ↓；UREA 2.6 mmol/L ↓。

新型冠状病毒核酸变化见表 31-1。

2020 年 2 月 10 日胸部 CT（图 31-1 A1-A2）：双肺多发斑片状磨玻璃样高密度灶，可见晕征，较大者 3.3 cm×2.8 cm，考虑病毒感染性病变，纵隔内结构未见明显异常。

2020 年 2 月 13 日胸部 CT（图 31-1 B1-B2）：双肺多发斑片状磨玻璃样、斑片状及条片状高密度灶，范围较前扩大，密度较前增高，邻近胸膜相粘连，考虑病毒感染性病变，纵隔内结构未见明显异常。

2020 年 2 月 19 日胸部 CT（图 31-1 C1-C2）：双肺多发斑片状磨玻璃样、斑片状及条片状高密度灶，范围较前扩大，密度较前增高，邻近胸膜

表 31-1　新型冠状病毒核酸变化

日期（2020 年）	新型冠状病毒核酸	标本类型
2 月 11 日	（＋）	口咽拭子
2 月 23 日	（－）	口咽拭子
2 月 25 日	（－）	口咽拭子
2 月 26 日	可疑	口咽拭子
3 月 1 日	（－）	口咽拭子
3 月 2 日	（－）	口咽拭子

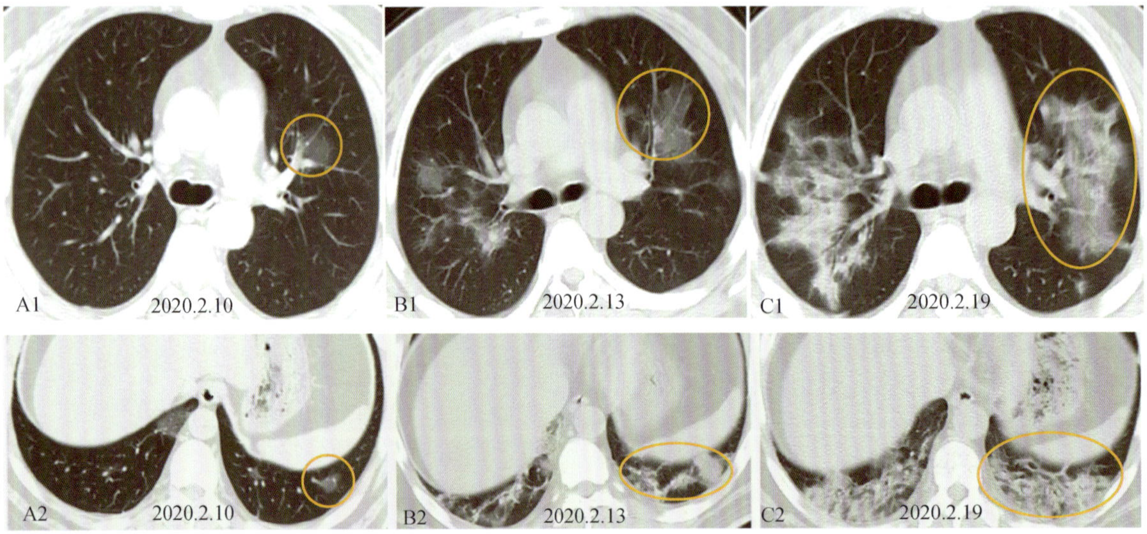

图 31-1 胸部 CT 进展期。双肺支气管血管束及胸膜下磨玻璃影范围逐渐变大，密度逐渐增高呈实变，其内可见充气支气管征

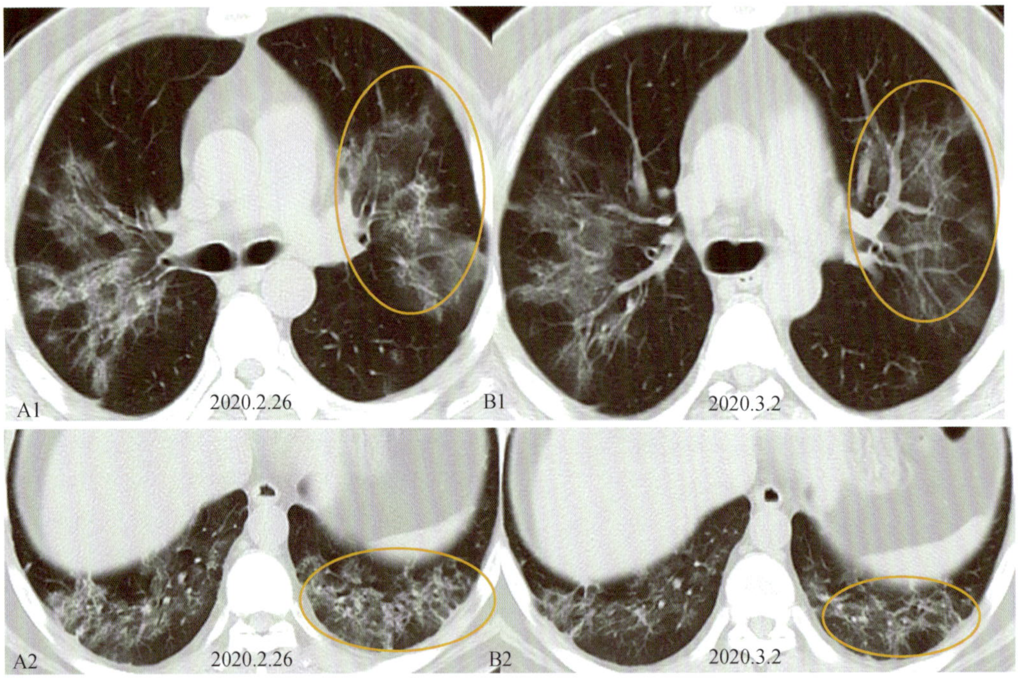

图 31-2 胸部 CT 吸收期：实变影密度减低呈网格影、磨玻璃影，邻近胸膜牵拉

相粘连，考虑病毒感染性病变，纵隔内结构未见明显异常。

2020 年 2 月 26 日胸部 CT（图 31-2 A1-A2）：双肺多发斑片状磨玻璃样、斑片状及条片状高密度灶，范围较前缩小，密度较前变淡，邻近胸膜相粘连；双肺门影不大。气管及双侧主支气管通畅。纵隔内未见明显淋巴结肿大。

2020 年 3 月 2 日胸部 CT（图 31-2 B1-B2）：双肺多发斑片状磨玻璃样、斑片状及条片状高密度灶，范围较前略缩小，密度较前变淡，邻近胸膜相粘连；双肺门影不大。气管及双侧主支气管通畅。纵隔内未见明显淋巴结肿大。

【诊断】

①新冠肺炎 重型。② 2 型糖尿病。③肝功能异常。

【治疗】

卧床休息，糖尿病饮食，积极治疗基础疾病，监测血糖并积极控制［门冬胰岛素（诺和锐针剂）］、维持水、电解质平衡及内环境稳定；密切监测生命体征、指氧饱和度等。无创呼吸机辅助通气、抗病毒（洛匹那韦 / 利托那韦、阿比多尔、磷酸氯喹、注射用干扰素 α-1b）、抗感染（莫西沙星）、糖皮质激素（甲泼尼龙）、中药汤剂、止咳化痰抗纤维化（乙酰半胱氨酸）、护肝（还原型谷胱甘肽）等对症支持治疗，预防并发症及药物不良反应，减少药物相互作用诱发的肝、肾损伤或心血管异常。

【诊治思路＋治疗经验】

患者为青年男性，既往有 2 型糖尿病病史，血糖控制不佳，免疫力减低。居住于湖北省某市，其父母于 2 月 4 日确诊“新冠肺炎”，具有新冠肺炎流行病学史；主要临床表现为发热、咳嗽，外周血白细胞正常，淋巴细胞计数减低；胸部 CT 示双肺多发斑片状磨玻璃样高密度灶，可见晕征；新型冠状病毒核酸（＋）。综上，明确诊断为“新冠肺炎”。

对于糖尿病合并新冠肺炎的患者，需予糖尿病饮食，积极治疗基础疾病，监测血糖并积极控制，根据病情变化合理调整用药方案。一项纳入 7337 例新冠肺炎患者的回顾性多中心研究发现，952 例患者存在 2 型糖尿病，其需要更多的医疗干预，且死亡率显著升高（7.8% *vs*. 2.7%；校正比值比 1.49），多器官损伤较非糖尿病个体明显。此外，血糖控制良好（血糖变异在 3.9 ～ 10.0 mmol/L 范围内）与血糖控制不良（血糖变异上限超过 10.0 mmol/L）的个体相比，死亡率显著降低（校正比值比 1.49）[1]。糖尿病合并新冠肺炎的患者更容易出现并发症，包括急性呼吸窘迫综合征（ARDS）、急性心脏损伤、急性肾损伤（AKI）、继发感染和休克，故积极监测并控制血糖，对改善新冠肺炎的预后有重要意义。

参考文献

［1］Zhu L，She ZG，Cheng X，et al. Association of blood glucose control and outcomes in patients with COVID-19 and pre-existing type 2 diabetes. Cell Metab，2020，S1550-4131（20）：30238-30242.

病例32　应用托珠单抗的重型新冠肺炎1例

（卢　晔　黄溢华　张　骅）

【入院病史采集】

患者男，67岁。工作单位：武汉市某物业公司，职业：保洁员。住址：湖北省某市某区。入院日期：2020年2月6日，出院日期：2020年3月13日，住院天数：36天。

主诉：发热17天。

现病史：患者于入院前17天从武汉市回家后出现间断无规律发热，体温最高38.5℃，无咳嗽、咳痰，无心悸、胸闷、呼吸困难，无腹痛、腹泻等不适，至当地诊所治疗（具体不详）后症状无明显缓解，逐渐出现胸闷、气喘，活动后加重。入院前9天于外院门诊就诊，查胸部CT提示双肺内多发磨玻璃影，考虑病毒性肺炎，遂于湖北省某市中西医结合医院住院隔离治疗，予抗感染（阿奇霉素、头孢哌酮他唑巴坦）、抗病毒（奥司他韦、干扰素雾化）、甲泼尼龙、丙种球蛋白等对症支持治疗，2月5日复查胸部CT提示双肺下叶病灶较前稍吸收，并转院继续隔离治疗。2月6日转我院，以“病毒性肺炎（疑似新冠肺炎重型）”收住我科。发病以来，患者精神、食欲、睡眠欠佳，大小便正常，体力较前明显下降，体重无变化。

既往史：高血压病史5年，目前口服氨氯地平降压。否认冠心病、糖尿病、肝炎、结核等病史。否认外伤史及手术史。否认食物、药物过敏史。

流行病学史：患者长期在武汉市工作，1月19日从武汉市返回湖北省某市。

【体格检查】

T 36.7℃，BP 132/90 mmHg，R 90次/分，SpO_2 93%。神清，查体合作。颈软，全身皮肤黏膜无黄染，浅表淋巴结无肿大。口唇无发绀，咽无充血，扁桃体无肿大。双肺呼吸音正常，未闻及干、湿啰音。心率90次/分，律齐，无杂音。腹平软，无压痛、反跳痛，肝脾肋下未及。下肢无水肿。

【辅助检查】

2020年2月7日凝血功能：Fb 4.72 g/L ↑，DD 5.96 mg/L ↑；血气分析：pH值7.48，PCO_2 32.0 mmHg ↓，PO_2 50.0 mmHg ↓，剩余碱1.0 mmol/L，实际碳酸氢盐23.8 mmol/L，SO_2 88% ↓，乳酸1.5 mmol/L。肺炎支原体衣原体：肺炎支原体IgG 66.60 AU/ml ↑，肺炎衣原体IgG 87.90 AU/ml ↑。

2020年3月1日血常规、PCT未见异常。

2020年3月9日铁蛋白579 ng/ml ↑。

2020年3月11日Lac 1.63 mmol/L。

血常规＋炎症指标（表32-1）、生化指标（表32-2）、新型冠状病毒核酸变化（表32-3）详见附表。

肺部影像学检查见图32-1至图32-7。

【诊断】

①新冠肺炎 重型　急性呼吸衰竭。②高血压3级 很高危。③2型糖尿病。

【治疗】

卧床休息，积极治疗基础疾病，维持水、电解质平衡及内环境稳定；密切监测生命体征、指氧饱和度、入ICU（2020年3月7日）等。抗病毒（奥司他韦、洛匹那韦/利托那韦、阿比多尔、磷酸氯喹、注射用干扰素α-1b）、雾化吸入（重组人干扰素α-2b）、抗感染（莫西沙星、头孢他啶、头孢哌酮钠舒巴坦钠、哌拉西林舒巴坦、美罗培南）、糖皮质激素（甲泼尼龙）、增强免疫力（免疫球蛋白、胸腺法新）、中药（连花清瘟胶囊）、病毒灭活新冠肺炎恢复期冰冻血浆、抗凝（依诺肝素）、护肝（甘草酸二铵、异甘草酸镁）、免疫疗法（托珠单抗）、检测血糖并积极控制（门冬胰岛素针剂早4U午4U晚4U，餐前皮下注射，甘精胰岛素针剂12U睡前皮下注射）、心理疏导等系列对症支持治疗，预防并发症及药物不良反应，减少药物相互作用诱发的肝、肾损伤或心血管异常。

表 32-1 血常规及炎症指标

日期（2020 年）	WBC（10^9/L）	NE%	LY（10^9/L）	LY%	RBC（10^{12}/L）	Hb（g/L）	PLT（10^9/L）	CRP（mg/L）	PCT（ng/ml）	HCRP（mg/L）	ESR（mm/h）	IL-6（pg/ml）
2 月 7 日		89.5	0.58	7.1				110.00			40	
2 月 14 日	12.41	86.1		8.9								
2 月 24 日	6.63	70.0		19.5		125	170		0.069			
3 月 3 日				19.5			360	84.40	0.07			
3 月 9 日	11.28	76.3		13.1		133	430	84.40	0.07			43.16
3 月 11 日	9.42	74.4	1.39		4.67	139	406	11.4	正常	> 5.0		
3 月 12 日				17.7			383					1221
3 月 13 日	12.19	83.9	1.62			129	358		0.03		16	45.36

表 32-2 生化指标

日期（2020 年）	K（mmol/L）	Na（mmol/L）	胱抑素 C（mg/L）	CREA（μmol/L）	ALT（U/L）	AST（U/L）	GGT（U/L）	GLU（mmol/L）	ALB（g/L）	Hs-TNT（pg/ml）	Mb（ng/ml）
2 月 14 日		136.9					63		28.7		
2 月 24 日	3.92	139.5		48.7	530	202	390		27.5	< 10.0	15.9
3 月 9 日	3.93	134.8		39.1							
3 月 11 日	4.34	137.1	1.06	48.2				6.51			

表 32-3 新型冠状病毒核酸变化

日期（2020 年）	新型冠状病毒核酸	标本类型
2 月 7 日	（+）	口咽拭子
2 月 25 日	可疑	口咽拭子
3 月 4 日	（+）	口咽拭子
3 月 6 日	IgM/IgG:（+）	血清
3 月 12 日	（+）	口咽拭子
3 月 14 日	（+）	口咽拭子

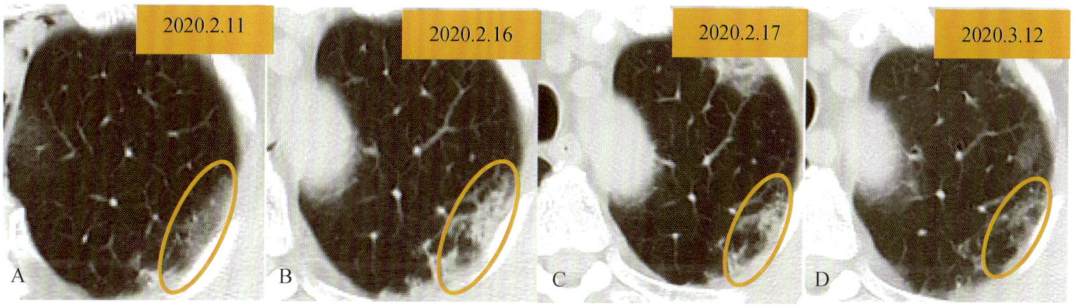

图 32-1 不同时期胸部 CT。左肺上叶胸膜下磨玻璃影，逐渐吸收，范围减小，密度增高

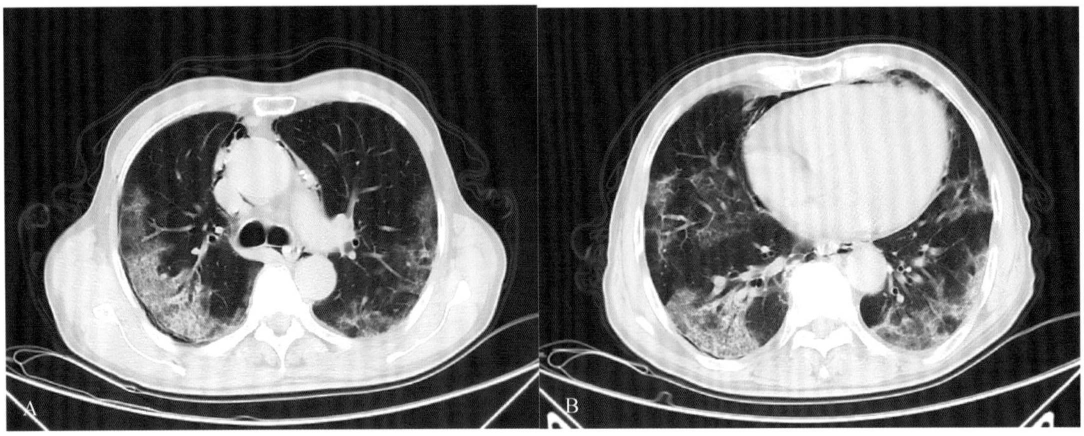

图 32-2　2020 年 2 月 11 日胸部 CT。右肺上中下叶及左肺上下叶多发片状高密度灶，部分呈磨玻璃样及条索样改变，右侧少量气胸；纵隔、颈部及右侧胸部多发皮下气肿

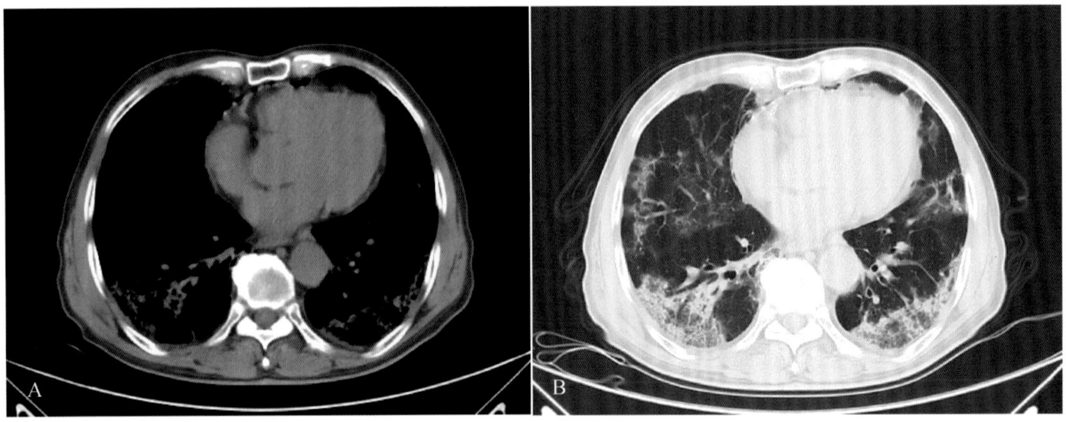

图 32-3　2020 年 2 月 16 日胸部 CT。右肺上中下叶及左肺上下叶多发片状高密度灶，部分呈磨玻璃样及条索样改变，较前密度增高。右侧少量气胸较前好转；纵隔、颈部及右侧胸部多发皮下气肿较前吸收

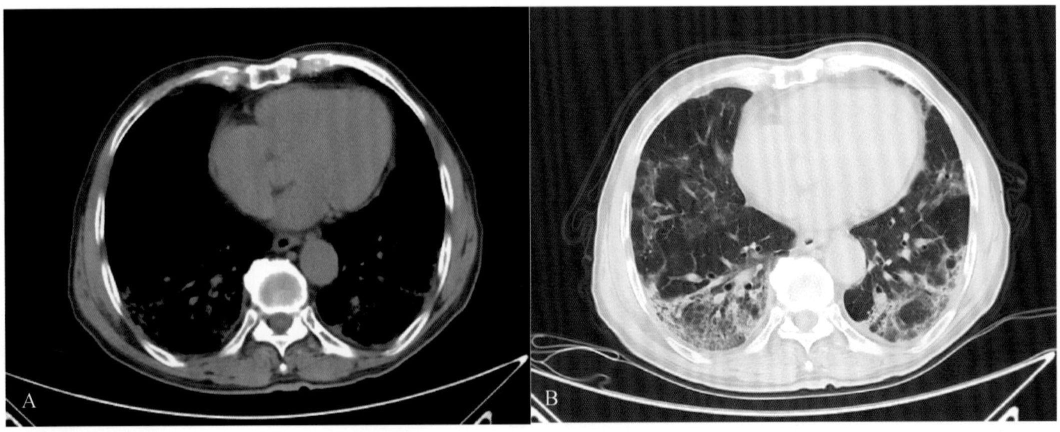

图 32-4　2020 年 2 月 27 日胸部 CT。双肺多发片状高密度灶，部分呈磨玻璃样及条索样改变，较前略有吸收；原右侧气胸基本吸收；纵隔、颈部及右侧胸部多发皮下气肿基本吸收。双侧肺门无增大。气管及双侧支气管通畅。升主动脉增宽，管径约 42 mm；主动脉、冠状动脉及其分支钙化。纵隔内见多发小淋巴结合并钙化

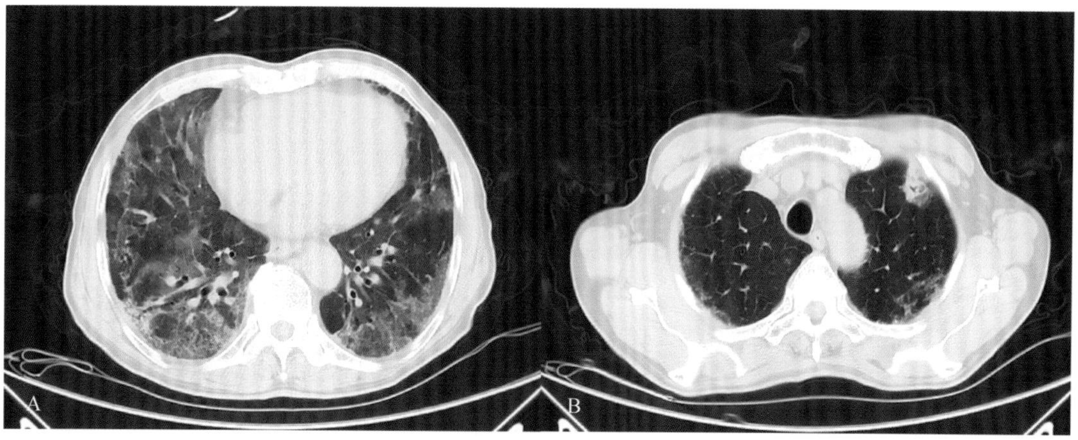

图 32-5 2020 年 3 月 3 日胸部 CT。双肺多发片状高密度灶，部分呈磨玻璃样及条索样改变，病灶较前略有吸收；右肺中下叶可见磨玻璃影，较前新发；气管及双侧支气管通畅。纵隔内见多发小淋巴结合并钙化。升主动脉增宽，主动脉、冠状动脉及其分支钙化

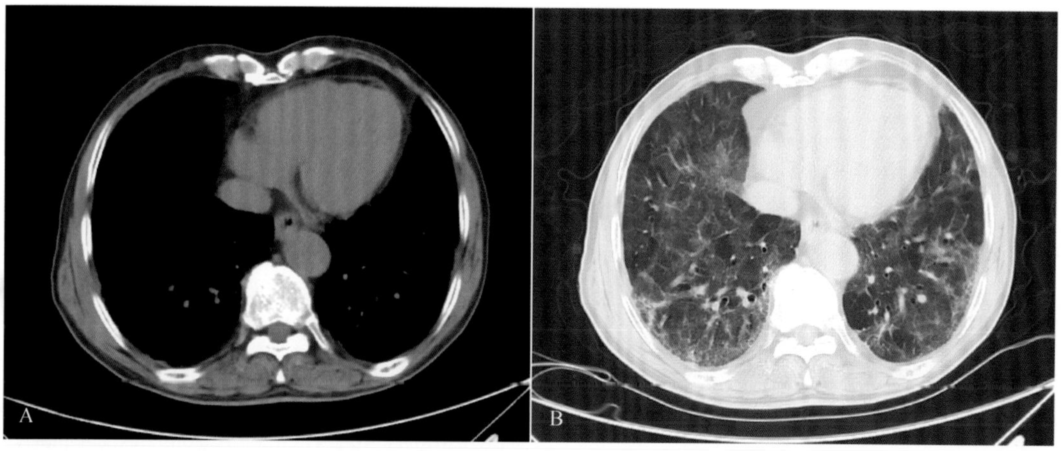

图 32-6 2020 年 3 月 9 日胸部 CT。双肺多发片状高密度灶，部分呈磨玻璃样及条索样改变，部分病变密度较前吸收、变淡。气管及双侧支气管通畅。纵隔内见多发小淋巴结合并钙化。升主动脉增宽，主动脉、冠状动脉及其分支钙化

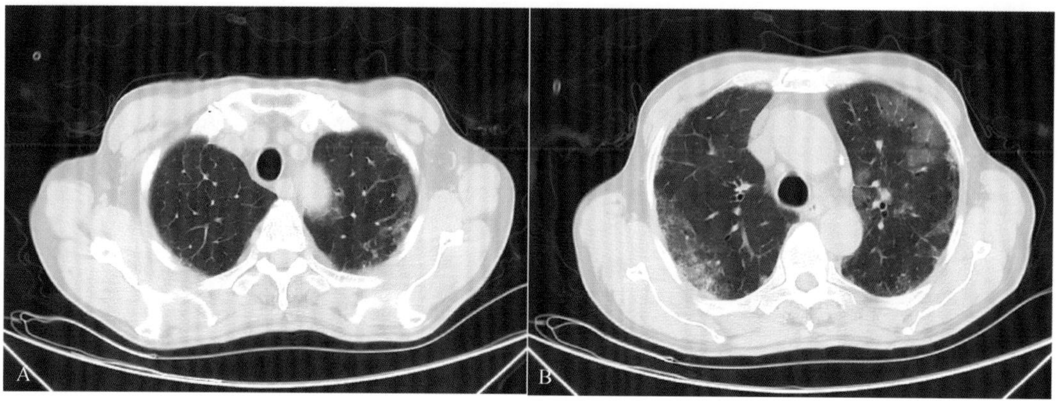

图 32-7 2020 年 3 月 12 日胸部 CT。双肺多发片状高密度灶，部分呈磨玻璃样及条索样改变，部分病变较前进展。气管及双侧支气管通畅。纵隔内见多发小淋巴结合并钙化。升主动脉增宽，主动脉、冠状动脉及其分支钙化

【诊治思路+治疗经验】

本例患者入院后发现血糖升高，否认糖尿病病史，但多次监测血糖均升高，糖化血红蛋白8.1%，考虑糖尿病可能，虽然近期有激素使用史，但停用激素后血糖依然高于正常，故诊断糖尿病。最初给予联合抗病毒、抗感染、调节免疫力等多种措施治疗后病情一度好转，体温稳定在正常范围之内，但该患者再次出现发热，体温最高达39.2℃，复查胸部CT提示原有病灶较前未明显好转，右肺中下叶出现新发磨玻璃影，再次复查新型冠状病毒抗体IgM/IgG（+），转急诊ICU继续治疗。后期先后针对性调整使用α-干扰素雾化吸入，并应用甲泼尼龙激素治疗[1-2]效果均不明显，提示病情仍在进展，故尝试运用两种新治疗方案：病毒灭活新冠肺炎恢复期冰冻血浆和托珠单抗。

治疗后呼吸平稳，症状明显好转，胸部CT示病灶较前有吸收、好转。复查新型冠状病毒核酸（－），最终痊愈出院，说明病毒灭活新冠肺炎恢复期冰冻血浆和托珠单抗对部分重型新冠肺炎患者具有一定疗效。

【知识拓展】

一、恢复期血浆疗法

该治疗方案曾被用于SARS、甲型H1N1流感、甲型H5N1禽流感、埃博拉出血热及其他病毒感染。Cheng等报道了2003年SARS暴发期间在香港接受恢复期血浆治疗的患者的结局，在1775例患者中，接受恢复期血浆治疗的80例患者的死亡率（12.5%）较入院患者的SARS相关总死亡率［n = 299（17%）］低。我国研究者报告了使用恢复期血浆治疗的5例重型新冠肺炎患者，虽然研究存在一定局限性，如患者还接受其他治疗（包括抗病毒药和类固醇）等，但为新冠肺炎患者使用恢复期血浆提供了临床证据[3-5]。

二、托珠单抗

托珠单抗是一种IL-6受体拮抗剂，美国FDA批准其用于治疗中重度活动性风湿性关节炎、巨细胞动脉炎、幼年特发性关节炎、大淋巴结增生、全身过敏反应等疾病。我国于2013年首次批准用于治疗对改善病情的抗风湿药物（DMARD）治疗应答不足的中重度活动性类风湿关节炎成人患者。

新冠肺炎患者可能出现细胞因子风暴，即机体感染病原体后引起体液中多种细胞因子如TNF-α、IL-1、IL-6、IL-12、IFN-α、IFN-β、IFN-γ、MCP-1和IL-8等迅速大量产生的现象，是引起ARDS和多器官功能衰竭的重要原因。托珠单抗是重组人IL-6单克隆抗体，可与可溶解型和膜结合型IL-6受体（sIL-6R和mIL-6R）特异性结合，抑制IL-6介导的信号转导，从而降低炎症反应。在新冠肺炎的治疗中具有一定前景。

参考文献

［1］侯平，王国涛，代立娟．糖皮质激素在病毒性肺炎早期治疗中的作用．黑龙江医药科学，2019，42（5）：72-73.

［2］赵建平，胡轶，杜荣辉，等．新型冠状病毒肺炎糖皮质激素使用的建议．中华结核和呼吸杂志，2020，43（3）：183-184.

［3］Roback JD，Guarner J. Convalescent plasma to treat COVID-19 possibilities and challenges. JAMA，2020. doi：10.1001/jama.2020.4940.

［4］Duan K，Liu B，Li C，et al. Effectiveness of convalescent plasma therapy in severe COVID-19 patients. Proc Natl Acad Sci U S A，2020，117（17）：9490-9496.

［5］Shen C，Wang Z，Zhao F，et al. Treatment of 5 critically Ill patients with COVID-19 with convalescent plasma. JAMA，2020，323（16）：1582-1589.

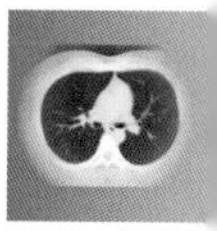

病例 33　应用脐带间充质干细胞的重型新冠肺炎 1 例

（孔祥龙　张　骅　陈　辉）

【入院病史采集】

患者女，58 岁。职业：公务员。住址：长沙市。入院日期：2020 年 1 月 30 日，出院日期：2020 年 3 月 18 日，住院天数：48 天。

主诉：发热、咳嗽 3 天。

现病史：患者于入院 3 天前无明显诱因出现间断无规律发热，自测体温最高为 39.5℃，伴咳嗽，无痰，无呼吸困难，稍感气促，感乏力、食欲下降，无胸痛等不适。长沙市某医院予以抗病毒、退热处理，查血常规正常，甲型乙型流感病毒抗原（－）；胸部 CT 提示病毒性感染，新型冠状病毒核酸（＋），遂转入我科隔离病房治疗。起病以来，患者精神一般，大小便基本正常，体重未见下降。

既往史：既往有肺结核、胆囊结石及手术史，否认伤寒、肝炎等传染病史。无外伤史，无输血史，诉可疑药物过敏，具体不详，预防接种按时完成。

个人史：生于原籍，否认血吸虫疫水接触史，无毒物及放射性物质接触史，居住地环境良好，饮食起居规律，无烟酒嗜好，否认性病及冶游史。

家族史：父母有高血压、冠心病，非近亲结婚，家族中无特殊遗传病史可询。

流行病学史：患者配偶于 2020 年 1 月 15 日乘火车自武昌市返长沙市。

【体格检查】

T 37.8℃，P 97 次 / 分，R 16 次 / 分，BP 125/79 mmHg，SpO_2 96%（未吸氧）神清，口唇无发绀，咽稍红，双肺呼吸音清，未闻及啰音。心率 97 次 / 分，律齐，未闻及杂音，腹软，无压痛、反跳痛，未见胃肠型及蠕动波，肾区无叩痛，双下肢不肿，四肢活动正常。

【辅助检查】

血常规：WBC 5.15×10^9/L，LY% 32%，NE% 60.2%；胸部 CT：双肺感染性病变，考虑病毒性肺炎；新型冠状病毒核酸（＋）。2020 年 3 月 4 日、3 月 6 日 APACH-Ⅱ评分（急性生理与慢性健康评分）：10 分。

实验室检查指标变化趋势见图 33-1 至图 33-9。

2020 年 3 月 5 日肝肾功能、电解质、血糖、心肌酶正常；ESR 104 mm/h，CRP 11.72 mg/L，PCT 正常；凝血功能、3P 正常；DD 2.083 μg/ml；肿瘤标志物：CEA 10.18 ng/ml，CA125 63.52 U/ml，CA153 44.04 IU/ml，CA724 10.81 U/ml，CYFRA21-1 5.15 ng/ml；余正常。IgE 713.5 IU/ml（0-358）；抗核抗体（＋）；ANA 滴度（1:80）（＋）；ANA 滴度（1:160）（＋）；ENA 谱阴性。ANCA 阴性。心脏彩超：①左心室舒张功能减退。②左心室收缩功能正常，射血分数 63%。血管 B 超：双侧颈动脉内中膜不均匀性增厚。双侧颈动脉内斑块形成。双侧下肢深静脉目前血流通畅。双下肢动脉内中膜轻度不均匀性增厚。下腔静脉血流目前通畅。腹部彩超：轻度脂肪肝。胆囊切除术后。双侧泥沙样结石。绝经后子宫声像。宫体前壁低回声结节，性质待定，考虑子宫小肌瘤可能。全腹部肠腔胀气明显。双侧胸腔暂未见明显积液暗区。

2020 年 3 月 10 日、3 月 16 日新型冠状病毒核酸（－）。

肺部超声见图 33-10，胸部 CT 见图 33-11。

【诊断】

新冠肺炎 重型 Ⅰ呼吸衰竭。

【治疗】

卧床休息，积极治疗基础疾病，保持能量摄入，维持水、电解质平衡及内环境稳定；注意生命体征监测，包括体温、呼吸、脉率和血氧饱和度。采用最恰当、最合适的呼吸支持技术：经鼻高流量氧疗→无创呼吸机辅助呼吸。抗病毒（洛匹那韦 / 利托那韦、阿比多尔）、抗感染（莫西沙星、哌拉西林他唑巴坦）、增强免疫力（免疫球蛋白、胸腺肽）、糖皮质激素（甲泼尼龙 2020

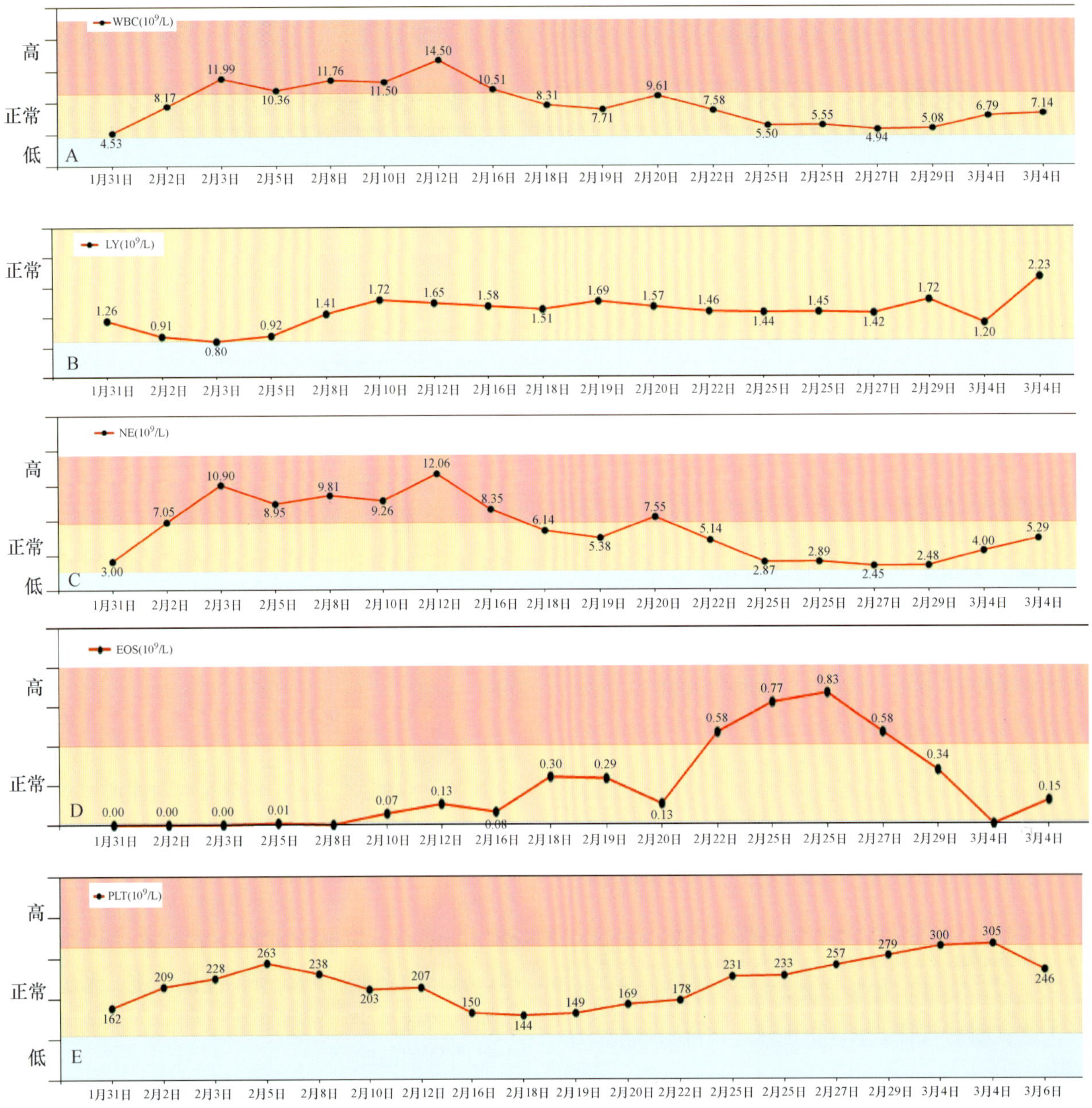

图 33-1　2020 年 1 月 31—2020 年 3 月 4 日血常规变化

年 2 月 1 日—2 月 18 日）、中药（血必净、补中益气汤＋补肺汤）、营养支持、止咳化痰抗纤维化（氨溴索、苏黄止咳胶囊、N- 乙酰半胱氨酸、吡非尼酮、尼达尼布）、大剂量维生素 C 治疗、肠道微生态调节剂（双歧杆菌三联活菌）、抗凝（低分子量肝素）、护肝（降酶灵）、干细胞输注（脐带间充质干细胞注射液 100 ml：2020 年 2 月 20 日、2 月 24 日、3 月 4 日）、改善心功能（单硝酸异山梨酯、复方丹参滴丸）、心理治疗、气压治疗、下床活动，预防栓塞等对症支持（白蛋白）治疗，预防并发症及药物不良反应，减少药物相互作用诱发的肝、肾损伤或心血管异常。

肺康复：呼吸控制训练，吸气控制，调整节奏（吸：呼＝1：2）；吸气肌肌力训练，腹式呼吸、缩唇呼吸；四肢肌力训练在床上训练［用哑铃（图 33-12）、沙袋、弹力带及上、下肢阻尼踏车在有床旁监护的情况下进行，根据生命体征及患者耐受情况进行运动量及阻力调整］；床上翻身、坐起、进食、修饰等日常生活活动能力训练；胸廓扩张训练及头颈部肌肉放松训练；早期下床行有氧训练及耐力训练。

【诊治思路＋治疗经验】

脐带间充质干细胞（MSC）是指存在于新

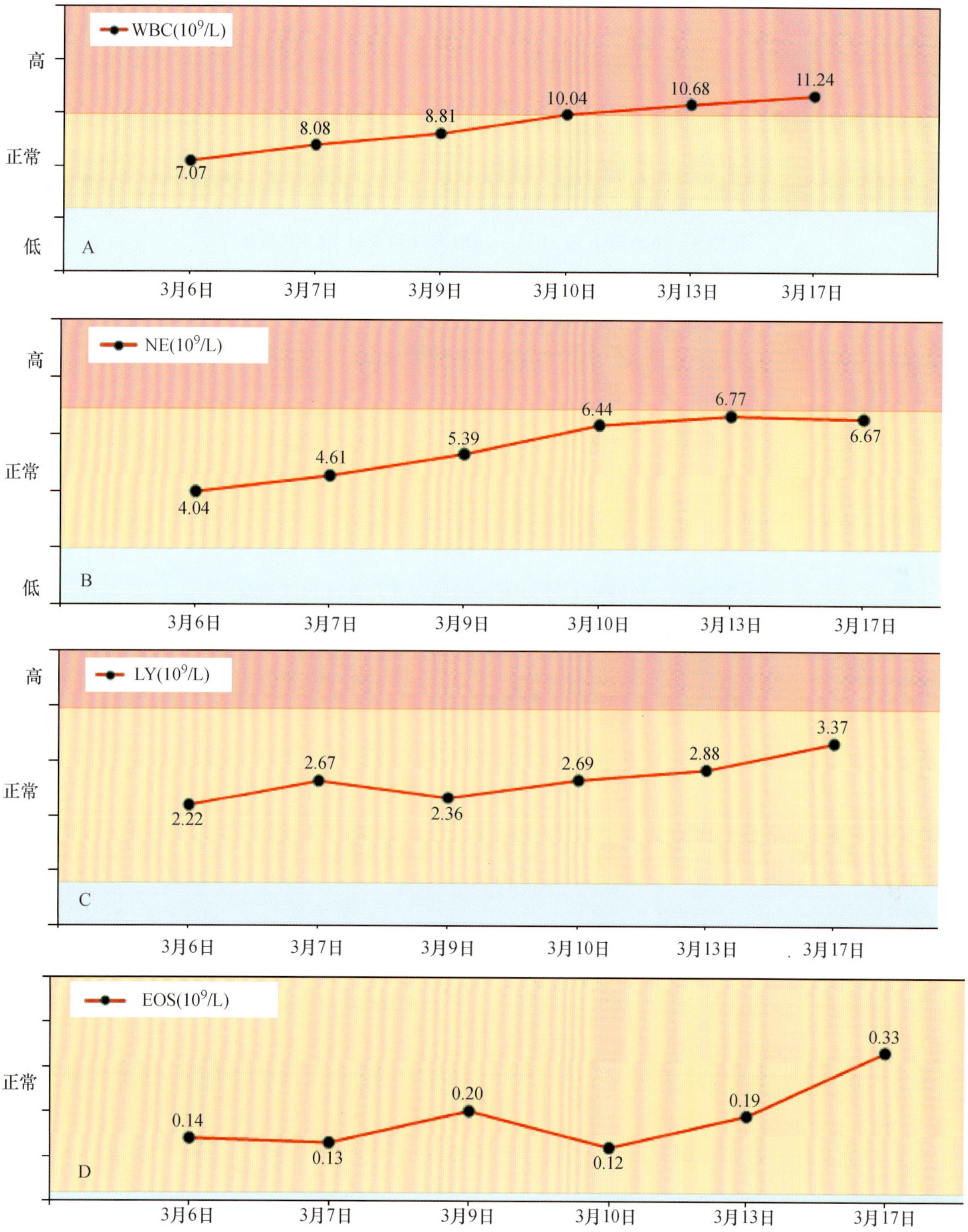

图 33-2 2020 年 3 月 6 日—2020 年 3 月 17 日血常规变化

生儿脐带组织中的一种多功能干细胞，它能分化成多种组织细胞，具有以下用途：①免疫调节作用，可用于治疗红斑狼疮和硬皮病等自身免疫性疾病，降低细胞或器官移植后的免疫排斥反应，提高细胞或器官移植的成功率。②能促进造血恢复功能，与单一造血干细胞移植比较，MSC 和造血干细胞共移植能显著提高白血病和难治性贫血等疾病的治疗效果。③ 能修复损伤或病变的组织器官，用于治疗骨和肌肉衰退性疾病、心脑血管疾病、肝病、脑及脊髓神经损伤和老年痴呆等。MSC 在新冠肺炎中的应用研究见表 33-1。

本例患者 2 月 20 日开始使用脐带间充质干细胞注射液，共 3 次，EOS% 升高，患者无任何不适，多考虑继发性嗜酸性粒细胞增多，与输注

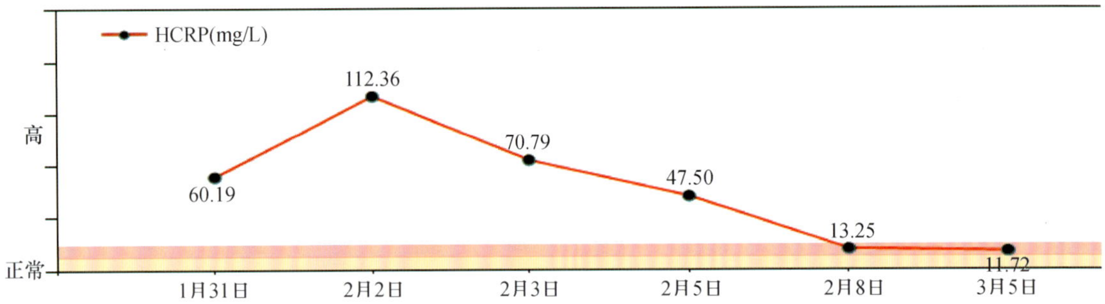

图 33-3　2020 年 1 月 31 日—2020 年 3 月 5 日 HCRP 趋势图

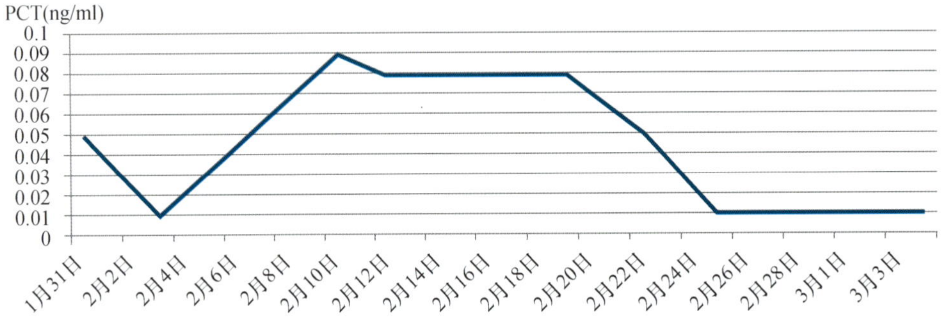

图 33-4　2020 年 1 月 31 日—2020 年 3 月 3 日 PCT 变化

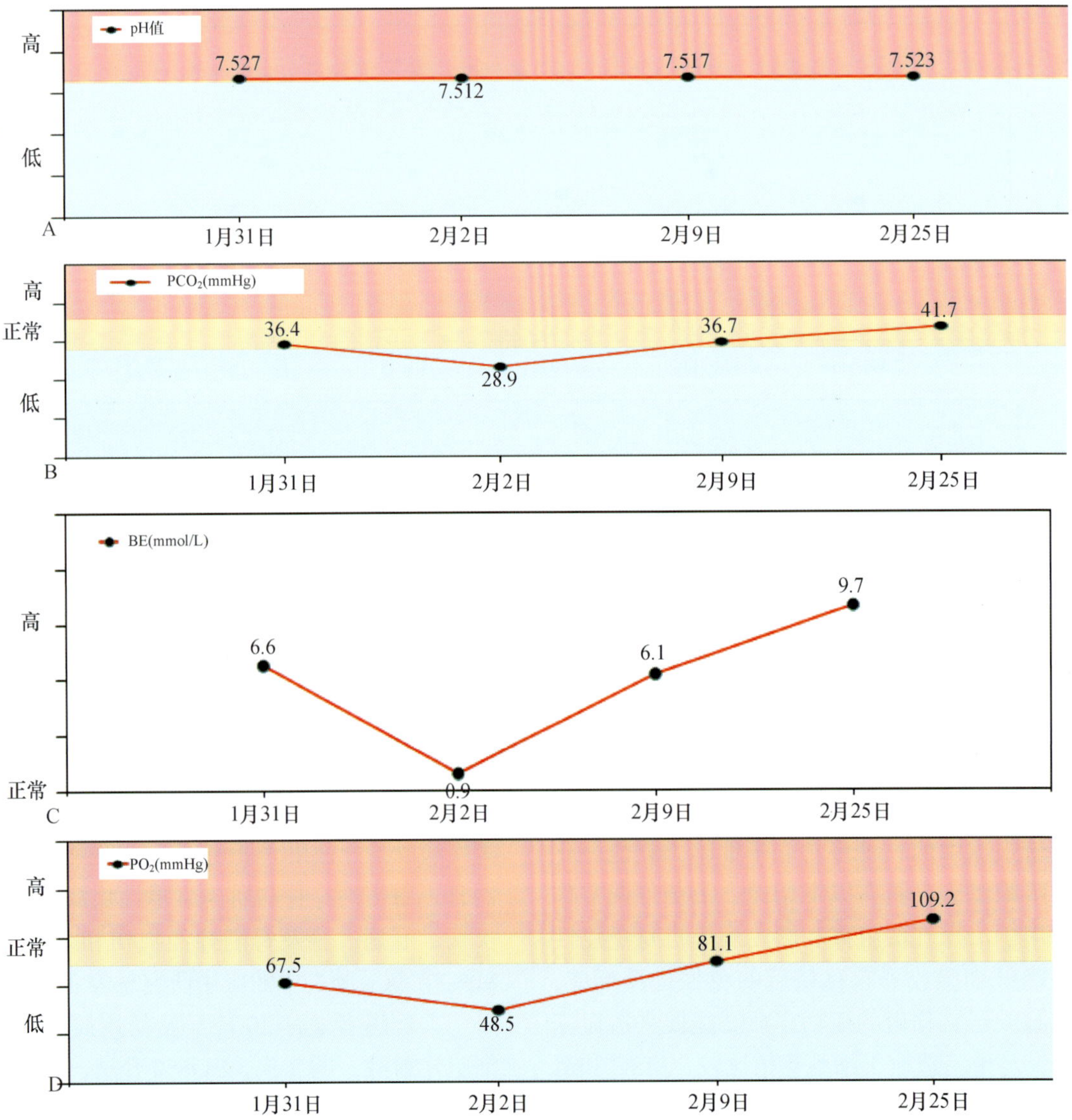

图 33-5　2020 年 1 月 31 日—2020 年 2 月 25 日血气分析变化

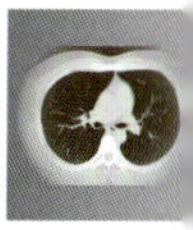

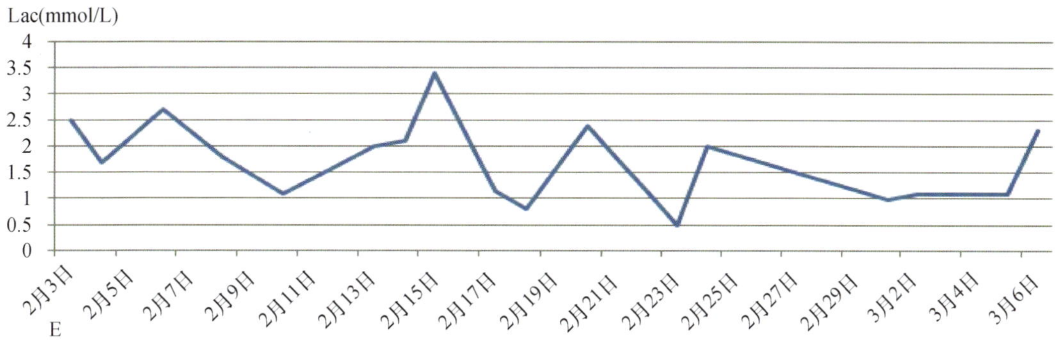

图 33-5（续）

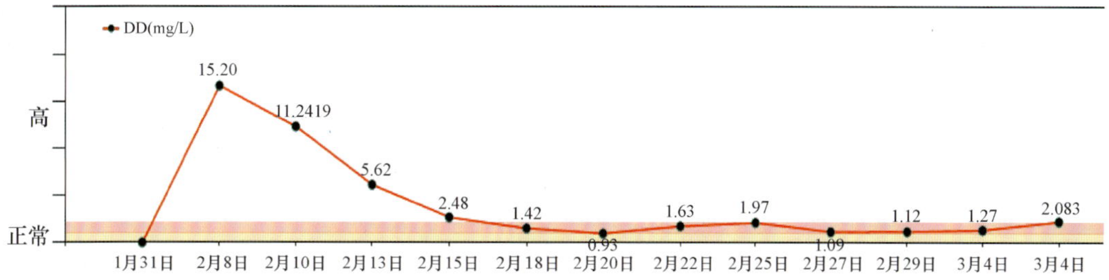

图 33-6　2020 年 1 月 31 日—2020 年 3 月 4 日 DD 变化

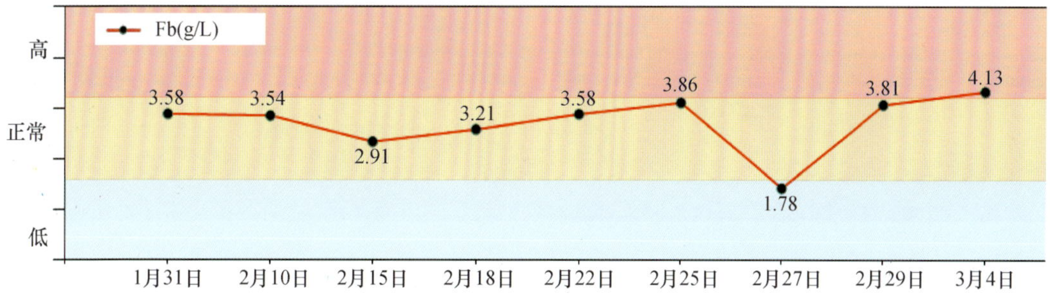

图 33-7　2020 年 1 月 31 日—2020 年 3 月 4 日血浆纤维蛋白原变化

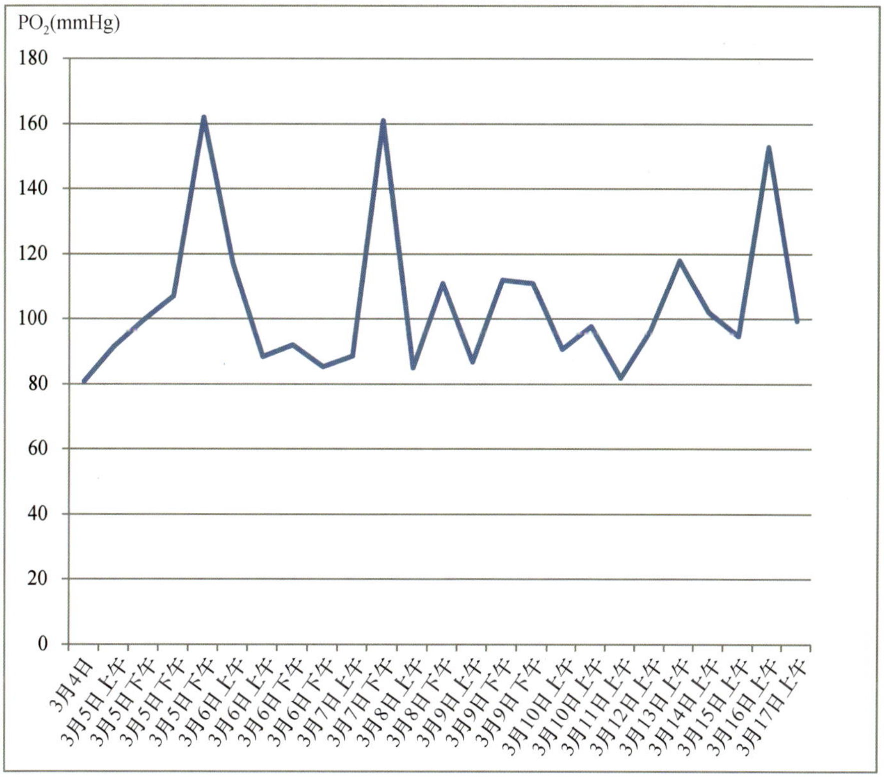

图 33-8　2020 年 3 月 4 日—2020 年 3 月 17 日 PO_2 趋势图

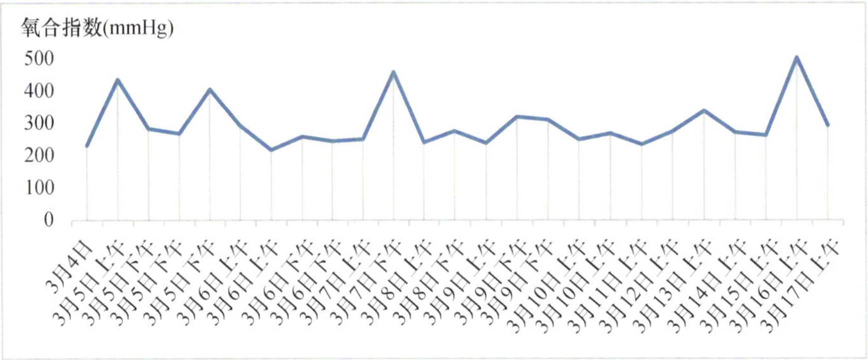

图 33-9　2020 年 3 月 4 日—2020 年 3 月 17 日氧合指数变化

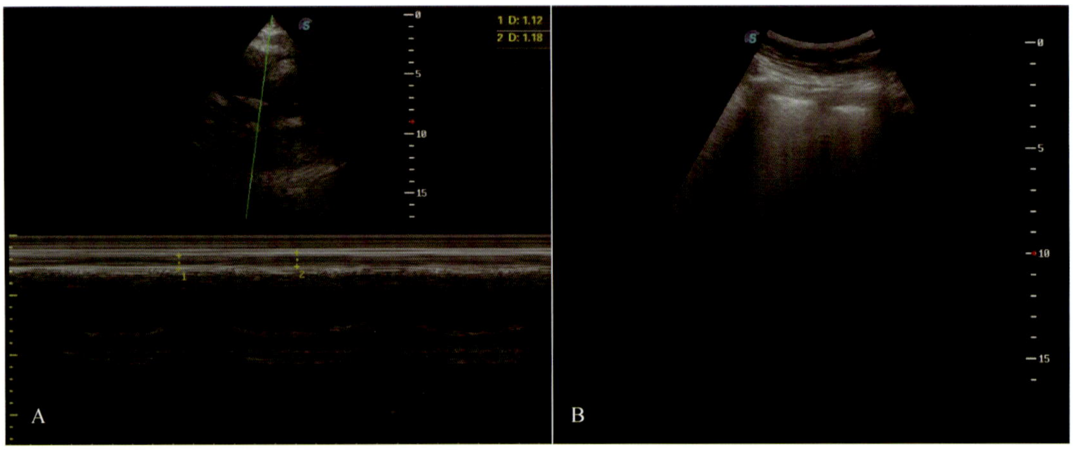

图 33-10　2020 年 3 月 5 日肺部超声。双肺可见中量 B 线，提示存在肺水，下腔静脉宽度 12 mm，不考虑存在容量负荷，综合评估，肺水考虑肺弥漫性纤维化相关性损伤

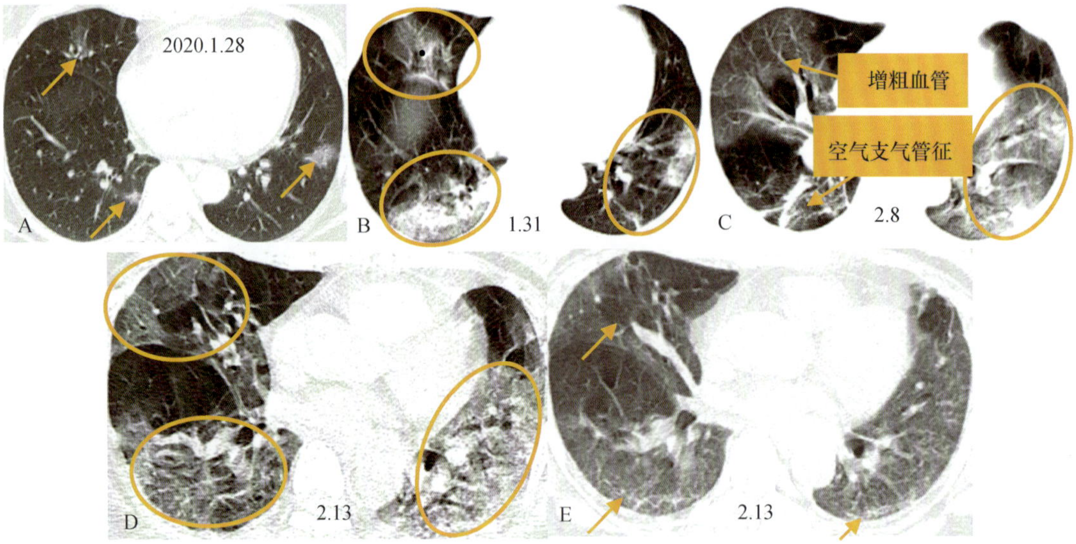

图 33-11　不同时期胸部 CT。双肺野外带散在分布片状模糊影，随后范围增大，病灶内可见空气支气管征及增粗血管影。经过治疗后双肺病灶逐渐吸收，密度减低，条索灶形成

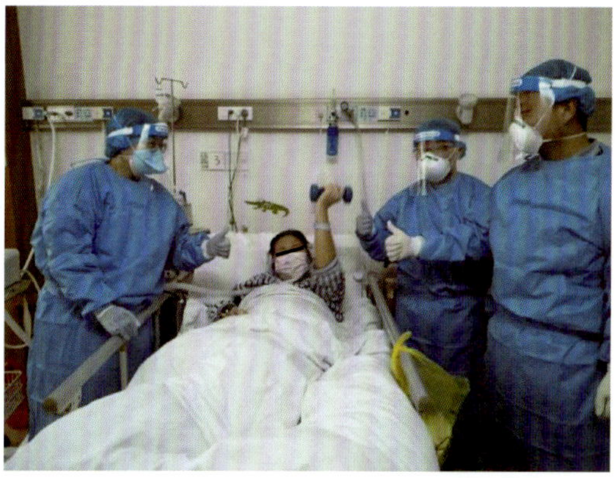

图 33-12 肺功能锻炼：哑铃操

脐带血干细胞相关（过敏、排异等免疫反应）可能性大，不排除其他原因，如原发性增多、药物过敏（有躯干部皮疹）、特殊感染等。建议：①动态观察血常规与EOS变化，必要时完善骨髓细胞学检查。②加强对症及支持治疗。③必要时可输注恢复期血浆。

表 33-1 MSC用于治疗新冠肺炎的临床试验（中国临床试验注册中心）

注册号	注册题目	研究类型	注册时间
ChiCTR2000030866	脐带间充质干细胞治疗重型和危重型新型冠状病毒肺炎（COVID-19）的开放性临床观察研究 长沙市第一医院	观察性研究	2020年3月16日
ChiCTR2000030484	脐带间充质干细胞联合细胞外泌体静脉输注对新型冠状病毒肺炎（COVID-19）肺损伤修复的临床应用研究 湖北十堰市太和医院	干预性研究	2020年3月3日
ChiCTR2000030332	同种异体人脐带间充质干细胞治疗乙肝相关性慢加急肝功不全多中心随机对照临床研究 中山大学附属第三医院	干预性研究	2020年2月28日
ChiCTR2000030300	研究者撤消 脐带间充质干细胞（hucMSCs）治疗新型冠状病毒肺炎（COVID-19）高危患者 南京市第二医院	干预性研究	2020年2月28日
ChiCTR2000030173	脐带间充质干细胞治疗新型冠状病毒肺炎（COVID-19）关键技术攻关与临床应用示范 湖南源品细胞生物科技有限公司	干预性研究	2020年2月24日
ChiCTR2000030116	人脐带间充质干细胞治疗重症新型冠状病毒肺炎（COVID-19）致急性呼吸窘迫综合征的安全性和有效性研究 南昌大学第一附属医院	干预性研究	2020年2月2日

病例 34　应用无创呼吸机的重型新冠肺炎 1 例

（郭军号　胡　鑫　王生成）

【入院病史采集】

患者男，85 岁，职业：退休职工。住址：武汉。入院日期：2020 年 1 月 29 日；出院日期：2020 年 3 月 1 日，住院天数：32 天。

主诉：发热伴乏力 5 天。

现病史：患者于入院前半个月无明显诱因出现间断无规律发热伴乏力，无咳嗽、咳痰，无心悸、胸闷，无恶心、呕吐，无腹痛、腹泻等不适。外院行血常规及胸部 CT 检查，未行特殊处理，转入我院继续治疗，门诊以“双肺感染”收入院。

既往史：有高血压病史多年，一直口服降压药物治疗（具体药物不详），6 年前曾“中风”，在武汉协和医院治疗后好转。

流行病学史：患者自诉其本人及家属均无华南海鲜市场接触史。

【体格检查】

T 37.6℃，P 80 次 / 分，R 20 次 / 分，BP 165/82 mmHg，SpO_2 92%，手指血糖 5.0 mmol/L。神清，精神可，皮肤巩膜无黄染，浅表淋巴结未及肿大，口唇无发绀，颈静脉无充盈怒张，颈软，双肺呼吸音粗，未及干、湿啰音。心率 80 次 / 分，律齐，未及病理性杂音，剑突下未及搏动。腹软，肝脾肋下未及，无压痛，反跳痛，肾区无叩痛，双下肢不肿，巴宾斯基征（－）。

【辅助检查】

门诊资料：2020 年 1 月 28 日外院血常规未见明显异常。胸部 CT：①双肺感染性病灶，部分间质性改变，不除外病毒性肺炎，建议治疗后短期复查。②双侧胸膜增厚、粘连。③双肺肺气肿。

2020 年 1 月 29 日 PCT 0.32 ng/ml。ESR 28 mm/h；凝血功能正常；血清淀粉样蛋白 266.90 mg/L；HCRP 42.56 mg/L，肾小球滤过率 78.4 ml/min；P 0.59 mmol/L，Cl 95.00 mmol/L，Na 121.8 mmol/L，CO_2 结合力 18.8 mmol/L，尿酸 152.6 μmol/L，LDH 253.4 U/L，ALP 37.6 U/L，ALB 33.6 g/L，TP 54.4 g/L。尿蛋白＋＋，尿潜血＋。

血常规及炎症指标见表 34-1，新型冠状病毒核酸变化见表 34-2。

2020 年 1 月 29 日胸部 CT（图 34-1 A、C）：①双肺感染性病灶，部分间质性改变，部除外病毒性肺炎，建议治疗后短期复查。②双侧胸膜增厚、粘连。③双肺肺气肿。④肝多发低密度灶，考虑囊肿。

2020 年 2 月 1 日胸部 CT（图 34-1 B、D）：①双肺间质性炎变，对比前片病灶明显进展。②双侧胸腔积液。③双侧肺气肿。

【诊断】

①新冠肺炎 普通型。②高血压 3 级 很高危。

【治疗】

予以吸氧、雾化吸入（抗干扰素 α-2b 500U 及布地奈德混悬液 1 mg，每日 2 次）、抗感染

表 34-1　血常规及炎症指标

日期（2020 年）	WBC（10^9/L）	NE%	LY（10^9/L）	LY%	RBC（10^{12}/L）	Hb（g/L）	PLT（10^9/L）	CRP（mg/L）	PCT（ng/ml）	ESR（mm/h）
1 月 29 日	2.8	54.90	0.59	20.80	4.24	136	86	42.56	0.32	28
2 月 5 日	9.0	89.10	0.32	3.5	4.57	142	140	—	—	—
2 月 12 日	7.6	84.60	0.32	4.20	4.30	135	115	64.26	0.22	8
2 月 16 日	5.8	77.7	0.44	7.50	4.36	135	117	44.3	0.22	42
2 月 20 日	8.3	75.0	0.67	8.10	3.85	119	158	77.26	0.21	—
2 月 26 日	7.1	68.30	0.92	12.90	3.93	120	230	55.14	0.14	—

表 34-2　新型冠状病毒核酸变化

日期（2020 年）	新型冠状病毒核酸	标本类型
2 月 21 日	（＋）	口咽拭子
2 月 24 日	（＋）	口咽拭子
3 月 1 日	（－）	口咽拭子
3 月 1 日	（－）	口咽拭子

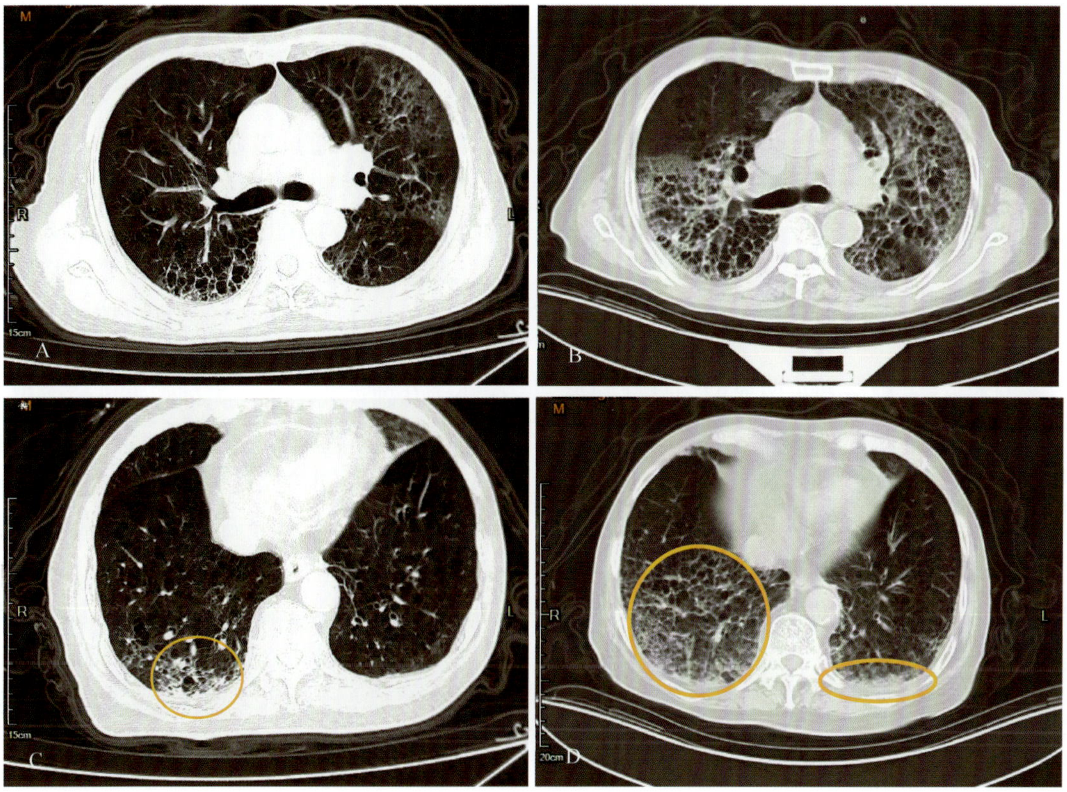

图 34-1　不同时期胸部 CT。A. 1 月 29 日双肺肺气肿伴多发片状磨玻璃阴影。**B.** 2 月 1 日双肺见多发小片状及部分融合呈大片状高密度影，病灶较前明显增多。**C.** 1 月 29 日右下肺见片状高密度影，可见明显血管增粗影。**D.** 2 月 1 日双下肺均出现弥散性病灶（右下肺病灶明显扩大并出现间质性改变），双侧少量胸腔积液

（头孢哌酮钠舒巴坦钠 3.0 g，静脉滴注，每日 2 次；莫西沙星 0.4 g，静脉滴注，每日 1 次）、抗病毒（帕拉米韦 0.3 g，静脉滴注，每日 1 次）、激素冲击（甲泼尼龙琥珀酸钠 40 mg，静脉滴注，每日 1 次）、祛痰（氨溴索 60 mg，静脉滴注，每日 1 次）、增强抵抗力（5% 人免疫球蛋白 10 g，静脉滴注，每日 1 次）、控制心力衰竭（托拉塞米 10 mg，每日 2 次）、护胃（泮托拉唑钠 60 mg，静脉滴注，每日 1 次）、降压（非洛地平口服 5 mg，每日 1 次）等处理；完善生化检查后加用利可君升白细胞等对症治疗；予以补钾等纠正电解质紊乱；加用连花清瘟胶囊 4 粒 / 次，每日 3 次，口服；阿比多尔口服 0.2 g，每日 3 次。治疗期间，患者胸闷气喘症状无明显缓解并伴有发热等不适症状，频发剧烈咳嗽，干咳为主，咳出少量痰液，偶见痰中带血，SpO_2 80% ～ 85%，多次咽拭子新型冠状病毒核酸（＋），2 月 1 日夜间患者诉胸闷不适症状加剧，SpO_2 多次降至 80% 以下，予以高流量及面罩给氧可缓解，复查胸部 CT 见双肺感染病灶明显进展，病情急剧恶化，高流量面罩给氧情况下 SpO_2 仅维持在 67% ～ 70%，于 2 月 3 日上午予以无创呼吸机辅助呼吸，并告病危，经过反复调整参数，并安抚患者配合无创呼吸机辅助呼吸，保证正确呼吸氧合情况下，积极应用血必净注射液（50 ml，静脉滴注，每日 2 次）对抗炎症反应，并适当加用中

药方剂对症治疗；在无创呼吸机辅助呼吸情况下，患者病情逐渐稳定未继续加重，治疗期间考虑患者无法脱机，未尝试外出复查胸部 CT；于 2 月 21 日复查新型冠状病毒核酸（＋），此后 2 月 24 日复查新型冠状病毒核酸（＋），3 月 1 日两次复查新型冠状病毒核酸均为（＋），患者症状较前明显好转，按新冠肺炎指挥部要求转湖北省人民医院继续治疗。

【诊治思路＋治疗经验】

患者在入院早期并未明确诊断为新冠肺炎，客观上有核酸检查试剂盒短缺的原因，同时在治疗及鉴别诊断上并未形成统一共识，但根据以下几点可进行诊断：

1. 老年患者合并高血压、肺气肿等基础疾病，疫区生活史明确，存在典型发热、四肢乏力及呼吸道症状明显加重的病史特点。

2. 患者院外 CT 影像具备明显的病毒性肺炎特征：多发斑片状、磨玻璃影，以肺外带及双下肺明显，入院后短期内复查胸部 CT，双肺感染性病灶进展明显。

3. 入院后血常规：2020 年 1 月 29 日 PLT 86×10^9/L，HCT 38.50%，RBC 4.24×10^{12}/L，MO 0.69×10^9/L，LY 0.59×10^9/L，NE 1.56×10^9/L，MO% 24.30%，WBC 2.8×10^9/L；符合早期 WBC 正常，LY 减少的特征。

4. 患者在入院短时间内出现明显低氧血症，经鼻导管及面罩吸氧均无明显改善，考虑进展为新冠肺炎重型。

5. 2 月 21 日复查新型冠状病毒核酸（＋），2 月 24 日复查新型冠状病毒核酸（＋）。

患者在早期及时予以吸氧、抗感染、抗病毒、激素冲击、祛痰、增强抵抗力、改善心力衰竭、改善电解质紊乱等综合治疗措施，当病情进展并出现低氧血症及呼吸道症状加重时，使用无创呼吸机改善通气，阻止了病情进一步恶化。

钟南山院士指出，新冠肺炎重型患者的突出表现为小气道中黏液量大、黏稠度高，阻碍气道通畅，因而造成继发感染，加重病情。武汉大学人民医院分析了 25 例新冠肺炎死亡患者的临床表现，发现患者多死于窒息。大量黏液在患者肺内淤阻，氧气无法进入肺泡进行气体交换，吸氧也无法促进肺内氧合，导致患者因呼吸衰竭死亡。对新冠肺炎死亡患者进行尸检发现，病变主要引起深部气道和肺泡损伤，渗出性反应明显。渗出物的黏性很大，不易被细支气管上皮的纤毛推送，而在肺内大量潴留，通过 CT 也可见患者肺部大片实变影。由于终末气道被分泌物阻塞，患者可出现严重的呼吸困难。但这些分泌物在深部难以排出，故患者表现为干咳无痰的“假象”。一旦进展为重症，使用正压辅助通气治疗时的压力反而会将细支气管中难以排除的黏性分泌物推向更深的肺组织中，进而导致黏液在肺泡管、肺泡囊等没有纤毛的结构中蓄积而无法排出，最终导致病情恶化[1]。因此，在病程早期及时雾化稀释痰液，通过鼓励患者主动排痰，或者刺激咳嗽反射及机械排痰吸痰等方式改善黏性分泌物的淤积，对阻止病情进展为重症大有裨益。

新冠肺炎患者呼吸衰竭最主要的临床表现是低氧血症并伴随呼吸道症状进行性加重，进而发展为呼吸衰竭，多数进展为重症的病患合并全身症状或基础疾病加重，无创呼吸机的应用可为患者提供一个持续的低水平呼气末正压（PEEP），起到增加功能残气量，复张肺泡，改善氧合功能的作用[2]。大部分新冠肺炎患者的全身中毒症状较轻，一些患者虽然氧合指数较低（＜100 mmHg），但精神状态好，循环稳定，甚至能自行进食，对于这部分患者是否立即行气管插管或继续给予无创呼吸机支持，临床上应进行综合判断，最重要的是关注其原发病进展状况，综合评估患者全身状态、代偿能力及疾病趋势。同时，临床上使用无创呼吸机时，必须严密监测患者状况，当其出现血流动力学不稳定、意识状态恶化时，应立即行气管插管[2]。本例患者所使用的无创呼吸机属于高流量氧疗方式，与传统氧疗相比，患者的舒适度高，依从性好。无创呼吸机的送气流量从低水平开始，逐渐达到 40 ～ 60 L/min，最终患者低氧血症很快得到纠正。但是，无创呼吸机并不能替代气管插管等呼吸支持方式，也不推荐新冠肺炎患者常规使用无创通气，应在符合疾病规律及诊疗原则的情况下，为患者提供个体化治疗方案。

参考文献

[1] 周云芝，何晓蕴，张涛，等 . 无创呼吸机在 SARS 治疗中的应用 . 临床肺科杂志，2004，（1）：51.

[2] 向金云 . 无创呼吸机在呼吸系统疾病的应用进展 . 家庭医药，2019，（2）：388.

病例 35　病毒核酸阴性的重型新冠肺炎 2 例

（张　骅　张自艳　陈　辉　苏春芳　王生成）

病例 35-1

【入院病史采集】

患者女，32 岁。职业：无。住址：湖北省某市某镇。入院日期：2020 年 2 月 7 日，出院日期：2020 年 3 月 3 日，住院天数：25 天。

主诉： 胸闷 3 天，咳嗽 2 天。

现病史： 患者近 3 天在陪护患有新冠肺炎的子女时感胸闷，2 月 6 日出现阵发性咳嗽、咳少许白色泡沫痰，未诉其他特殊不适，要求住院行新型冠状病毒核酸检测。患者一般情况良好，大小便正常，体力无改变。

既往史： 既往体健。否认高血压、冠心病、糖尿病、肝炎、结核史；否认外伤及手术史；否认食物、药物过敏史。

流行病学史： 患者女儿和儿子分别于 2020 年 1 月 30 日和 1 月 31 日确诊为新冠肺炎，期间患者一直陪同其子女，陪护期间无发热。

【体格检查】

T 36.4℃，R 18 次 / 分，P 93 次 / 分，BP 114/73 mmHg，SpO_2 99%，神清，查体合作。颈软，全身皮肤黏膜无黄染，浅表淋巴结无肿大。口唇无发绀，咽无充血，扁桃体无肿大。双肺呼吸音正常，未闻及干、湿啰音。心率 93 次 / 分，律齐，无杂音。腹平软，无压痛、反跳痛，肝脾肋下未及。下肢无水肿。

【辅助检查】

血常规及炎症指标见表 35-1，生化指标见表 35-2。

2020 年 2 月 9 日咽拭子行新型冠状病毒核酸（－）。

2020 年 2 月 18 日 DIC 全套：PTA 171.4% ↑，Fb 5.28 g/L ↑，DD 0.63 mg/L ↑；余未见明显异常。

2020 年 2 月 19 日真菌 D- 葡聚糖＜ 10 pg/ml。

2020 年 2 月 20 日痰细菌培养：口腔正常菌群生长（WBC ＞ 25/LP，EPC ＜ 10/LP）；嗜血杆菌培养：未检出流感嗜血杆菌。

2020 年 2 月 21 日新型冠状病毒核酸（－）。

2020 年 2 月 23 日血培养（需氧瓶）：细菌培养：5 天培养无细菌生长；厌氧菌培养：未检出厌氧菌；DIC 全套：PTA 168.6% ↑，DD 0.72 mg/L ↑。

2020 年 1 月 31 日胸部 CT（图 35-1A）：双肺纹理增多增强，右肺下叶斜裂旁见长径约 0.7 cm 小斑片状模糊稍高密度影，右肺下叶另见直径＜ 0.5 cm 小结节灶，边界清楚，余双肺内未见明显异常密度灶；双肺门影不大。气管及各支

表 35-1　血常规及炎症指标

日期（2020 年）	WBC（10^9/L）	NE%	LY（10^9/L）	EOS（10^9/L）	LY%	RBC（10^{12}/L）	Hb（g/L）	PLT（10^9/L）	CRP（mg/L）	PCT（ng/ml）	HCRP（mg/L）
2 月 8 日			0.86	0.0	19.1				13.8	0.02	＞ 5.0
2 月 18 日	6.87	74.7				4.38	128	192		0.03	
2 月 19 日	9.37	91.2			5.9			226			
2 月 20 日	9.84	88.3	0.75	0.0	7.6					＜ 0.02	
2 月 22 日	5.09	62.4			24.0	4.28	127	273		0.028	
2 月 23 日					18.8					0.028	
2 月 25 日	7.02	67.1			22.5	4.53	134	307		0.03	
2 月 26 日	7.36	72.4									

表 35-2　生化指标

日期（2020 年）	K（mmol/L）	Na（mmol/L）	胱抑素 C（mg/L）	CREA（μmol/L）	ALT（U/L）	AST（U/L）	GGT（U/L）	GLU（mmol/L）	CK-MB（U/L）	CK（U/L）	ALB（g/L）	BNP（pg/ml）
2 月 18 日	正常	正常		正常	正常	正常	正常		正常	正常	37.0	22.0
2 月 19 日	4.50			37.3								
2 月 21 日		136.2		正常	128	52					33.4	
2 月 22 日	4.17	135.1	0.92	48.7	85	27	63	4.90			31.7	
2 月 25 日					48		54				50.0	
2 月 26 日	4.24	135.6										

气管通畅。心影形态可，纵隔内未见明显淋巴结肿大。

2020 年 2 月 2 日胸部 CT（图 35-1B）：双肺纹理增多增强，右肺下叶斜裂旁见小斑片状模糊稍高密度影，直径约 0.8 cm，边界不清，右肺下叶另见直径小于 0.5 cm 小结节灶，边界清楚。余双肺内未见明显异常密度灶；双肺门影不大。气管及各支气管通畅。心影形态可，纵隔内未见明显淋巴结肿大。

2020 年 2 月 9 日胸部 CT（图 35-1C）：与前片比较：双肺纹理增强，结构紊乱，右肺下叶背段见斑片状高密度灶，边界较前清晰，范围较前稍扩大，密度较前增高；双肺门影不大。气管及各支气管通畅。心影形态可，纵隔内未见明显淋巴结肿大。

2020 年 2 月 17 日胸部 CT（图 35-1D）：与前片比较：双肺纹理增强，结构紊乱，双肺各叶多发片絮状影，较前明显增多、范围明显扩大，多位于肺野周边，较大位于右肺下叶，最大范围约 3.5 cm×10.3 cm。双肺门影不大。气管及各支气管通畅。心影形态可，纵隔内未见明显淋巴结肿大。符合病毒性肺炎进展期表现。

2020 年 2 月 21 日胸部 CT（图 35-1E）：病毒性肺炎治疗后复查，与前片比较：双肺纹理增强，结构紊乱，双肺各叶多发片絮状影，较前明显减少，密度较前减低。病灶多位于肺野周边，较大位于右肺下叶，最大范围约 3.2 cm×7.3 cm。双肺门影不大。气管及各支气管通畅。心影形态可，纵隔内未见明显淋巴结肿大。

2020 年 2 月 25 日胸部 CT（图 35-1F）：病毒性肺炎治疗后复查，同前比较：双肺纹理增强，结构紊乱，右肺中叶、下叶片絮影密度较前减淡，局部范围较前稍增大，病灶多位于肺野周边，边缘模糊，左肺下叶背段胸膜旁斑片影同前相仿右肺中叶、下叶胸膜旁小结节局部较前致密，左肺下叶后基底段胸膜旁磨玻璃小结节（Im38），同前相仿，双肺门影不大。气管及各支气管通畅。心影形态可，纵隔内未见明显淋巴结肿大。

2020 年 3 月 1 日胸部 CT（图 35-1G）：病毒性肺炎治疗后复查，同前比较：双肺纹理增强，结构紊乱，右肺中叶、下叶片絮影密度较前减淡，局部范围较前缩小，病灶多位于肺野周边，边缘模糊，符合病毒性肺炎转归期改变。左肺下叶背段胸膜旁斑片影同前相仿。右肺中叶、下叶胸膜旁小结节，左肺下叶后基底段胸膜旁磨玻璃小结节，同前相仿，双肺门影不大。气管及各支气管通畅。心影形态可，纵隔内未见明显淋巴结肿大。

【诊断】

新冠肺炎 重型。

【治疗】

卧床休息，保持能量摄入，维持水、电解质平衡及内环境稳定；注意生命体征监测，包括体温、呼吸、脉率和血氧饱和度。鼻导管给氧→经鼻高流量氧疗序贯治疗。

2020 年 2 月 17 日胸部 CT 检查提示肺部病变较前明显进展，患者使用激素治疗 3 天后仍有发热，转入 ICU 继续隔离治疗。抗病毒（洛匹那韦 / 利托那韦、阿比多尔、磷酸氯喹、利巴韦林注射液）、抗感染（莫西沙星）、增强免疫力（胸腺肽、胸腺法新）、糖皮质激素（甲泼尼龙）、中药（连花清瘟胶囊、参麦注射液、汤剂）、止咳化痰抗纤维化（氨溴索）、肠道微生态调节剂

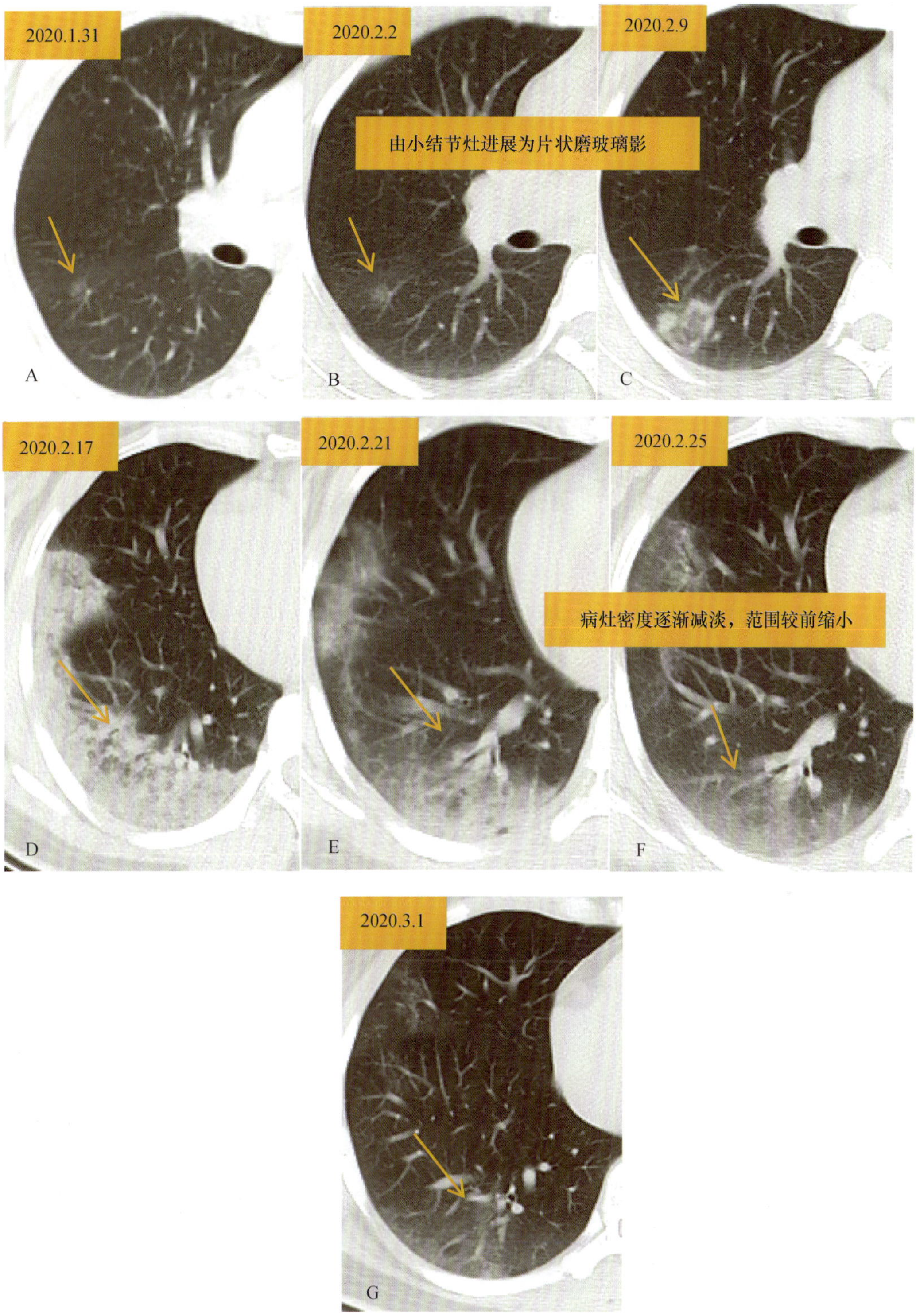

图 35-1 不同时期胸部 CT

（双歧杆菌三联活菌）、病毒灭活新冠肺炎恢复期冰冻血浆、营养（乳清蛋白粉 20 g ＋均衡营养素 25 g ＋谷唯益）等对症支持治疗，预防并发症及药物不良反应，减少药物相互作用诱发的肝、肾损伤或心血管异常。

病例 35-2

【入院病史采集】

患者男，31 岁，职业：自由职业。住址：湖北省某市。入院日期：2020 年 1 月 27 日，出院日期：2020 年 2 月 15 日，住院天数：18 天。

主诉：发热5天。

现病史：患者于入院前5天无明显诱因出现间断无规律发热，伴咳嗽，以干咳为主，伴全身疼痛、乏力、胸闷、恶心、呕吐、腹泻，呈水样便，感口干、口苦，无喘息、气促，无咳嗽等，外院胸部CT示双肺多发感染。考虑其近日有武汉市返乡人员接触史，不排除新冠肺炎可能，遂收入院进一步诊疗。

既往史：否认高血压、冠心病、糖尿病等病史；否认肝炎、结核等传染病史；否认手术及外伤史，否认输血史。否认药物及食物过敏史。否认吸烟史，既往适量饮酒。

流行病学史：平时居住在湖北省某市，1月22日与武汉市返乡人员有接触史。

【体格检查】

T 37.8℃，P 84次/分，R 19次/分，BP 144/99 mmHg，神清，精神疲乏，步入病房，查体合作，全身皮肤及黏膜未见黄染及出血点，浅表淋巴结未触及。双侧瞳孔等大等圆，对光反射存在，巩膜无黄染，眼睑结膜欠红润。咽部充血，扁桃体无肿大，颈软，无抵抗，甲状腺无肿大，双肺呼吸音粗，双肺可闻及湿啰音。心率84次/分，律齐，未闻及杂音。腹软，无触压痛及反跳痛，未见胃肠型及蠕动波，肝-颈静脉回流征（－），肝区叩击痛（－），脾肋下未及，双肾区无叩击痛，肠鸣音正常。双下肢无水肿，四肢肌力尚可，活动自如，生理反射存在，病理反射未引出。

【辅助检查】

2020年1月27日入院查甲型流感病毒抗原（－），乙型流感病毒抗原（－），腺病毒抗原（－），抗“O”抗体正常。凝血功能未见明显异常。粪常规、尿常规正常。肝功能：AST 43 IU/L，LDH 249 IU/L，前白蛋白（PA）0.19 g/L；心肌酶：CK 884 IU/L；血糖、肾功能正常。

2020年1月29日血气分析：PO_2 67 mmHg，SO_2 93%。

2020年2月3日血气分析：PO_2 54 mmHg，SO_2 89%。

2020年1月31日、2月1日、2月7日、2月10日咽拭子新型冠状病毒核酸（－）。

胸部CT：双肺多发感染（图35-2）。

血常规及炎症指标见表35-3。

【诊断】

新冠肺炎 重型（核酸阴性，临床诊断）。

【治疗】

卧床休息，维持水、电解质平衡及内环境稳定；监测生命体征、指氧饱和度等。抗病毒（阿比多尔0.2 g，每日3次口服；洛匹那韦/利托那韦2片，每日2次口服；注射用重组人干扰素α-1b 30 μg每日2次雾化吸入）、抗感染（莫西沙星0.4 g，每日1次口服）、激素（甲泼尼龙琥珀酸钠）、中药（健脾益气，行气化湿）、面罩吸氧等对症支持治疗。预防并发症及药物不

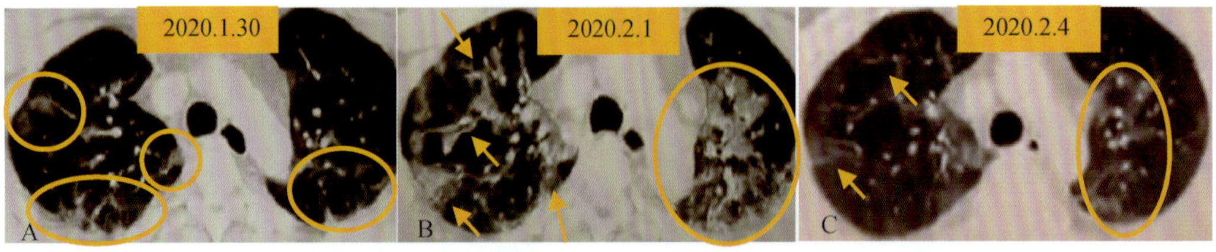

图35-2　胸部CT。双肺散在弥漫分布片状模糊影，随后迅速增多，范围增大，经治疗后病灶吸收，范围减小

表35-3　血常规及炎症指标

日期（2020年）	WBC（10^9/L）	NE%	LY%	PCT（ng/ml）	HCRP（mg/L）	ESR（mm/h）
1月27日	2.69	75.0	17.1	0.19	13.87	6
1月30日	18.64	91.4	4.1	0.23	14.75	8
2月7日	15.8	15.8	3.4	0.31	8.96	
2月12日	5.60	67.2	19.4	0.21	6.48	

注：因医生记录习惯不同，导致部分项目内容缺失，空白处为未查或缺失

良反应。

【诊治思路+治疗经验】

新型冠状病毒主要通过与血管紧张素转化酶2（ACE2）结合而感染人体[1]，人体口腔、鼻腔、气管、支气管及肺泡表面均含有数量不等的ACE2受体，在病毒感染的不同时期，可通过咽拭子、鼻拭子、痰液、肺泡灌洗液或粪便[2]等标本，检测其中的病毒核酸来确诊。

在被感染者中检出核酸须同时满足以下4个条件：①被感染者的细胞中有一定量的病毒。②采集标本时，必须采集到含有病毒的细胞。③可靠的体外诊断试剂。④规范的临床核酸检测实验室（合理的分区、有能力的检测人员和严格的质量管理体系）[3]。

虽然核酸检测是确诊新型冠状病毒感染最主要的手段，但仍然存在一定局限性，无法做到100%的检出率。目前核酸检测常采集咽拭子，而非下呼吸道样本（病毒性肺炎患者下呼吸道具有更高的病毒载量[4]），这可能造成漏检，推荐首选同时采集上呼吸道标本（鼻咽和口咽）和下呼吸道标本（咳痰、气管吸出物或支气管肺泡灌洗液）；在下呼吸道标本易于获得时（如机械通气），可仅收集下呼吸道标本。

患者在疾病的不同阶段，呼吸道内的病毒数量也不相同，当机体免疫系统产生了抗体，临床症状明显时，病毒数量反而有可能下降而不能被检出。在核酸检测的基础上，联合病毒特异性IgM/IgG抗体的动态检测，可以明显减少有临床症状和影像学证据但核酸多次或始终检测为阴性的临床层面上的“假阴性”，对最终确诊和诊断准确性评价具有重要意义[5]。另一方面，核酸检测存在假阳性的可能，若经核酸检测确诊的患者IgG持续两个月以上仍为阴性，则应考虑核酸检测假阳性的可能。综上，在核酸检测的基础上联合抗体测定，对新冠肺炎的正确诊断非常有价值。

采样后样本的保存和运输同样会影响检测结果。RNA病毒的核酸由于自降解和生物酶介导的降解，较难稳定保存。样本如何保存是决定RNA病毒样本质量的关键因素。因此，含有RNA病毒的样本建议存放于专用的病毒保存液中，且必须在冷藏状态下（即≤4℃）保存并尽快运输送检[6]。

【知识拓展】

一、病毒基因测序

以下情况可考虑应用宏基因组二代测序技术（mNGS）：①新型冠状病毒在传播过程中可能会发生变异，影响RT-PCR的敏感性，高数据量覆盖的mNGS可弥补RT-PCR的缺点，并监测可能的变异。②部分样本的病毒含量低于RT-PCR最低检出限时，如果人源宿主背景较低，高数据量覆盖的mNGS可有效提高检测阳性率。③对于临床症状与新冠肺炎相似的疑似感染，mNGS能够有效提供其他可能的感染病原信息进行鉴别诊断。④对于疑似感染的免疫缺陷、有基础疾病的重症患者，进行mNGS可以有效鉴定混合感染。

二、新冠肺炎高度疑似患者18F-FDG PET-CT评估[7]

武汉协和医院兰晓莉教授团队于2020年2月首次报道了新冠肺炎患者18F-FDG PET-CT的表现。研究纳入4例具有发热及呼吸系统症状的患者，其临床症状、实验室检查、影像学表现均高度提示新冠肺炎。该研究认为，新冠肺炎患者的典型影像学表现是肺外带磨玻璃影，可发生实变，累及多肺叶。这些病灶会出现明显的FDG代谢增高，与恶性肿瘤的区别在于，磨玻璃样表现的恶性肿瘤可能不会出现明显的FDG代谢增高，而新冠肺炎炎症病变会出现高代谢表现。该研究也首次显示新冠肺炎引起的淋巴系统累及，且该患者群体未出现病灶远处播散征象，提示新冠肺炎具有嗜肺性。

尽管18F-FDG PET-CT并不适用于感染性疾病的急诊情况，但可以成为新冠肺炎的 补充检查手段，尤其是在早期临床症状不典型或鉴别诊断困难时具有独特价值。

参考文献

[1] Li R，Qiao S，Zhang G. Analysis of angiotensin converting enzyme 2（ACE2）from different species sheds some light on cross-species receptor usage of a novel coronavirus 2019-nCoV. J Infect，2020，80（4）：469-496.

[2] 李萍，赵四林，陈煜枫，等. 2例新型冠状病毒肺炎粪便SARS-CoV-2核酸阳性临床启示. 国际检验医学杂志，2020，41（4）：385-388.

[3] 张瑞，李金明. 如何减少新型冠状病毒核酸检测的

"假阴性". 中华医学杂志，2020，100（11）：801-804.

[4] Charlton CL，Babady E，Ginocchio CC，et al. Practical guidance for clinical microbiology laboratories：viruses causing acute respiratory tract infections. Clin Microbiol Rev，2018，32（1）：e00042-18.

[5] 王成彬. 核酸检测用于确诊新型冠状病毒肺炎阳性率低的原因分析. 中华医学杂志，2020，100（13）：961-964

[6] 莫茜，秦炜，傅启华，等. 正确认识新型冠状病毒核酸检测的影响因素. 中华检验医学杂志，2020，43（3）：213-216.

[7] Qin CX，Liu F，Yen TC，et al. 18F-FDG PET/CT findings of COVID-19：a series of four highly suspected cases. Eur J Nucl Med Mol Imaging，2020，47（5）：1281-1286.

病例 36 初诊为肺结核的重型新冠肺炎 1 例

（杨澄清 卢 晔 黄文侨）

【入院病史采集】

患者男，44 岁，入院日期：2020 年 1 月 3 日，出院日期：2020 年 1 月 24 日，住院天数：21 天。

主诉： 咳嗽、发热 1 周余。

现病史： 患者于入院前 1 周无明显诱因出现阵发性咳嗽，干咳为主，少许脓痰伴发热，午后为主，体温最高 40℃，无胸闷、气促，无胸痛，无盗汗，无恶心、呕吐，无咯血等不适。2020 年 1 月 1 日就诊于武汉市汉阳某医院，胸部 CT 疑诊“肺结核 肺炎”，予抗感染治疗（具体不详），症状无改善，为进一步诊治来我院就诊。起病以来，患者精神、食欲及睡眠差，大小便正常，体力、体重明显下降。

既往史： 否认肺结核、高血压、心脏病、乙型肝炎等病史。否认青霉素过敏、食物过敏史；患者无手术、外伤史。从事金属加工 2 年余。

流行病学史： 无武汉市华南海鲜批发市场接触史，有武汉市长期居住史。

【体格检查】

T 39.5℃，P 110 次 / 分，R 22 次 / 分，BP 145/78 mmHg。神清，查体合作。颈软，全身皮肤黏膜无黄染，浅表淋巴结无肿大。口唇无发绀，咽无充血，扁桃体无肿大。双肺呼吸音正常，未闻及干、湿啰音。心率 110 次 / 分，律齐，无杂音。腹平软，无压痛、反跳痛，肝脾肋下未及。下肢无水肿。

【辅助检查】

2020 年 1 月 1 日武汉市某医院：甲、乙型流行性感冒病毒抗原（－）。CRP 34 mg/L，ESR 59 mm/h。心电图示窦性心律。肝、胆、脾、双肾、输尿管彩超：脂肪肝，胆囊多发息肉。ALT 48 U/L，AST 52 U/L。入院后相关指标变化见表 36-1。

2020 年 1 月 4 日血常规：WBC 4.49×10^9/L，Hb 125.00 g/L ↓，HCT 37.20% ↓，LY 0.86×10^9/L ↓，LY% 19.10% ↓。血气分析：pH 值 7.490 ↑，PCO_2 34.00 mmHg ↓，PO_2 64.00 mmHg ↓，BE 2.60 mmol/L，HCO_3^- 25.90 mmol/L，TCO_2 26.90 mmol/L，SO_2 94.00% ↓，ESR 89.0 mm/h ↑。HBsAg 0.02 IU/ml，HIV ＋梅毒抗体：梅毒螺旋体抗体 0.07 S/CO，流行性感冒病毒 RNA（－）。病毒培养（－）。呼吸道病毒抗体（－）。结核杆菌涂片（－）。支原体＋衣原体：肺炎支原体抗体（－）、肺炎衣原体抗体（－）；癌胚抗原（CEA）＋甲胎蛋白（AFP）：CEA 3.22 ng/ml，AFP 1.46 ng/ml。凝血功能：APTT 36.30 s，PT 13.10 s，INR 1.07，TT 16.10 s，DD 0.09 mg/L。尿液分析：尿蛋白＋＋（1.0 g/L）。

2020 年 1 月 5 日新型冠状病毒核酸（＋）。结核杆菌涂片（－）。血常规：WBC 5.89×10^9/L，Hb 125.00 g/L ↓，HCT 36.90% ↓，LY 0.64×10^9/L ↓，NE% 81.30% ↑，ESR 82.0 mm/h ↑。HCRP 162.40 mg/L ↑；PCT 0.21 ng/ml。生化：GGT 75 U/L ↑，GLU 7.68 mmol/L ↑，ADA 28.8 U/L ↑，LDH 574 U/L ↑。血气分析：pH 值 7.440，PCO_2 35.00 mmHg，PO_2 49.00 mmHg ↓，BE － 0.40 mmol/L，HCO_3^- 23.80 mmol/L，TCO_2 24.90 mmol/L，SO_2 86.00% ↓。

2020 年 1 月 9 日血气分析：pH 值 7.490 ↑，PCO_2 35.00 mmHg，PO_2 101.00 mmHg，BE 3.40 mmol/L ↑，HCO_3^- 26.70 mmol/L，TCO_2 27.80 mmol/L，SO_2 98.00%。

2020 年 1 月 16 日血常规：WBC 6.67×10^9/L，RBC 3.92×10^{12}/L，Hb 114.00 g/L，LY 1.38×10^9/L；ESR 51.0 mm/h；生化：ALT 71 U/L，AST 24 U/L，ALP 90 U/L，UREA 4.42 mmol/L，CREA 83 μmol/L；血气分析：pH 值 7.440，PCO_2 39.00 mmHg，PO_2 147.00 mmHg，SO_2 99.00%。

胸部影像学检查结果见图 36-1 至图 36-4。体温变化见图 36-5。

【入院诊断】

①继发性肺结核 双肺涂阴（未）初治并感染？②社区获得性肺炎？③脂肪肝。④胆囊多发息肉。

表 36-1　LY、HCRP、LDH 变化

指标	日期（2020 年）									
	1月1日	1月3日	1月4日	1月5日	1月6日	1月7日	1月8日	1月11日	1月13日	1月21日
LY（10^9/L）	1.3	0.86	0.64	0.36	0.39	0.34	0.56	0.70	1.04	1.38
HCRP（mg/L）	34	162	185			86.7	38.1	14	9.7	7.2
LDH（U/L）		556		574					235	210

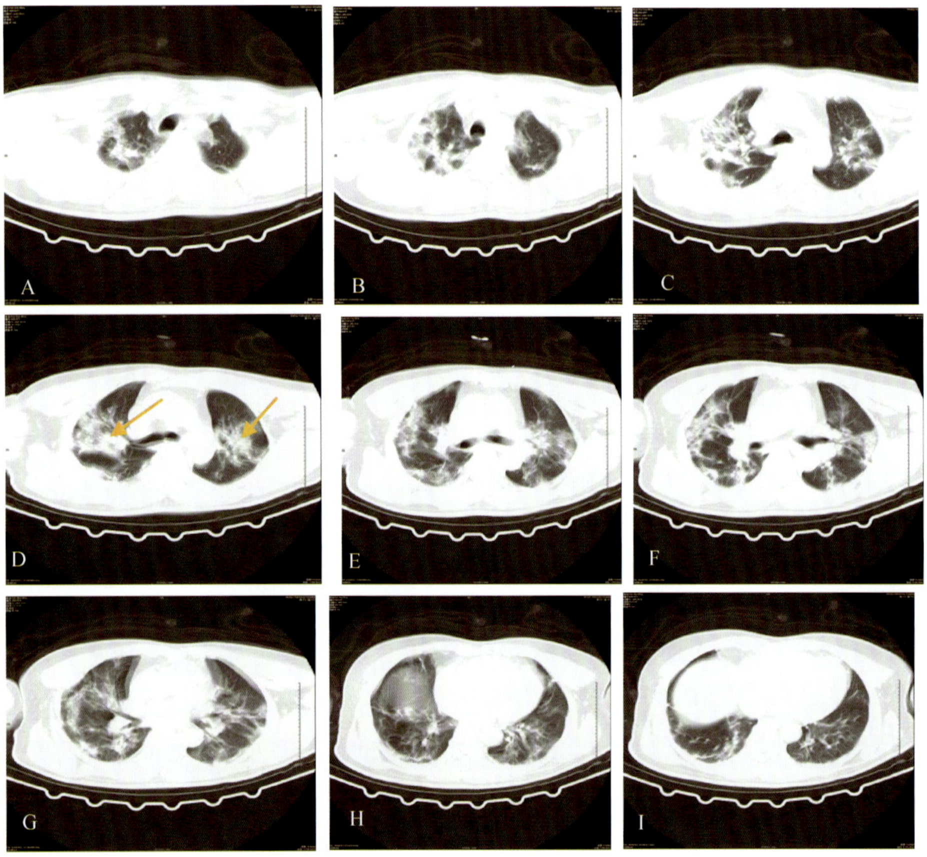

图 36-1　2020 年 1 月 3 日胸部 CT。双肺多段可见片状、片条、斑片、条状密度不均影，其间可见空气支气管征及磨玻璃影；双肺纹理增强，气管、支气管通畅，腔静脉后淋巴结稍大。病灶呈软组织密度，不均匀，内见空气支气管征；双下后胸壁细带影；双侧胸壁软组织与各肋骨单元未见明显异常

【治疗】

卧床休息，积极治疗基础疾病，保持能量摄入，维持水、电解质平衡及内环境稳定；注意生命体征监测，包括体温、呼吸、脉率和血氧饱和度。

2020 年 1 月 3 日—1 月 5 日：头孢哌酮钠 / 他唑巴坦＋莫西沙星，予心电监护、氧疗，奥司他韦抗病毒，并进行对症支持治疗。

2020 年 1 月 5 日：患者症状加重，有呼吸衰竭表现，予气管插管有创机械通气，头孢哌酮钠舒巴坦钠＋莫西沙星联合方案，予帕拉米韦、更昔洛韦及甲泼尼龙 40 mg，每 8 h 1 次。

2020 年 1 月 8 日：甲泼尼龙 40 mg，每 12 h 1 次。

2020 年 1 月 9 日：拔出气管插管，改高流量鼻导管吸氧。

2020 年 1 月 10 日：停用甲泼尼龙。

【出院诊断】

①新冠肺炎 重症 Ⅰ型呼吸衰竭 急性呼吸窘迫综合征。②脂肪肝 肝功能异常。③胆囊多发息肉。④轻度贫血。⑤电解质紊乱。

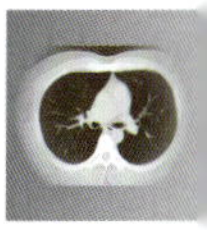

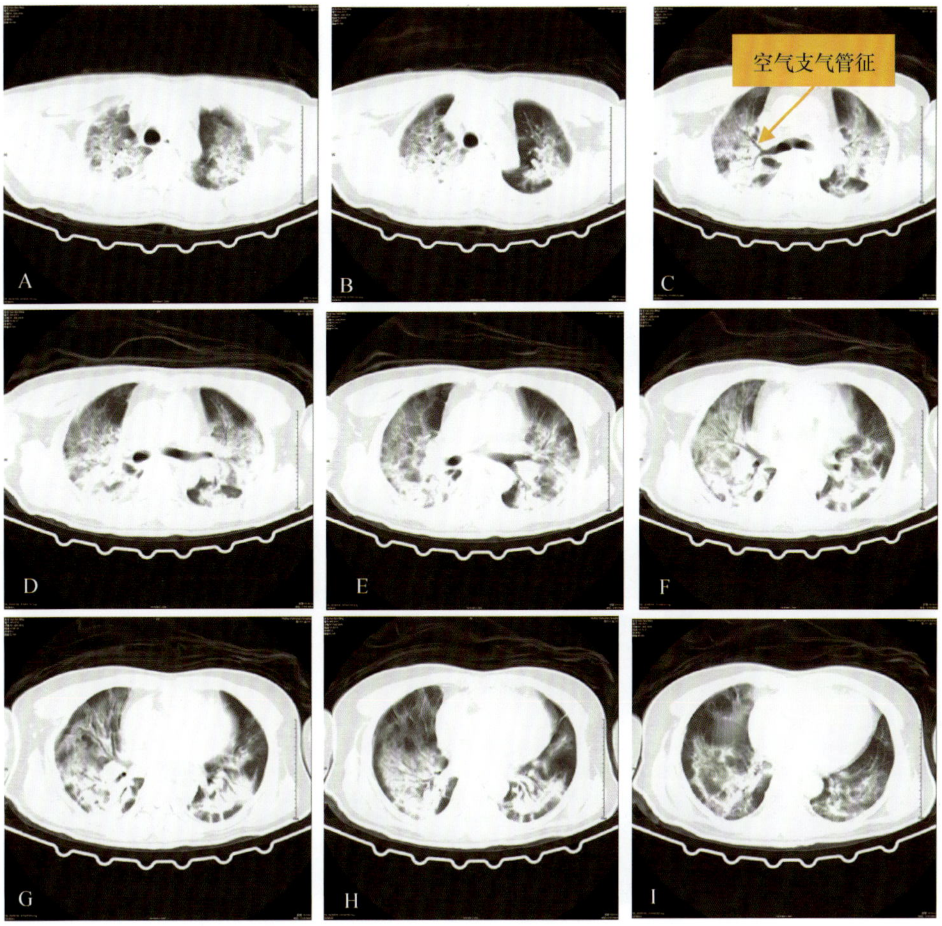

图 36-2　2020 年 1 月 5 日复查胸部 CT。病灶明显加重

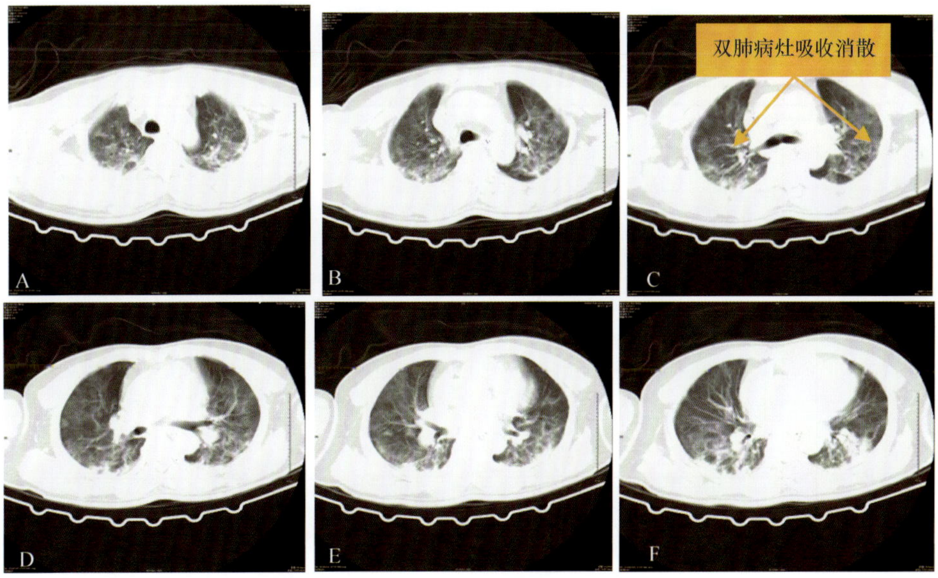

图 36-3　2020 年 1 月 9 日复查胸部 CT。病灶部分吸收

【诊治思路+治疗经验】

患者发病初期症状为发热、无明显诱因的咳嗽，以干咳为主，有少许浓痰，体温最高 40℃。由于患者入院时间较早，国内对新冠肺炎的认识尚不充分，故从患者症状、肺部影像学变化疑诊为继发性肺结核。

患者入院后早期 WBC 正常，LY 减少，CPR

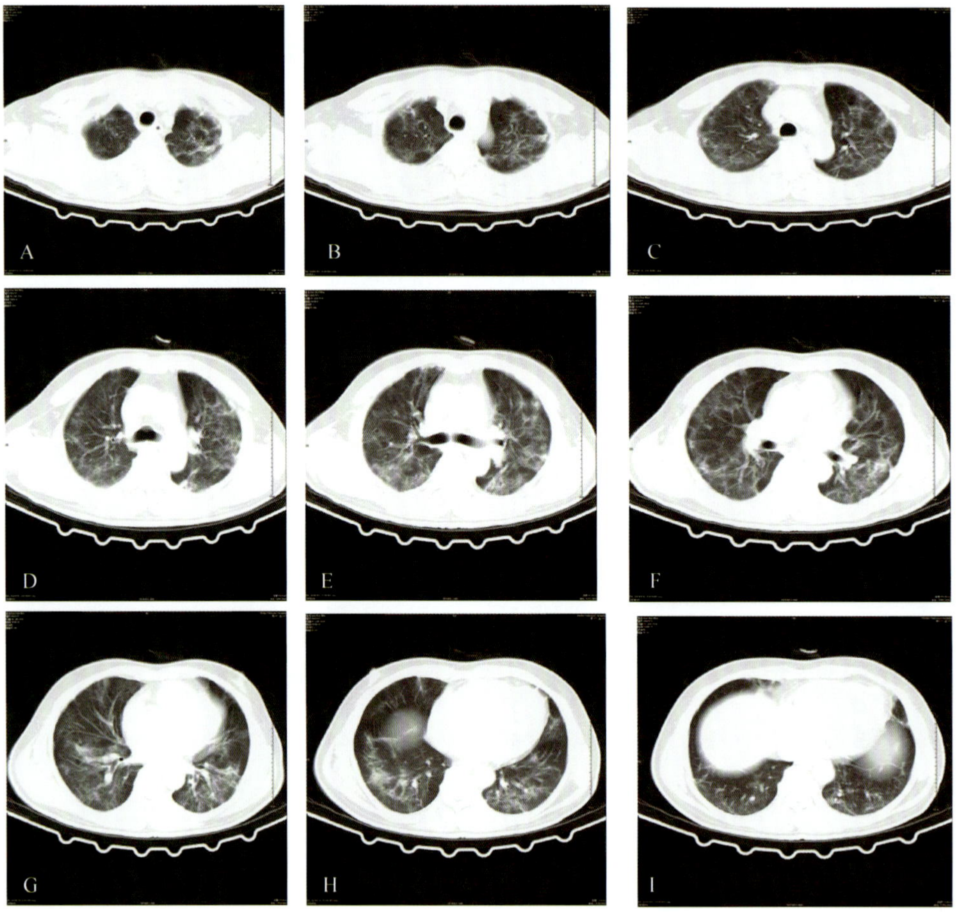

图 36-4　2020 年 1 月 16 日复查胸部 CT。原病灶进一步吸收（双肺片状模糊影，随后较前加重，内可见空气支气管征，经治疗后病灶吸收变淡）

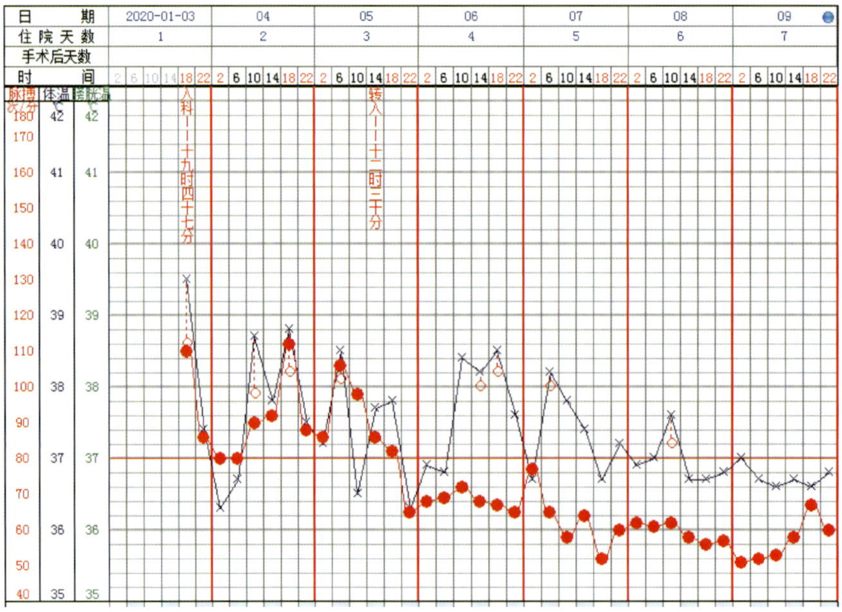

图 36-5　体温变化

升高，PCT 正常，新型冠状病毒核酸（＋）胸部 CT 检查的早期主要表现为双肺多段密度不均影，其间可见充气支气管征及磨玻璃影，双肺纹理增强。病变以肺外周、胸膜下分布为主，未受累的双侧胸壁软组织与各肋骨单元未见明显异常。排除间质性肺疾病、细菌性肺炎、流感肺炎、支原体肺炎、肺泡细胞癌等相关疾病，最终排除肺结核，确诊为新冠肺炎。

患者住院期间使用了奥司他韦、帕拉米韦、更昔洛韦抗病毒。奥司他韦的作用靶点是流行性感冒病毒的神经氨酸酶，通过抑制神经氨酸酶抑制成熟的流感病毒脱离宿主细胞，从而抑制病毒在人体内传播，但新型冠状病毒无神经氨酸酶，故其对新冠肺炎无效。帕拉米韦是一种新型神经氨酸酶抑制剂，用于成人和儿童甲型和乙型流行性感冒的治疗和预防，故对新冠肺炎无效。更昔洛韦的作用机制与阿昔洛韦相似，可抑制病毒 DNA 合成与复制，但新型冠状病毒为 RNA 复制，因此，对新冠肺炎无效。

患者在治疗过程中病情逐渐进展，病程中 LY 进行性减少，呼吸急促，氧饱和度降低，选择及时、正确、有效的氧疗、呼吸支持手段至关重要。在进行呼吸支持治疗时应贯彻小潮气量肺保护策略，及时从高流量吸氧过渡到无创呼吸辅助，确保低呼吸末正压通气，降低跨肺压及减少人机对抗，通过动态调整呼吸模式及各项指标，积极改善患者 CO_2 潴留，保护患者各脏器功能[1]。

本例患者于入院后第 3 天（病程第 10 天）左右开始使用甲泼尼龙（40 mg，每 8 h 1 次）治疗，当患者临床症状、体征有所改善，开始减少激素用量直至停用，疗程为 5 天。治疗后患者病灶吸收良好，提示早期使用激素可能可以改善临床症状，促进肺部病灶的吸收。在后续的临床实践中，应结合患者氧饱和度（是否发生低氧血症）、胸部 CT 进展情况、淋巴细胞是否持续性减少，酌情予以小剂量激素治疗，短期应用。

在本例患者的治疗过程中，适时应用小剂量、短疗程及早期联合非特异性抗病毒药物是治疗成功的关键因素。本例患者病情较重，病情进展较快，但由于较早予以综合治疗，呼吸衰竭较快得到缓解。

参考文献

[1] 洪仲思，郑新春，杨小月，等. 对比分析 18 例重症 / 危重症新型冠状病毒肺炎心肌损伤患者临床特征. 中国动脉硬化杂志，2020，28（4）：290-295.

第四章

危重型新冠肺炎病例

病例 37 无特殊病史的危重型新冠肺炎 5 例

（高 鹏 陈 辉 赵生涛 张自艳 张 骅 章文豪 卢 晔 汪 策 孔祥龙）

病例 37-1

【入院病史采集】

患者男，49 岁，职业：湖北省某市事业单位工作人员。入院日期：2020 年 1 月 10 日。出院日期：2020 年 2 月 20 日。住院天数：41 天。

主诉：发热 6 天，咳嗽 2 天。

现病史：患者于入院前 6 天无明显诱因出现发热，呈不规则中度热，自测体温最高达 38.5℃，患者自行在湖北省某市某卫生院输液治疗（清开灵及头孢类药物）3 天后仍有发热，以低热为主，发热无明显规律，1 月 9 日开始伴有咳嗽、咳少量白痰，治疗后患者症状仍无好转，期间患者口服磷酸奥司他韦胶囊 3 天，患者 1 月 10 日开始出现反复发热，多次测量体温在 38.5℃以下，伴有全身乏力、气促、肌肉酸痛、头痛，立即前往湖北省某市中心医院（三级甲等）行血常规、甲、乙型流感病毒抗原、H7 型禽流感病毒及胸部 CT 检查，提示：MO% 12.1% ↑，甲、乙型流感病毒抗原及 H7 型禽流感病毒抗原（－），胸部 CT：右下肺感染。遂以“肺部感染”收入院。

既往史：胃溃疡病史 4 年。颈椎病、腰椎病多年。2014 年行右侧腹股沟斜疝术，2015 年行左侧腹股沟斜疝术。否认高血压、冠心病、糖尿病病史，否认结核、伤寒等传染病病史。无输血史。吸烟史 20 年，每日 1 ～ 2 根，未戒烟。无饮酒史。

流行病学史：2019 年 12 月中旬有武汉市短暂旅行史。

【体格检查】

T 36.1℃，P 77 次 / 分，R 20 次 / 分，BP 126/50 mmHg，SpO_2 98%。神志清楚，精神不佳，自动体位，浅表淋巴结未触及。双肺呼吸音粗，未闻及干、湿性啰音。心率 77 次 / 分，律齐，无杂音。腹平软，无压痛、反跳痛，肝脾肋下未及。下肢无水肿。

【辅助检查】

入院后血常规：WBC 5.6×10^9/L，LY 0.82×10^9/L，NE% 73.62%，CRP 9.21 mg/L，PCT ＜ 0.1 ng/ml，住院期间复查情况见表 37-1。血气分析（1 月 16 日，面罩吸氧 8 L/min）：pH 值 7.457，PO_2 53.7 mmHg，PCO_2 29.4 mmHg，住院期间复查情况见表 37-2。1 月 24 日咽拭子新型冠状病毒核酸（＋），住院期间复查核酸情况见表 37-3。

1 月 10 日胸部 CT（图 37-1A）示双肺见多发淡薄片状稍高密度影，右下肺见大片状高密度影，复查肺部 CT（1 月 15 日，图 37-1B）示双肺见多发小片状及部分融合呈大片状高密度影，病灶较前明显增多，住院期间复查情况见图 37-1。肝肾功能、电解质、凝血功能、心肌标志物等正常。甲、乙型流感核酸检测、肺炎支衣原体 IgM、柯萨奇病毒抗体 IgM、EB 病毒、腺病毒及呼吸道合胞病毒抗体 IgM 均（－），ENA ＋ ANCA 全套、男性肿瘤标志物、传染病 8 项正常，BNP、血培养、痰培养均正常。

【诊断】

新冠肺炎 危重型 Ⅰ型呼吸衰竭 急性呼吸窘迫综合征。

【治疗】

治疗初期予以头孢哌酮钠舒巴坦钠 2.0 g 静脉滴注，每 8 h 1 次，共 5 天，奥司他韦 75 mg 口服，每日 2 次，共 5 天。患者于入院第 5 天出现一过性 SO_2 下降，室内空气未吸氧状态下 SO_2 85%，伴轻度呼吸困难，体温始终未恢复正常。予面罩 8 L/min 吸氧治疗，1 月 15 日复查胸部 CT 提示双肺见多发小片状及部分融合呈大片状高密度影，病灶较前明显增多，调整为亚胺培南 / 西司他丁 1.0 g 静脉滴注，每 8 h 1 次，共 5 天；盐酸莫西沙星 0.4 g 静脉滴注，每日 1 次，共 5 天，甲泼尼龙琥珀酸钠 40 mg，每日 2 次。血气分析：pH

表 37-1　血常规及炎症指标

日期（2020 年）	WBC（10^9/L）	NE%	LY（10^9/L）	LY%	RBC（10^{12}/L）	Hb（g/L）	PLT（10^9/L）	CRP（mg/L）	PCT（ng/ml）	ESR（mm/h）
1 月 1 日	5.60	73.62	0.82	18.34	4.45	128	150	9.21	< 0.1	18.5
1 月 14 日	3.96	75.81	0.57	14.42	4.32	128	153	51.66	< 0.1	21.6
1 月 18 日	9.37	92.71	0.29	3.12	4.57	135	241	98.06	0.62	25.7
1 月 26 日	5.22	77.80	0.36	6.80	3.86	120	190	107.80	1.16	44.7
2 月 1 日	3.29	85.00	0.21	6.50	3.92	119	228	9.32	< 0.1	26.1
2 月 5 日	5.01	82.30	0.35	6.90	4.66	143	270	0.10	< 0.1	12.3
2 月 13 日	5.38	86.00	0.40	7.40	3.5	111	141	13.90	< 0.1	7.2
2 月 2 日	4.45	55.50	1.17	26.20	3.88	118	201	0.10	< 0.1	6.8

表 37-2　血气分析指标

日期（2020 年）	pH	PCO_2（mmHg）	PO_2（mmHg）	HCO_3^-（mmol/L）	Lac（mmol/L）
1 月 16 日	7.457	29.4	53.7	22.6	1.2
1 月 21 日	7.469	41.3	75.7	24.6	1.8
1 月 23 日	7.389	38.8	72.2	23.6	1.9
1 月 25 日	7.358	36.8	69.8	21.4	2.0
1 月 28 日	7.398	32.7	76.8	24.6	1.7

表 37-3　新型冠状病毒核酸变化

日期（2020 年）	新型冠状病毒核酸	标本类型
1 月 24 日	（+）	口咽拭子
2 月 14 日	（−）	口咽拭子
2 月 16 日	（−）	口咽拭子

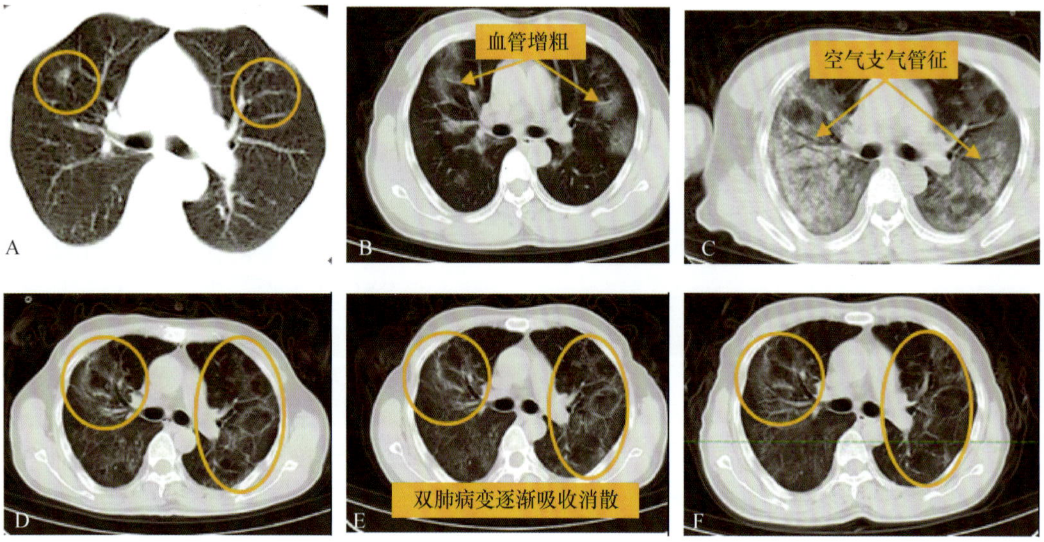

图 37-1　不同时期胸部 CT。A. 1 月 10 日见散在点状渗出病灶。**B.** 1 月 15 日双肺见多发小片状及部分融合呈大片状高密度影，病灶较前明显增多。**C.** 1 月 25 日双肺呈大片状高密度影，较前显著增多。**D.** 2 月 9 日双肺病灶较前明显吸收。**E.** 2 月 14 日病灶范围明显减少，可见条索样病灶。**F.** 2 月 19 日可见少许磨玻璃样病灶及纤维条索影

值 7.457，PO_2 53.7 mm Hg，PCO_2 29.4 mmHg，予以无创正压机械通气及经鼻高流量呼吸机交替治疗。1 月 24 日咽拭子新型冠状病毒核酸（＋），1 月 25 日胸部 CT 提示双肺大片状磨玻璃样高密度影较前显著增多，予以 α- 干扰素雾化吸入（每次 500 万 U，加入灭菌注射用水 2 ml，每日 2 次）；利巴韦林 0.5 g 静脉注射，每日 2 次；洛匹那韦 / 利托那韦（每粒 200 mg/50 mg）每次 2 粒，每日 2 次抗病毒治疗，甲泼尼龙 40 mg，每日 2 次，每 5 天剂量减半直至停用；胸腺法新 1.6 mg 皮下注射，每周 2 次；静注人免疫球蛋白 20 g 静脉滴注，每日 1 次，间断予以氨基酸、白蛋白等营养支持治疗。1 月 26 日患者体温渐恢复正常，气促、胸闷、咳嗽症状减轻，2 月 9 日胸部 CT 提示原双肺大片状磨玻璃样密度增高影较前明显吸收，病灶范围减小，部分病灶呈小片状及条片状改变。予以乙酰半胱氨酸泡腾片 0.6 g 每日 2 次抗氧化治疗，随着病情好转，患者 2 月 14 日、16 日连续两次咽拭子新型冠状病毒核酸（－），咳嗽、胸闷及气促症状明显好转，患者于 2 月 20 日出院。

病例 37-2

【入院病史采集】

患者男，29 岁。职业：个体。住址：湖北省某市某区某村。入院日期：2020 年 1 月 31 日，出院日期：2020 年 3 月 3 日，住院天数：32 天。

主诉：发热 7 天。

现病史：患者于入院前 7 天受凉后出现反复低热，体温在 38.3℃左右，无咳嗽、咳痰等不适。于湖北省某市职工医院住院治疗，2020 年 1 月 23 日胸部 CT 提示双肺感染、病毒性肺炎不排除（未见报告），给予抗感染等对症治疗，患者发热无明显缓解，体温最高达 39.7℃，同时出现头痛、乏力，偶有心悸、胸闷，同时伴有咳嗽，偶有少量白色黏液痰，未诉其他特殊不适。1 月 31 日复查胸部 CT 提示肺部感染较前明显进展（未见报告），为求进一步诊治，来我院急诊，以“双肺感染：病毒性？”收入我科。发病以来，患者精神、食欲及睡眠欠佳，体力、体重无下降。

既往史：否认高血压、冠心病、糖尿病、肝炎、结核史。否认外伤史及手术史。否认食物、药物过敏史。

流行病学史：工作于武汉市，于 2020 年 1 月 23 日由武汉市返回湖北省某市。

【体格检查】

T 36.9℃，BP 116/72 mmHg，P 72 次 / 分，SpO_2 92%（吸氧 2 L/min）。神清，查体合作。颈软，全身皮肤黏膜无黄染，浅表淋巴结无肿大。口唇无发绀，咽无充血，扁桃体无肿大。双肺呼吸音正常，未闻及干、湿啰音。心率 72 次 / 分，律齐，无杂音。腹平软，无压痛、反跳痛，肝脾肋下未及。下肢无水肿。

【辅助检查】

2020 年 2 月 1 日肺炎支原体 IgG 40.80 AU/ml ↑，肺炎支原体 IgM 0.07 COI，肺炎衣原体 IgG 32.10 AU/ml ↑，肺炎衣原体 IgM 0.04 COI；GLU 8.8 mmol/L ↑。LDH 609 U/L ↑，HBDH 426 U/L ↑。

2020 年 2 月 20 日 C1q 276.3 mg/L ↑；β2 微球蛋白 3.40 mg/L ↑。

2020 年 2 月 25 日 C1q 259.9 mg/L ↑；血常规、凝血功能未见异常。

血常规＋炎症指标（表 37-4）、生化指标＋凝血功能指标（表 37-5 和表 37-6）、血气分析指标（表 37-7）、新型冠状病毒核酸变化（表 37-8）详见附表。

2020 年 2 月 9 日 胸 部 CT（图 37-2A）：双肺纹理增强，双肺各叶胸膜下见多发斑片状磨玻璃影，边界不清；双肺内见少许条索影。双肺门影不大。气管及各支气管通畅。纵隔窗心脏及大血管形态、密度正常，纵隔内未见明显淋巴结肿大。双侧胸膜局部增厚、粘连。扫及胆囊内见直径约 0.2 cm 高密度影。

2020 年 2 月 13 日 胸 部 CT：双 肺 纹 理 增强，双肺各叶胸膜下斑片状磨玻璃影较前吸收减少；双肺内见少许条索影同前相仿。双肺门影不大。气管及各支气管通畅。纵隔窗心脏及大血管形态、密度正常，纵隔内双侧腋窝区少许小淋巴结。双侧胸膜局部增厚、粘连同前相仿。扫及胆囊内见直径约 0.2 cm 高密度影。

2020 年 2 月 15 日胸部 CT（图 37-2B）：右肺上、中、下叶及左肺上、下叶多发片状高密度

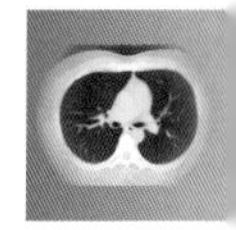

表 37-4 血常规及炎症指标

日期（2020 年）	WBC（10^9/L）	NE%	LY（10^9/L）	LY%	RBC（10^{12}/L）	Hb（g/L）	PLT（10^9/L）	CRP（mg/L）	ESR（mm/h）
2 月 2 日	10.46	86.5	0.77	7.4		158	311	59.50	32
2 月 11 日	12.19	78.4		9.8					
2 月 20 日	5.46	53.6		31.1	4.40	129	310	正常	69
2 月 29 日	4.11	47.9				132	458		
3 月 3 日	6.87	36.4		48.3		148	415	＜3.02	

表 37-5 生化指标

日期（2020 年）	K（mmol/L）	Na（mmol/L）	胱抑素 C（mg/L）	CREA（μmol/L）	ALT（U/L）	AST（U/L）	GGT（U/L）	CK-MB（U/L）	CK（U/L）	Hs-TNT（pg/ml）	ALB（g/L）	Mb（ng/ml）
2 月 1 日	4.77	143.5	1.14	53.9	34	35		9	61		40.2	
2 月 7 日	4.94	135.4			56							
2 月 11 日					169	79	145		1074	3.4	32.5	145.9
2 月 20 日					171	48	87		36		35.3	
2 月 25 日				52.7	115	45	90		39		38.2	
2 月 29 日					133	52	79				38.8	
3 月 3 日					81	25	71					

表 37-6 凝血功能指标

日期（2020 年）	PT（s）	INR	TT（s）	FDP（μg/ml）	APTT（s）	Fb（g/L）	DD（mg/L）
2 月 1 日	11.1		18.7		22.2	5.70	0.32
2 月 11 日						7.92	0.81
2 月 29 日							0.62

因医生记录习惯不同，导致部分项目内容缺失

表 37-7 血气分析指标

日期（2020 年）	pH	PCO_2（mmHg）	PO_2（mmHg）	HCO_3^-（mmol/L）	Lac（mmol/L）	BE（mmol/L）
2 月 1 日	7.46	36.0	52.0		1.5	
2 月 2 日	7.46	36.0	52.0	25.6	1.5	2.0
2 月 7 日	7.48	35.0	49.0			

表 37-8 新型冠状病毒核酸变化

日期（2020 年）	新型冠状病毒核酸	标本类型
2 月 2 日	（+）	口咽拭子
2 月 22 日	（−）	口咽拭子
2 月 23 日	（−）	口咽拭子

灶，部分呈磨玻璃样改变，密度较前减低；双肺门影不大。气管及各支气管通畅。纵隔窗心脏及大血管形态、密度正常，纵隔内未见明显淋巴结肿大。双侧胸膜肥厚粘连。

2020 年 2 月 23 日胸部 CT（图 37-3A）：右肺上、中、下叶及左肺上、下叶多发片状高密度灶，部分呈磨玻璃样改变，病灶范围较前缩小，部分密度较前减低；双肺门影不大。气管及各支气管通畅。纵隔窗心脏及大血管形态、密度正常，纵隔内未见明显淋巴结肿大。双侧胸膜肥厚粘连。

2020 年 2 月 29 日胸部 CT（图 37-3B）：双侧病毒性肺炎，较前稍好转。双侧胸膜肥厚粘连。

2020 年 3 月 3 日胸部 CT（图 37-3C）：原病灶大部分吸收。

【诊断】

新冠肺炎 危重型 Ⅰ型呼吸衰竭。

【治疗】

卧床休息，维持水、电解质平衡及内环境稳定；密切监测生命体征、指氧饱和度等。2020 年 2 月 2 日转 ICU 治疗。经鼻高流量氧疗→无创呼吸机辅助呼吸序贯治疗、抗病毒（奥司他韦、洛匹那韦 / 利托那韦、干扰素 α-1b）、雾化吸入（重组人干扰素 α-2b）、抗感染（莫西沙星、头孢他啶）、增强免疫力（间断使用免疫球蛋白）、糖皮质激素（甲泼尼龙）、中药汤剂、止咳化痰抗纤维化（乙酰半胱氨酸）、大剂量维生素 C 治疗、抗凝（依诺肝素）、护肝（甘草酸二铵肠溶胶囊、异甘草酸镁）等对症支持治疗，预防并发症及药物不良反应，减少药物相互作用诱发的肝、肾损伤或心血管异常。

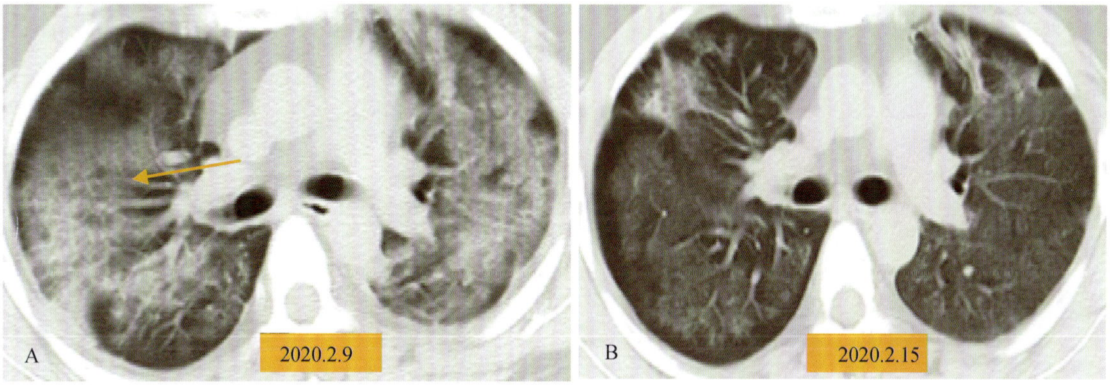

图 37-2 不同时期胸部 CT。双肺大片磨玻璃影（“疯狂铺路石”征），胸膜下见弧形透亮影。治疗 6 天后病灶吸收

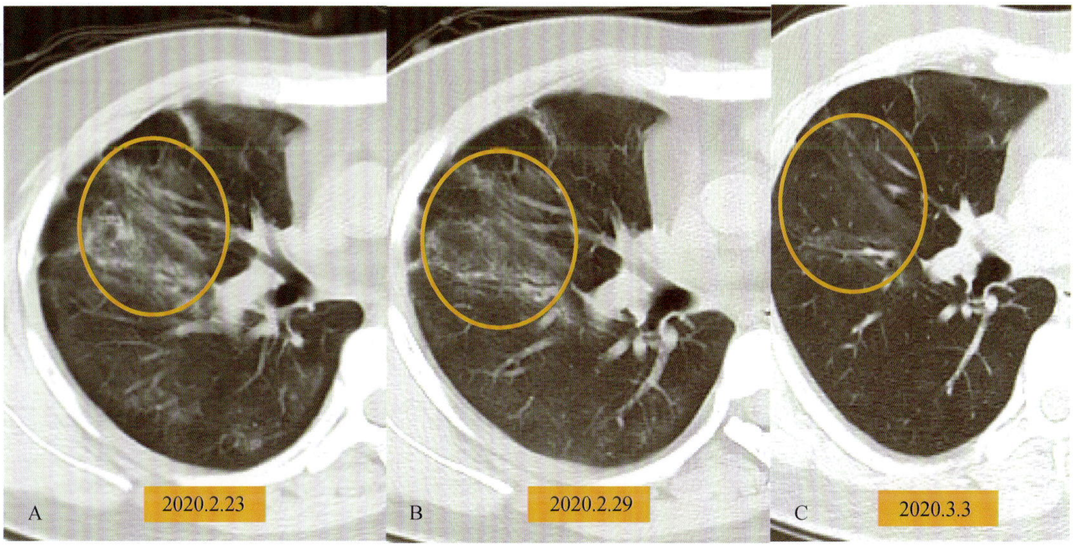

图 37-3 不同时期胸部 CT。右肺病灶范围逐渐减小，密度逐渐变淡

病例 37-3

【入院病史采集】

患者男，65 岁，麻城市人。职业：医院护工。入院出院：2020 年 2 月 22 日。

主诉：发热、咳嗽、气促半个月，加重 3 天。

现病史：患者 2 月 4 日无明显诱因出现间断无规律发热，热型、热峰不详，伴咳嗽、气促。2 月 4 日（湖北省某医院）CT：两肺感染，病毒性肺炎可能。2 月 6 日入住湖北省某医院，予抗病毒等对症处理。2 月 15 日及 2 月 20 日 CT：病灶显著进展，HFNC：SpO_2 < 93%。因患者入院时病情极其危重，紧急气管插管，病史信息来源于湖北省某医院出院小结，无法详细追问具体细节。现入住湖北省某医院。

既往史：否认高血压、糖尿病、心脏病等病史。

流行病学史：存在新冠肺炎患者密切接触史可能。

【体格检查】

T 36.4℃，P 100 次 / 分，R 46 次 / 分，BP 105/68 mmHg，SpO_2 88%（未吸氧），SpO_2 98%（吸氧 10 L/min，面罩）。神志清楚，气促明显，无法完成基本对答，无吸气三凹征，肝 - 颈静脉回流征（－）。因特殊病情，心肺听诊无法完成。

【辅助检查】

2020 年 2 月 6 日湖北省某医院血常规：PCT 0.1 ng/ml，WBC 9.35×10^9/L，NE% 38.2%，LY% 49.7%。2020 年 2 月 9 日、16 日新型冠状病毒核酸（＋）；心肌酶（2 月 6 日）：CK 219 U/L，TnI 正常。

入院时血气分析（面罩吸氧 10 L/min）：pH 7.4，PaO_2 82 mmHg，$PaCO_2$ 32.6 mmHg，PaO_2/FiO_2 135 mmHg，K 3.8 mmol/L，Na 138 mmol/L，Ca 1.13 mmol/L，Cl 110 mmol/L，HCO_3^- 19.8 mmol/L，阴离子间隙 12 mmol/L，BE － 5 mmol/L，Lac 3.31 mmol/L。

2020 年 2 月 23 日 NT-proBNP 626 pg/ml ↑。血常规：WBC 17.15×10^9/L ↑，NE% 91.5% ↑。

心肌梗死三项基本正常。肝功能、电解质、肾功能：正常。HCRP 56.3 mg/L。血气分析：$PaCO_2$ 33.4 mmHg，PaO_2 78 mmHg，PaO_2/FiO_2 98 mmHg ↓。

2020 年 2 月 24 日心脏超声：右心室内径 30 mm，估测肺动脉压 45 mmHg。下腔静脉 22 mm，固定不动。左心舒张功能异常，左、右心室收缩功能正常。

2020 年 2 月 24 日、29 日心脏超声：右心室内径 30 mm → 27 mm → 25 mm，估测肺动脉压 45 mmHg → 35 mmHg → 30 mmHg。下腔静脉 22 mm → 20 mm → 18 mm，由固定不动→变异度 20% ～ 30%。左心舒张功能改善。左、右心室收缩功能正常。重症超声评估结果：肾灌注正常，脑灌注正常，无胃潴留，肠蠕动正常。

2020 年 2 月 25 日、26 日、27 日痰培养：（－）。G 实验 462 pg/ml ↑。

2020 年 2 月 25 日、27 日新型冠状病毒核酸（＋）。新型冠状病毒 IgM 132.59（2 月 27 日）→ 181.06（3 月 4 日）。新型冠状病毒 IgG 111.81（2 月 27 日）→ 186.83（3 月 4 日）。

炎症相关指标及炎症因子（表 37-9 和表 37-10）、心肌损伤相关指标（图 37-4）、容量管理及灌注指标变化（图 37-5）、肾功能相关指标变化（表 37-11）、肝功能相关指标变化（表 37-12）和凝血功能指标（表 37-13）详见附表。

表 37-9　炎症相关指标

指标	日期（2020 年）								
	2 月 22 日	2 月 23 日	2 月 24 日	2 月 25 日	2 月 26 日	2 月 27 日	2 月 28 日	2 月 29 日	3 月 4 日
PCT（ng/ml）	0.22		0.16	0.11	0.1	0.09	0.08	0.11	0.07
WBC（10^9/L）	17.56	13.15	10.7	12.88	9.36	8.91	7.51	11.37	6.55
NE%	93.3	91.5	95.4	95.3	91.5	91.4	77.6	84.3	61.6
PLT（10^9/L）	110	95	83	106	97	126	84	109	222
HCRP（mg/L）	56.3		111.3	62.4		18.7	16.6	48.4	7.8

表 37-10 炎症因子

指标	日期（2020 年）					
	2 月 22 日	2 月 24 日	2 月 25 日	2 月 27 日	2 月 29 日	3 月 2 日
IL-1β（pg/ml）	＜ 5	5.1	7.1	＜ 5	＜ 5	＜ 5
IL-2R（U/ml）	1084	1080	1010	856	824	885
IL-6（pg/ml）	39.21	6.76	4.87	7.39	41.21	15.23
IL-8（pg/ml）	13.8	10.8	8.6	10.6	11.4	33.3
IL-10（pg/ml）	30	< 5	< 5	< 5	< 5	< 5
TNF-α（pg/ml）	7	9.5	11.2	6.3	8.7	9.9

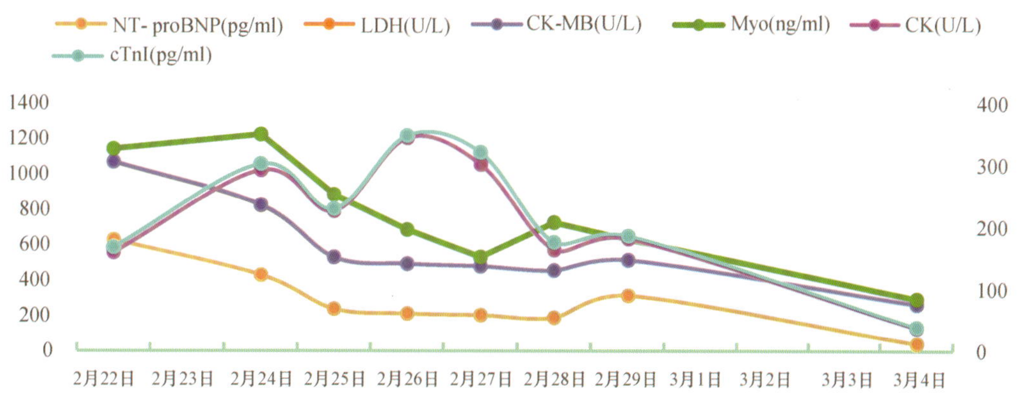

图 37-4 心肌损伤相关指标变化

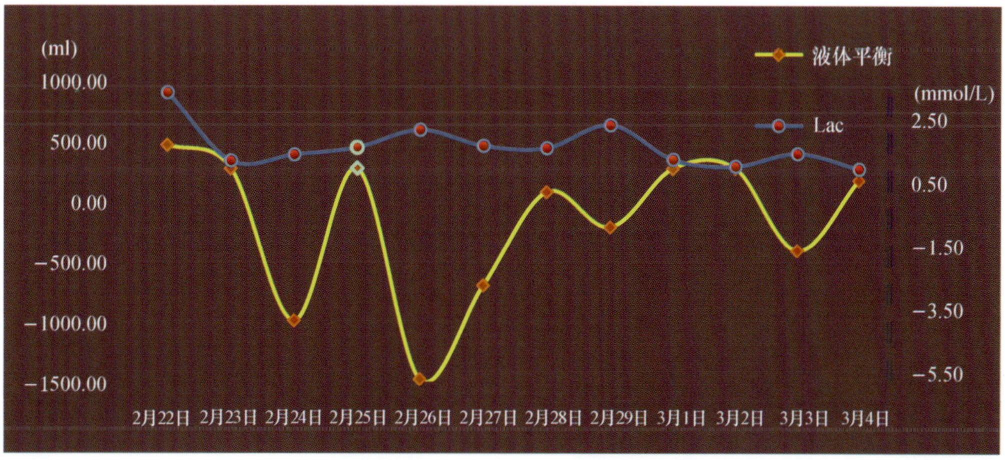

图 37-5 容量管理及灌注指标

表 37-11 肾功能相关指标

指标	日期（2020 年）									
	2 月 22 日	2 月 23 日	2 月 24 日	2 月 25 日	2 月 26 日	2 月 27 日	2 月 28 日	2 月 29 日	3 月 1 日	3 月 4 日
BUN（mmol/L）	7	6.8	7.5	8.5	10.1	9.7	9.4	8.8	8.7	7.6
CREA（μmol/L）	65	64	62	60	62	60	56	58	54	62

2020 年 2 月 24 日肺部超声见图 37-6，2020 年 2 月 29 日肺部超声见图 37-7，胸部 CT 改变见图 37-8。

【诊断】

新冠肺炎 危重型 ARDS（中度）。

【治疗】

入院后保持能量摄入，维持水、电解质平衡及内环境稳定；注意生命体征监测，包括体温、呼吸、脉率和血氧饱和度。即行气管插管有创机械通气、镇静镇痛（丙泊酚＋咪达唑仑＋瑞芬太尼）、抗病毒（洛匹那韦 / 利托那韦、阿比多

表 37-12　肝功能相关指标

指标	日期（2020 年）					
	2 月 22 日	2 月 24 日	2 月 25 日	2 月 27 日	3 月 1 日	3 月 4 日
ALT（U/L）	35	26	28	29	57	43
AST（U/L）	23	31	21	19	33	20
TP（g/L）	63.6	68.2	67.5	63.3	74.3	71.1
ALB（g/L）	29.1	31.5	33.1	32	43.7	42.1
TBIL（μmol/L）	10.6	12.4	9.9	12.7	20.1	18.3
DBIL（μmol/L）	5.2	5.8	4.8	5.6	9.3	6.2

表 37-13　凝血功能

指标	日期（2020 年）								
	2 月 22 日	2 月 23 日	2 月 24 日	2 月 25 日	2 月 26 日	2 月 27 日	2 月 29 日	3 月 1 日	3 月 4 日
PT（s）	15	15.8	14.2	14.7	14.3	15.8	15	14.1	13.9
INR	1.18	1.27	1.11	1.16	1.12	1.27	1.19	1.1	1.07
APTT（s）	31.5	36.5	41.1	41.5	36.8	68.7	551.6	42.2	35.1
TT（s）	19.1	17	16	18	17.8	210.6	17.1	16.4	15
Fb（g/L）	4.6	4.18	4.47	3.85	3.32	3.24	3.85	4.87	4.25
DD（mg/L）	＞21	＞21	＞21	12.26	6.16	5.56	1.37	2.45	7.15
AT %	94	88	69	66	68	77	59	69	78
FDP（μg/ml）	＞150	＞150	101.8	51.7	22.6	17.9	9.9	10	25.2

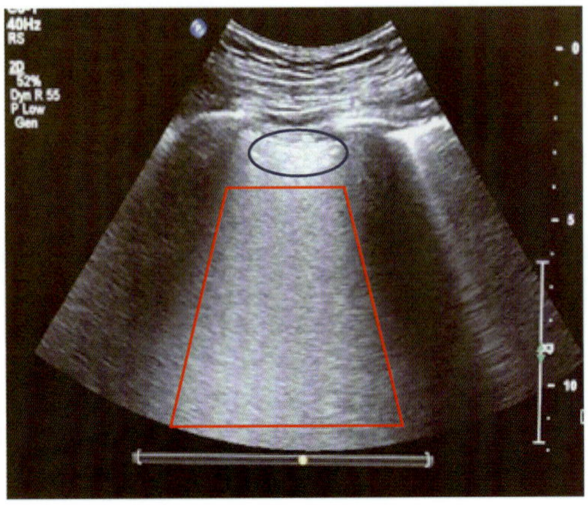

图 37-6　2020 年 2 月 24 日肺部超声。左右肺可见弥漫性融合 B 线，部分区域可见肺实变

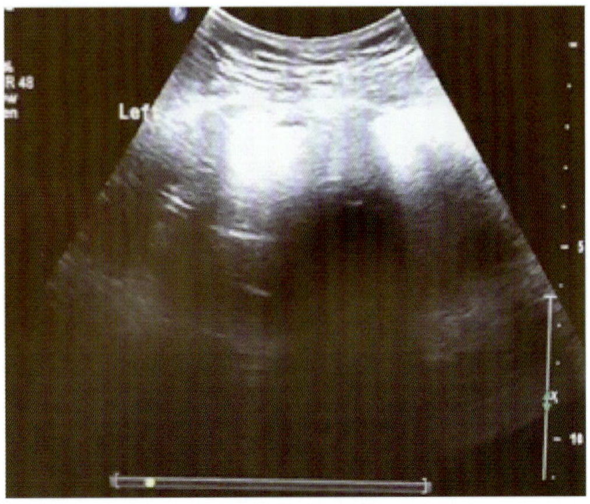

图 37-7　2020 年 2 月 29 日肺部超声。左右肺原弥漫性融合 B 线转变为部分区域 A 线，部分转变为 B7 线，肺实变区域明显缩小

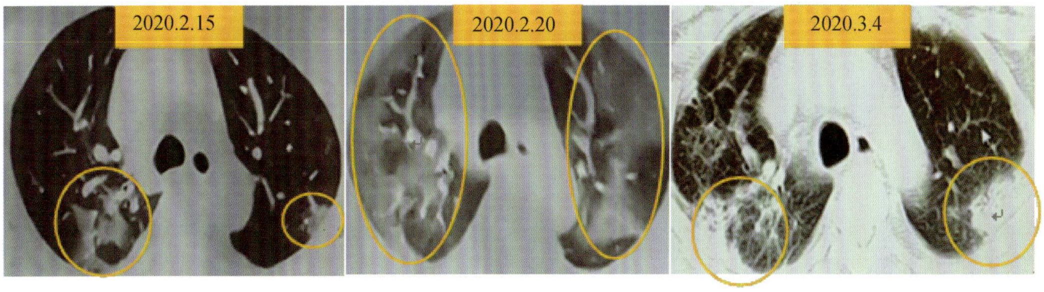

图 37-8　不同时期胸部 CT。双肺散在片状影，随后双肺病灶迅速增多，范围扩大，多分布在胸膜下。经治疗病灶吸收，范围缩小

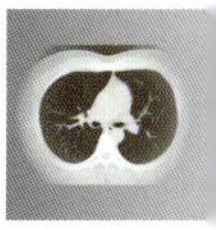

尔）、抗感染（莫西沙星）、糖皮质激素（甲泼尼龙）、中药（连花清瘟胶囊）、营养支持、止咳化痰抗纤维化、肠道微生态调节剂、抗凝（那屈肝素）、预防应激性溃疡（艾司奥美拉唑）、护肝等对症支持治疗，预防并发症及药物不良反应，减少药物相互作用诱发的肝、肾损伤或心血管异常。

2020 年 2 月 22 日至 2 月 24 日加用美罗培南 1.0 每 8 h 1 次氧疗＋俯卧位通气（常规机械通气 16 h 后）每日俯卧位时间≥ 16 h、镇静镇痛＋肌松营养支持＋盲法鼻空肠管置入开通空肠营养＋基本血流动力学监测：CVC ＋ CVP；连续有创血压监测（ABP）。液体负平衡（－1500 ～－1000 ml/d）。加用多巴酚丁胺改善心功能，右心保护机械通气策略。

2020 年 2 月 29 日患者神志清楚，四肢肌力正常。血流动力学稳定。重症超声：肺部病变显著改善。床边胸部 X 线检查：肺部病灶部分吸收。呼吸机参数：自主呼吸试验 SBT（PSV 法）PS 8 cmH_2O，PEEP 4 cmH_2O。SBT 后血气分析：PaO_2 81 mmHg，$PaCO_2$ 41.6 mmHg，PiO_2 202 mmHg。拔除气管插管→予高流量氧疗序贯（Flow 40 L/min，FiO_2 60% ～ 55%）。拔管后 1 h 血气分析：PaO_2 115 mmHg，$PaCO_2$ 43 mmHg，PiO_2 209 mmHg。

病例 37-4

【入院病史采集】

患者男，36 岁，美国人。职业：医生，地址：美国伊利诺伊州库克郡，入院时间：2020 年 4 月 1 日，出院时间：2020 年 4 月 9 日，住院天数：9 天。

主诉：发热、乏力、咳嗽。

现病史：患者于入院前 5 天发热、咽痛、干咳，体温最高 39.6℃，全身乏力、食欲缺乏、轻微呼吸困难。无味觉丧失，无嗅觉丧失，无畏寒，肌肉酸痛，无鼻塞、流涕，无胸闷，无心悸、胸痛，无恶心、呕吐，无腹痛、腹泻，无尿频、尿急、尿痛等，口服中药（具体不详），羟氯喹、阿奇霉素联合治疗，症状无明显缓解，在家测 SpO_2 降低，遂来院急诊就诊，急诊血常规：WBC 4.0×10^9/L，LY 0.65 $\times10^9$/L ↓，CRP 87.05 mg/L；鼻咽拭子新型冠状病毒核酸（＋）。胸部 X 线检查显示双侧肺浸润，以“新冠肺炎”收住入院。

既往史：健康。无特殊病史。

流行病学史：入院前 4 周未旅行，入院前 10 天可能有医院内员工感染新型冠状病毒。

【体格检查】

T 38.9℃，P 102 次 / 分，R 29 次 / 分，BP 108/70 mmHg，意识状态清晰，警觉，神志清醒，定向好，查体合作，无构语障碍。无脑膜刺激征，颅神经正常，嗅、味觉无异常，四肢肌力、张力正常。感觉神经正常，无病理反射，行走及步态、平衡正常。全身皮肤黏膜无黄染，浅表淋巴结无肿大。无发绀，咽稍充血，扁桃体无肿大。右肺听诊有干、湿啰音。心律齐，无杂音。腹平软，无压痛、反跳痛，肝脾肋下未及。下肢无水肿。

【辅助检查】

2020 年 4 月 2 日血常规：WBC 3.54×10^9/L ↓，LY 0.65×10^9/L ↓；生化：ALT 45 U/L，GLU 7.09 mmol/L ↑，CK 305 U/L ↑，CRP 23/L ↑，其余项目正常。凝血功能：PT 18.90 s ↑，ESR

35.00 mm/h，PCT 0.08 ng/ml，DD 1500 ng/ml ↑。血培养：需氧+厌氧培养均无细菌生长。SO_2 75%。

2020 年 4 月 3 日复查血常规：WBC 3.01×10^9/L ↓，RBC 4.0×10^{12}/L，LY 0.57×10^9/L ↓，CRP 12 mg/L ↑。DD 452 ng/ml ↑，LDH 534 U/L。气管插管后，Vent：RR 16 次 / 分，PEEP 12 cmH_2O，FiO_2 60%，SpO_2 97%。ABG：$PaCO_2$ 42 mmHg，余正常。入 ICU 后开始使用抗生素，静脉使用肝素抗凝。

2020 年 4 月 4 日 PEEP 13 cmH_2O，FiO_2 50%。

2020 年 4 月 5 日 PEEP 12 cmH_2O，FiO_2 40%；CRP 11 mg/L ↑。

2020 年 4 月 6 日 PEEP 8 cmH_2O，FiO_2 40%；CRP 11 mg/L ↑。

注：因美国国情（保护个人隐私、索取医学影像资料手续繁杂）等原因，此患者胸部影像资料未能获取。

【诊断】

新冠肺炎 重型致危重型 ARDS。

【治疗】

入院后气管插管后的治疗主要包括支持治疗、呼吸机支持、短程糖皮质激素与抗生素。患者体温很快恢复正常，4 月 6 日 PEEP 8 cmH_2O，FiO_2 40%，当日成功拔管，出 ICU，理疗；4 月 9 日出院。

病例 37-5

【入院病史采集】

患者女，66 岁，职业：退休。入院日期：2020 年 2 月 3 日。

主诉：头晕、呕吐、腹泻 2 天。

现病史：患者于入院前 2 天无明显诱因出现头晕、呕吐、腹泻，无畏寒、发热，无咳嗽、咳痰，无胸闷、呼吸困难，无腹痛。2 月 1 日就诊于湖南省某三甲医院，胸部 CT：双肺多发病灶，考虑病毒性肺炎。血常规：WBC 3.3×10^9/L，NE% 76.1%，Hb 131 g/L，PLT 101×10^9/L。2 月 2 日咽拭子新型冠状病毒核酸（+），于 2 月 3 日转入我院隔离病房。起病以来，患者食欲减退，无鼻出血及牙龈出血，无皮肤瘙痒，体重无明显变化，神志正常。

既往史：生于原籍，无血吸虫疫水接触史，无烟酒嗜好，生活起居规律，无特殊毒物接触史，无重大精神创伤史，无冶游史。

月经史：月经规则，量正常。

婚育史：26 岁结婚，育有 1 子，配偶体健。

家族史：家族中无类似传染病病例，亦无其他特殊病史可询。

流行病学史：1 月 23 日从武汉市返回长沙市。

【体格检查】

T（腋温）37.3℃，P 72 次 / 分，R 19 次 / 分，BP 108/66 mmHg，SpO_2 98%。神清，查体合作。颈软，全身皮肤黏膜无黄染，浅表淋巴结无肿大。口唇无发绀，咽无充血，扁桃体无肿大。双侧呼吸音粗，可闻及湿啰音。心率 72 次 / 分，律齐，无杂音。腹平软，无压痛、反跳痛，肝脾肋下未及。下肢无水肿。

【辅助检查】

新型冠状病毒核酸变化见表 37-14。

胸部 CT 见图 37-9。

【入院诊断】

①新冠肺炎 危重型。②呼吸衰竭。③脓毒症。④一度房室传导阻滞、二度 I 型房室传导阻滞、三度房室传导阻滞。⑤肝多发囊肿样病变。⑥双肾泥沙样结石。⑦左肾无回声区，局限性少量积液？⑧电解质酸碱失衡：代谢性碱中毒、低

表 37-14 新型冠状病毒核酸变化

日期（2020 年）	新型冠状病毒核酸	标本类型
2 月 6 日	可疑（+）	口咽拭子
2 月 9 日	（+）	口咽拭子
2 月 16 日	（−）	口咽拭子
2 月 17 日	（−）	口咽拭子
2 月 21 日	（−）	口咽拭子
2 月 28 日	（−）	口咽拭子
3 月 3 日	（−）	口咽拭子
3 月 6 日	（−）	痰
3 月 7 日	（−）	口咽拭子
3 月 7 日之后	均（−）	口咽拭子

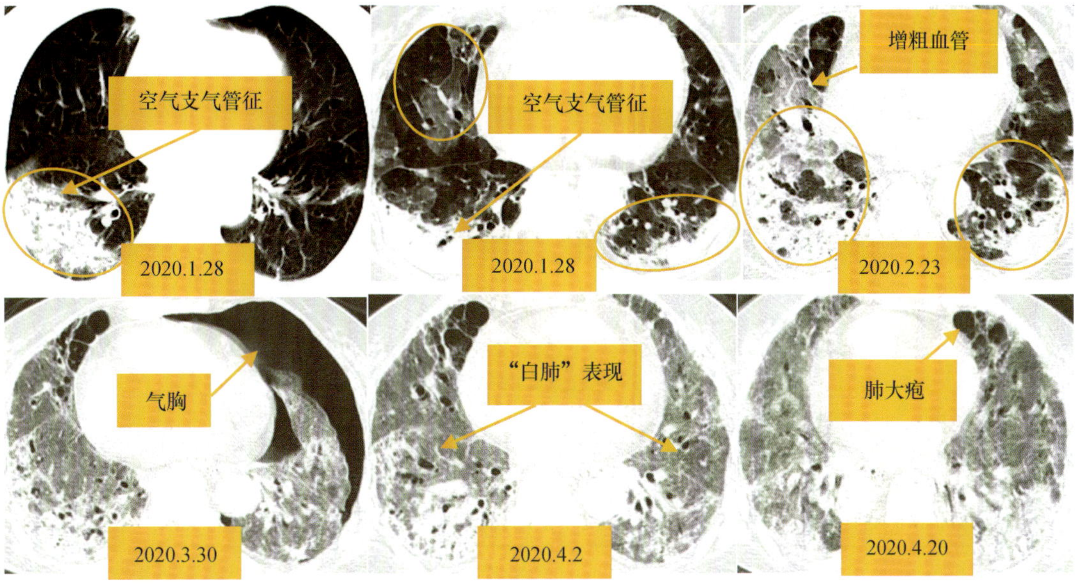

图 37-9　不同时期胸部 CT。右肺下叶片状实变影，内可见空气支气管征，随后双肺病灶迅速增多，范围扩大，呈“白肺”表现。双肺散在肺大疱，左侧并发气胸

钾血症。⑨低蛋白血症。⑩轻度贫血。⑪应激性胃炎。

【出院诊断】

①重症肺炎 感染性休克 ARDS 新冠肺炎（危重型 恢复期）合并肺纤维化。②脓毒症。③多脏器功能损伤（急性肾损伤、呼吸衰竭、脓毒症心肌病 右心扩大 危重症肌病 危重症多发性神经病）。④心律失常：一度房室传导阻滞、二度Ⅰ型房室传导阻滞、三度房室传导阻滞、多发性房性心动过速。⑤肝多发囊肿样病变。⑥双肾泥沙样结石。⑦左肾集合系统梗阻（一过性）。⑧营养不良 轻度贫血 低蛋白血症。⑨左侧气胸（肺压缩 40%）。⑩急性胃黏膜病变。⑪带入性压疮。⑫尿路感染。⑬肠道菌群失调。⑭低 T3 综合征。⑮肺动脉栓塞（次大面积）。⑯白细胞减少症。

【治疗】

卧床休息，积极治疗基础疾病，保持能量摄入，维持水、电解质平衡及内环境稳定；注意生命体征监测，包括体温、呼吸、脉率和血氧饱和度。采用呼吸支持技术：经鼻高流量氧疗→3 月 2 日 20:20 无创呼吸机辅助呼吸→3 月 2 日 24:00 有创呼吸机辅助呼吸→3 月 3 日至 9 日 ECMO（初期参数：转速 3500 LPM，血流 2.8 L/min，气流 5 L/min，氧浓度 100%）、CRRT 序贯治疗、抗病毒（洛匹那韦 / 利托那韦、阿比多尔、更昔洛韦）、雾化吸入（重组人干扰素 α-2b）、抗感染[莫西沙星（2 月 13 日，2 月 18 日停用）、哌拉西林 / 他唑巴坦（4.5 g 每 8 h 1 次，2 月 25 日至 27 日）、美罗培南（2 月 25 日至 27 日）、多黏菌素（3 月 2 日）、替加环素（3 月 2 日）、伏立康唑（3 月 2 日）、达托霉素（3 月 4 日）、利奈唑胺＋哌拉西林 / 他唑巴坦（3 月 7 日）、醋酸卡泊芬净（3 月 7 日）、万古霉素（3 月 7 日）]、增强免疫力（免疫球蛋白、胸腺肽、丙种球蛋白、胸腺法新）、糖皮质激素（2 月 6 日至 9 日甲泼尼龙琥珀酸钠 40 mg，每日 1 次；2 月 9 日至 11 日使用 40 mg 每日 2 次；2 月 11 日至 14 日使用 160 mg 每日 1 次；2 月 14 日至 17 日使用 40 mg 每日 1 次，后停用、氢化可的松）、中药（血必净、汤药）、营养支持（安素、能全素）、止咳化痰抗纤维化（氨溴索、N- 乙酰半胱氨酸 / 吡非尼酮）、大剂量维生素 C 治疗、肠道微生态调节剂（双歧杆菌乳杆菌三联活菌）、2 月 27 日病毒灭活新冠肺炎恢复期冰冻血浆、抗凝（低分子量肝素）、护肝、预防应激性出血（泮托拉唑、艾司奥美拉唑）、脐带间充质干细胞治疗（4 月 2 日、5 日、8 日）、支气管镜灌洗术等对症支持治疗，预防并发症及药物不良反应，减少药物相互作用诱发的肝、肾损伤或心血管异常。

【诊治思路+治疗经验】

对于无特殊病史的危重型新冠肺炎，应注意以下几点：①早期诊断：病例 37-1 的患者从入院到确诊新冠肺炎用已近 14 天，早期诊断的不明确可能是造成患者病程时间长、进展速度的因素之一。②抗生素的使用：盲目应用广谱抗生素会造成菌群失调、耐药及不良反应，应避免不恰当使用抗菌药物，尤其是联合使用广谱抗菌药物[1]。③激素的使用：危重型患者确诊时多已出现 ARDS，早期激素使用有助于患者渡过细胞因子风暴期，避免病情的进一步加重。④呼吸支持（图 37-10）：予经鼻高流量氧疗及无创正压通气交替治疗，必要时行有创机械通气。⑤肺康复等综合治疗（图 37-11）。⑥重视营养治疗。

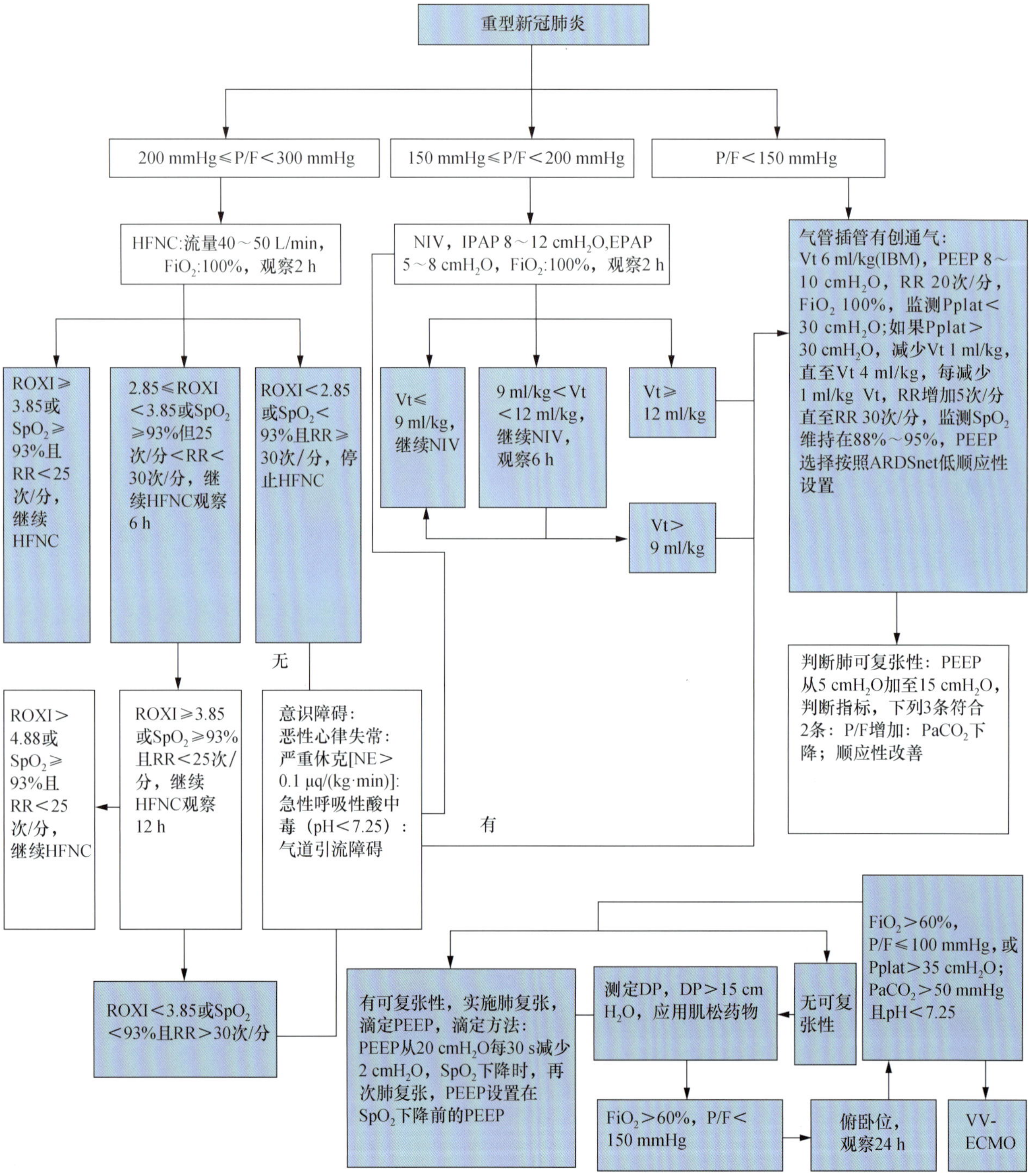

图 37-10　重型新冠肺炎呼吸治疗流程图。P/F，改良氧和指数［动脉血氧分压（PaO_2）/ 吸入氧浓度（FiO_2）］；NIV，无创机械通气；Vt，小潮气量；HFNC，经鼻高流量氧疗；ROXI，ROX 指数 = 血氧饱和度（SpO_2）/［FiO_2× 呼吸频率（RR）］；IPAP，吸气相气道正压；EPAP，呼气相气道正压；Pplat，平台压；ARDSnet，急性呼吸窘迫综合征协作网；NE，生理盐水

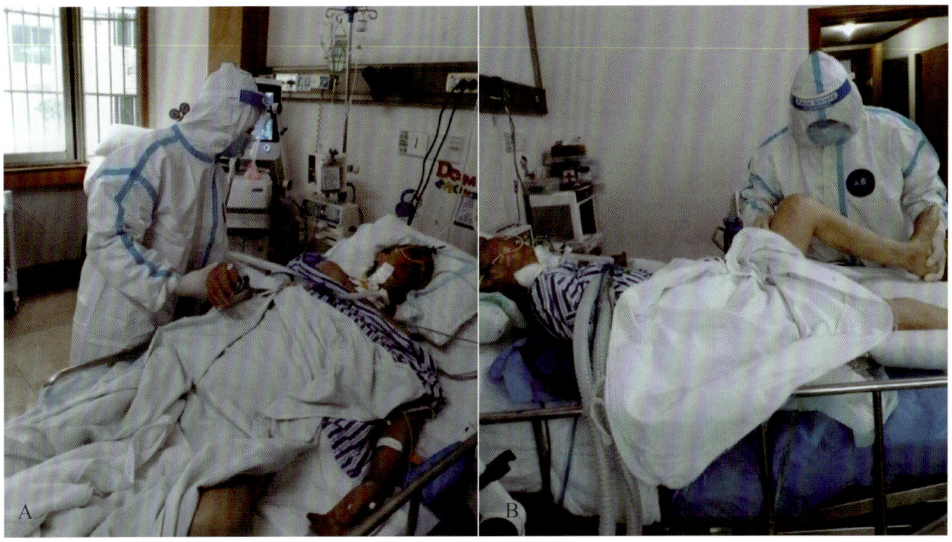

图 37-11 康复及针灸

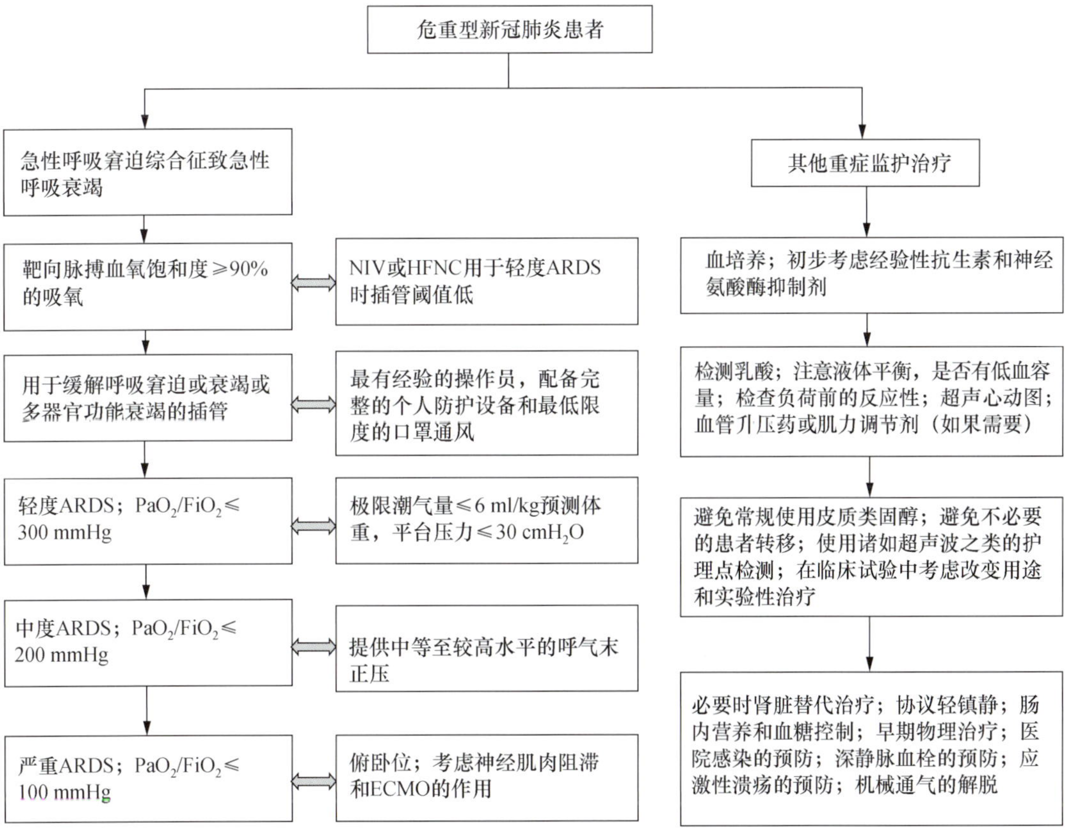

图 37-12 危重型新冠肺炎患者的临床处理流程图。ARDS，急性呼吸窘迫综合征；ECMO，体外膜肺氧合；HFNC，经鼻高流量氧疗；NIV，无创机械通气；PaO_2/FiO_2，动脉氧分压与吸入氧分数之比

【知识拓展】

危重型新冠肺炎患者的临床处理流程[2]（图 37-12）。

参考文献

[1] 刘顺，李洪强. 浅析抗生素不合理使用. 高校保健医学研究与实践，2006，2006（2）：33-35.

[2] Phua J，Weng L，Ling L，et al. Intensive care management of coronavirus disease 2019（COVID-19）：challenges and recommendations. Lancet Respir Med，2020，8（5）：506-517.

病例 38　有高血压病史的危重型新冠肺炎 6 例

（高玉芝　张　骅　张自艳　孟伟民　柳　威　杜英臻　陈　辉　于鹏飞　吕丹琼　卢　晔）

病例 38-1

【入院病史采集】

患者女，80 岁，职业：离退人员，入院日期：2020 年 2 月 9 日，出院日期：2020 年 3 月 15 日，住院天数：35 天。

主诉：发现肺部感染 1 周。

现病史：患者女儿 1 月 19 日参加集会后被确诊新型冠状病毒感染，患者与其女儿同住，目前无咳嗽、咳痰，腹痛、腹泻，畏寒、发热等不适，但 1 周前在当地医院检查胸部 CT 时提示两肺感染，新型冠状病毒核酸（＋），遂住院治疗，予甲泼尼龙 40 mg 每日 1 次，患者病情进一步加重，遂转入我院继续治疗。发病以来，患者精神尚可，饮食、睡眠较前稍差、大小便正常，体力下降，体重未减。

既往史：高血压 40 多年，平素自服药物治疗（具体不详），血压控制尚可；无糖尿病、心脏病、肾病史。无肺结核、病毒性肝炎及其他传染病。无食物、药物过敏史。无外伤史。无手术史、输血史、中毒史。疫苗接种史不详。

个人史：职业：离退人员，学历：初中，无冶游史。无饮酒习惯。无吸烟习惯。无毒物及放射性物质接触史。

家族史：父母已故，死因不详，兄弟姐妹 2 人，体健，直系亲属无类似疾病。患者否认遗传病史。

流行病学史：有新冠肺炎患者密切接触史。

【体格检查】

T 37.6℃，P 68 次 / 分，R 19 次 / 分，BP 128/74 mmHg。神清，查体合作。颈软，全身皮肤黏膜无黄染，浅表淋巴结无肿大。口唇无发绀，咽无充血，扁桃体无肿大。双肺呼吸音粗，未闻及干、湿啰音。心率 68 次 / 分，律齐，无杂音。腹平软，无压痛、反跳痛，肝脾肋下未及。下肢无水肿。

【辅助检查】

2020 年 2 月 2 日当地医院新型冠状病毒核酸（＋）。

氧合功能状态相关指标变化见表 38-1。

2020 年 2 月 12 日彩超：1. 左心略增大，左心室舒张功能减退，主动脉瓣退变伴反流（轻中度），二、三尖瓣轻度反流。2. 左肝囊肿。

2020 年 2 月 9 日胸部 CT（图 38-1）：两肺多发感染。

2020 年 2 月 14 日复查胸部 CT：两肺病毒性肺炎，较 2 月 9 日 CT 病灶有所增多。两侧胸腔少许积液。

2020 年 2 月 23 日复查胸部 CT：两肺病毒性肺炎，较 2 月 14 日 CT 病灶增多、实变进展。两侧胸腔积液，对比前片为新发。

【入院诊断】

①新冠肺炎 重型。②高血压 3 级 高危。

【治疗】

予以鼻导管吸氧，阿比多尔（100 mg，每日 3 次）抗病毒；丙种球蛋白、胸腺法新增强免疫力；糖皮质激素（甲强龙，40 mg，每日 1 次）抗炎；保持能量摄入，维持水、电解质平衡及内环境稳定；注意生命体征监测，包括体温、呼吸、脉率和血氧饱和度。2 月 10 日患者呼吸急促，鼻导管吸氧不能维持经皮氧饱和度 90% 以上，遂改高流量吸氧，氧浓度 74%，经皮氧饱和度 90% ～ 92%，收治 ICU，严密监测氧合状态及生命体征。入 ICU 后，患者氧合进行性恶化，高流量吸氧浓度逐渐增加，呼吸频率逐渐加快，2 月 13 日复查胸部 CT，肺部损伤较前明显进展，于 2 月 14 日纤维支气管镜引导下行有创通气治疗。每日行翻身、叩背、吸痰等胸部物理治疗，于 2 月 18 日进行低水平压力支持下自主脱机试验（SBT），评估成功后予以脱离呼吸机，拔除口插管。撤离呼吸机后，早期序贯给予高流量吸氧支持，氧合状态尚稳定，但

表 38-1 氧合功能状态相关指标变化

时间（2020 年）	FiO_2	SpO_2（%）	RR（次 / 分）	PaO_2（mmHg）	$PaCO_2$（mmHg）	PaO_2/FiO_2	SpO_2/FiO_2
2 月 9 日	6 L/min	90	19				
2 月 10 日	74	92	24	62.4	30.7	84	124
2 月 11 日	88	94	26	54.9	34.2	62	107
2 月 12 日	84	91	29				108
2 月 13 日	100	95	32	70.9		71	95
2 月 14 日	50	95	18				190
2 月 15 日	40	94	19				235
2 月 16 日	40	94	17	61	35.8	153	235
2 月 17 日	50	98	15				196
2 月 18 日	57	92	24	69.4	35.5	122	161
2 月 19 日	75	95	24	52.7	35.3	70	127
2 月 20 日	60	93	23	64.4	34	107	155
2 月 21 日	70	93	24				133
2 月 22 日	62	96	30	59.3	33.5	96	155
2 月 23 日	90	91	29				101
2 月 24 日	66	96	24	51.1	33.9	77	145
2 月 25 日	40	96	12	68.4	39.3	171	240

注：2 月 9 日鼻导管吸氧；2 月 10 日—2 月 14 日高流量吸氧；2 月 14 日气管插管有创机械通气；2 月 18 日撤离呼吸机，拔除口插管；2 月 24 日清醒 VV-ECMO 支持

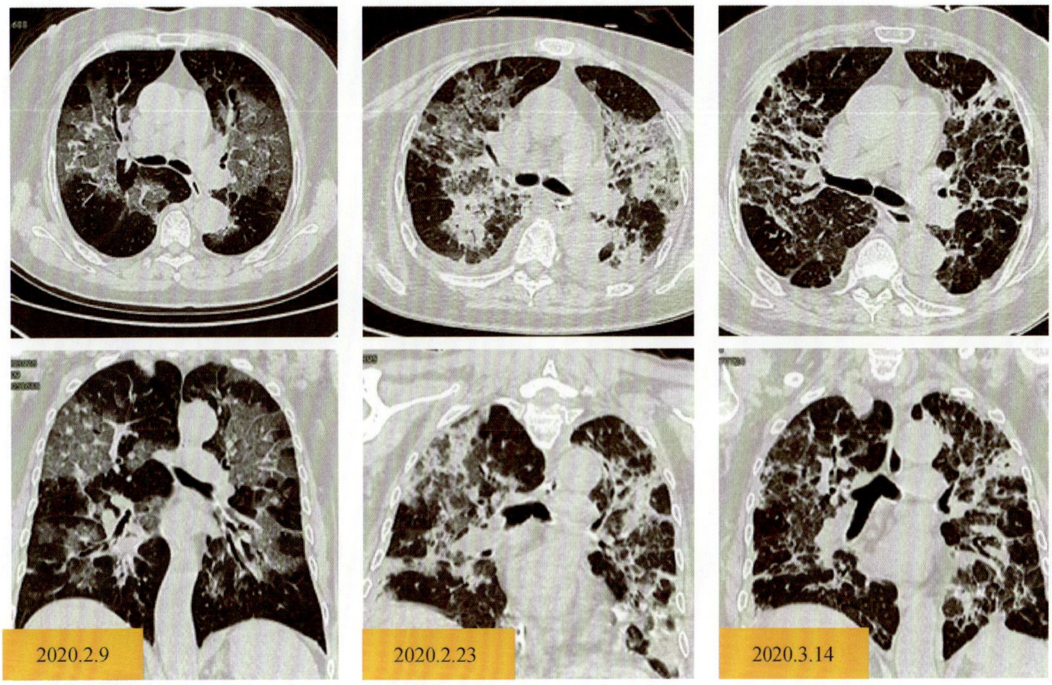

图 38-1 不同时期胸部 CT

患者氧合波动明显，高流量吸氧浓度逐渐增加，于 2 月 23 日复查胸部 CT，肺部损伤较前进展，考虑患者存在再插管风险，于 2 月 24 日予以清醒 VV-ECMO 支持治疗，3 月 6 日成功撤离 VV-EMCO，3 月 15 日转出 ICU，回当地医院进行康复治疗。

【出院诊断】

①新冠肺炎 危重型 急性呼吸衰竭（VV-ECMO）。②肝功能不全。③低蛋白血症。④贫血。⑤电解质紊乱 低钠血症 低钾血症 高氯血症 低钙血症 低磷血症。⑥高血压3级 高危。⑦应激性高血糖状态 。

【诊治思路+治疗经验】

患者于当地医院确诊新冠肺炎，因高龄、氧合进行性恶化收治入我院ICU，早期高流量吸氧尚能维持氧合需求，但氧合进行性恶化，氧浓度持续增加，复查CT及动脉血气分析均提示病情较前明显进展，遂予以气管插管，行有创通气支持治疗。有创机械通气是把双刃剑，插管时机延迟会因自主呼吸驱动过强，加剧肺损伤，但插管后有创通气（尤其对于老年伴有基础疾病患者）亦会带来呼吸机相关肺损伤、呼吸机相关膈肌功能障碍等，予以每日SBT评估，尽早撤离呼吸机，撤机拔管后，早期予以高流量吸氧序贯支持，康复治疗介入行每日床边呼吸康复训练，但患者氧合状态波动明显，严密监测下继续高流量吸氧维持，但氧合状态恶化趋势明显，高流量吸氧浓度持续增加方能维持SO_2>90%，且肺部病变较前有进展，考虑患者高龄，再插管风险极高，但插管后继续联合镇静予以有创通气支持治疗的利弊尚难决断，遂通过院内多学科讨论，予以清醒VV-EMCO支持治疗，一方面予以呼吸支持，另一方面避免有创通气对肺部进一步损伤。

病例38-2

【入院病史采集】

患者男，76岁，职业：退休。住址：湖北省某市，入院日期：2020年2月22日，出院日期：2020年3月13日，住院天数：20天。

主诉：间断发热伴呼吸困难9天。

现病史：患者于2020年2月13日开始出现间断发热，最高体温不详，无咳嗽、咳痰等不适，襄州区人民医院胸部CT考虑不除外病毒性肺炎，住院隔离治疗，2月17日确诊为“新冠肺炎”，给予抗病毒、激素、抗感染治疗，呼吸困难较前加重，2月21日行气管插管呼吸机辅助呼吸，现转入我院。

既往史：有高血压病史，最高血压150/90 mmHg，平素口服硝苯地平缓释片治疗。青霉素过敏，否认其他特殊病史。

流行病学史：其女儿为武汉市返乡人员，患者与其有密切接触史。

【体格检查】

T 36.3℃，P 77次/分，BP 152/81 mmHg，SpO_2 94%。镇静状态，气管插管呼吸辅助呼吸（压力控制模式，PEEP 12 mmHg，FiO_2 100%），双侧瞳孔等大等圆，对光反射灵敏。皮肤巩膜无黄染，浅表淋巴结未及肿大。双肺呼吸音清，未及干、湿啰音。腹平软，肝脾肋下未及，无移动性浊音，肠鸣音正常。四肢查体不配合。

【辅助检查】

2020年2月24日心电图：窦性心律，ST-T改变。胸部CT未见心影增大。

2020年2月25日PCT 2.49 ng/ml ↑；pH值7.25，PCO_2 68.0 mmHg ↑，Lac 2.3 mmol/L ↑。

2020年2月29日尿液分析（含尿沉渣定量）：RBC 15956.1/μl ↑，WBC 38.6/μl ↑，上皮细胞22.6/μl ↑；隐血+++↑，白细胞酯酶+↑，尿蛋白+↑。

2020年3月3日G试验+GM试验：真菌D-葡聚糖55.6 pg/ml，曲霉菌半乳甘露聚糖0.033 S/CO。

2020年3月4日G试验+GM试验：真菌D-葡聚糖55.6 pg/ml；曲霉菌半乳甘露聚糖0.035 S/CO；血培养：屎肠球菌。

2020年3月6日血培养（需氧瓶）：细菌培养：5天培养无细菌生长；厌氧菌培养：未检出厌氧菌。

2020年3月9日G试验+GM试验：真菌D-葡聚糖30.6 pg/ml，曲霉菌半乳甘露聚糖0.072 S/CO；ESR 82 mm/h ↑；铁蛋白824 ng/ml ↑；IL-6 17.78 pg/ml ↑。

2020年3月10日尿液分析（含尿沉渣定量）：RBC 316.2/μl ↑，WBC 120.1/μl ↑，上皮细胞13.2/μl ↑，白细胞酯酶+↑。

2020年3月13日痰培养：嗜麦芽窄丝单胞杆菌（头孢他啶及米诺环素敏感）。

2020年3月18日G试验+GM试验：真菌

D- 葡聚糖 47.4 pg/ml，曲霉菌半乳甘露聚糖 0.053 S/CO。痰培养：肺炎克雷伯菌，对多种抗生素敏感。

2020 年 3 月 22 日痰培养：鲍曼不动杆菌 多重耐药。

2020 年 3 月 26 日 G 试验＋ GM 试验（－）。

2020 年 3 月 28 日痰培养：肺炎克雷伯菌；大便培养未检出细菌及真菌。

2020 年 3 月 29 日痰培养：肺炎克雷伯菌。

血常规及炎症指标（表 38-2）、生化指标＋凝血功能指标（表 38-3 和表 38-4）、血气分析指标（表 38-5）、新型冠状病毒核酸变化（表 38-6）

表 38-2 血常规及炎症指标

日期（2020 年）	WBC（10^9/L）	NE%	LY（10^9/L）	EOS（10^9/L）	LY%	RBC（10^{12}/L）	Hb（g/L）	PLT（10^9/L）	CRP（mg/L）	PCT（ng/ml）	HCRP（mg/L）
2 月 23 日		94.4			1.7	3.99	124	140		0.076	
2 月 24 日		93.1			3.9		104			2.67	
2 月 26 日	6.74	95.1	0.23		3.4	3.08	97	116		1.32	
2 月 27 日	8.94	93.7	0.31				95	123		0.71	
2 月 28 日		91.0	0.27	0.0	4.2	3.11	95	106			
2 月 29 日	11.15	91.5			4.6	3.71	116	95			
3 月 1 日	8.49	93.7	0.42		4.9	3.60	111	115	102.47	0.31	＞ 5.0
3 月 2 日	6.56	87.7	0.69		10.5	2.79	88	78		0.25	
3 月 3 日	6.57		0.70			2.89	89	95	102.2		＞ 5.0
3 月 4 日	4.56		0.55			2.69	84	107	115.8		
3 月 5 日	3.62	78.2			14.6	2.58	79	103			
3 月 6 日		78.2					79	114	33.0		
3 月 7 日	4.19	74.5	0.70			2.66	84	150			
3 月 8 日	4.50	78.4	0.53		11.8		89		46.7	0.10	＞ 5.0
3 月 9 日	4.85	84.1			7.2	2.79	86	279		0.09	
3 月 10 日		78.2	0.60		8.7	2.83	88	445			
3 月 13 日	4.37	72.3			13.3	2.46	77	371			
3 月 15 日	4.59	68.6	0.73			3.02	93	360		0.24	
3 月 16 日	5.82	70.4	0.83		14.3		88	353		0.25	
3 月 17 日	5.47	73.6			11.2	2.78	87	271		0.223	
3 月 18 日	5.60	72.4			12.3	2.62	82	271	78.5	0.23	＞ 5.0
3 月 19 日	6.82	78.0	0.63		9.2		90	304	98.4		
3 月 20 日										0.17	
3 月 21 日	7.73	81.9			9.7	2.77	88	315		0.17	
3 月 22 日	8.10	78.8				2.61	81	287		0.13	
3 月 23 日	8.92	80.7			11.0		90	314		0.11	
3 月 24 日	6.27	75.9			11.8	2.65	81	272		0.09	
3 月 25 日	6.88	75.4					85	293			
3 月 26 日	6.93				15.3		96	289		0.06	
3 月 28 日						3.07	94			0.05	
3 月 29 日	5.95	69.5	1.12				101	258		0.04	

表 38-3 生化指标

日期（2020 年）	K（mmol/L）	Na（mmol/L）	胱抑素 C（mg/L）	CREA（μmol/L）	ALT（U/L）	AST（U/L）	GGT（U/L）	GLU（mmol/L）	CK-MB（U/L）	CK（U/L）	Hs-TnT（pg/ml）	ALB（g/L）	Mb（ng/ml）	BNP（pg/ml）
2 月 23 日				69.6				13.71	29	370		29.9		
2 月 24 日											3977.1			
2 月 25 日		151.0			144	107	80				1831.5	34.6		200.6
2 月 26 日	4.12	155.4		128.3	97	59	76	9.25				34.8		
2 月 27 日				120.7	66		78				578.1	36.1		
2 月 28 日	2.95	152.0	2.34				62	10.74			308.4	37.8		443.7
2 月 29 日	3.32	152.6						10.20	22		251.1		389.6	
3 月 1 日	3.63	151.8		97.8				8.80						
3 月 2 日	4.20	152.4		100.5		70	76					36.5		
3 月 3 日		151.3	2.05					6.18			247.6			
3 月 4 日		151.1	2.00					8.63						
3 月 5 日	3.96	147.3		96.1		141			17	236	129.7			
3 月 6 日						101					86.2			346.0
3 月 7 日	3.66	151.3		77.7	118	84	382	10.25				48.5		
3 月 8 日	3.68	150.0	1.63	75.6	96	66		12.22				48.8		
3 月 9 日	3.58	152.6		77.2	100	89					38.3	43.3		
3 月 10 日		153.9	1.96					11.51						125.4
3 月 13 日	3.59	157.6		65.5	173							35.7		
3 月 15 日	3.58	150.8	1.77	56.9	202	87	114	6.11				33.1		
3 月 16 日		147.6			149	74	93	6.95				34.2		
3 月 17 日											13.5			75.7
3 月 18 日					189	114	92					32.1		
3 月 19 日	4.11	142.0			216	131	110				＜ 10.0			
3 月 20 日	4.19	140.8		50.3	428							33.2		
3 月 21 日					521	307	114					35.4		
3 月 22 日				37.1				11.04						
3 月 23 日	4.38	135.4		37.4	386							37.8		
3 月 24 日	4.15	139.8		48.5	284	77	83	8.55				34.9		
3 月 25 日	4.08	135.4		45.5										
3 月 26 日	4.66	138.0		46.2	192			8.89				41.2		
3 月 28 日		135.3		48.2				9.40						
3 月 29 日	4.06	135.1		53.0	113							40.5		

和床旁肺部超声变化（表 38-7）详见附表。

2020 年 2 月 22 日胸部 CT：双肺大量片絮影，考虑感染性病变。心膈未见异常。

2020 年 2 月 23 日胸部 CT（图 38-2A）：双肺大量片絮影较前吸收减少，密度减低，考虑感染性病变较前吸收好转，心膈未见异常。

2020 年 2 月 24 日胸部 CT（图 38-2B）：双肺内广泛分布大片状、斑片状高密度灶，部分呈磨玻璃样改变，边缘模糊，以右下肺为甚，病灶实变，内见充气支气管影。纵隔内未见明显淋巴结肿大。

2020 年 2 月 28 日胸部 CT（图 38-2C）：双肺多发病变较前相仿。心膈未见异常。

2020 年 2 月 29 日胸部 CT（图 38-2D）：双肺内广泛分布大片状、斑片状高密度灶，部分呈磨玻璃样改变，边缘模糊，病灶较前吸收缩小。

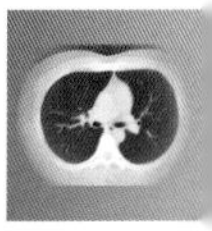

表 38-4　凝血功能指标

日期（2020 年）	PT（s）	INR	TT（s）	FDP（μg/ml）	APTT（s）	Fb（g/L）	DD（mg/L）
2 月 23 日				93.98			37.15
2 月 24 日	14.0			98.67		4.16	32.04
2 月 27 日	17.3			36.5			8.38
2 月 28 日	19.8	1.73		15.64			4.57
2 月 29 日	16.0	1.39	51.0	9.6	41.7	2.34	2.50
3 月 1 日	17.4	1.52		22.36	34.3	3.55	6.34
3 月 4 日						4.72	2.26
3 月 5 日	11.7				21.3		3.99
3 月 7 日	13.1	1.13	16.0		24.2	5.13	4.31
3 月 8 日	13.2				24.9	5.53	3.90
3 月 9 日	15.5				23.2		3.01
3 月 10 日	15.0	1.30				4.37	2.61
3 月 16 日	14.0					5.28	3.47
3 月 17 日	13.6	1.18	16.8	8.15	25.2	5.53	2.45
3 月 19 日	13.3				25.8		2.21
3 月 22 日				14.3		4.16	4.08
3 月 25 日							3.14

表 38-5　血气分析指标

日期（2020 年）	pH	PCO_2（mmHg）	PO_2（mmHg）	HCO_3^-（mmol/L）	Lac（mmol/L）	BE（mmol/L）
2 月 26 日	7.400	52.0	79.0	29.9		6.40
2 月 27 日	7.374	58.7	90.4		1.30	
3 月 4 日	7.470	47.1	69.2	33.6	1.00	9.04
3 月 8 日	7.490	42.3	63.0		1.40	7.68
3 月 9 日	7.450	42.4	66.6		1.10	4.96
3 月 13 日	7.500	37.0	94.0		1.10	5.30
3 月 16 日	7.469	34.8	86.3	24.7	＜ 1.00	
3 月 20 日					1.59	
3 月 26 日					1.51	

双肺胸膜下见散在囊状透光区，考虑为肺大疱。纵隔内未见明显淋巴结肿大。

2020 年 3 月 7 日胸部 CT（图 38-2E）：双肺内广泛分布大小不等斑片状高密度灶，病灶较前吸收缩小，密度较前增高。双肺胸膜下见散在囊状透光区（肺大疱）。纵隔内未见明显淋巴结肿大。双侧胸膜增厚、粘连，双侧胸腔积液较前吸收变少。

2020 年 3 月 12 日胸部 CT（图 38-2F）：双肺内广泛分布大小不等斑片状高密度灶，病灶较

表 38-6　新型冠状病毒核酸变化

日期（2020 年）	新型冠状病毒核酸	标本类型
2 月 6 日	（+）	口咽拭子
3 月 11 日	（−）	口咽拭子
3 月 12 日	（−）	口咽拭子
3 月 26 日	（−）	痰液

表 38-7　床旁肺部超声动态变化

日期（2020 年）	下腔静脉（cm）	B 线	碎片征及其他特征
3 月 4 日	1.34	双肺少量	无胸腔积液
3 月 5 日	1.2	双肺少量	无胸腔积液
3 月 6 日	1.36	双肺少量	无胸腔积液
3 月 7 日	—	双肺少量	无胸腔积液
3 月 9 日	1.3	双肺少量	散在肺实变影

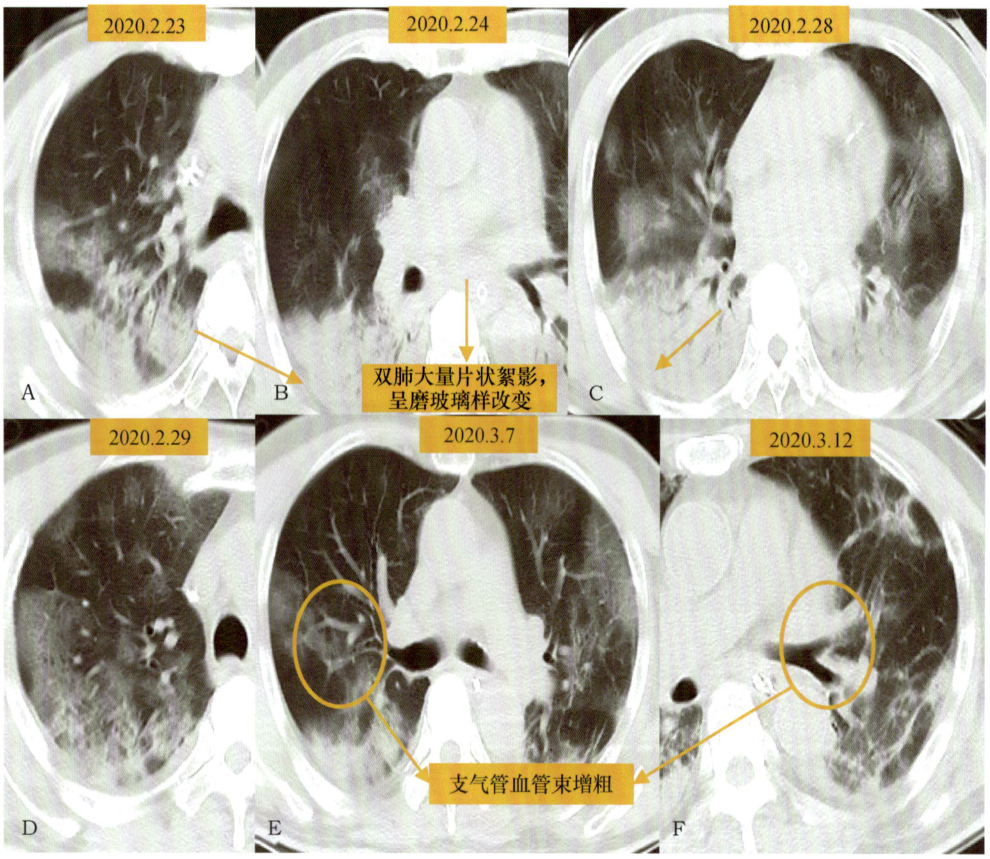

图 38-2　不同时期胸部 CT

前稍吸收缩小，密度较前相仿。双肺胸膜下见散在囊状透光区（肺大疱）。纵隔内未见明显淋巴结肿大。双侧胸膜增厚、粘连，双侧胸腔积液较前相仿。

【入院诊断】

①新冠肺炎 危重型 呼吸衰竭。②高血压 3 级 很高危。

【治疗】

卧床休息，积极治疗基础疾病，维持水、电解质平衡及内环境稳定；密切监测生命体征、指氧饱和度等。采用呼吸支持技术：经鼻高流量氧疗→无创呼吸机辅助呼吸→有创呼吸机辅助呼吸序贯呼吸支持技术。抗病毒（洛匹那韦 / 利托那韦、阿比多尔）、雾化吸入（重组人干扰素 α-2b）、抗感染（莫西沙星、头孢哌酮钠舒巴坦钠、利奈唑胺、亚胺培南、去甲万古霉素、达托霉素、哌拉西林 / 舒巴坦、米诺环素）、增强免疫力（间断使用免疫球蛋白、胸腺肽、丙种球蛋白、胸腺法新）、糖皮质激素（甲泼尼龙）、中药（连花清瘟胶囊、血必净、清肺排毒汤）、护肝（还原型谷胱甘肽、异甘草酸镁）、营养支持（肠道营养混悬液）、止咳化痰抗纤维化（氨溴索、乙酰半胱氨酸）、病毒灭活新冠肺炎恢复期冰冻血浆、血浆置换术等对症支持治疗。

【出院诊断】

①新冠肺炎 危重型 呼吸衰竭 急性呼吸窘迫综合征 胸腔积液 电解质酸碱平衡紊乱 高钠血症 缺血缺氧性脑病 凝血功能障碍 肝功能异常 低蛋白血症 轻度贫血。②高血压 3 级 很高危。

病例 38-3

【入院病史采集】

患者女，76 岁。职业：退休。住址：湖北省某市。入院日期：2020 年 1 月 30 日，出院日期：2020 年 3 月 2 日，住院天数：32 天。

主诉：发热 3 天。

现病史：患者于入院前 3 天无明显诱因间断出现无规律发热，体温最高 38.5℃，无畏寒、盗汗，无心悸、胸痛，无咯血等不适。于 1 月 30 日来我院发热门诊，行胸部 CT 提示双下肺少量炎症性病变。血常规：WBC 7.3×10^9/L，LY 0.93×10^9/L，CRP 25.4 mg/L。门诊以“双下肺感染性病变”收入我科。自发病以来，患者精神、饮食及睡眠尚可，体力、体重无变化，大小便正常。

既往史：高血压多年，服用“倍他乐克、施慧达”降压；冠心病多年，服用“阿托伐他汀钙片、血栓通”。否认糖尿病、肝炎、结核病史。否认手术外伤史。有青霉素过敏史，过敏表现为全身不适感。

流行病学史：入院前 10 天接触从武汉市归来的家属。

【体格检查】

T 38.5℃，P 90 次 / 分，R 20 次 / 分，BP 143/69 mmHg，SpO_2 96%，神清，查体合作。颈软，全身皮肤黏膜无黄染，浅表淋巴结无肿大。口唇无发绀，咽无充血，扁桃体无肿大。双肺呼吸音正常，未闻及干、湿啰音。心率 90 次 / 分，律齐，无杂音。腹平软，无压痛、反跳痛，肝脾肋下未及。下肢无水肿。

【辅助检查】

2020 年 1 月 28 日我院门诊胸部 CT：双下肺少量炎症性病变，建议治疗后复查。

入院后凝血功能：APTT 45.5 s ↑，Fb 5.39 g/L ↑，DD 0.85 mg/L ↑，NT-proBNP 423.8 pg/ml ↑；尿液分析（含尿沉渣定量）：RBC 42.1/μl ↑，上皮细胞 20.5/μl ↑，管型 2.6/μl ↑，隐血＋↑，尿蛋白＋↑，葡萄糖＋＋＋↑；肾功能（病房）：ALB 39.7 g/L ↓；GLU 8.06 mmol/L ↑，尿酸 143.2 μmol/L ↓，C1q 256.3 mg/L ↑，HCO_3^- 22.2 mmol/L ↓，载脂蛋白 A1 0.99 g/L ↓，载脂蛋白 B 0.73 g/L ↓，低密度脂蛋白 0.23 mmol/L ↓；呼吸道病毒未见异常。

2020 年 2 月 17 日肝功能：ALB 30.8 g/L ↓，GGT 88 U/L ↑，LDH 316 U/L ↑，HBDH 221 U/L ↑。心肌酶：CK-MB 29 U/L ↑；电解质：Cl 94.2 mmol/L ↓。

2020 年 2 月 22 日肝功能：TP 49.0 g/L ↓，ALB 25.6 g/L ↓，A/G 1.09。血常规、肾功能、电解质未见异常。

2020 年 2 月 26 日肝功能：TP 57.8 g/L ↓，

ALB 33.5 g/L ↓，A/G 1.38，LDH 297 U/L ↑，HBDH 192 U/L ↑，CK 31 U/L ↓；电解质：Na 136.8 mmol/L ↓；凝血功能：Fb 7.49 g/L ↑，DD 7.43 mg/L ↑。

血常规＋炎症指标（表 38-8）、新型冠状病毒核酸变化（表 38-9）详见附表。

2020 年 2 月 8 日胸部 CT（图 38-3 A-B）：双肺各叶散在斑片状模糊高密度影，较前明显进展，双肺门影不大。气管及双侧主支气管通畅。纵隔内未见明显淋巴结肿大。主动脉及冠状动脉局部管壁钙化斑块。心影形态尚好。

2020 年 2 月 28 日胸部 CT（图 38-3C）：原双肺各叶散在斑片状及条片状高密度灶，密度较前减低，部分呈纤维、网格改变，双肺门影不大。气管及双侧主支气管通畅。双侧胸膜粘连，同前相仿。纵隔内未见明显淋巴结肿大。主动脉及冠状动脉局部管壁钙化斑块。屏视骨窗示左侧肱骨上段骨折，同前相仿。

2020 年 1 月 28 日胸部 CT：双下肺见少量片状高密度灶，边缘模糊，双肺门影不大。气管及双侧主支气管通畅。纵隔内未见明显淋巴结肿大。心影形态尚好。

2020 年 2 月 19 日胸部 CT：双肺各叶散在斑片状及条片状高密度灶，范围较前缩小，密度较前增高，双肺门影不大。气管及双侧主支气管通畅。双侧胸膜粘连。纵隔内未见明显淋巴结肿大。主动脉及冠状动脉局部管壁钙化斑块。屏视骨窗示左侧肱骨上段骨折。

2020 年 2 月 24 日胸部 CT：双肺各叶散在斑片状及条片状高密度灶，范围及密度较前相仿，双肺门影不大。气管及双侧主支气管通畅。双侧胸膜粘连。纵隔内未见明显淋巴结肿大。主动脉及冠状动脉局部管壁钙化斑块。屏视骨窗示左侧肱骨上段骨折。

【诊断】

①新冠肺炎 危重型。②高血压 3 级 很高危。③冠状动脉粥样硬化性心脏病。④左侧肱骨头骨折。

表 38-8　血常规及炎症指标

日期（2020 年）	WBC（10^9/L）	NE%	LY（10^9/L）	EOS（10^9/L）	LY%	RBC（10^{12}/L）	Hb（g/L）	PLT（10^9/L）	CRP（mg/L）	PCT（ng/ml）	ESR（mm/h）
1 月 28 日	7.30		0.93						25.4		
2 月 1 日	2.08		0.75	0.0							36
2 月 17 日	6.85	77.2	0.88		12.8				正常		28
2 月 26 日	11.92	89.5			6.3	3.05	94	235			

空白处：因医生记录习惯不同，导致部分项目内容缺失

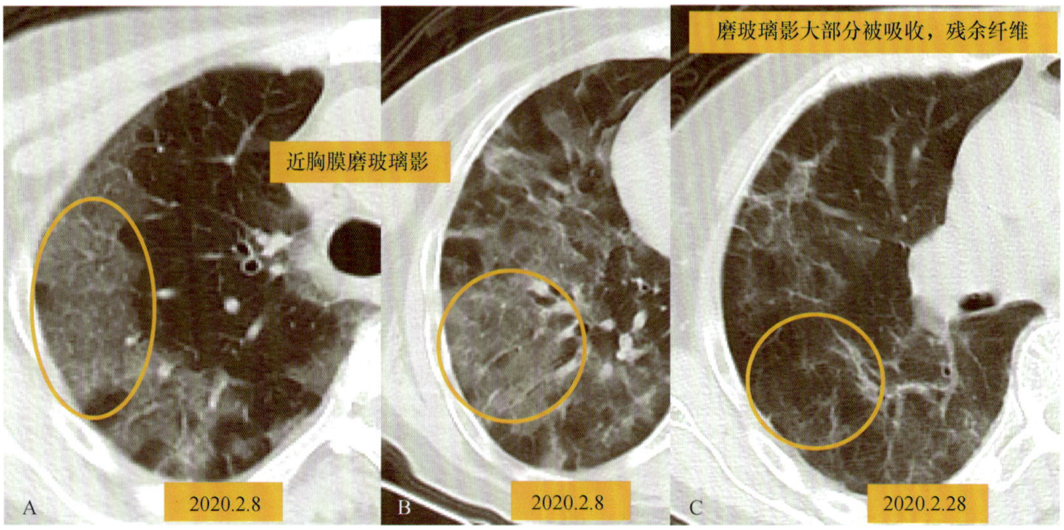

图 38-3　不同时期胸部 CT

表 38-9 新型冠状病毒核酸变化

日期（2020 年）	新型冠状病毒核酸	标本类型
1 月 31 日	（＋）	口咽拭子
2 月 7 日	（＋）	口咽拭子
2 月 22 日	（－）	口咽拭子
2 月 23 日	（－）	口咽拭子
2 月 24 日	（－）	口咽拭子

【治疗】

卧床休息，积极治疗基础疾病，维持水、电解质平衡及内环境稳定；密切监测生命体征、指氧饱和度等。抗病毒（奥司他韦、洛匹那韦 / 利托那韦）、雾化吸入（重组人干扰素 α-2b）、抗感染（莫西沙星、头孢他啶、头孢地尼）、增强免疫力（间断使用免疫球蛋白）、糖皮质激素（甲泼尼龙）、中药（连花清瘟胶囊、汤剂）、止咳化痰抗纤维化（乙酰半胱氨酸）、等对症支持治疗，预防并发症及药物不良反应，减少药物相互作用诱发的肝、肾损伤或心血管异常。

病例 38-4

【入院病史采集】

患者男，60 岁。本院医务工作者。入院日期：2020 年 1 月 30 日，死亡时间：2020 年 3 月 6 日 00:50。住院天数：36 天。

主诉：咳嗽 3 天伴发热 1 天。

现病史：患者于入院前 3 天无诱因出现食欲减退，单声咳嗽，1 月 29 日晚出现发热，热峰 38.5℃，咳嗽较前加重，大声说话时觉气喘，安静状态下喘息，无呼吸困难，无盗汗，无胸痛、咯血，无恶心、呕吐，无骨关节疼痛。门诊胸部 CT 提示双肺近胸膜处多发磨玻璃影，考虑病毒性肺炎，门诊以“肺部感染”收入院。发病以来，患者精神、睡眠可，体力、食欲可，大小便如常，体重无变化。

既往史：有高血压病史，一直口服“施慧达（苯磺酸左旋氨氯地平片）每次 1 片，每日 1 次”控制血压。否认肝炎、结核、糖尿病等病史，否认药物、食物过敏史。

流行病学史：无特殊。

【体格检查】

T 38.3℃，P 95 次 / 分，R 23 次 / 分，BP 150/95 mmHg，SpO_2 97%。神志清楚，双侧颈静脉无怒张，浅表淋巴结未扪及，口唇无发绀，颈软。双肺呼吸音粗，未闻及干、湿啰音。心率 95 次 / 分，律齐，无病理性杂音。腹软，无压痛及反跳痛，肝脾肋下未及。双肾区无叩痛。双下肢无水肿。神经反射无异常。

【辅助检查】

血常规＋炎症指标（表 38-10）、生化指标＋凝血功能（表 38-11 和表 38-12）、血气分析（表 38-13）详见附表。

2020 年 1 月 31 日咽拭子新型冠状病毒核酸检测：（＋）。胸部 CT：双肺近胸膜处多发磨玻璃样影，多考虑病毒性肺炎。

2020 年 2 月 1 日 LDH 329 U/L ↑；HBDH 221 U/L ↑，CK 444 U/L ↑；胱抑素 C 1.22 mg/L ↑；β2 微球蛋白 4.80 mg，肝功能正常；GLU 及肾功能正常；电解质、血脂大致正常；尿常规正常。

2020 年 2 月 6 日 LDH 732 U/L ↑；HBDH 554 U/L ↑；CK-MB 44 U/L ↑；GLU 20.4 mmol/L ↑。

2020 年 2 月 8 日胱抑素 C 1.41 mg/L ↑；GLU 15.7 mmol/L ↑。

2020 年 2 月 18 日铁蛋白 813 ng/ml ↑；胱抑素 C 1.29 mg/L ↑。

2020 年 2 月 20 日 HbAlc 6.4% ↑。

2020 年 2 月 25 日血培养：多噬博客霍尔德菌。

2020 年 2 月 26 日 G 试验＋GM 试验：真菌 D- 葡聚糖 66.1 pg/ml；曲霉菌半乳甘露聚糖检测 0.029 S/CO；痰培养：革兰氏阴性杆菌。

2020 年 2 月 27 日血培养未培养出细菌。

2020 年 2 月 2 日胸部 CT（图 38-4A）：双肺纹理增强，结构紊乱，双肺各叶散在斑片状模糊稍高密度影，以双肺下叶为甚；双肺门影不大。气管及各支气管通畅。心影形态可，主动脉及冠状动脉管壁钙化斑块。纵隔内未见明显淋巴结肿大。考虑病毒性肺炎可能性大。

2020 年 2 月 7 日胸部 X 线检查（图 38-5A）：双肺纹理增强，双肺野满布片状模糊影，主动脉增宽，心膈未见异常。

2020年2月9日胸部X线检查（图38-5B）：双肺多发片絮影范围缩小、密度减低，考虑感染性病变较前吸收、好转。心膈未见异常。

2020年2月11日胸部X线检查（图38-4C）：双肺多发片絮影，右肺外带多发网线影较前稍增多，考虑感染性病变右侧较前稍进展。左侧肋膈角变钝，少量胸腔积液可能。

2020年2月14日胸部X线检查（图38-6A）：

表38-10 血常规及炎症指标

日期（2020年）	WBC（10^9/L）	NE%	LY（10^9/L）	LY%	EOS（10^9/L）	RBC（10^{12}/L）	Hb（g/L）	PLT（10^9/L）	CRP（mg/L）	HCRP（mg/L）	PCT（ng/ml）	ESR（mm/h）	铁蛋白（ng/ml）
1月30日	4.82		1.04				144	126	29.3				
2月1日	3.35				0.00			111	52.30			20	
2月6日	15.82	94.5	0.35	2.2				68	68.7	> 5.0			
2月8日		94.0	0.21	2.6	0.00	3.20	101						
2月18日	6.70	87.0		7.5		2.42	77	69					813
2月20日	5.60	82.7					78	57					
2月25日		84.0		8.3			87	147			1.46		
2月26日	3.80	82.5	0.36	9.5		2.65	81	179					
2月27日	4.73	85.4	0.32				86	98		> 5.0	2.38		
2月29日	5.09	86.3	0.44	8.6		2.61	78	235			1.44		
3月1日	8.16	84.4	0.40	4.9		3.20	96	223	220.89	> 5.0	1.41		
3月2日	5.65	85.8	0.33	5.8		2.98	91	151					
3月3日	18.22	94.3		3.5			88	213			4.72		
3月4日	8.89		0.62			3.29	99				3.71		
3月5日	16.44	89.5		6.5			87	108			1.73		

表38-11 生化指标

日期（2020年）	K（mmol/L）	Na（mmol/L）	CREA（μmol/L）	GGT（U/L）	GLU（mmol/L）	CK-MB（U/L）	Mb（ng/ml）	Hs-TNT（pg/ml）	BNP（pg/ml）	ALB（g/L）
2月6日					19.55				107.5	
2月8日					10.34					
2月18日			65.3	65	11.60					30.4
2月20日					10.14					32.9
2月25日	正常	正常	97.1				102.8			34.0
2月26日	3.45		正常							31.3
2月27日	正常	正常	72.7							
2月29日	4.86	153.4	50.5		3.71	40	147.7	< 10.0		
3月1日	4.64	151.6	42.1		8.23					
3月2日	3.96	151.0	33.6							42.0
3月3日	4.42	152.9	84.8					< 10.0	738.3	
3月4日		150.8			9.53			< 10.0	349.0	
3月5日	4.53	146.1	76.8							

表 38-12 凝血功能指标

日期（2020 年）	PT（s）	INR	TT（s）	FDP（μg/ml）	APTT（s）	Fb（g/L）	DD（mg/L）
2 月 6 日				59.74		4.06	7.19
2 月 8 日			＞ 160		40.8	1.79	23.56
2 月 20 日	13.8				54.9		52.02
2 月 26 日	16.5	1.44		36.07		4.85	8.81
2 月 27 日	13.7		21.1	136.88			34.51
2 月 29 日	18.7	1.64	17.2	16.45	44.3	4.26	4.34
3 月 1 日	17.8	1.55			42.8		1.73
3 月 5 日	52.6	4.74		12.95		4.15	

表 38-13 血气分析指标

日期（2020 年）	pH	PCO_2（mmHg）	PO_2（mmHg）	HCO_3^-（mmol/L）	Lac（mmol/L）	BE（mmol/L）
2 月 6 日	7.32	55.0	23.0	28.3	4.8	
2 月 8 日	7.48				3.0	4.0
2 月 25 日	7.47	55.0			2.1	
3 月 4 日	7.2	86.2	64.3	34.6	1.8	5.48

空白处：因医生记录习惯不同，导致部分检测项目内容缺失

双肺多发大量片絮影、网线影较前增多，右侧增多明显，考虑双肺感染性病变较前进展，大部分间质性，右侧较前进展明显。双侧肋膈角变钝，少量胸腔积液可能。

2020 年 2 月 16 日肺部超声：双肺大量火箭征，双上肺可见少许实变，未见胸腔积液、气胸相关征象。心脏超声：收缩功能无显著异常，下腔静脉 2.2 cm，变异度＜ 20%；左股、腘静脉未见明显血栓。

2020 年 2 月 29 日胸部 X 线检查（图 38-6B）：双肺纹理增强模糊，双肺见多量斑片状模糊影呈白肺表现，密度不均匀。心影模糊，双膈面及肋膈角不清，余未见明显异常。符合病毒性肺炎表现。双侧胸腔积液可能。

2020 年 3 月 4 日床旁超声：下腔静脉 1.6 cm，双肺可见明显 B 线及碎片征，未见明显胸腔积液。复查胸部 X 线检查（图 38-6C）：①双侧白肺较前密度稍减低。②左侧少量气胸可能。③左上腹部大量气体，考虑胃泡影。

【诊断】

①新冠肺炎 危重型。②肺部感染 呼吸衰竭。③高血压 3 级 很高危。

【治疗】

卧床休息，积极治疗基础疾病，保持能量摄入，维持水、电解质平衡及内环境稳定；注意生命体征监测，包括体温、呼吸、脉率和血氧饱和度。采用呼吸支持技术：经鼻高流量氧疗→无创呼吸机辅助呼吸→有创呼吸机辅助呼吸→体外膜氧合（ECMO）辅助序贯治疗、抗病毒（奥司他韦、洛匹那韦 / 利托那韦、阿比多尔、干扰素 α-1b、利巴韦林、磷酸氯喹）、抗感染（莫西沙星、美罗培南、去甲万古霉素、伏立康唑、亚胺培南 / 西司他丁钠、替加环素、卡泊芬净）、雾化吸入（重组人干扰素 α-2b）、增强免疫力（间断使用免疫球蛋白、胸腺法新）、止咳化痰、糖皮质激素（甲泼尼龙、氢化可的松）、中药（参麦、血必净）、营养支持（肠道营养混悬液）、止咳化痰抗纤维化（乙酰半胱氨酸雾化液）、大剂量维生素 C 治疗、肠道微生态调节剂（双歧杆菌三联活菌胶囊）、抗凝预防深静脉血栓等对症支持治疗，预防并发症及药物不良反应，减少药物相互作用诱发的肝、肾损伤或心血管异常。

具体治疗经过如下：

2020 年 2 月 4 日因呼吸困难入 ICU 治疗。

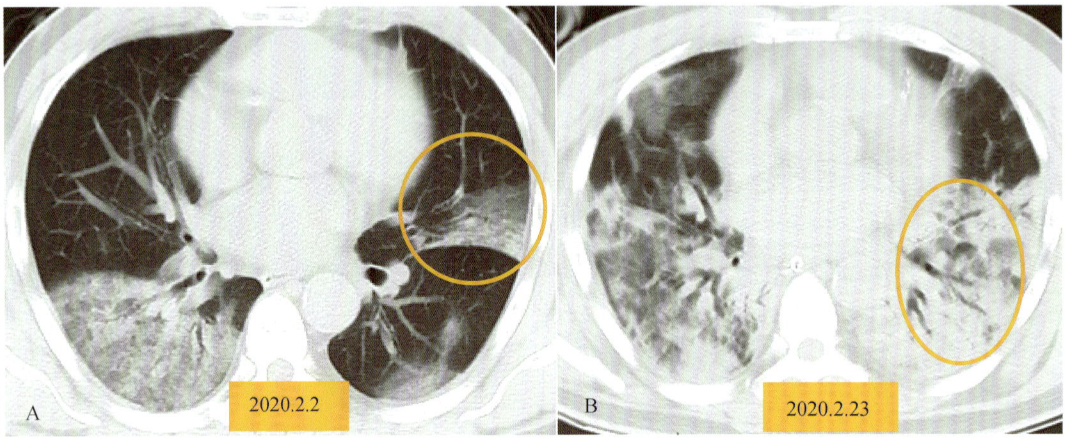

图 38-4　胸部 CT。A. 胸膜下实变影，其内见充气支气管征。B. 复查双肺病灶进展明显，实变影增多

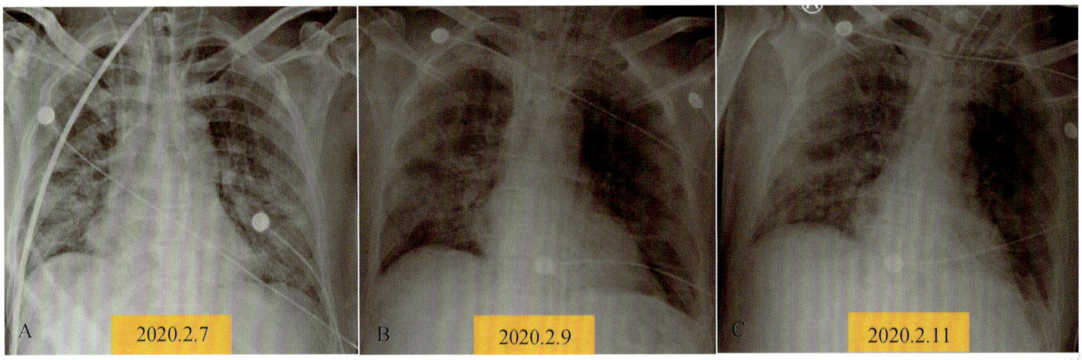

图 38-5　胸部 X 线检查。双肺多发大量片絮影、网线影，感染病灶明显进展，少量胸腔积液

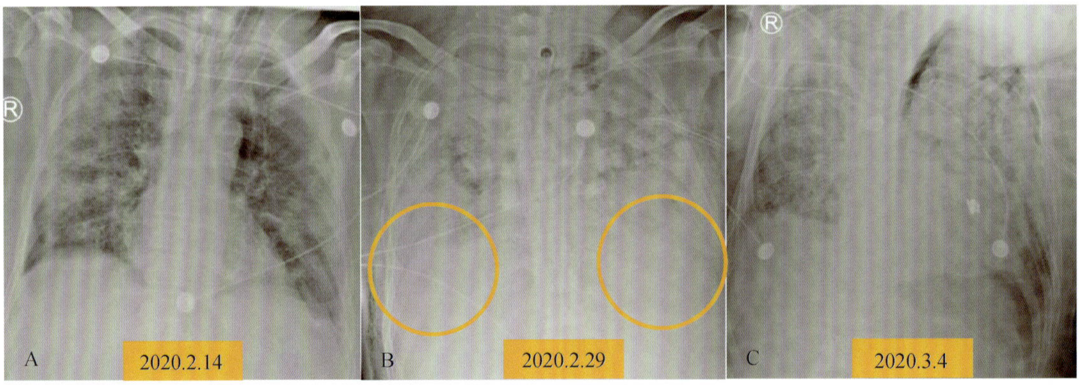

图 38-6　胸部 X 线检查。双肺进展明显，2 月 29 日（B）和 3 月 4 日（C）呈白肺表现，肋膈角显示不清

2020 年 2 月 5 日 18:51 患者意识障碍，氧饱和度低，紧急行气管插管呼吸机辅助呼吸（呼吸机模式：PC、间断俯卧位通气和肺复张）。

2020 年 2 月 6 日呼吸机和血气监测氧合极低，平台压明显增高，时有> 30 cmH_2O 的情况，患者病情迅速进展至 ARDS，经综合治疗后氧合及呼吸衰竭情况难以改善。

2020 年 2 月 7 日 01:00 行 ECMO，03:00 正式开始运转。VV-ECMO 治疗后患者病情相对稳定，氧合明显改善，外周指脉氧明显改善。

2020 年 2 月 8 日患者镇静镇痛中（瑞芬太尼、丙泊酚、咪达唑仑、阿曲库安），心电监护：P 58 次 / 分，SpO_2 96%，R 17 次 / 分，BP 148/78 mmHg，呼吸机辅助通气中，呼吸机模式：PC-BIPAP；FiO_2 35%，PEEP 8 cmH_2O，R 17 次 / 分。ECMO 持续支持治疗中，流速 3.8 L/min，转速

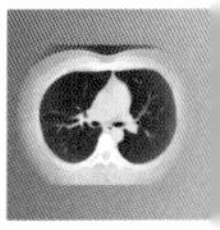

2700 r/min，气流量 3.8 L/min，凝血功能：ACT 145 s，APTT 40.8 s，各穿刺管口无明显渗血迹象，管路固定牢固，吸痰见少量血性痰液，大便颜色黄，未见明显消化道出血情况。查体：镇静状态，双侧瞳孔直径 2.5 mm，等大等圆，对光反射迟钝，双侧颈静脉无怒张，右侧颈内静脉置管处无红肿。心率 70 次 / 分，律齐，无杂音。腹软，肝脾肋下未及。双下肢无水肿。双下肢病理征（－）。

2020 年 2 月 14 日、2 月 16 日因凝血功能障碍分次输注 AB 型 Rh 阳性红细胞悬液 1.5 U。

2020 年 2 月 18 日患者镇痛镇静中（RASS 镇静评分 4 分），呼吸机辅助呼吸（V-SIMV，FiO_2 30%，PEEP 12 cmH_2O，PSV 14 cmH_2O），痰稍多，为血性痰，口腔可见少许出血，昨日间断有发热，最高体温为 37.6 ℃。查体：BP 115//70 mmHg，P 89 次 / 分，R 18 次 / 分，SpO_2 98%，镇静状态，双侧瞳孔等大等圆，直径约 2 mm，对光反射稍迟钝。双肺呼吸音粗，可闻及散在湿啰音。心率 89 次 / 分，律齐，无杂音。腹软，肝脾肋下未及。双下肢无水肿。

2020 年 2 月 20 日患者镇痛镇静中（RASS 镇静评分 3 分），呼吸机辅助呼吸（V-SIMV，FiO_2 40%，PEEP 12 cmH_2O，PSV 14 cmH_2O），持续 ECMO 治疗中（血流速 3.00 L/min，气流 3.50 L/min，FIO_2 21%），痰稍多，为血性痰，口腔可见少许出血，腕部穿刺部位偶可见渗血。据《新型冠状病毒肺炎诊疗方案（试行第六版）》，加用磷酸氯喹抗病毒治疗，停用维生素 C。患者 ECMO 治疗已 13 日，目前逐步下调支持力度，观察患者平台压不高，呼吸频率不快，氧浓度支持力度不大，予撤机，继续镇静镇痛，呼吸机模式调整为 CPAP，PSV 8 cmH_2O，PEEP 12 cmH_2O。因贫血、凝血功能障碍输注 AB 型 Rh 阳性红细胞悬液 2 U，血浆 150 ml。

2020 年 2 月 21 日、2 月 21 日因贫血及凝血功能障碍分次输注红细胞悬液 2 U，血浆 400 ml。

2020 年 2 月 23 日患者镇痛镇静中（RASS 镇静评分 3 分），呼吸机辅助呼吸（V-SIMV，FiO_2 80%，PEEP 10 cmH_2O，PSV 14 cmH_2O）。患者仍有发热，不除外导管相关性感染可能，且患者长时间使用气管插管机械通气，不排除革兰氏阴性菌感染可能，调整抗生素为亚胺培南＋替加环素＋卡泊芬净（ECMO 支持 1 周内的早期感染以革兰氏阳性球菌为主，2 周之后的晚期感染以革兰氏阴性杆菌为主要病原体。真菌感染和定植主要见于 VV-ECMO 支持的患者）患者镇静药物下调视患者出现呼吸窘迫和氧饱和度下降情况，继续深镇静，间断俯卧位通气，控制液体入量，停用参麦、血必净注射液，液体负平衡，余治疗暂无调整。

2020 年 2 月 25 日患者镇痛镇静中，2 月 24 日行气管切开呼吸机辅助呼吸，体温最高 37.4℃。查体：T 37.0℃，BP 109/67 mmHg（去甲肾上腺素），P 92 次 / 分，R 22 次 / 分，SpO_2 97%，双侧瞳孔等大等圆，直径约 2 mm，对光反射稍迟钝，律齐，腹软，双下肢无水肿，右侧大腿穿刺处略肿胀。患者血培养：多噬博客霍尔德菌。提示多重耐药菌，根据药物敏感试验结果加用头孢他啶。

2020 年 2 月 26 日患者镇痛镇静肌松，呼吸机辅助呼吸、间断俯卧位通气、肺复张。体温最高 38℃。查体：T 38.2℃，BP 164/94 mmHg（去甲肾上腺素已停用），P 103 次 / 分，R 22 次 / 分，SpO_2 96%，神志镇静中，双侧瞳孔等大等圆，对光反射稍迟钝，律齐，腹软，双下肢无水肿，右侧大腿穿刺处略肿胀。痰培养出革兰氏阴性杆菌，已根据痰培养结果调整为去甲万古霉素＋替加环素＋头孢他啶抗感染，患者新型冠状病毒核酸检测已两次转阴，停用阿比多尔和磷酸氯喹抗病毒。

2020 年 2 月 27 日患者镇痛镇静肌松，呼吸机辅助呼吸，未发热，间断有肢体抽搐，持续时间较短。查体：T 36.1 ℃，BP 125/80 mmHg，P 97 次 / 分，R 22 次 / 分，SpO_2 98%，双侧瞳孔等大等圆，对光反射稍迟钝，心律齐，腹软，双下肢无水肿，右侧大腿穿刺处略肿胀。患者间断抽搐，考虑与缺氧缺血性脑病有关，予丙戊酸钠抗癫痫治疗，同时予醒脑静促醒治疗，继续观察瞳孔及肢体抽搐情况。患者 DD 明显升高，予依诺肝素抗凝预防血栓形成。患者血压较高，予乌拉地尔降压治疗，维持血压在 140/80 mmHg 左右。

2020 年 2 月 28 日复查胸部 X 线检查提示左侧气胸，行胸腔闭式引流。

2020 年 2 月 28 日行血液灌流治疗。

2020 年 2 月 29 日行床边 CRRT，CVVHDF ＋ HP 模式，历时 2 h，枸橼酸抗凝，超滤 0 ml。

2020 年 3 月 3 日患者镇痛镇静肌松，呼吸机辅助呼吸（SIMV 模式，PEEP 8 cmH_2O，吸入氧浓度 80%，R 33 次 / 分），左侧胸腔引流管通畅。患者血常规明显升高，调整抗生素治疗方案，为亚胺培南 / 西司他汀＋替加环素＋万古霉素＋卡泊芬净，继续行连续性肾脏替代治疗（CRRT）减少炎症介质及内毒素，患者肺部顺应性差且合并气胸，拟再次俯卧位改善肺部氧合。

2020 年 3 月 5 日患者持续镇痛镇静，呼吸机通气（VC 模式，吸入氧浓度 100%，R 40 次 / 分），心电监护：血氧饱和度测不出，心率 90 次 / 分，BP 94/53 mmHg（大剂量去甲肾上腺素、垂体后叶素维持血压）。持续加温毯治疗，体温不升，反复监测动脉血气分析提示血 Lac 显著升高，周身出现花斑纹，大剂量升压药物难以维持血压，休克难以纠正，同时肺部感染严重，且氧合差，ARDS 危重型，前期 ECMO 治疗及大剂量镇痛镇静、肌松、呼吸机治疗及俯卧位治疗效果不明显，动脉血气提示严重呼吸性酸中毒。患者于 00:20 出现心率减慢，约 20 次 / 分，血压测不出，氧饱和度测不出，大动脉搏动消失，双侧瞳孔散大，立即组织抢救，予以胸外按压，反复静推肾上腺素，于 00:50 心率、血压、脉搏氧饱和度持续测不出，心电图呈直线，宣布临床死亡。

【死亡诊断】

①重症肺炎（鲍曼不动杆菌、嗜麦芽窄食单胞菌）。②新冠肺炎 危重型。③呼吸衰竭 急性呼吸窘迫综合征。④脓毒症休克。⑤血流感染（多噬伯克霍尔德氏菌）。⑥心肺复苏术后。⑦缺血缺氧性脑病。⑧酸碱平衡紊乱：呼吸性酸中毒合并代谢性酸中毒。⑨肝功能异常。⑩急性肾功能不全。⑪低蛋白血症。⑫贫血。⑬高血压 3 级很高危。

病例 38-5

【入院病史采集】

患者男，51 岁。职业：无。住址：湖北省某市。入院日期：2020 年 2 月 17 日，死亡日期：2020 年 3 月 18 日，住院天数：30 天。

主诉：发热、咳嗽 1 周。

现病史：患者于入院前 1 周无明显诱因出现间断无规律发热，体温最高 40℃，伴畏寒、寒战，头痛、乏力及全身肌肉酸痛，时有阵发性咳嗽，无咳痰，无鼻塞、流涕，无盗汗，无胸痛、胸闷、心悸，无腹痛、腹胀，无恶心、呕吐等不适。曾行抗感染、补液对症治疗（具体不详）症状无明显缓解，患者仍发热。2 月 17 日至我院发热门诊行胸部 CT 提示双肺多叶多发感染性病变，考虑病毒性肺炎可能。血常规：NE% 70.0%，LY% 21.7%，LY 1.0×10^9/L，HCRP 39.15 mg/L，考虑为新冠肺炎疑似病例，收入院。自发病以来，患者精神、睡眠及饮食欠佳，大小便无异常，体力欠佳，体重无改变。

既往史：高血压病史 1 年，血压最高达 140/90 mmHg，平时口服降压药，血压控制尚可。糖尿病病史 2 年，平时口服二甲双胍。否认外伤史、输血史、食物及药物过敏史。父母体健，否认家族遗传病史。

流行病学史：近 2 周无武汉市旅居史，无新冠肺炎患者接触史。

【体格检查】

T 39.℃，P 76 次 / 分，R 18 次 / 分，BP 100/60 mmHg，SpO_2 98%，神志清楚，精神尚可，口唇无发绀，咽部无充血，扁桃体无肿大。两肺呼吸音稍粗，双下肺闻及湿啰音。心率 76 次 / 分，律齐，无杂音。腹平软，无压痛及反跳痛，肝脾肋下未及。双肾区无叩击痛，双下肢无水肿。生理反射存在，病理反射未引出。

【辅助检查】

2020 年 2 月 18 日新型冠状病毒核酸（＋）。

2020 年 2 月 19 日血常规：MO% 12.3% ↑，LY 0.81×10^9/L ↓，Hb 355 g/L ↑，红细胞分布宽度 CV 值 12.1%，PLT 109×10^9/L ↓，PCT 0.12 ng/ml。

2020 年 2 月 22 日 PCT 0.040 ng/ml。

2020 年 2 月 23 日肝功能：ALP 37 U/L ↓，TP 56.1 g/L ↓，ALB 30.9 g/L ↓，PCT 0.03 ng/ml。

2020 年 3 月 5 日胸部 X 线检查：①双肺广泛多发病变。②上、下腔静脉均见置管影。

2020 年 3 月 8 日真菌 D- 葡聚糖 27.0 pg/ml。床旁超声：双肺可见 B 线及碎片征。

2020 年 3 月 9 日凝血功能：PT 20.2 s ↑，APTT 46.5 s ↑，DD 18.23 mg/L ↑，ACT 115 s。

2020 年 3 月 16 日（呕吐物）隐血试验：+++。

血常规+炎症指标（表 38-14）、生化指标+凝血功能（表 38-15 和表 38-16）、血气分析（表 38-17）、床旁肺部超声动态变化（表 38-18）详见附表。

2020 年 2 月 20 日胸部 CT（图 38-7）：右肺上、中、下叶及左肺上、下叶多发片状高密度灶，部分呈磨玻璃样改变，双肺下叶部分病灶较前稍吸收，余双肺病灶较前明显进展；双肺门影不大。气管及各支气管通畅。纵隔窗心脏及大血管形态、密度正常，纵隔内未见明显淋巴结肿大。

2020 年 2 月 28 日胸部 X 线检查（图 38-8 A）：①双肺广泛多发病变。②心、膈未见异常。③上、下腔静脉均见置管影。

2020 年 3 月 4 日胸部 X 线检查（图 38-8B）：①双肺广泛多发病变。②上、下腔静脉均见置管影。

2020 年 3 月 7 日胸部 X 线检查（图 38-8C）：①双肺广泛多发病变，左下肺病变较前密实。②上、下腔静脉置管影，上腔静脉置管末端位于胸 5/6 水平右侧，下腔静脉置管尖端约位于胸 10/11 水平右侧。

2020 年 3 月 11 日胸部 X 线检查（图 38-8 D）：①双肺广泛多发病变，右侧病变稍吸收，密度稍

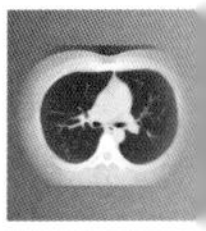

表 38-14 血常规及炎症指标

日期（2020 年）	WBC（10^9/L）	NE%	LY（10^9/L）	LY%	RBC（10^{12}/L）	Hb（g/L）	PLT（10^9/L）	CRP（mg/L）	HCRP（mg/L）	PCT（ng/ml）	IL-6（pg/ml）
2 月 23 日			0.47	5.7	3.92	120				0.59	
2 月 24 日	8.22	85.8		8.9		124				0.06	
2 月 25 日	7.08	89.8		5.4	3.93	121	161			0.14	
2 月 26 日	8.30	88.6	0.49	5.9		123				0.13	
2 月 27 日		89.3	0.43	5.3	3.63	112			＞5.0		
2 月 28 日	17.34	92.4	0.54	3.1	4.09	124					40.6
2 月 29 日	11.95	94.7		2.3	3.20	99	130			4.19	
3 月 1 日	13.29	90.9	0.62	4.7	3.27	100	160	69.97		1.78	
3 月 2 日	9.48	85.4	0.81	8.5	2.91	90	115			1.27	
3 月 3 日	8.43	88.9			2.92	92	98	63.0	＞5.0		
3 月 4 日	9.20		0.46		3.11	96	85	120.9			
3 月 5 日	8.78	87.0		6.5	2.94	90	64	32.8		9	60.20
3 月 6 日	8.71	89.5	0.42	4.8	2.89	87	57				
3 月 7 日	7.4	85.9	0.41	—	2.66	80	53				
3 月 8 日	7.45		0.80	10.8	3.09	94	61	103.9	＞5.0	0.38	
3 月 9 日	6.61	73.1		11.8	2.94	90	51				
3 月 10 日	7.64		0.72	9.4	3.29	98	57			0.26	35.60
3 月 11 日	11.84	86.6	0.62	5.2	3.20	98	72			0.20	
3 月 12 日	11.86	87.2	0.72		2.96	92	60	137.8	＞5.0	0.86	
3 月 13 日	4.78	79.7	2.73	10.9	2.76	83	73			1.73	
3 月 14 日	16.63	84.7		8.4	2.71	83	89			1.73	
3 月 15 日	16.29	80.8	1.40		2.68	82	101			56.89	
3 月 16 日	26.81	85.5	2.52	9.4	3.30	78	92				
3 月 17 日	29.02	81.7		9.4	3.02	96	85				
3 月 18 日	43.13	89.6		5.6		86	83			22.53	

表 38-15 生化指标

日期 (2020 年)	K (mmol/L)	Na (mmol/L)	CREA (μmol/L)	ALT (U/L)	AST (U/L)	GGT (U/L)	GLU (mmol/L)	CK (U/L)	CK-MB (U/L)	Mb (ng/ml)	Hs-TNT (pg/ml)	BNP (pg/ml)	ALB (g/L)
2 月 19 日	3.29	135.6		23	43			753	29				
2 月 22 日	3.38	136.8	48.7										
2 月 23 日	3.47	136.9	45.9				11.06						
2 月 24 日	3.95	140.2	53.9										
2 月 25 日	3.38	135.2	44.0	25	22		7.29	52	16				34.1
2 月 26 日	3.50	135.8					7.46						
2 月 27 日		135.0	44.6				8.58						
2 月 28 日		1	48.9				9.17		45			246.0	38.0
2 月 29 日	3.67	136.6	180.7				10.17		30	93.2	277.0		
3 月 1 日	4.36	139.7	173.0	15	17	23	10.44						36.8
3 月 2 日	4.24	196.0											35.8
3 月 4 日		170.0					9.20						
3 月 5 日	3.86	142.3	172.4									299.0	
3 月 6 日	4.19		161.8								17.5		39.8
3 月 7 日	4.76	153.4	152.3	13	19	81					12.5	85.7	44.5
3 月 8 日		153.5	151.3				10.62						
3 月 9 日	4.23	150.9	118.6	13	22		11.24				＜ 10.0	27.4	40.9
3 月 10 日	4.61	117.2										53.5	
3 月 11 日	4.47	155.3	108.4	9	16	84					＜ 10.0	20.9	41.0
3 月 12 日	4.30	151.7	133.9				13.57				＜ 10.0	13.8	
3 月 13 日	4.30	151.2	131.2								＜ 10.0	18.3	
3 月 14 日		194.8		15	37	103	13.24	80	20		31.2	1089.5	35.6
3 月 15 日	4.24	156.2	157.5	19	70	85	9.34				172.8	3279.3	36.9
3 月 16 日	4.13	158.1	162.6		100	68	10.68				119.9	2786.7	36.8
3 月 17 日	4.86	161.0	181.4								92.5	1693.8	
3 月 18 日	5.91	155.9	144.7	157	2171		1.44						

减低；左侧病变较前相仿。②左侧膈面模糊不清，考虑左侧少量胸水。③上、下腔静脉置管影，上腔静脉置管位置上移，末端位于胸 4 水平右侧，下腔静脉置管尖端约位于胸 10/11 水平右侧。

2020 年 3 月 15 日胸部 X 线检查（图 38-8 E）：①双肺广泛多发病变。②上、下腔静脉均见置管影。

【入院诊断】

①新冠肺炎 危重型。②高血压 1 级 高危。③ 2 型糖尿病。

【治疗】

卧床休息，积极治疗基础疾病，维持水、电解质平衡及内环境稳定；动态床旁超声评估容量状态，控制液体入量，密切监测生命体征、指氧饱和度、入 ICU 等。经鼻高流量氧疗→无创呼吸机辅助呼吸→有创呼吸机辅助呼吸（2 月 28 日）→ ECMO 序贯治疗（2 月 28 日 VV-ECMO）、CRRT、抗病毒（奥司他韦、洛匹那韦 / 利托那韦、磷酸氯喹、阿比多尔）、抗感染（头孢哌酮钠舒巴坦钠＋莫西沙星、美罗培南、利奈唑胺、

表 38-16 凝血功能指标

日期（2020 年）	PT（s）	INR	TT（s）	FDP（μg/ml）	APTT（s）	Fb（g/L）	DD（mg/L）
2 月 19 日	13.1					5.13	0.57
2 月 22 日	12.3	1.06	18.8	1.63	25.1	5.80	0.47
2 月 24 日							1.35
2 月 25 日	13.2	1.14	17.4		25.9	37.82	8.80
2 月 27 日	14.1			55.15		4.26	13.67
2 月 28 日	16.0	1.39	60.0	78.67	63.5	4.85	10.88
2 月 29 日	13.7	1.24	17.1	19.42	34.1	4.99	4.84
3 月 1 日			30.6		36.9		4.12
3 月 2 日	11.9	1.03		2.93			5.60
3 月 3 日	12.5	1.08		3.97			7.65
3 月 4 日	13.1					5.28	7.60
3 月 5 日	13.7						10.14
3 月 7 日	14.0	1.21				5.53	15.74
3 月 8 日	15.1	1.31	＞ 160.0		41.5	5.80	21.23
3 月 9 日	20.2	1.64			47.9		15.27
3 月 11 日	19.2				42.2		8.83
3 月 13 日	32.8				55.9		8.66
3 月 14 日	34.7	3.09	21.5		59.7	6.09	4.15
3 月 15 日	23.5	2.07	16.2		38.5	4.99	8.99
3 月 17 日	17.9	1.56			32.0		8.49
3 月 18 日	37.2		21.5	16.18	132.8	1.95	22.33

表 38-17 血气分析指标

日期（2020 年）	pH	PCO_2（mmHg）	PO_2（mmHg）	HCO_3^-（mmol/L）	Lac（mmol/L）	BE（mmol/L）
2 月 25 日	7.54	33.0	64.0	28.2	1.6	5.7
2 月 26 日	7.52	34.0	59.0	28.8		5.1
3 月 4 日	7.43	39.8	58.1	26.0	1.7	1.6
3 月 5 日	7.45	38.7	53.5	26.8	1.4	2.75
3 月 8 日	7.44	52	52	34.3	1.1	8.98
3 月 9 日	7.44	53.5	44.9	33.6	1.0	
3 月 13 日	7.39	59.3	48.5		1.0	
3 月 14 日	7.38	54.6	38.9		3.7	
3 月 16 日	7.38	59.2	56.3	34.8	2.1	8.67
3 月 17 日	7.36	57.1	42.5	31.6	4.4	5.21
3 月 18 日	7.21				＞ 20	

空白处：因医生记录习惯不同，导致部分项目内容缺失

表 38-18 床旁肺部超声动态变化

日期（2020 年）	下腔静脉（cm）	B 线	碎片征及其他特征
3 月 4 日	1.56	双肺	双肺
3 月 5 日	1.5	双肺	双肺
3 月 6 日	1.56	双肺	双肺
3 月 7 日	—	双肺	双肺
3 月 10 日		双肺	双肺
3 月 12 日	1.7	右肺可见，左肺较右肺少	左肺下叶
3 月 13 日		同上	同上
3 月 16 日	2.2		右心可见增大 D 字征

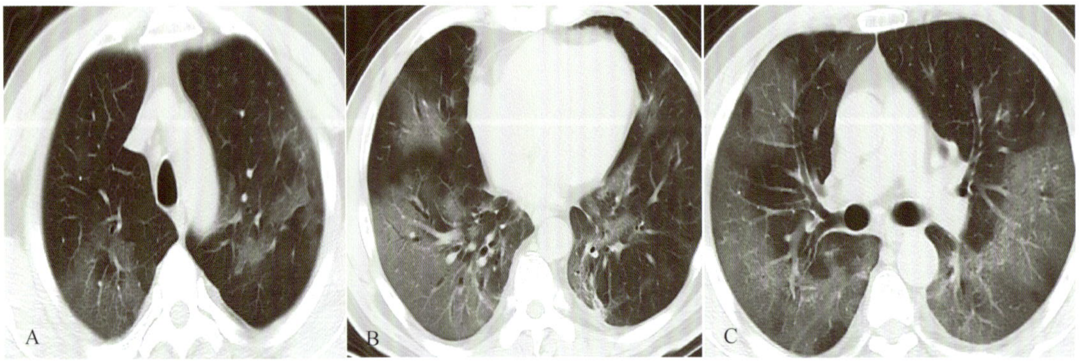

图 38-7 2020 年 2 月 20 日胸部 CT。双肺胸膜下多发磨玻璃影

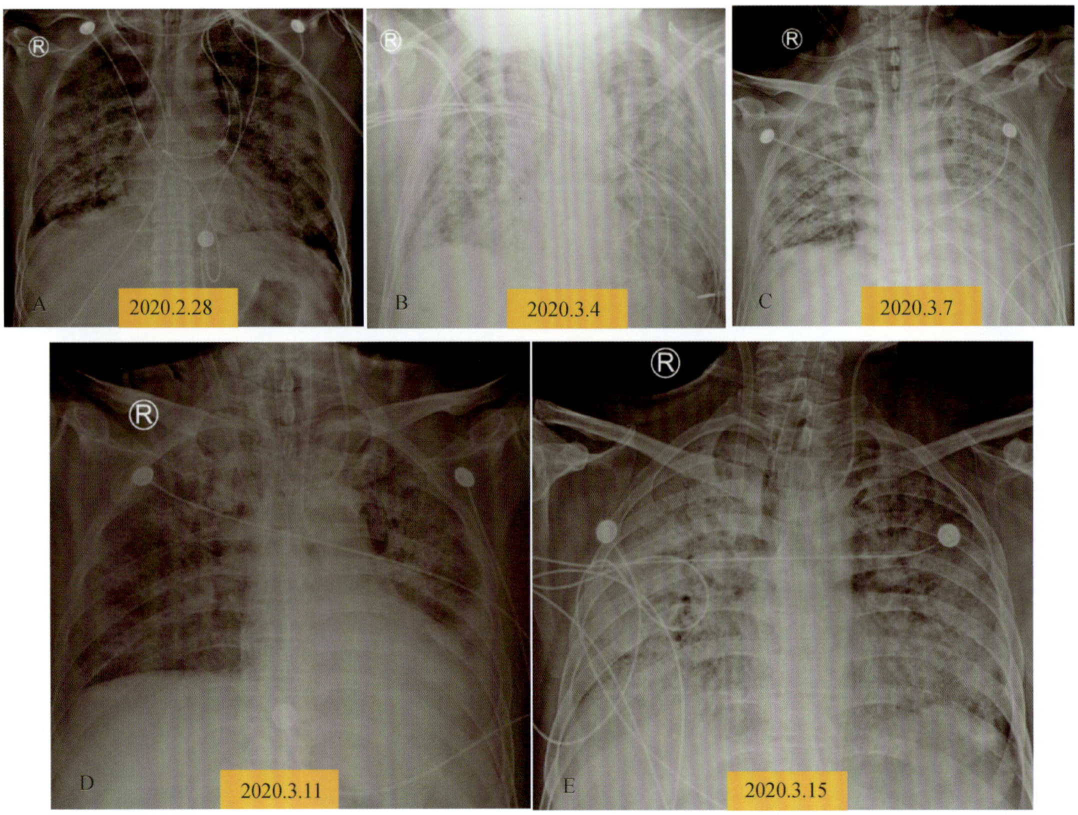

图 38-8 不同时期胸部 X 线检查。双肺病变进展较快，双肺实变

替考拉宁、卡泊芬净、达托霉素、万古霉素、伏立康唑、替加环素）、糖皮质激素（甲泼尼龙、氢化可的松）、监测并积极控制血糖、提高免疫力（胸腺法新、免疫球蛋白）、病毒灭活新冠肺炎恢复期冰冻血浆、营养支持（丙氨酰谷氨酰胺）、预防肺栓塞（低分子量肝素）、中药（血必净）、纠正贫血（红细胞悬液）、改善凝血功能障碍（血小板、新鲜冰冻血浆、冷沉淀、维生素 K）、控制消化道出血（奥美拉唑、生长抑素、凝血酶、正肾冰盐水交替胃管内注入）、预防并发症。

【死亡诊断】

①新冠肺炎 危重型 重症肺炎 急性呼吸窘迫综合征 急性呼吸衰竭 多器官功能障碍综合征 脓毒血症 脓毒症休克 急性肾功能不全 急性肝功能损害 上消化道出血 中度贫血 酸碱平衡电解质紊乱 严重代谢性酸中毒 高钠血症 高钾血症。②高血压 1 级 高危。③ 2 型糖尿病。④急性脑血管病?

病例 38-6

【入院病史采集】

患者男，70 岁，职业：无。住址：湖北省某市某区世纪城。入院日期：2020 年 2 月 7 日，死亡日期：2020 年 2 月 13 日，住院天数：7 天。

主诉：咳嗽、咳痰 5 天余。

现病史：患者于入院前 5 天无明显诱因出现咳嗽、咳痰，进行性加重，伴喘息、发热，无恶心、呕吐，急至我院门诊就诊，胸部 CT 提示双肺多发感染、考虑病毒性可能性大，为进一步排除诊断至我院住院治疗，发病以来精神差，饮食差，睡眠差，体重无下降。

既往史：高血压 3 年余，平素服用硝苯地平控制血压，血压控制状况不详；否认糖尿病病史；无传染病史，无药物过敏史，否认手术史、输血史。

流行病学史：居住于湖北省某市某区世纪城，无新冠肺炎相关流行病学史。

【体格检查】

T 38.0℃，P 90 次 / 分，R 20 次 / 分，BP 130/80 mmHg。神志清楚，查体合作。双侧瞳孔等大等圆，对光反射灵敏。颈软，气管居中，甲状腺无肿大。胸廓对称，无畸形。双肺可闻及散在干、湿啰音。心界不大，心率 80 次 / 分，律齐，心音有力，各瓣膜听诊区未及杂音。腹部未及特殊异常，肠鸣音正常。生理反射存在，病理反射未引出。

【辅助检查】

门诊胸部 CT：双肺多发感染、考虑病毒性可能性大。

入院后 2020 年 2 月 8 日咽拭子新型冠状病毒核酸（+）。ESR 28 mm/h ↑。凝血功能：Fb 6.40 g/L ↑；DD 1.06 mg/L ↑；肺炎衣原体 IgG 118.00 AU/ml ↑。2020 年 2 月 9 日 PCT 0.511 ng/ml ↑。2020 年 2 月 11 日 DD 40.70 mg/L ↑。2020 年 2 月 13 日床边超声：心脏收缩功能极差。

血常规及炎症指标（表 38-19）、生化指标和凝血功能指标（表 38-20 和表 38-21）、血气分析指标（表 38-22）详见附表。

2020 年 2 月 11 日胸部 X 线检查见图 38-9。

【诊断】

①新冠肺炎 危重型 呼吸衰竭 急性呼吸窘迫

表 38-19　血常规及炎症指标

日期（2020 年）	WBC（10^9/L）	NE%	LY（10^9/L）	LY%	RBC（10^{12}/L）	Hb（g/L）	PLT（10^9/L）	PCT（ng/ml）
2 月 8 日		80.1	0.66	14.3				0.68
2 月 10 日	10.07	82.8	0.94	9.3	5.06	156	230	
2 月 11 日	10.40	84.9		5.9	4.99	152	164	
2 月 12 日	8.07	91.1		3.1			90	
2 月 13 日	10.09	93.0	0.42	4.2	4.54	139	99	0.155

表 38-20　生化指标

日期（2020 年）	K (mmol/L)	Na (mmol/L)	CREA (μmol/L)	ALT (U/L)	AST (U/L)	GGT (U/L)	GLU (mmol/L)	CK (U/L)	CK-MB (U/L)	Mb (ng/ml)	Hs-TNT (pg/ml)	BNP (pg/ml)	ALB (g/L)
2 月 8 日					64	86	7.99						38.0
2 月 9 日	3.71	142.1	83.7	31	62	80	8.85	184	16	328.7	21.0	167.8	35.1
2 月 10 日	4.20		122.4										
2 月 11 日	4.09	143.5	80.6				15.61						
2 月 12 日	5.41	150.1					6.7						28.2
2 月 13 日	5.28	152.7	77.7		55		9.33				354.1	5977	30.1

表 38-21　凝血功能指标

日期（2020 年）	PT（s）	INR	TT（s）	FDP（μg/ml）	APTT（s）	Fb（g/L）	DD（mg/L）
2 月 9 日	11.7	1.01	22.1	12.27	27.8	5.53	2.36
2 月 10 日	11.4	0.98			25.0		28.2
2 月 12 日	12.2	1.05	20.9	115.97			35.46
2 月 13 日	14.5	1.26			34.5	1.64	172.56

表 38-22　血气分析

日期（2020 年）	pH	PCO_2（mmHg）	PO_2（mmHg）	HCO_3^-（mmol/L）	Lac（mmol/L）	BE（mmol/L）
2 月 9 日	7.49	33.0	42.0		2.5	2.4
2 月 11 日	7.37	54.0	49.0		3.2	5.9
2 月 12 日	7.42	54.0	62.0	35.0		8.9

空白处：因医生记录习惯不同，导致部分项目内容缺失

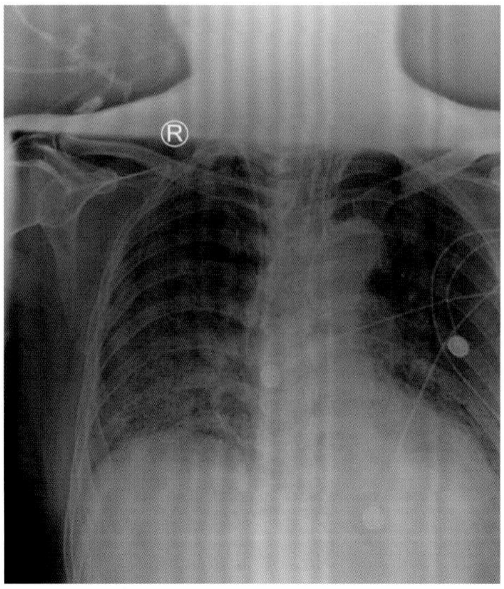

图 38-9　2020 年 2 月 11 日胸部 X 线检查。双中下肺大量网线影，为大量间质性改变，右侧肋膈角锐利（患者配合不佳，左侧肋膈角未包全）

综合征 重度。②高血压 3 级 很高危。

【治疗】

卧床休息，积极治疗基础疾病，保持能量摄入，维持水、电解质平衡及内环境稳定；注意生命体征监测，包括体温、呼吸、脉率和血氧饱和度。患者入院后入住 ICU，予抗病毒（洛匹那韦 / 利托那韦、利巴韦林、注射用干扰素 α-1b）、抗感染（头孢他啶、莫西沙星）、雾化 α-干扰素、糖皮质激素（甲泼尼龙）、中药（血必净）、增强免疫力（免疫球蛋白）、营养支持（肠道营养混悬液）、止咳化痰抗纤维化（氨溴索）、中药制剂（血必净）、抗凝（依诺肝素）、维持血压（大剂量血管活性药物）等对症支持治疗。并予高流量氧疗→无创呼吸机→气管插管呼吸机辅助呼吸（小潮气量保护性通气、压力控制模式、肺复张、间断俯卧位通气）。

2020 年 2 月 13 日 15:35 患者突发心率降低至 35 次 / 分，BP 88/56 mmHg，SpO_2 88%，双侧瞳孔直径 5 mm，光反射消失，立即抢救，于 16:53 宣布临床死亡。

【死亡诊断】

①新冠肺炎 危重型 呼吸衰竭 急性呼吸窘迫综合征 病毒性心肌炎？ 肝功能异常 低蛋白血症 肾功能异常 高钠血症 凝血功能异常。②高血压 3 级 很高危。

【诊治思路＋治疗经验】

本组病例均有高血压病史。研究发现，存在至少一种合并症的新冠肺炎患者疾病严重程度更高[1]。

患者均出现 ARDS，其呼吸支持方式[2]包括：①无创呼吸机：仅在患者可以很好耐受无创通气时使用，不建议先于经鼻高流量氧疗使用。②有创呼吸机：呼吸机设置遵循 ARDS 保护性通气策略。③俯卧位体外膜肺氧合（ECMO）：当有创呼吸机无法维持氧合时可给予 ECMO。由于操作复杂，需要同时注意全面防护以及预防院内感染。

1. 俯卧位通气的临床指征　对于严重 ARDS 患者，俯卧位通气能提高肺泡通气功能，提高通气血流比例，改善氧合，增加肺顺应性，促进分泌物排出，降低呼吸机相关肺损伤等，可降低死亡率[3]。新冠肺炎患者应尽早实施俯卧位通气治疗。对重型患者，积极的俯卧位通气能延缓重型向危重型进展，重型俯卧位的时间应尽可能长，但取决于患者的耐受程度。危重型患者在积极行肺保护性通气的基础上，若低氧血症和（或）高碳酸血症仍未改善，需积极行俯卧位通气治疗。对实施 ECMO 治疗的患者，亦应积极行俯卧位通气，目前有循证医学证据表明，ECMO 联合俯卧位通气治疗能改善重度 ARDS 患者的临床预后[4]。

需注意的是，新冠肺炎患者往往肺可复张性低，其俯卧位通气维持时间应至少 12 h，且定时评价氧合和呼吸力学的变化。俯卧位通气时，需关注皮肤黏膜的压力性损伤、颜面部水肿、角膜水肿，置入导管的压迫、扭曲、移位和脱出，注意着重加强患者的气道引流，防止气道阻塞。

2. 肺复张　对于新冠肺炎并发中重度 ARDS 的患者，如果其影像学表现为双肺弥漫性病变，力学监测提示肺顺应性（Crs）很差（Crs ＜ 20 ml/cmH_2O），行肺复张容易加重肺损伤[5]。有学者建议进行肺复张性评估，即将呼吸机的 PEEP 从基础值增加至 15 cmH_2O，15 min 后评价 P/F 是否改善，动脉血二氧化碳分压（$PaCO_2$）是否下降，肺顺应性是否改善，上述 3 条中满足 2 条即可认为肺具有可复张性[6]。

【知识拓展】

ECMO 在我国新冠肺炎患者中的应用（图 38-10）

根据 WHO 制定的临时指南，尽管有肺保护性通气，ECMO 应被视为对新冠肺炎伴难治性低氧血症的抢救性治疗。

在最优的通气条件下（FiO_2 ≥ 0.8，潮气量为 6 ml/kg，呼吸末正压≥ 10 cmH_2O），如果无禁忌证，且满足以下条件之一即可启动 ECMO[7]：① PaO_2/FiO_2 ＜ 50 mmHg 超过 3 h。② PaO_2/FiO_2 ＜ 80 mmHg 超过 6 h。③ FiO_2 ＝ 1.0，PaO_2/FiO_2 ＜ 100 mmHg。④动脉血 pH ＜ 7.25 且 $PaCO_2$ ＞ 60 mmHg 超过 6 h，且呼吸频率＞ 35 次 / 分。⑤呼吸频率＞ 35 次 / 分时，pH 值＜ 7.2 且平台压＞ 30 cmH_2O。⑥严重漏气综合征。⑦合并心源性休克或者心搏骤停。此外，在肺保护性通气（潮气量 6 ml/kg，PEEP ≥ 10 cmH_2O）下结合肺复张手法、俯卧位通气和高频振荡通气，患者仍处于纯氧吸入状态，当满足下列标准之一时，应将 ECMO 作为 ARDS 的抢救措施：① PaO_2/FiO_2 ＜ 100 mmHg。② $P_{(A-a)}O_2$ ＞ 600 mmHg。③ pH 值＜ 7.2，高原压力＞ 30 cmH_2O，呼吸频率大于 35 次 / 分。④年龄＜ 65 岁。⑤机械通气＜ 7 天。⑥无禁忌证。此外，对于有可能发生呼吸性肺损伤的患者，较低的通气量、容量和通气压力可导致高碳酸血症，体外二氧化碳清除（$ECCO_2R$）可作为直接清除血液中 CO_2 的重要工具[8]。

ECMO 的禁忌证：晚期疾病、严重中枢神经系统损害、不复苏状态或拒绝接受治疗。由于有合并症、高龄、使用机械通气时间＞ 7 天及肾衰竭的患者预后较差，应在平衡资源可用性与改善结果的潜力时，考虑排除相关患者。

ECMO 主要有静脉-静脉（VV）和静脉-动

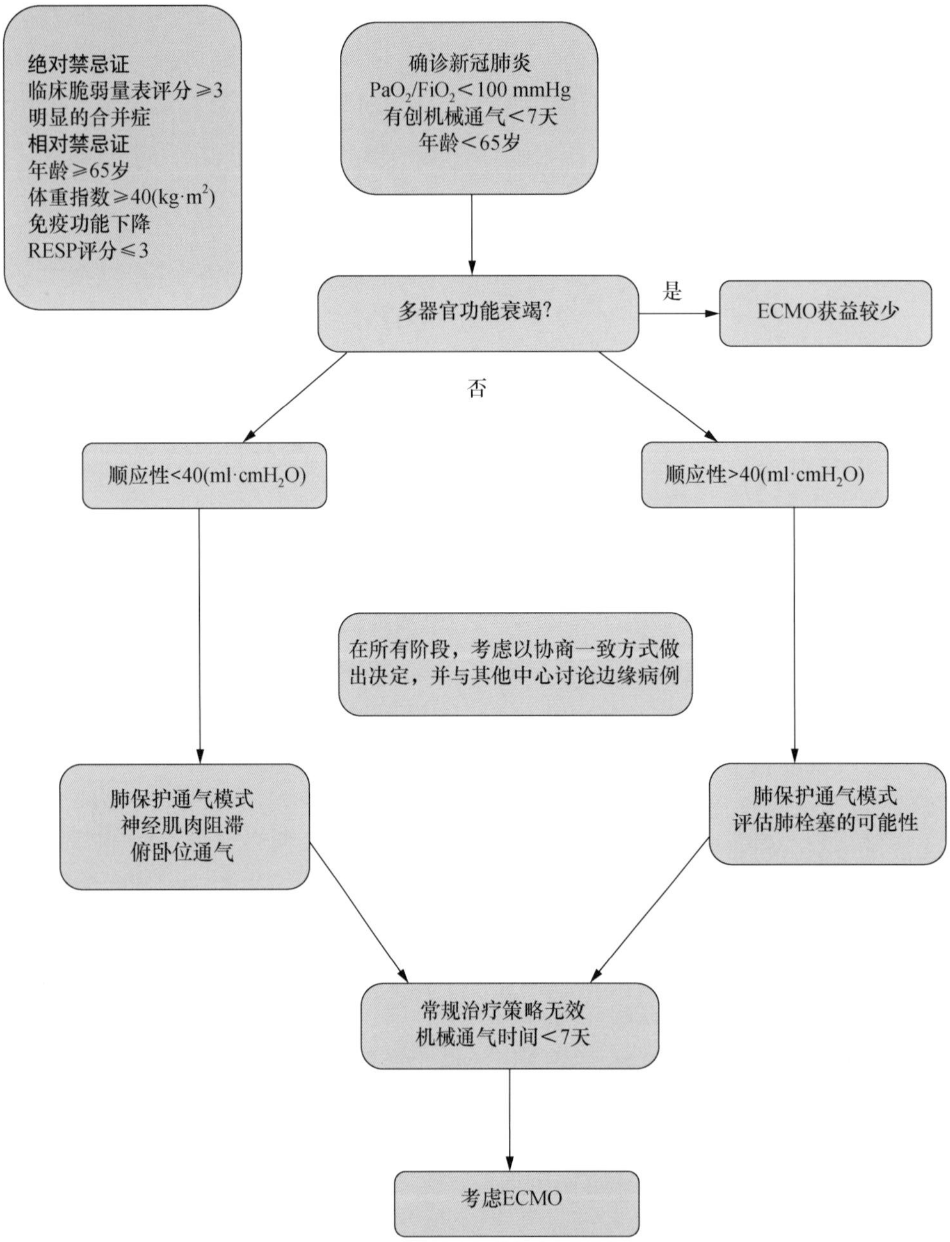

图 38-10　新冠肺炎患者应用 ECMO 的临床路径

脉（VA）两种模式。对于同时存在呼吸循环衰竭的患者需要根据心功能的情况合理选择辅助模式，如静脉-动脉-静脉（VAV）模式。VV-ECMO 适用于单纯呼吸衰竭的患者，VA-ECMO 可以同时提供循环支持和呼吸支持。新冠肺炎患者以呼吸衰竭为主，当出现循环衰竭时应判断其原因，以决定 ECMO 的模式。

ECMO 建立的时机和并发症防控是预后是否能改善的关键所在。一个完整的 ECMO 团队包括呼吸科、危重症医学科、外科、超声科、输血科等多个学科的配合。危重型新冠肺炎患者病程进展较快，需在缺氧造成多器官损伤之前尽早建立 ECMO。ECMO 的救治更得益于细致管理，需在机械通气、抗凝、液体管理、感染、温度控制等方面严格按照操作规程执行，密切监测其运行过程中的并发症。出凝血异常和院内感染是管理过程中常见的并发症，应在密切防护条件下重视院内感染防控，以最大限度地减少并发症。

参考文献

[1] Guan WJ，Liang WH，Zhao Y，et al. Comorbidity and its impact on 1590 patients with Covid-19 in China：a nationwide analysis. Eur Respir J，2020，55（5）：2000547.

[2] 北京协和医院新型冠状病毒感染的肺炎诊治专家组. 北京协和医院关于“新型冠状病毒感染的肺炎”诊疗建议方案（V2.0）. 中华内科杂志，2020，59（3）：186-188

[3] Lucchini A，Bambi S，Mattiussi E，et al. Prone position in acute respiratory distress syndrome patients：A retrospective analysis of complications. Dimens Crit Care Nurs，2020，39（1）：39-46.

[4] Guervilly C，Prud’homme E，Pauly V，et al. Prone positioning and extracorporeal membrane oxygenation for severe acute respiratory distress syndrome：time for a randomized trial? Intensive Care Med，2019，45（7）：1040-1042.

[5] 张伟，潘纯，宋青. 新型冠状病毒肺炎呼吸治疗过程中应关注的问题. 解放军医学杂志，2020，45（3）：229-232.

[6] 郑瑞强，胡明，李绪言，等. 重症新型冠状病毒肺炎呼吸治疗流程专家建议. 中华重症医学电子杂志，2020，6（1）：1-4.

[7] 中国医师协会体外生命支持专业委员会. 危重型新型冠状病毒肺炎患者体外生命支持应用时机及模式选择的专家建议. 中华结核和呼吸杂志，2020，43：195-198.

[8] Hong X，Xiong J，Feng Z，et al. Extracorporeal membrane oxygenation（ECMO）：does it have a role in the treatment of severe COVID-19? Int J Infect Dis，2020，94：78-80.

病例 39　有糖尿病病史的危重型新冠肺炎 2 例

（刘红梅　陈　辉　张小芳　张　骅　王生成）

病例 39-1

【入院病史采集】

患者女，61 岁，职业：农民，住址：郑州市。住院天数：42 天。

代主诉：发热、咳嗽 21 天，呼吸困难 16 天。

现病史：患者于入院前 21 天受凉后出现间断无规律发热、咳嗽，体温最高 38.5℃，伴畏寒、肌肉酸困、乏力，当地医院就诊胸部 CT 示肺部感染，入院前 20 天咽拭子新型冠状病毒核酸（＋），确诊为“新冠肺炎”，给予抗病毒、抗感染等治疗（具体用药及剂量不详），疗效差。入院前 16 天出现呼吸困难、血压低（87/49 mmHg），氧饱和度 85%，行经口气管插管呼吸机辅助呼吸，转入当地上级医院，诊断为“新冠肺炎（危重型）；Ⅰ型呼吸衰竭；2 型糖尿病”。先后给予洛匹那韦 / 利托那韦（2 片每日 2 次，2 月 2 日至 2 月 5 日）、阿比多尔（2 片每日 3 次，2 月 2 日至 2 月 9 日）、重组人干扰素雾化吸入（2 月 4 日至 2 月 18 日）、达芦那韦 / 考比司他（1 片每日 1 次，2 月 9 日至 2 月 18 日）抗病毒治疗，先后给予比阿培南（0.3 g 每 8 h 1 次，2 月 3 日至 2 月 6 日）、头孢哌酮钠舒巴坦钠（3 g 每 8 h 1 次，2 月 6 日至 2 月 12 日）、替加环素（100 mg 每 12 h 1 次，2 月 6 日至 2 月 14 日）、美罗培南（1 g 每 6 h 1 次,2 月 13 日至 2 月 18 日）、万古霉素（500 mg 每 6 h 1 次，2 月 14 日至 2 月 18 日）抗感染治疗，氟康唑（0.4g 每日 1 次，2 月 9 日至 2 月 12 日）、伏立康唑（0.2 g 每 12 h 1 次，2 月 13 日至 2 月 18 日）抗真菌治疗；甲泼尼龙（40 mg 每 12 h 1 次，2 月 2 日至 2 月 6 日；40 mg 每日 1 次 2 月 7 日至 2 月 8 日）、丙种球蛋白（20 g，2 月 2 日至 2 月 7 日）、胸腺法新（1.6 g 每 12 h 1 次，2 月 2 日至 2 月 16 日）、血必净（100 mg 每 12 h 1 次，2 月 2 日至 2 月 5 日）等治疗。患者多次核酸（＋）（2 月 9 日、13 日、14 日、16 日、17 日），血压不稳定，呼吸困难，脱机困难，为进一步治疗，转至我院，急诊以“新冠肺炎（危重型）呼吸衰竭；2 型糖尿病”收入我科。

既往史：糖尿病 10 余年，未规律服药，血糖控制情况不详。

流行病学史：2020 年 1 月 21 日去河南省南阳市西峡县旅游（上坟）。

【体格检查】

T 36.7℃，P 80 次 / 分，R 20 次 / 分，BP 118/61 mmHg［去甲肾上腺素 0.08 μg/（kg·min）］，神志清，精神差，双侧瞳孔等大同圆，直径 2.5 mm，对光反射迟钝。因穿防护服，心肺无法听诊，心前区无隆起。腹平坦，腹部无包块。肝脾未触及，四肢肌力不可查，肌张力正常，双侧病理征（－）。经口气管插管呼吸机辅助呼吸。模式 PCV，PC 12 cmH_2O，PEEP 6 cmH_2O，F 12 次 / 分，FiO_2 60%，PaO_2/FiO_2 100 mmHg。

【辅助检查】

2020 年 2 月 19 日心电图：窦性心律；肢体导联 QRS 波低电压；Ⅲ、aVF 导联可见 Q 波；部分导联 ST-T 异常；QTc 间期延长。

血常规＋炎症指标（表 39-1）、生化指标＋凝血功能（表 39-2 表 39-3）、血气分析（表 39-4）、新型冠状病毒核酸变化（表 39-5）详见附表。

胸部 X 线表现见图 39-1。

【诊断】

①新冠肺炎（危重型）。②重症肺炎。③重度急性呼吸窘迫综合征。④血流感染。⑤感染性休克。⑥心力衰竭 心源性休克。⑦血小板减少症。⑧贫血。⑨低蛋白血症。⑩ 2 型糖尿病。

【治疗】

1. 抗感染、抗病毒治疗方案：患者新冠肺炎诊断明确，出现发热、休克状态，给予补液及血管活性药物去甲肾上腺素和特利加压素，阿比多尔 0.2 g，每日 3 次；磷酸氯喹片 0.5 g 每 12 h

表 39-1 血常规及炎症指标

日期（2020 年）	WBC（10^9/L）	NE%	LY（10^9/L）	EOS（10^9/L）	LY%	RBC（10^9/L）	Hb（g/L）	PLT（10^{12}/L）	CRP（mg/L）	PCT（ng/ml）
2 月 18 日	5.1	75.1	0.87	0.07	17.1	3.18	97.0	76	74.2	
2 月 19 日	8.7	80.0	0.98	0.10	11.2	3.50	105.0	86	70.4	0.56
2 月 20 日	8.7	83.3	0.74	0.04	8.5	3.65	111.0	155	54.9	0.82
2 月 21 日	9.0	79.5	1.26	0.11	14.0	3.52	106.0	143	100.1	0.92
2 月 22 日	9.2	78.4	1.32	0.10	14.2	2.53	75.0	275	64.1	1.97
2 月 23 日	13.2	87.4	0.81	0.09	6.1	3.27	99.0	344	75.4	0.24
2 月 24 日	8.7	71.3	1.29	0.10	14.8	2.82	85.0	363	102.8	0.27
2 月 25 日	10.8	76.0	1.28	0.13	11.8	2.68	84.0	443	76.7	0.28
2 月 26 日	8.3	71.0	1.18	0.09	14.2	3.44	101.0	508	42.7	0.13
2 月 27 日	8.2	60.0	1.40	0.13	17.1	3.96	115.0	589	37.3	0.06
2 月 28 日	10.1	61.0	1.76	0.16	17.4	3.67	110.0	558	104.7	0.13
2 月 29 日	9.2	65.0	1.51	0.12	16.4	3.45	104.0	530	132.9	0.08
3 月 1 日	8.5	66.0	1.46	0.16	17.1	3.25	97.0	477	81.8	0.06
3 月 2 日	9.5	67.8	1.47	0.12	15.5	3.17	92.0	440	149.5	0.11
3 月 3 日	9.5	70.8	1.28	0.14	13.4	3.09	92.0	404	180.1	0.10
3 月 4 日	11.1	77.4	1.09	0.15	9.8	3.69	109.0	375	＞200.0	0.26
3 月 7 日	13.3	79.2	1.26	0.09	9.5	3.06	90.0	293	207.0	0.27
3 月 13 日	11.0	70.1	1.74	0.23	15.8	3.2	93.0	342	46.6	0.12
3 月 24 日	5.9	61.4	1.42	0.07	23.8	3.26	93.0	408	6.5	
3 月 25 日	6.4	58.9	1.33	0.22	20.8	3.91	112.0	404	5.8	
3 月 26 日	8.3	52.5	2.21	0.44	26.6	3.71	106.0	443	5.9	
3 月 30 日	6.6	51.3	1.77	0.46	26.7	3.61	103.0	307	2.4	0.12

1 次鼻饲；干扰素 600 mg，每日 2 次雾化及中药抗病毒治疗，入院后留取血培养、痰培养、尿培养等标本，因病原学结果未归，外院 G 试验（＋），给予广谱抗病原菌药物利奈唑胺 600 mg 每 12 h 1 次鼻饲；伏立康唑 200 mg 每 12 h 1 次鼻饲；美罗培南 1 g 每 8 h 1 次静脉滴注抗感染，2 月 20 日复查新型冠状病毒核酸（＋），血培养送 4 报 2 示革兰氏阳性球菌及革兰氏阴性杆菌，抗感染治疗方案调整为利奈唑胺 600 mg 每 12 h 1 次鼻饲；伏立康唑 200 mg 每 12 h 1 次鼻饲；头孢哌酮钠舒巴坦钠 3 g 每 8 h 1 次静脉滴注；舒巴坦 2 g 每 8 h 1 次静脉滴注；多黏菌素 50 万 U 每 12 h 1 次静脉滴注，后于 2 月 23 日血培养示：泛耐药鲍曼不动杆菌（仅替加环素、多黏菌素敏感），屎肠球菌，痰培养示铜绿假单胞菌，抗生素调整为利奈唑胺 600 mg 每 12 h 1 次鼻饲；伏立康唑 200 mg 每 12 h 1 次鼻饲；头孢他啶 / 阿维巴坦 2.0 g/0.5 g 每 8 h 1 次静脉滴注；多黏菌素 B 50 万 U 每 12 h 1 次静脉滴注；利福平 0.45 g 每日 1 次鼻饲，2 月 22 日、2 月 23 日（间隔 24 h）连续查新型冠状病毒核酸（－），因继发呼吸衰竭等并发症在我院继续治疗。2 月 28 日经院外会诊建议停利福平，余药物暂不调整，后复查血培养（－），痰培养仍为铜绿假单胞菌，3 月 7 日血压稳定，停用血管活性药物，停用利奈唑胺，抗菌药物调整为头孢他啶 / 阿维巴坦 2.0 g/0.5 g 每 8 h 1 次静脉滴注，多黏菌素 B 50 万 U 每 12 h 1 次静脉滴注，阿米卡星 0.4 g 每 12 h 1 次雾化吸入，卡泊芬净 0.05 g 每日 1 次静脉滴注，患者入院后体温 37.5 ～ 38℃，反复痰培养提示铜绿假单胞菌，3 月 13 日加用阿奇霉素 0.5 g 每日 1 次鼻饲并继续上述治疗后，血培养

表 39-2 生化指标

日期（2020 年）	K（mmol/L）	Na（mmol/L）	CREA（μmol/L）	ALT（U/L）	AST（U/L）	GGT（U/L）	GLU（mmol/L）	CK-MB（U/L）	CK（U/L）	ALB（g/L）
2 月 19 日	3.89	146	29	21.4	30.3	36.6	8.70	15.9	62.0	37.0
2 月 20 日	4.12	147	37	23.3	33.0	53.9	9.70	10.4	46.0	33.2
2 月 21 日	3.96	142	32	21.4	30.0	49.1	13.90	11.2	33.0	37.1
2 月 23 日	4.89	133	27	32.6	59.4	102.5	8.50	15.2	36.0	36.3
2 月 26 日	4.97	134	23	20.3	28.0	78.4	12.5	12.2	40.0	35.4
2 月 27 日	4.66	142	25	21.9	31.5	88.8	3.8	18.8	37.0	35.6
2 月 28 日	5.99	140	27	24.0	29.3	92.3	8.3	32.3	42.0	34.2
2 月 29 日	4.37	140	24	28.0	34.2	106.6	8.0	15.6	26.0	33.9
3 月 1 日	4.96	139	25	23.2	28.3	82.8	7.8	13.6	24.0	32.8
3 月 2 日	5.15	138	25	29.5	36.5	100.4	10.7	9.8	19.0	32.9
3 月 4 日	3.96	148	24	30.9	40.7	117.4	9.0	22.0	46.0	33.4
3 月 7 日	4.75	146	30	14.9	17.7	62.8	11.40	10.6	19.0	35.4
3 月 14 日	3.89	143	24	24.1	29.0	70.3	11.5			44.9
3 月 22 日	4.33	141	19	21.6	18.3	44.6	11.4			42.0
3 月 25 日	3.71	143	20	19.3	19.5	48.7	7.7			42.8

表 39-3 凝血功能指标

日期（2020 年）	PT（s）	INR	TT（s）	FDP（μg/ml）	APTT（s）	Fb（g/L）	DD（mg/L）
2 月 19 日	11.8	1.03	15.6	9.30	27.0	3.326	1.9
2 月 20 日	13.8	1.20	15.1	10.0	25.0	4.177	2.14
2 月 21 日	13.4	1.17	14.2	4.2	22.2	4.642	0.75
2 月 22 日	12.4	1.08	14.3	4.6	21.9	4.517	0.7
2 月 23 日	13.2	1.15	13.4	4.9	25.8	4.642	0.76
2 月 24 日	12.9	1.12	14.0	4.4	24.5	4.517	0.71
2 月 25 日	12.1	1.05	15.1	3.5	23.0	3.792	0.54
2 月 26 日	11.1	0.97	15.4	3.6	23.4	5.06	0.53
2 月 27 日	10.9	0.95	15.3	3.1	22.7	6.966	0.65
3 月 1 日	11.5	1.0	13.6	2.6	25.0	5.911	0.44
3 月 2 日	11.4	0.99	15.1	4.2	25.9	5.911	0.49
3 月 3 日	11.7	1.02	12.0	4.7	25.9	4.913	0.34
3 月 7 日	13.7	1.19	14.2	6.6	28.2	3.072	0.64
3 月 23 日	16.6	1.44	15.0	10.2	26.7	0.814	1.35
3 月 24 日	17.3	1.50	16.1	7.8	25.2	2.305	1.10
3 月 25 日	12.0	1.04	15.7	6.6	21.6	1.903	1.15
3 月 30 日	11.9	1.03	18.1	3.6	23.40	2.572	0.49

表 39-4　血气分析指标

日期（2020 年）	pH	PCO_2（mmHg）	PO_2（mmHg）	HCO_3^-（mmol/L）	Lac（mmol/L）	BE	呼吸支持模式	吸氧浓度（mmol/L）
2 月 18 日	7.46	40	78	28	1.34	4.6	IPPV	0.5
2 月 19 日	7.51	38	64	30	1.22	6.8	IPPV	0.5
2 月 20 日	7.43	33	74	22	− 1.4	0.83	IPPV	0.5
2 月 23 日	7.47	37	76	27	1.4	3.4	IPPV ＋俯卧位 10 h	0.5
2 月 26 日	7.42	46	99	30	1.3	5	IPPV ＋俯卧位 16 h	0.4
2 月 28 日	7.39	58	79	35	1.09	4	IPPV ＋俯卧位 16 h	0.4
3 月 1 日	7.35	58	107	34	1.11	7	IPPV ＋俯卧位 10 h	0.4
3 月 3 日	7.36	57	98	32	1.16	6	IPPV	0.4
3 月 7 日	7.35	62	84	31	0.82	5	IPPV	0.45
3 月 13 日	7.44	47	114	31	1.38	4	IPPV	0.45
3 月 24 日	7.41	38	88	28	1.38	4	IPPV	0.3
3 月 26 日	7.41	45	110	28	1.27	1.3	高流量	0.4
3 月 30 日	7.38	51	142	30	0.82	3.9	鼻导管吸氧	0.3

表 39-5　新型冠状病毒核酸变化

日期（2020 年）	新型冠状病毒核酸	标本类型
2 月 19 日	（−）	抽出痰
2 月 20 日	（＋）	抽出痰
2 月 21 日	（＋）	抽出痰
2 月 22 日	（−）	抽出痰
2 月 23 日	（−）	抽出痰

空白处：因医生记录习惯不同，导致部分项目内容缺失

（−），尿培养（−），血清 GM、G 试验（−），患者体温正常，炎症指标逐步恢复正常，于 3 月 28 日改为头孢哌酮钠舒巴坦钠 3 g 每 8 h 1 次静脉滴注直至出院。

2. 呼吸治疗方案：患者经口气管插管呼吸机辅助呼吸（模式 PCV，吸氧浓度 60%，PC 12 ～ 18 cmH_2O，PEEP 6 ～ 8 cmH_2O），氧合指数最低 100 mmHg 伴 CO_2 潴留，肺顺应性差，脱机困难，根据胸部 X 线检查及血气分析多次调整呼吸机模式及参数，同时加强气道管理、俯卧位通气、体位引流、振动排痰、呼吸康复、肌力锻炼等，患者呼吸功能逐渐好转，逐步下调呼吸机支持力度，3 月 25 日行床旁气管镜检查并行镜下灌洗，脱机试验，3 月 26 日顺利拔除气管插管（置管共 53 天），给予经鼻高流量吸氧治疗，3 月 30 日出院时鼻导管吸氧（2 L/min）氧合指数＞ 300 mmHg。

3. 心脏方面：患者入院时血压低，NT-proBNP 9740 ng/L，心电图Ⅲ、aVF 导联可见 Q 波，部分导联 ST-T 异常，床旁超声检查提示肺水肿明显，考虑感染性休克合并心源性休克，给予去甲肾上腺素、特利加压素等血管活性药物维持血压，同时精细化容量管理、继续抗感染，纠正心力衰竭控制容量（给予重组人脑钠肽应用，正性肌力药米力农等），患者血压逐步稳定，连续复查 NT-proBNP 降至正常水平。心脏彩超提示肺动脉压增高至 54 mmHg，VTE 评分 9 分，静脉血栓栓塞风险很高，在给予抗凝预防血栓的基础上应用西地那非及米力农降低肺动脉压，每日监测心脏彩超及肺动脉压，出院时肺动脉压波动在 39 ～ 42 mmHg。3 月 25 日超声检查提示颈内静脉置管周围血栓形成（低分子量肝素剂量调整为

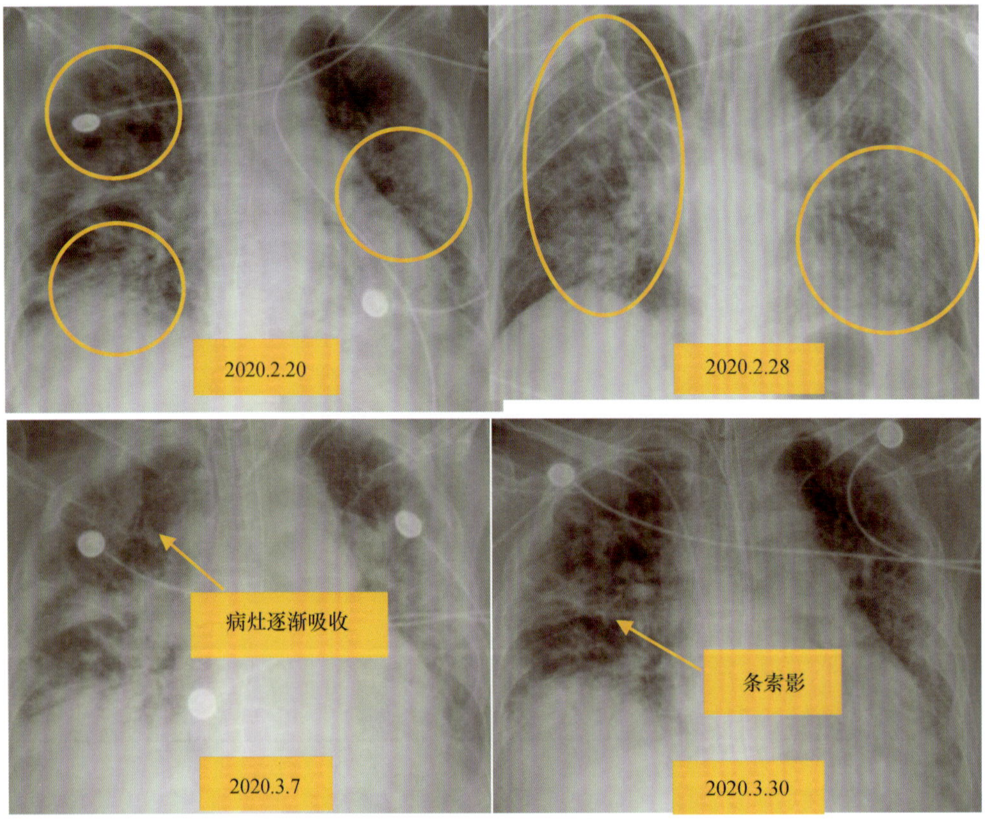

图 39-1　不同时期胸部 X 线。双肺散在片絮状影，迅速较前进展，经治疗后双肺病灶吸收消散，部分病灶呈条索样改变

5000 U 每 12 h 1 次皮下注射）。

4. 营养支持：患者营养状态差，给予肠内联合肠外营养支持治疗，发病时及治疗过程中患者反复出现腹部胀气，腹腔压力高，影响呼吸功能，通过灌肠、通便、促胃肠动力、调节胃肠菌群、中药应用等，腹部胀气明显改善。

5. 既往长期糖尿病病史，血糖控制差，给予静脉胰岛素应用，血糖保持在 8 ～ 10 mmol/L。

3 月 30 日转至当地医院进一步治疗，出院时患者生命体征平稳，鼻导管吸氧（2 L/min），血气分析提示 PaO_2 均大于 100 mmHg，氧合指数波动在 500 mmHg 左右，心肝肾功能、血常规、PCT、均正常。双上肢肌力 4 级，双下肢肌力 3 级，神经系统查体未见特殊。

病例 39-2

【入院病史采集】

患者男，54 岁。职业：自主职业。住址：湖北省某市。入院日期：2020 年 2 月 16 日，出院日期：2020 年 3 月 13 日，住院天数：26 天。

主诉：发热 10 天，呼吸困难 1 天。

现病史：患者于 2 月 5 日无明显诱因出现间断无规律发热，无畏寒、盗汗，无咳嗽、咳痰，无头晕、头痛，无恶心、呕吐等不适。体温最高 39℃，于当地医院就诊，胸部 CT 提示病毒性肺炎，2 月 11 日新型冠状病毒核酸（＋），2 月 15 日患者出现呼吸困难并逐渐加重，遂至我院，以“新冠肺炎 危重型；2 型糖尿病”收入我科。发病以来，患者精神、食欲、睡眠欠佳，体力下降，体重无改变。

既往史：患糖尿病 17 年，胰岛素控制血糖，否认高血压、冠心病，否认乙型肝炎、结核等病史。否认手术史、外伤史。无药物及食物过敏史。

流行病学史：患者否认武汉市旅居史，近期无动物及禽类接触史，但患者不排除武汉市等相关人员接触史。

【体格检查】

T 36.7℃，BP 179/95 mmHg，P 111 次 / 分，R 31 次 / 分，SpO_2 64%，平车推入病房，神志清，精神可，全身皮肤黏膜无黄染，皮肤干燥，口唇无明显发绀，双侧眼睑无水肿。双肺呼吸音粗，双下肺少许湿啰音，未闻及干啰音。心率 111 次 / 分，律齐，未闻及病理性杂音。腹平软，肝脾肋下未及，肠鸣音弱。双下肢无水肿。双侧病理征（－）。

【辅助检查】

2020 年 2 月 17 日随机 GLU 16.89 mmol/L ↑；肝功能：ALB 26.9 g/L ↓，胆碱酯酶 5011 U/L ↓；肾功能正常。

2020 年 2 月 18 日铁蛋白 979 ng/ml ↑。

2020 年 2 月 26 日 G 试验＋ GM 试验：真菌 D- 葡聚糖 174.8 pg/ml；曲霉菌半乳甘露聚糖 0.095 S/CO。

2020 年 2 月 28 日 G 试验＋ GM 试验：真菌 D- 葡聚糖 211.5 pg/ml。

2020 年 2 月 29 日新型冠状病毒核酸（－）。

2020 年 3 月 5 日 IL-6 4.71 pg/ml ↑。

2020 年 3 月 7 日 ESR 64 mm/h ↑；新型冠状病毒抗体 IgM/IgG：（＋）。

2020 年 3 月 10 日 IL-6 65.41 pg/ml ↑；复查胸部 CT：双肺病毒性肺炎治疗后复查，较前稍好转。

2020 年 3 月 13 日 IL-6 74.60 pg/ml ↑；ESR 23 mm/h ↑；DD 1.43 mg/L ↑。

血常规＋炎症指标（表 39-6）、生化指标＋凝血功能指标（表 39-7 和表 39-8）、血气分析指标（表 39-9）详见附表。

2020 年 2 月 17 日胸部 CT（图 39-2A）：双肺广泛、多发病变。心影增大。

2020 年 2 月 19 日胸部 CT（图 39-2B）：双肺各叶弥漫性分布大片状、斑片状及条片状磨玻璃样高密度灶，边缘模糊，其内密度不均匀，外带较明显。纵隔内可见淋巴结钙化。双侧胸膜粘连增厚。

2020 年 2 月 25 日胸部 CT（图 39-2C）：前片中的双肺各叶弥漫性分布大片状、斑片状及条片状磨玻璃样高密度灶范围局部缩小，大部分呈实性高密度影，边缘模糊，周缘肺纹理扭曲较前明显，左肺尖（Im7）、右肺下叶后基底段（Im40）见新发结节，较大直径 0.7 cm。纵隔内可见淋巴结钙化，上腔静脉内见置管影。双侧胸膜粘连增厚较前明显。

2020 年 2 月 29 日胸部 CT（图 39-2D）：双肺各叶弥漫性分布大片状、斑片状及条片状磨玻璃样高密度灶，右肺上、中、下叶部分病变较前新生，其余病变范围及密度较前相仿，大部呈实

表 39-6 血常规及炎症指标

日期（2020 年）	WBC（10^9/L）	NE%	LY（10^9/L）	EOS（10^9/L）	LY%	RBC（10^{12}/L）	Hb（g/L）	PLT（10^9/L）	CRP（mg/L）	PCT（ng/ml）	HCRP（mg/L）
2 月 17 日	11.44	92.4	0.35		3.1		143	230			
2 月 18 日	11.25	89.5			4.2				7.05	0.05	
2 月 19 日	9.45	88.4			5.3	4.81	135	217		0.07	
2 月 20 日		86.1	0.52	0.0	6.8		137	161			
2 月 21 日			0.38				正常	正常		0.07	
2 月 22 日	11.02	75.0			15.4	2.71	78	236		0.095	
2 月 23 日	8.85	73.1			17.4	2.84	82	186			
2 月 25 日	9.06	73.1			14.8	3.40	100	231		0.10	
2 月 26 日	8.26	70.6			17.4	3.34	100				
2 月 27 日					15.3	3.27	98		27.3		＞ 5.0
2 月 28 日	8.37	72.0			17.9	3.18	94	201			
2 月 29 日	7.82	69.9			18.2	3.17	95				
3 月 1 日	7.67		1.56				92			正常	
3 月 2 日	7.15	67.0	1.61		22.5	3.15	98	175			
3 月 7 日	4.21	39.2					97	303	5.27		

表 39-7　生化指标

日期（2020 年）	K（mmol/L）	Na（mmol/L）	胱抑素 C（mg/L）	CREA（μmol/L）	ALT（U/L）	AST（U/L）	GGT（U/L）	GLU（mmol/L）	CK-MB（U/L）	CK（U/L）	Hs-TNT（pg/ml）	ALB（g/L）
2 月 18 日	3.37	136.5				19		11.38		27	＜ 10.0	
2 月 19 日	3.52	137.5	1.20	51.0				9.83				
2 月 20 日							65					23.7
2 月 22 日	3.90	144.9	1.34	55.7	31		39	3.01				27.1
2 月 23 日	3.88	134.7		46.1				8.92				35.4
2 月 24 日				55.4				7.87				
2 月 25 日	4.15	135.5	0.93	57.1	18	15	31	10.46				37.1
2 月 28 日	3.36	138.4	0.89	60.7	13	19	34	6.80				33.0
3 月 1 日	3.62			36.2								33.3
3 月 3 日	3.61	135.3									10.0	
3 月 5 日	4.06	135.6		58.5	21	22						34.3
3 月 7 日	4.62	142.2		53.2				5.88	12	37		39.6

表 39-8　凝血功能指标

日期（2020 年）	PT（s）	INR	TT（s）	FDP（μg/ml）	APTT（s）	Fb（g/L）	DD（mg/L）
2 月 17 日							17.47
2 月 19 日	10.7	0.92	22.4		22.5	1.70	6.94
2 月 20 日							6.90
2 月 23 日			22.0			1.72	1.61
2 月 24 日				9.12		4.99	2.13
2 月 25 日	11.5	0.99	17.8		31.7	5.13	2.31
3 月 7 日	10.8				29.7		2.14

表 39-9　血气分析指标

日期（2020 年）	pH	PCO_2（mmHg）	PO_2（mmHg）	HCO_3^-（mmol/L）	Lac（mmol/L）	BE（mmol/L）
2 月 20 日	7.52		50.0			
2 月 22 日	7.46	47.0	70.0	31.7	1.3	8.7
2 月 26 日	7.43	45.0	59.0	28.5	1.6	4.8
3 月 1 日		38.9	58.8			

性高密度影，边缘模糊，周缘肺纹理扭曲较前相仿。纵隔内可见淋巴结钙化。双侧胸膜粘连增厚较前明显。

2020 年 3 月 4 日胸部 CT（图 39-2E）：双肺各叶弥漫性分布大片状、斑片状及条片状磨玻璃样高密度灶，右肺上叶前段、下叶后基底段片絮影范围稍扩大，大部呈实性高密度影，边缘模糊，周缘肺纹理扭曲。纵隔内可见淋巴结钙化。双侧胸膜粘连增厚较前明显。

2020 年 3 月 9 日胸部 CT（图 39-2F）：双肺各叶弥漫性分布大片状、斑片状及条片状磨玻璃样高密度灶，部分病灶范围较前稍缩小，部分病灶密度较前减低。纵隔内可见淋巴结钙化。双侧胸膜粘连增厚较前稍好转。

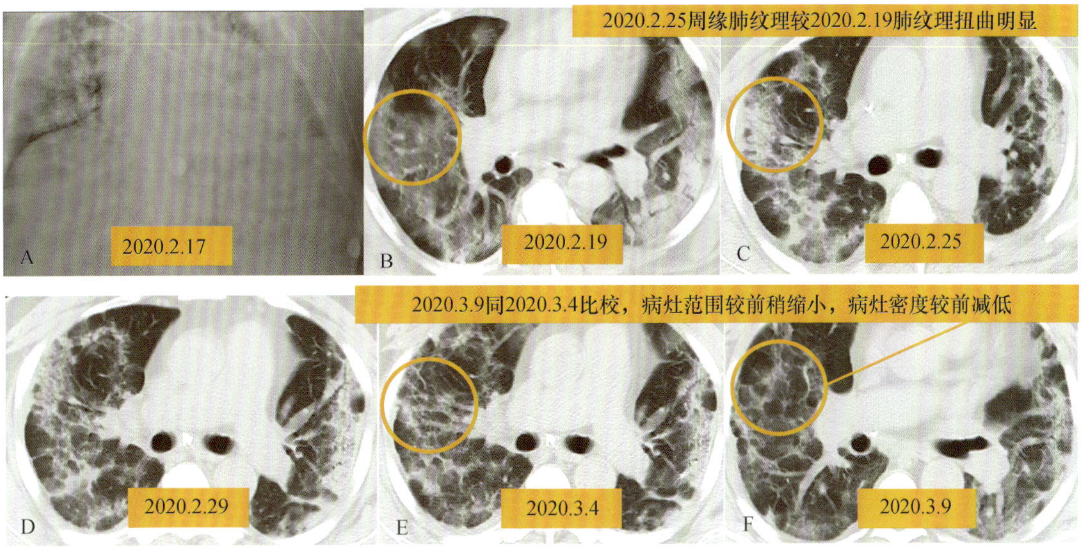

图 39-2　不同时期胸部 CT

【诊断】

①新冠肺炎 危重型。② 2 型糖尿病。③低钙血症。④低蛋白血症。

【治疗】

卧床休息，积极治疗基础疾病，保持能量摄入，维持水、电解质平衡及内环境稳定；注意生命体征监测，包括体温、呼吸、脉率和血氧饱和度。采用呼吸支持技术：经鼻高流量氧疗→无创呼吸机辅助呼吸序贯治疗、抗病毒（阿比多尔、洛匹那韦 / 利托那韦、利巴韦林、磷酸氯喹）、雾化吸入（重组人干扰素 α-2b）、抗感染（莫西沙星、头孢哌酮钠舒巴坦钠）、激素（甲泼尼龙）、中药、抑酸护胃止血（埃索美拉唑、奥曲肽）、改善贫血（红细胞悬液、血浆、冷沉淀）、监测血糖并积极控制（甘精胰岛素）、免疫疗法（托珠单抗）、预防深静脉血栓（依诺肝素），对症支持治疗，预防并发症及药物不良反应，减少药物相互作用诱发的肝、肾损伤或心血管异常。

【诊治思路＋治疗经验】

此组患者均患有糖尿病，高糖状态、胰岛素缺乏以及代谢紊乱会导致机体免疫细胞抵抗外界病原体的能力减弱，因此糖尿病患者较易出现免疫力低下。长期血糖控制不佳会导致发生各种细菌、真菌等感染，一旦发生肺部感染多属重症，血糖将更佳难以控制，导致病情恶化，形成恶性循环。在此基础上易发生多器官功能障碍，死亡率较高。

糖尿病合并新冠肺炎患者常出现以下并发症：①血糖急速上升：当人体被病毒感染后，可分泌肾上腺素等物质，导致血糖上升，甚至诱发细胞因子风暴，此时血糖会急速上升。此外，使用激素也会导致血糖上升，严重时可出现酮症酸中毒。②继发性感染：糖尿病患者通常存在免疫失衡，抵抗力较弱，可能出现继发性细菌感染，甚至败血症。

危重型患者的康复治疗（图 39-3）非常重要，其中气道管理也是肺康复治疗的重要组成部分，包括气道廓清技术，气管镜吸痰及灌洗治疗、机械排痰、体位引流、痰液清除等，也包括呼吸肌力及膈肌功能锻炼、四肢功能锻炼、被动锻炼及主动功能锻炼，是保证困难撤机患者顺利脱机拔管的关键。

【知识拓展】

新冠肺炎患者休克的常见原因及机制

重型新冠肺炎患者的病程早期以呼吸衰竭为主，休克及循环衰竭并不多见。病程后期可出现休克和低血压，需要仔细鉴别。

1. 心源性休克　对于既往有冠状动脉粥样硬化性心脏病及其他心脏疾病的患者，严重低氧血症将导致原有心脏疾病加重，可引发心源性休克。

很多新冠肺炎患者血清（超敏）肌钙蛋白水平明显升高，甚至超过正常值上限的百倍。推测

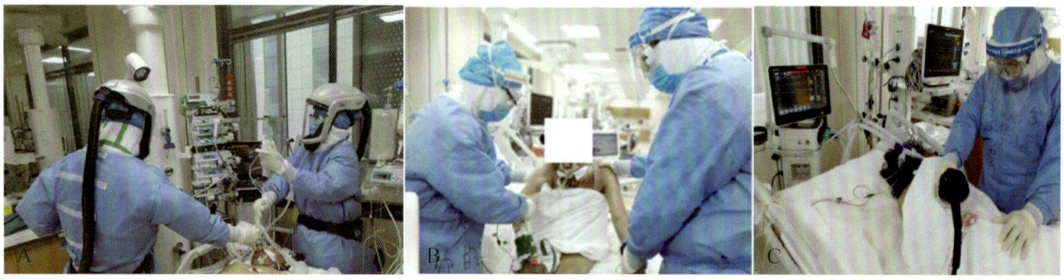

图 39-3　各项诊疗操作图。A. 气管镜检查 + 气管插管。B. 患者康复锻炼。C. 机械排痰

（超敏）肌钙蛋白升高不仅是心肌缺氧性损害的结果，更可能是病毒对心肌造成的直接损伤。尽管多数患者在（超敏）肌钙蛋白水平升高时并未合并室性心律失常或心源性休克等病毒性心肌炎的常见表现，且心脏超声也缺乏特异性表现，但随着疾病不断进展，仍有部分患者出现心脏抑制甚至心源性休克，临床预后极差。

2. 失血性休克　由于患者连续高热，进食进水不足，可能导致前负荷不足。如不能及时干预纠正，将有可能进展为失血性休克。部分进行血液净化和使用利尿剂的患者，由于容量监测不足或不及时，也会因过度脱水或利尿导致低容量性休克。

3. 感染性休克　感染性休克并不多见，通常较晚出现。临床上可观察到患者体温、血常规及炎症指标（如 PCT、CRP 等）一度平稳后再次升高，气道内脓性痰，肺部影像学改变加重，提示出现医院获得性肺炎 / 呼吸机相关性肺炎。部分患者由于实施 ECMO、连续性肾脏替代治疗（CRRT）或中心静脉、股静脉插管而导致植入物相关性血流感染。

4. 梗阻性休克　肺顺应性差、镇静程度不足的患者在实施高水平 PEEP、挽救治疗中的肺复张治疗时，有可能导致气胸和纵隔气肿。特别是接受有创机械通气的患者，可由于张力性气胸导致梗阻性休克。也可见静脉血栓栓塞导致的梗阻性休克。

5. 其他　气管插管时的麻醉诱导和有创机械通气时不恰当的深度镇静均可导致低血压。

以上各型休克、麻醉诱导及镇静不当可以并存，增加了诊断与鉴别诊断的难度。当鉴别诊断出现困难，不能判定休克原因时，可进行必要的血流动力学监测。对于重型及危重型新冠肺炎患者，应选择简便易维护的血流动力学监测技术，不建议床旁实施技术复杂的有创血流动力学监测。重型及危重型新冠肺炎患者应常规给予间断无创血压监测。当无创血压监测不能满足诊疗需要时，可选择有创血压监测、中心静脉导管和床旁超声。可按照急诊床旁超声快速诊断不明原因休克的 THIRD 流程（表 39-10），针对心脏和呼吸系统进行评估，提高诊断的准确性[1]。

参考文献

[1] 中华医学会重症医学分会，中国医师协会重症医学医师分会，中国病理生理学会危重病医学专业委员会 . 重症新型冠状病毒肺炎管理专家推荐意见 . 中华重症医学电子杂志，2020，6（1）：1-11.

表 39-10　急诊休克病因快速鉴别 THIRD 流程

缩写	全称	内容
T	tamponade	有无心包积液，判断是否心包填塞
	tension pneumothorax	筛查气胸肺部超声表现，判断是否张力性气胸
H	heart	评估心脏、主动脉结构及功能（见 SMART 原则）
I	inferior vena cava	评估下腔静脉
R	respiratory system	评估呼吸系统（见 3P 原则）
D	deep venous thrombosis	扫查下肢深静脉有无血栓
	dissection	扫查腹主动脉有无内膜片及局限扩张

病例 40　危重型新冠肺炎导致脓毒症休克 3 例

（张　骅　张自艳　秦　林　杜英臻　陈　辉　苏　俊　杨高怡）

病例 40-1

【入院病史采集】

患者女，69 岁。职业：无。住址：湖北省某市某小区。入院日期：2020 年 2 月 11 日，死亡日期：2020 年 2 月 28 日，住院天数：18 天。

主诉： 乏力伴咳嗽近 2 周，发热 1 天。

现病史： 患者入院前近 2 周无明显诱因感四肢乏力，伴间断咳嗽，咳少许白色黏液痰，无发热，无恶心、呕吐、腹泻等不适。2 月 10 日下午出现发热，体温达 37.8℃伴活动后气促。无胸痛等不适。到湖北省某市中心医院（三级甲等）发热门诊就诊，胸部 CT 示双侧病毒性肺炎，实验室检查：WBC 4.31×10^9/L，NE% 55.2%，LY% 36.8%，CRP 38.59 mg/L。门诊以“新冠肺炎？”收入院观察。起病以来，患者精神、食欲及睡眠欠佳，大小便无特殊，体力、体重无变化。

既往史： 有糖尿病病史近 18 年，否认高血压病史，否认食物及药物过敏史，否认其他手术及病史。

流行病学史： 患者儿媳妇于 2020 年 2 月 8 日被确诊为新冠肺炎，患者与其有接触史。

【体格检查】

T 38 ℃，P 80 次 / 分，R 20 次 / 分，BP 120/65 mmHg，SpO_2 97%（不吸氧静息状况下）。神清，查体合作。颈软，全身皮肤黏膜无黄染，浅表淋巴结无肿大。口唇无发绀，咽无充血，扁桃体无肿大。双肺呼吸音粗，未闻及干、湿啰音。心率 80 次 / 分，律齐，无杂音。腹平软，无压痛、反跳痛，肝脾肋下未及。下肢无水肿。

【辅助检查】

2020 年 2 月 11 日新型冠状病毒核酸（＋）；肺炎支原体衣原体：肺炎支原体 IgG 111.00 AU/ml ↑，肺炎衣原体 IgG 202.00 AU/ml ↑。

2020 年 2 月 21 日血气分析：pH 值 7.23 ↓，PCO_2 66.0 mmHg ↑，实际 HCO_3^- 27.6 mmol/L ↑，Lac 2.6 mmol/L ↑。

2020 年 2 月 22 日胱抑素 C 1.41 mg/L，Lac 1.24 mmol/L。

2020 年 2 月 23 日痰培养：口腔正常菌群生长（WBC ＜ 25/LP，EPC ＜ 10/LP）；嗜血杆菌培养：未检出流感嗜血杆菌。血气分析：pH 值 7.23，PCO_2 69.0 mmHg ↑，PO_2 57.0 mmHg ↓，SO_2 83% ↓；Ca 1.05 mmol/L ↓；DD 11.03 mg/L ↑。

2020 年 2 月 24 日 PCT 9.36 ng/ml ↑。

2020 年 2 月 25 日床边 B 超：下腔静脉宽度 18 cm，双肺大量 B 线，双侧胸腔积液。心功能尚可。

2020 年 2 月 26 日枸橼酸抗凝中，G 试验＋GM 试验：真菌 D- 葡聚糖 537.9 pg/ml；曲霉菌半乳甘露聚糖 0.253 S/CO。

2020 年 2 月 27 日痰培养：检出黄曲霉（WBC ＞ 25/LP，EPC ＞ 10/LP）；尿培养及鉴定：白色念珠菌。肾功能未见异常。

血常规及炎症指标（表 40-1）、生化指标＋凝血功能（表 40-2 和表 40-3）详见附表。

2020 年 2 月 10 日急诊胸部 CT（图 40-1）：双侧胸廓对称，纵隔居中，双肺中外带见多发斑片样、扇形磨玻璃密度影，另见双肺上叶小点状钙化。心影不大。胸膜不厚，双侧未见胸腔积液，纵隔及腋窝未见肿大淋巴结影。主动脉管壁钙化。

2020 年 2 月 18 日胸部 CT（图 40-2）：复查，与前片对比：双侧胸廓对称，纵隔居中，双肺可见多发斑片样、扇形磨玻璃密度影，病灶较前明显增多。另见双肺上叶小点状钙化。心影不大。胸膜不厚，双侧未见胸腔积液，纵隔及腋窝未见肿大淋巴结影。主动脉管壁钙化。

2020 年 2 月 19 日胸部 CT：双中下肺透亮度下降，呈磨玻璃改变，左肺为著，心膈未见异常。

【入院诊断】

①新冠肺炎 普通型。② 2 型糖尿病。

表 40-1　血常规及炎症指标

日期（2020 年）	WBC（10^9/L）	NE%	LY（10^9/L）	LY%	RBC（10^{12}/L）	Hb（g/L）	PLT（10^9/L）	CRP（mg/L）	PCT（ng/ml）	ESR（mm/h）
2 月 11 日	4.55	65.0		25.3		144		45.10	0.15	37
2 月 19 日	4.31	55.2		36.8				38.59		
2 月 21 日	23.16	89.1		6.1					0.19	
2 月 22 日	23.33	91.5		5.5	4.24	133	59		1.06	
2 月 23 日	10.26	90.0		5.2	3.09	97	32		1.06	
2 月 25 日		90.5		6.7		82	27		3.11	
2 月 26 日	6.24	86.1	0.49	7.9	2.75	88	101		4.51	
3 月 5 日	16.44	89.5		6.5		87	108		1.73	

表 40-2　生化指标

日期（2020 年）	K（mmol/L）	Na（mmol/L）	CREA（μmol/L）	ALT（U/L）	AST（U/L）	GGT（U/L）	GLU（mmol/L）	Hs-TNT（pg/ml）	BNP（pg/ml）	ALB（g/L）
2 月 11 日			38.2		36	47	11.82			39.4
2 月 21 日					44	70	10.09	51.9		29.5
2 月 22 日	3.77	144.6	55.9	26		58	9.06			29.4
2 月 23 日	正常	正常	正常			58		270.4		29.4
2 月 24 日	6.40		153.0				16.47			
2 月 25 日			104.7	82	138	140	21.00	157.0	373.9	32.5
2 月 26 日	正常	正常	正常	78	136	128				

表 40-3　凝血功能指标

日期（2020 年）	PT（s）	INR	TT（s）	FDP（μg/mL）	APTT（s）	Fb（g/L）	DD（mg/L）
2 月 21 日				74.88			22.72
2 月 24 日	14.0			54.79			15.50
2 月 26 日	19.7	1.73		41.99			9.65
2 月 27 日	35.3			39.57			8.44

空白处：因医生记录习惯不同，导致部分项目内容缺失

【治疗】

卧床休息，积极治疗基础疾病，保持能量摄入，维持水、电解质平衡及内环境稳定；注意生命体征监测，包括体温、呼吸、脉率和血氧饱和度。入 ICU 治疗，采用呼吸支持技术：经鼻高流量氧疗→无创呼吸机辅助呼吸→有创呼吸机辅助呼吸序贯治疗、血液净化（CRRT）、抗病毒（洛匹那韦 / 利托那韦、阿比多尔、磷酸氯喹、利巴韦林）、雾化吸入（重组人干扰素 α-2b）、抗感染（莫西沙星、头孢哌酮钠舒巴坦钠、亚胺培南 / 西司他丁、替考拉宁、伏立康唑）、增强免疫力（免疫球蛋白）、止咳化痰、糖皮质激素（甲泼尼龙、氢化可的松）、中药（连花清瘟胶囊、清肺排毒汤）、营养支持（肠道营养混悬液）、止咳化痰抗纤维化（氨溴索、乙酰半胱氨酸）、大剂量维生素 C 治疗、肠道微生态调节剂（双歧杆菌三联活菌胶囊）、抗凝（依诺肝素）、护肝降酶（异甘草酸镁）、病毒灭活新冠肺炎恢复期冰冻血浆、纠正贫血、血小板减少、补充凝血因子（血小

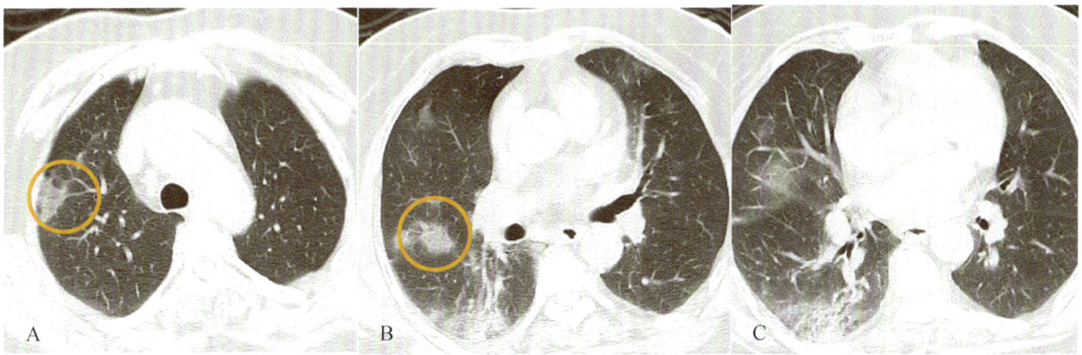

图 40-1 2020 年 2 月 10 日胸部 CT。双肺多发磨玻璃影（黄色圆框）

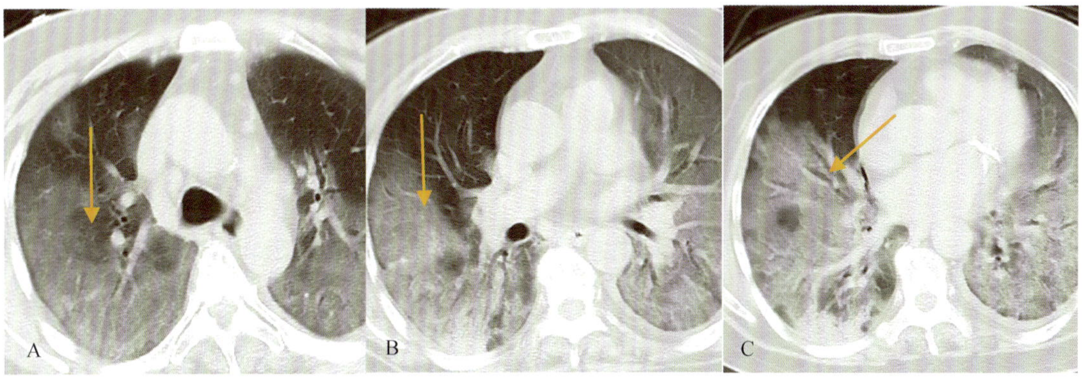

图 40-2 2020 年 2 月 18 日胸部 CT。白肺，病变内血管影增粗，其内见充气支气管征（黄色箭头）

板、红细胞悬液、新鲜灭活冰冻血浆、冷沉淀）、降糖（胰岛素）、血管活性药等对症支持治疗。2020 年 2 月 28 日 02:21 临床死亡。

【死亡诊断】

①泌尿系统感染 呼吸机相关性肺炎 脓毒症 脓毒症休克。②新冠肺炎 危重型 急性呼吸窘迫综合征 呼吸衰竭。③多器官功能障碍综合征：急性肾损伤 肝功能损伤 弥散性血管内凝血。④ 2 型糖尿病。

病例 40-2

【入院病史采集】

患者女，78 岁，职业：退休职工，单位：湖北省某市针织局。入院日期：2020 年 2 月 6 日，死亡日期：2020 年 2 月 18 日，住院天数：12 天。

主诉：乏力、食欲缺乏 5 天。

现病史：患者于入院前 5 天自觉受凉后出现乏力、食欲减退，无咳嗽、咳痰、发热、呼吸困难等不适，急至医院就诊，予以抗感染、雾化、抗病毒等对症支持治疗，住院期间 2 月 5 日咽拭子新型冠状病毒核酸（＋），查 CT 示双肺病毒性肺炎表现，至我院就诊，门诊以“新冠肺炎”收住我科。发病以来，患者精神、食欲及睡眠欠佳，体力、体重较前下降。

既往史：2 型糖尿病病史多年。否认高血压、冠心病、肝炎、结核病史；否认食物、药物过敏史。

流行病学史：患者无武汉市旅居史，无武汉市相关人员接触史，否认家属发热及呼吸道症状。

【体格检查】

T 37.2℃，BP 108/71 mmHg，P 74 次 / 分，SpO_2 95%（经鼻高流量氧疗）。神清，查体合作。颈软，全身皮肤黏膜无黄染，浅表淋巴结无肿大。口唇无发绀，咽无充血，扁桃体无肿大。双肺呼吸音正常，未闻及干、湿啰音。心率 80 次 / 分，律齐，无杂音。腹平软，无压痛、反跳痛，肝脾肋下未及。下肢无水肿。

【辅助检查】

2020 年 2 月 17 日 G 试验＋ GM 试验：真菌 D- 葡聚糖 171.9 pg/ml。床旁超声：胸部上蓝点、下蓝点、PLUS 点可见明显 B 线。

血常规＋炎症指标（表 40-4）、生化指标＋凝血功能（表 40-5 和表 40-6）、血气分析（表 40-7）详见附表。

2020 年 2 月 9 日、2 月 11 日、2 月 16 日胸部 X 线检查（图 40-3）：双中下肺大量网线影，左侧为著，为大量间质性改变。心膈未见异常。

【诊断】

①新冠肺炎 危重型 呼吸衰竭。② 2 型糖尿病。

表 40-4 血常规及炎症指标

日期（2020 年）	WBC（10^9/L）	NE%	LY（10^9/L）	LY%	RBC（10^{12}/L）	Hb（g/L）	PLT（10^9/L）	CRP（mg/L）	HCRP（mg/L）	PCT（ng/ml）
2 月 5 日	8.66	95.4	0.28	3.2						0.28
2 月 8 日	14.89	95.0	0.45	3.0	4.41	124	89			
2 月 9 日	17.14	95.4		2.3	4.33	123	123			
2 月 11 日	20.37	97.3		0.9	4.25	120	98	32.6	＞ 5.0	
2 月 12 日	25.26	97.2		0.6		98	109	20.2	＞ 5.0	
2 月 13 日	26.62	98.0	0.21	0.8	3.36	95	133			0.269
2 月 14 日	31.27	97.3		0.6	3.11	87	146			0.895
2 月 15 日	25.26	97.2		0.6		98	109	20.2	＞ 5.0	
2 月 16 日	39.70	97.6	0.40	1.0	3.45	100	161			
2 月 17 日	26.01	96.1	0.75	2.9						0.74

表 40-5 生化指标

日期（2020 年）	K（mmol/L）	Na（mmol/L）	CREA（μmol/L）	ALT（U/L）	AST（U/L）	GGT（U/L）	GLU（mmol/L）	CK（U/L）	CK-MB（U/L）	Hs-TNT（pg/ml）	BNP（pg/ml）	ALB（g/L）
2 月 5 日	4.30	134.9	91.0	21	32					＜ 10.0	127.0	27.8
2 月 8 日	2.53	145.2	125.4	16	42	13	12.0					35.7
2 月 11 日	3.94	145.8	133.8	20	40		3.26					30.4
2 月 12 日	4.53	156.2	161.0									32.3
2 月 13 日	4.35		181.3									
2 月 14 日	4.22	148.0	208.4		62			2919	49	4569.9		
2 月 15 日	4.53	156.2	161.0				3.26					32.3
2 月 16 日	4.43		309.5							3084.2	794.3	31.7
2 月 17 日	3.03	149.6	239.8									

表 40-6 凝血功能指标

日期（2020 年）	PT（s）	INR	TT（s）	FDP（μg/ml）	APTT（s）	Fb（g/L）	DD（mg/L）
2 月 6 日				99.12		4.60	30.87
2 月 9 日	13.6				25.0	0.97	58.17
2 月 11 日	14.3				23.9		44.13
2 月 13 日	17.8	1.55			30.0	1.15	9.40
2 月 16 日	17.0	1.48			27.0		5.64
2 月 17 日	16.0	1.38				1.60	5.45

表 40-7 血气分析指标

日期（2020 年）	pH	PCO_2（mmHg）	PO_2（mmHg）	HCO_3^-（mmol/L）	Lac（mmol/L）	BE（mmol/L）
2 月 6 日	7.440	27.0	43.0		1.9	− 4.6
2 月 10 日	7.580	29.0	47.0	29.2	3.1	5.7
2 月 11 日	7.490	34.0	40.0		4.9	2.7
2 月 17 日	0.154	55.7	45.8		7.1	− 10.17

空白处：因医生记录习惯不同，导致部分项目内容缺失

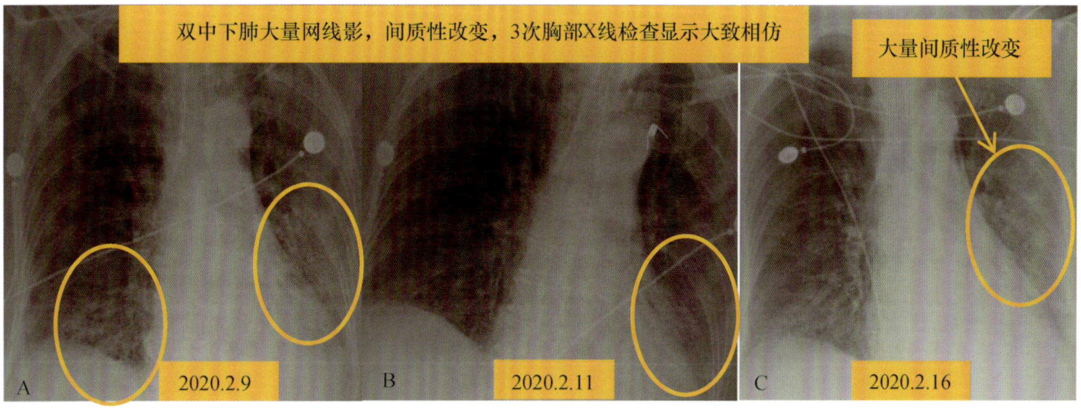

图 40-3 不同时期胸部 X 线检查

【治疗】

卧床休息，积极治疗基础疾病，保持能量摄入，维持水、电解质平衡及内环境稳定；注意生命体征监测，包括体温、呼吸、脉率和血氧饱和度。采用呼吸支持技术：经鼻高流量氧疗→无创呼吸机辅助呼吸→有创呼吸机辅助呼吸。床边血液净化、抗病毒（奥司他韦＋洛匹那韦 / 利托那韦）、雾化吸入（重组人干扰素 α-2b）、抗感染（莫西沙星、头孢哌酮钠舒巴坦钠、美罗培南、替考拉宁、伏立康唑），糖皮质激素（甲泼尼龙）、增强免疫力（免疫球蛋白）、抗凝（依诺肝素）、中药（血必净）、营养支持（肠道营养混悬液）、肠道微生态调节剂（枯草杆菌二联活性胶囊）、输血（红细胞悬液）、维持血压（去甲肾上腺素泵入）等对症支持治疗。

【死亡诊断】

①新冠肺炎 危重型 呼吸衰竭 ARDS 脓毒血症 感染性休克 病毒性心肌炎 心源性休克 急性肾衰竭。② 2 型糖尿病。

病例 40-3

【入院病史采集】

患者男，82 岁。职业：退休工人。住址：湖北省某市城区化纤厂家属院。入院日期：2020 年 2 月 2 日，死亡时间：2020 年 2 月 22 日，住院天数：21 天。

主诉：咽痛、咳嗽 2 天伴发热 1 天。

现病史：患者于入院前 2 天无明显诱因出现咽痛，偶有轻度咳嗽伴乏力，于我院急诊科就诊，测体温 38.1 ℃，未诉其他特殊不适。胸部 CT：双肺多发磨玻璃影，疑似病毒性肺炎，遂以“病毒性肺炎”收入我科治疗。发病以来，患者精神、食欲及睡眠欠佳，体力、体重无下降。

既往史：高血压病史多年，血压最高 150/100 mmHg，未规律服药。2017 年行心脏支架手术。否认糖尿病、乙型肝炎、结核等特殊病史。否认手术史、外伤史。吸烟史，2 ～ 3 包 / 天，2015 年戒烟。偶有饮酒。无药物及食物过敏史。

流行病学史：有武汉市旅居史，患者亲属于 1 月 19 日从武汉市回湖北省某市，其配偶确诊为新冠肺炎。

【体格检查】

T 37℃，P 105 次 / 分，R 25 次 / 分，BP 167/115 mmHg，SPO_2 99%。神清，查体合作。颈软，全身皮肤黏膜无黄染，浅表淋巴结无肿大。口唇无发绀，咽无充血，扁桃体无肿大。双肺呼吸音正常，未闻及干、湿啰音。心率 105 次 / 分，律齐，无杂音。腹平软，无压痛、反跳痛，肝脾肋下未及。下肢无水肿。

【辅助检查】

2020 年 2 月 3 日 GLU 9.5 mmol/L ↑。2 月 12 日 GLU 7.2 mmol/L ↑。

2020 年 2 月 16 日铁蛋白＞2000。2020 年 2 月 17 日尿液分析：白细胞 295.1/μl ↑，白细胞：53.1/HP，类酵母菌数量 3908.0/μl，类酵母菌定性（＋）；PCT 逐渐升高，达 12.93 ng/ml ↑；G 试验＋ GM 试验：真菌 D- 葡聚糖 1453.8 pg/ml。2 月 20 日 BNP 169.0 pg/ml ↑。

2020 年 2 月 19 日超声：下腔静脉宽度 1.7 cm，CVP 9 mmHg。心电图：窦性心动过速，房性期前收缩，不完全性右束支传导阻滞，T 波改变。

血常规＋炎症指标（表 40-8）、生化指标＋凝血功能（表 40-9 和表 40-10）、血气分析（表 40-11）、新型冠状病毒核酸变化（表 40-12）详见附表。

2020 年 2 月 1 日胸部 CT（图 40-4A）：双肺纹理增强，双肺弥漫分布磨玻璃样高密度影，以双上肺为著，较大者位于右肺上叶，截面约

表 40-8　血常规及炎症指标

日期（2020 年）	WBC（10^9/L）	NE%	LY（10^9/L）	EOS（10^9/L）	LY%	RBC（10^{12}/L）	Hb（g/L）	PLT（10^9/L）	PCT（ng/ml）
2 月 3 日			0.72	0.0	14.9				
2 月 10 日	11.47	94.3	0.42		3.7	4.09	138	191	
2 月 11 日	12.04	93.6			3.4	4.03	135	222	
2 月 12 日	10.91	92.9	0.37	0.0	3.4	3.91			
2 月 14 日	12.59	92.4			4.8	4.06	134	188	
2 月 15 日	13.84	92.4	0.53		3.8	4.24			
2 月 16 日	13.44	92.8	0.60		4.5	3.44		203	
2 月 18 日	21.12	92.9				3.56	122	232	
2 月 20 日	19.34	96.3					99	168	3.65

表 40-9　生化指标

日期（2020 年）	K（mmol/L）	Na（mmol/L）	CREA（μmol/L）	胱抑素 C（mg/L）	ALT（U/L）	AST（U/L）	GLU（mmol/L）	CK-MB（U/L）	Hs-TNT（pg/ml）	Mb（ng/ml）	ALB（g/L）
2 月 5 日	3.29	134.0	143.7			42	8.85	341	66.9	310.1	39.4
2 月 10 日	3.15		119.0								
2 月 11 日	3.55	140.7	102.9	2.12							
2 月 14 日	3.86	135.3	96.7								
2 月 15 日		134.7		2.34							
2 月 16 日	3.87	135.9	95.1								
2 月 18 日			124.4	2.39			6.76				25.2
2 月 20 日	3.48		142.3				10.35		754.3	＞1200.0	22.4
2 月 21 日			224.3		135	594					

表 40-10 凝血功能指标

日期（2020 年）	PT（s）	INR	TT（s）	FDP（μg/ml）	APTT（s）	Fb（g/L）	DD（mg/L）
2 月 10 日	11.1	0.96			27.6	8.39	6.95
2 月 11 日	10.4				22.1		9.68
2 月 12 日				66.14		5.53	18.09
2 月 20 日	15.5					6.73	26.41
2 月 21 日	24.4	2.15	19.2	66.86	62.8	4.16	18.69

表 40-11 血气分析指标

日期（2020 年）	pH	PCO_2（mmHg）	PO_2（mmHg）	HCO_3^-（mmol/L）	Lac（mmol/L）	BE（mmol/L）
2 月 3 日	7.47			27.1		
2 月 10 日	7.49	44.0	57.0	31.9	2.3	9.1
2 月 11 日	7.50	42.0	62.0		1.9	8.7
2 月 12 日			53.0	28.7	2.4	5.2
2 月 19 日	7.40	41.0	67.0		3.3	
2 月 21 日	7.13	56.0		17.1	15.0	− 10.1

空白处：因医生记录习惯不同，导致部分项目内容缺失

表 40-12 新型冠状病毒核酸变化

日期（2020 年）	新型冠状病毒核酸	标本类型
2 月 2 日	可疑	口咽拭子
2 月 3 日	可疑	口咽拭子
2 月 4 日	（＋）	口咽拭子

5.2 cm×4.7 cm；左肺下叶肺大疱。双肺门影不大。气管及各支气管通畅。主动脉及冠状动脉钙化，纵隔内未见明显淋巴结肿大。

2020 年 2 月 9 日胸部 X 线检查（图 40-4B）：右上中肺、左中下肺大片边缘模糊影，考虑感染性病变，心膈未见异常。

2020 年 2 月 14 日胸部 X 线检查（图 40-4C）：复查，与前片比较。右肺、左中下肺大量团絮状边缘模糊影较前增多、范围扩大，右肺增多明显，考虑感染性病变较前进展，右肺进展明显。

2020 年 2 月 18 日胸部 CT（图 40-4D）：与前片比较：双肺新见大量片絮影、条片影，密度不均，边界模糊不清。纵隔淋巴结增多、增大，心包未见积液。左侧少量胸腔积液。

【入院诊断】

①新冠肺炎 危重型。②高血压 3 级 很高危。③冠心病 支架置入术后。

【治疗】

告病重，积极治疗基础疾病，维持水、电解质平衡及内环境稳定；密切监测生命体征、指氧饱和度等。采用呼吸支持技术：持续高流量给氧→无创呼吸机→气管插管呼吸机辅助呼吸、抗感染（莫西沙星、头孢哌酮钠舒巴坦钠、美罗培南、卡泊芬净、去甲万古霉素）、抗病毒（洛匹那韦 / 利托那韦、阿比多尔、磷酸氯喹、利巴韦林）、雾化吸入（重组人干扰素 α-2b）、激素（甲泼尼龙 20 mg，每日 1 次，2 月 12 日至 2 月 15 日）、增强免疫力（丙种球蛋白、胸腺法新、免疫球蛋白）、中药（血必净）、纠正贫血（去白细胞悬浮红细胞）、血液净化治疗（CVVHDF ＋ HP 模式，枸橼酸钠抗凝）、维持血压（大剂量血管活性药物）等对症支持治疗，预防并发症

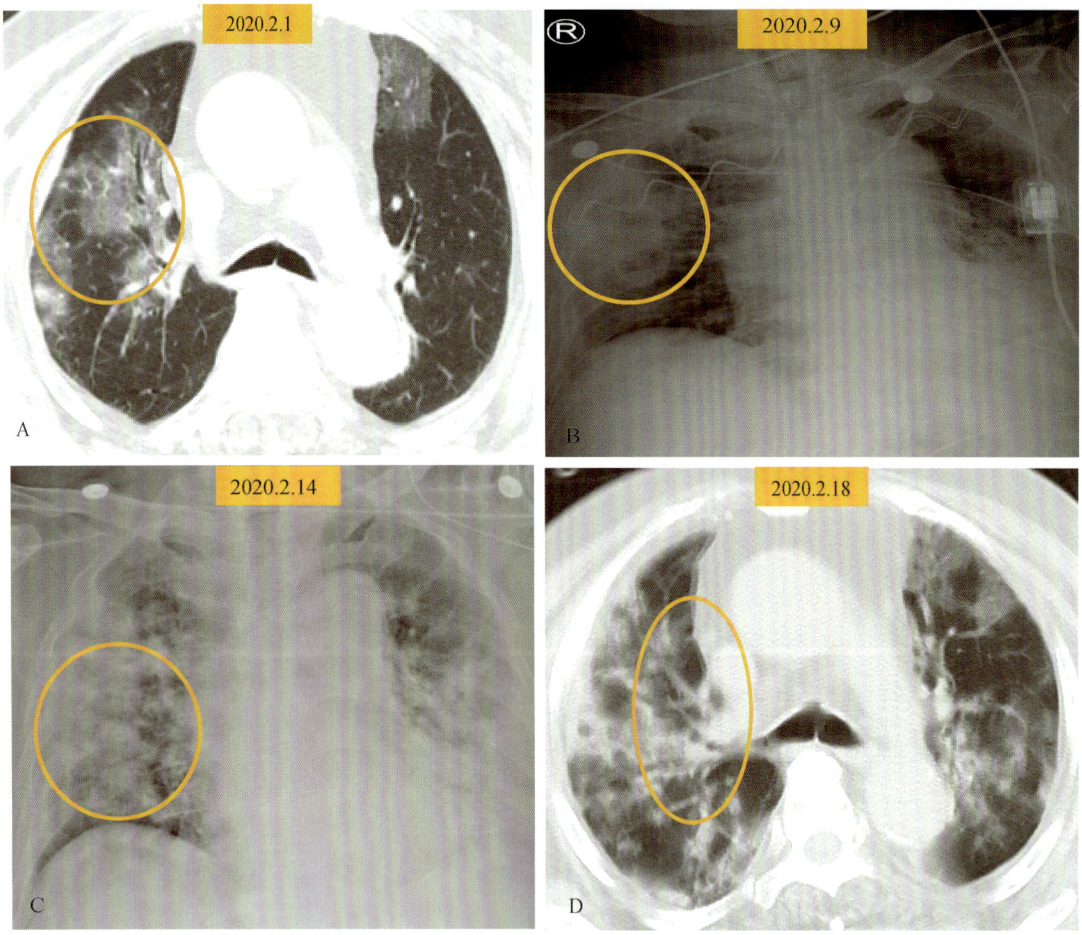

图 40-4 胸部 CT。双肺弥漫分布磨玻璃高密度影，右肺为甚，感染灶进展明显

及药物不良反应，减少药物相互作用诱发的肝、肾损伤或心血管异常。

【死亡诊断】

①泌尿系统真菌感染 脓毒症 感染性休克 脓毒症心肌病。②新冠肺炎 危重型。③冠心病 支架置入术后。④高血压 3 级 很高危。⑤急性肾功能不全 低钾血症。

【诊治思路+治疗经验】

此组患者的临床结局均为死亡，且均合并泌尿系统感染导致脓毒症休克而出现肾功能不全的表现。一项纳入 59 例新冠肺炎患者的研究显示，63%（32/51）的患者出现蛋白尿，分别有 19%（11/59）和 27%（16/59）的患者血肌酐和尿素氮水平升高，提示肾功能不全在新冠肺炎患者中较常见。因此，研究人员强烈建议在监测新冠肺炎患者的肾功能时要格外谨慎，应尽早保护肾功能，包括应用连续性肾脏替代治疗（CRRT）等。

有研究分析了 85 例经实验室确诊的新冠肺炎患者，同时收集了估算的肾小球滤过率（eGFR）、血肌酐、尿素及其他临床参数，并使用苏木精和曙红染色（HE 染色）分析了另外 6 例死亡患者的肾组织，通过免疫组织化学检测了病毒核壳蛋白（NP）抗原的原位表达。研究发现，新型冠状病毒可以直接感染肾小管（免疫组织化学表明新型冠状病毒 NP 抗原在肾小管中积累），从而导致急性肾小管损伤。此外，eGFR 的改善将提高急性肾衰竭（ARF）合并新冠肺炎患者的生存率[1]。

【知识拓展】

血液净化的应用[2]（图 40-5）

血液净化技术包括 CRRT、血液 / 血浆灌流、吸附、血浆置换等模式。血液净化治疗重型及危重型新冠肺炎的基本原理主要包括以下几点：①清除肌酐、尿素氮等代谢产物及通过对流、吸附或血浆置换来清除各种炎症介质，重塑免疫稳

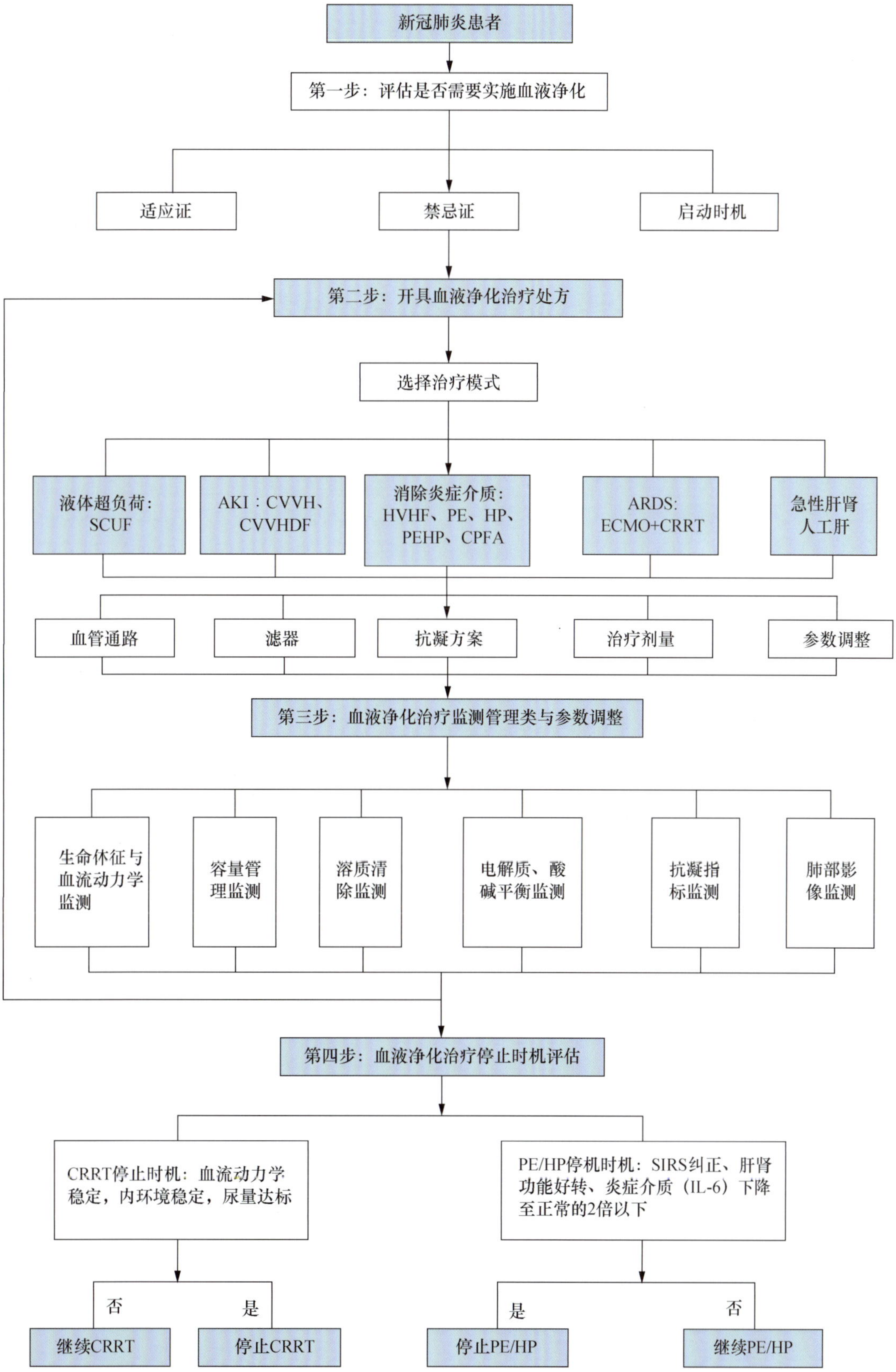

图 40-5 血液净化治疗重型新冠肺炎患者流程图。SCUF，为缓慢持续超滤；AKI，急性肾损伤；CVVH，连续静-静脉血液滤过；CVVHDF，连续静-静脉血液透析滤过；HVHF，高容量血液滤过；PE，血浆置换；HP，血液灌流；CPFA，连续血浆滤过吸附；ECMO，体外膜肺氧合；CRRT，持续性肾脏替代治疗；SIRS，全身炎症反应综合征；IL-6，白介素 -6

态。②调控容量，纠正液体过负荷，有助于维持重症患者血流动力学稳定。③纠正电解质及酸碱平衡紊乱，维持内环境稳定。④控制高热。⑤与ECMO联用起到多器官支持作用。CRRT是临床上最常用的血液净化方式，但对于合并脓毒症、ARDS的患者，还可选择血液灌流/血浆吸附治疗以清除更多的炎症介质。

建议根据不同的治疗目标选择不同的治疗模式[3]：①合并急性肾损伤或严重电解质、酸碱平衡紊乱时，建议首选CRRT，可采用连续性静脉-静脉血液滤过（CVVH）或连续性静脉-静脉血液透析滤过（CVVHDF）。②合并单纯容量超负荷、出现急性肺水肿时，建议采用缓慢连续超滤（SCUF）。③以清除新冠肺炎患者炎症介质为主要目的时，建议采用高容量血液滤过（HVHF）、高截流分子量血液滤过（HCOHF）、血液/血浆灌流、吸附或应用连续性血浆滤过吸附（CPFA）治疗。④合并严重ARDS时，建议ECMO联合CRRT治疗。⑤合并急性肝衰竭时，建议采用血浆置换等人工肝治疗。⑥合并新冠肺炎的维持性血液透析患者，可采用CVVH或CVVHDF，建议治疗时间为隔日6～8 h。

根据《人工肝血液净化系统应用于重型、危重型新型冠状病毒肺炎治疗的专家共识》[4]，建议血浆置换量（L）＝体重（kg）×（1/13）×（100－血细胞比容），血浆紧缺时，至少2000 ml血浆。

参考文献

[1] Diao B，Wang CH，Wang RS，et al. Human kidney is a target for Novel Severe Acute Respiratory Syndrome Coronavirus 2（SARS-CoV-2）infection. medRxiv，2020. doi：https：//doi.org/10.1101/2020.03.04.20031120

[2] 杨向红，孙仁华，赵鸣雁，等. 重症新型冠状病毒肺炎患者血液净化治疗流程的专家建议. 中华医学杂志，2020，100（16）：1217-1222.

[3] 国家肾病专业医疗质量管理与控制中心，中国医促会血液净化治疗与工程技术分会，全军血液净化治疗学专业委员会. 新型冠状病毒肺炎救治中CRRT应用的专家意见.（2020-02-06）[2020-02-24]. http：//www.cnrds.net/Static/fifile/新型冠状病毒肺炎救治中CRRT应用的专家意见%2020200206.pdf.

[4] 国家感染性疾病临床医学研究中心，传染病诊治国家重点实验室. 人工肝血液净化系统应用于重型、危重型新型冠状病毒肺炎治疗的专家共识. 中华临床感染病杂志，2020，13（1）：1-3.

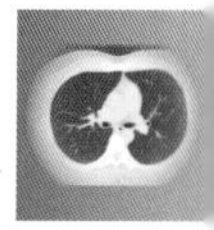

病例 41　危重型新冠肺炎导致恶性心律失常 1 例

（张　骅　肖　奎　秦　林）

【入院病史采集】

患者女，85 岁。职业：退休职工。住址：湖北省某市某区。入院日期：2020 年 2 月 9 日，死亡时间：2020 年 2 月 16 日 13:45。住院天数：8 天。

主诉：发热 2 天。

现病史：患者于入院前 2 天洗澡受凉后出现发热，体温最高达 37.8℃，入院当日达 38℃，无畏寒、乏力等，无恶心、呕吐、腹泻等不适，2020 年 2 月 9 日在湖北省某市中心医院（三级甲等）发热门诊就诊，胸部 CT 示双肺肺炎，考虑病毒性肺炎可能。血常规＋CRP：WBC 5.11×10^9/L，NE% 85.2%，LY% 13.4%，CRP 108.5 mg/L。门诊以“新冠肺炎？”收入院观察。起病以来，患者精神、食欲及睡眠欠佳，大小便无特殊，体力、体重无变化。

既往史：既往有高血压，口服硝苯地平缓释片降压，血压控制尚可；肾衰竭 6 年余，长期进行血液透析治疗；有 2 型糖尿病 20 余年，长期皮下注射短效胰岛素＋长效胰岛素治疗。否认肝炎、结核史；否认外伤史及手术史，否认食物、药物过敏史。

流行病学史：无武汉市及周边人员接触史。

【体格检查】

T 38 ℃，P 65 次 / 分，R 20 次 / 分，BP 150/96 mmHg，神清，查体合作。颈软，全身皮肤黏膜无黄染，浅表淋巴结无肿大。口唇无发绀，咽无充血，扁桃体无肿大。双肺呼吸音正常，未闻及干、湿啰音。心率 80 次 / 分，律齐，无杂音。腹平软，无压痛、反跳痛，肝脾肋下未及。下肢无水肿。

【辅助检查】

门诊资料：2020 年 1 月 31 日胸部 CT：①慢性肺气肿。②双肺上叶条片状高密度灶及钙化灶，多考虑为陈旧病灶。③左肺上、双肺下叶多发斑片样磨玻璃密度影。④右肺胸膜增厚。

入院后辅助检查：血常规：WBC 4.81×10^9/L，NE% 78.8% ↑；肺炎支原体 IgG 262.00 AU/ml ↑，肺炎支原体 IgM 0.24 COI，肺炎衣原体 IgG 141.00 AU/ml ↑，肺炎衣原体 IgM 0.01 COI；心肌酶谱：LDH 514 U/L ↑，HBDH 369 U/L ↑，CK 75 U/L，CK-MB 2 U/L，GLU 4.99 mmol/L；心肌梗死三项：超敏肌钙蛋白 18.7 pg/ml ↑，肌钙蛋白 I ng/ml，Mb 113.5 ng/ml。2 月 10 日新型冠状病毒核酸（－）。

2020 年 2 月 16 日血常规：WBC 15.14×10^9/L ↑，NE% 86.5% ↑，LY% 5.2% ↓，NE 13.10×10^9/L ↑，LY 0.79×10^9/L ↓，PLT 236×10^9/L；肝功能：TP 64.6 g/L ↓，ALB 27.9 g/L ↓；生化：K 4.05 mmol/L；UREA 9.8 mmol/L ↑，CREA 108.0 μmol/L ↑；DIC 全套：PT 13.5 s ↑，INR 1.17，APTT 27.2 s，Fb 4.99 g/L ↑，DD 6.04 mg/L ↑；超敏肌钙蛋白 118.2 pg/ml ↑，BNP 431.8 pg/ml ↑。

2020 年 2 月 9 日胸部 CT（图 41-1）：双侧胸廓对称，纵隔居中，双肺中外带见多发斑片样磨玻璃密度影，心影不大。胸膜不厚，双侧未见胸腔积液，纵隔及腋窝未见肿大淋巴结影。主动脉管壁多发钙化。

【入院诊断】

①新冠肺炎 危重型。②高血压 3 级 很高危 慢性肾衰竭。③ 2 型糖尿病。

【治疗】

卧床休息，给予支持治疗，保证充分热量；注意水、电解质平衡，维持内环境稳定；监测生命体征、指氧饱和度等。监测血常规、尿常规、CRP、生化指标、凝血功能，必要时行动脉血气分析和胸部影像学检查。在对症治疗的基础上，积极防治并发症，治疗基础疾病，预防继发感染，及时予器官功能支持。

入院后予抗病毒（洛匹那韦 / 利托那韦、阿比多尔）、抗感染（头孢孟多酯、莫西沙星）、无创呼吸机辅助呼吸，并予激素（甲泼尼龙琥珀酸钠，40 mg，静脉滴注，每 12 h 1 次）、提高免疫

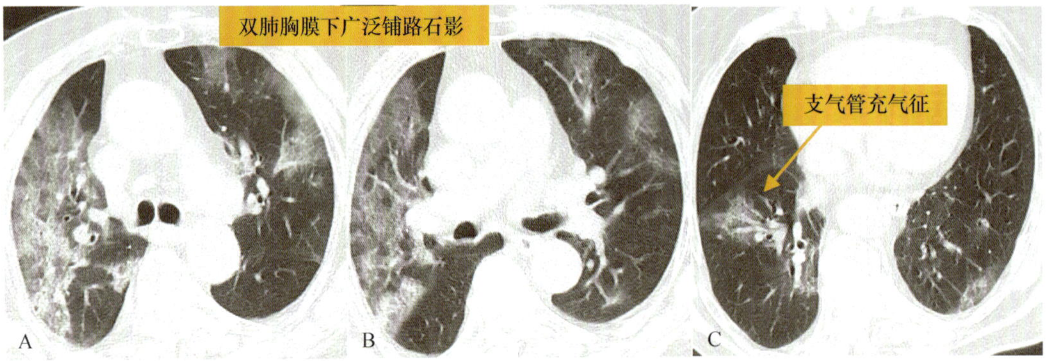

图 41-1　胸部 CT 特征性变化

力（免疫球蛋白）、大剂量维生素 C 治疗、抗凝（低分子量肝素）积极预防深静脉血栓形成、中药（连花清瘟胶囊）、密切关注生命体征变化。

2020 年 2 月 15 日患者病情加重，行气管插管呼吸机辅助呼吸［采用肺保护性通气策略，即小潮气量（4～8 ml/kg 理想体重）和低吸气压力（平台压＜ 30 cmH_2O）进行机械通气，以减少呼吸机相关肺损伤］。在保证气道平台压≤ 35 cmH_2O 时，适当采用高 PEEP，保持气道温化湿化，避免长时间镇静，早期唤醒患者并进行肺康复治疗。存在人机不同步时，及时使用镇静剂、肌松剂。出现严重 ARDS 时，进行了肺复张方法，每天进行 12 h 以上的俯卧位通气。入住 ICU，大剂量去甲肾上腺素维持血压。

2020 年 2 月 16 日 03:21 患者肺部感染严重，发病 9 天，发展至脓毒症休克，呼吸衰竭，经 ICU 气管插管呼吸机辅助呼吸及抗感染、抗休克治疗，虽然乳酸有少许下降，但血管活性药物量大，且发生心室颤动，经抢救后恢复，患者病情极其危重，于 12:25 再次突发心室颤动，立即电除颤持续胸外心脏按压，肾上腺素静脉推注。12:35 患者心电图提示心室颤动，再次予电除颤，持续胸外心脏按压，肾上腺素静脉推注。12:50 患者心律未恢复，心电图提示心室颤动，再次予电除颤，持续胸外心脏按压，肾上腺素静脉推注。抢救至 13:45，心电图提示全心停搏，大动脉搏动不能扪及，双瞳孔散大固定，宣布临床死亡。

【死亡诊断】

①新冠肺炎 危重型 呼吸衰竭 多器官功能衰竭（循环衰竭、肝功能损伤、肾功能不全）脓毒症休克。②恶性心律失常：心室颤动。③高血压 3 级 很高危 慢性肾衰竭。④ 2 型糖尿病。

【诊治思路＋治疗经验】

本例患者存在高血压 3 级（很高危）慢性肾衰竭、2 型糖尿病、多器官功能衰竭，患新冠肺炎后迅速进展为 ARDS、多器官功能障碍及恶性心律失常（心室颤动），临床救治困难，最终导致死亡。

新冠肺炎合并心脏损伤的机制包括：①病毒直接损伤心脏：Huang 等[1]研究发现，新冠肺炎患者中有 12% 出现超敏肌钙蛋白 I（hs-cTnI）明显升高，33% ～ 73% 有 AST、LDH、CK-MB 升高，提示病毒可致急性心肌损伤。②细胞因子风暴：新冠肺炎患者的促炎因子 IL-1β、IL-6、IL-12 和干扰素诱导蛋白 10（IP-10）、单核细胞趋化蛋白 1（MCP-1）水平升高，呈现细胞因子风暴样表现[1-2]，进而导致心脏损伤。③ ACE2 表达下调：心脏是新型冠状病毒感染的高风险器官。Oudit 等[3]研究显示，ACE2 mRNA 和蛋白质表达水平降低与新型冠状病毒感染心肌后巨噬细胞浸润程度相关，故推测病毒感染继发 ACE2 表达下调与心功能不全有关。④低氧血症。

如何更精准、有效及时地应用现有支持手段（如血管活性药物、容量管理、呼吸机支持、主动脉内球囊反搏、ECMO 和 CRRT）进行救治，从而减少新冠肺炎合并心功能不全的直接和间接死亡，具有深远意义[4]。

参考文献

［1］Huang C，Wang Y，Li X，et al. Clinical features of patients infected with 2019 novel coronavirus in Wuhan，China. Lancet，2020，395（10223）：497-506.

[2] Guan WJ, Ni ZY, Hu Y, et al. Clinical characteristics of Coronavirus Disease 2019 in China. N Engl J Med, 2020, 382 (18): 1708-1720.
[3] Oudit GY, Kassiri Z, Jiang C, et al. SARS-coronavirus modulation of myocardial ACE2 expression and inflammation in patients with SARS. Eur J Clin Invest, 2009, 39 (7): 618-625.
[4] 中国医师协会心脏重症专业委员会 . 新型冠状病毒肺炎合并心功能不全诊治专家建议 . 中华医学杂志, 2020, 100 (17): 1284-1289.

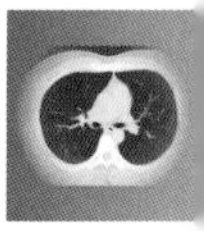

病例 42　危重型新冠肺炎导致心脏性猝死 1 例

（张　骅　张自艳　吕丹琼）

【入院病史采集】

患者男，63 岁，职业：退休工人，工作单位：湖北省某市某公司。住址：湖北省某市城区。入院日期：2020 年 2 月 7 日，死亡时间：2020 年 2 月 24 日 00:54，住院天数：17 天。

主诉：发热 7 天，腹泻 1 天。

现病史：患者于 2 月 1 日受凉后出现发热，未测体温，自服“三九感冒灵颗粒”，症状渐加重，畏寒，2 月 7 日开始腹泻，腹泻 7 次，黄色稀水样便。伴阵发性咳嗽，咳少量痰，胸闷，体温 39.0℃，病程中无乏力、气喘，无肌肉酸痛等不适。2 月 7 日我院血常规：NE% 77.8%，LY% 15.8%，LY 0.72×10^9/L，CRP 104.2 mg/L，HRCP＞5.0 mg/L，胸部 CT 示双肺多发磨玻璃影，疑似病毒性肺炎。遂以“病毒性肺炎？”收住我科。起病以来，患者精神、食欲及睡眠良好，体力、体重无下降，大小便正常。

既往史：高血压多年，血压具体情况不详。否认手术、外伤史，否认冠心病、糖尿病、肝炎、结核史；否认外伤史，否认食物、药物过敏史。

流行病学史：患者妻子和女儿于 1 月 22 日从武汉市返回湖北省某市。

【体格检查】

T 38.7℃，R 18 次 / 分，P 80 次 / 分，BP 147/96 mmHg，SpO_2 98%。神清，自主体位。咽部充血，双侧扁桃体未见肿大及化脓。双肺呼吸运动对称，叩诊清音，双肺呼吸音粗，未闻及干、湿性啰音。心界正常，律齐，80 次 / 分，未闻及病理性杂音。腹软，无压痛、反跳痛，双下肢无水肿。

【辅助检查】

2020 年 2 月 8 日新型冠状病毒核酸（＋）。ESR 48 mm/h ↑；肝功能：AST 61 U/L ↑，LDH 421 U/L ↑，HBDH 279 U/L ↑；CK 724 U/L ↑。生化：CREA 136.6 μmol/L ↑；肺炎衣原体 IgG 45.40 AU/ml ↑。

2020 年 2 月 13 日血气分析：pH 值 7.43，PCO_2 25.0 mmHg ↓，PO_2 75.0 mmHg ↓，TCO_2 17.4 mmol/L ↓，SO_2 95%，Lac 1.7 mmol/L。生化：Na 134.0 mmol/L ↓，Ca 2.07 mmol/L ↓，CREA 91.2 μmol/L；心肌酶谱：AST 47 U/L ↑，LDH 493 U/L ↑，HBDH 360 U/L ↑。PCT、BNP、肌钙蛋白水平正常。

2020 年 2 月 23 日 DIC 全套：Fb 6.40 g/L ↑，FDP 25.10 μg/ml ↑，DD 5.89 mg/L ↑；肝功能：总胆汁酸 11.0 μmol/L ↑，ALP 155 U/L ↑，TBIL 64.2 μmol/L ↑，DBIL 54.0 μmol/L ↑，TP 62.3 g/L ↓，ALB 32.4 g/L ↓，A/G 1.08，GGT 184 U/L ↑，ALT 55 U/L ↑，AST 67 U/L ↑，BNP 39.7 pg/ml；心肌梗死三项：超敏肌钙蛋白 49.3 pg/ml ↑；CK-MB、肌红蛋白正常。

血常规及炎症指标见表 42-1。

2020 年 2 月 7 日胸部 CT（图 42-1A）：双肺纹理增多、紊乱，双肺多发大片状磨玻璃影，以

表 42-1　血常规及炎症指标

日期（2020 年）	WBC（10^9/L）	NE%	LY（10^9/L）	LY%	RBC（10^{12}/L）	Hb（g/L）	PLT（10^9/L）	CRP（mg/L）	HCRP（mg/L）	PCT（ng/ml）
2 月 7 日		77.8	0.72	15.8				104.2	＞5.0	
2 月 8 日								115.0		1.06
2 月 13 日	6.15	93.8	5.77	4.4		121	123			
2 月 23 日	14.50	94.4		2.7	3.45	113	91			0.40

空白处：因医生记录习惯不同，导致部分项目内容缺失 / 病程记录未记录

右肺为著；双肺门影不大。气管及各支气管通畅。纵隔窗心脏及大血管形态、密度正常，纵隔内未见明显淋巴结肿大。

2020 年 2 月 10 日胸部 CT（图 42-1B）：双肺纹理增多、紊乱，双肺各叶多发大片状磨玻璃影，范围较前增大；双肺门影不大。气管及各支气管通畅。纵隔窗心脏及大血管形态、密度正常，纵隔内未见明显淋巴结肿大。

2020 年 2 月 12 日胸部 CT（图 42-1C）：双肺纹理增多、紊乱，双肺各叶多发大片状磨玻璃影，范围较前相仿，密度较前稍增高；双肺门影不大。气管及各支气管通畅。纵隔窗心脏及大血管形态、密度正常，纵隔内未见明显淋巴结肿大。

2020 年 2 月 18 日胸部 CT（图 42-1D）：与 2 月 12 日比较双肺纹理增多、紊乱，双肺各叶多发大片状磨玻璃影，范围较前有所吸收；双肺门影不大。气管及各支气管通畅。纵隔窗心脏及大血管形态、密度正常，纵隔内未见明显淋巴结肿大。

2020 年 2 月 23 日胸部 X 线检查（图 42-1E）：

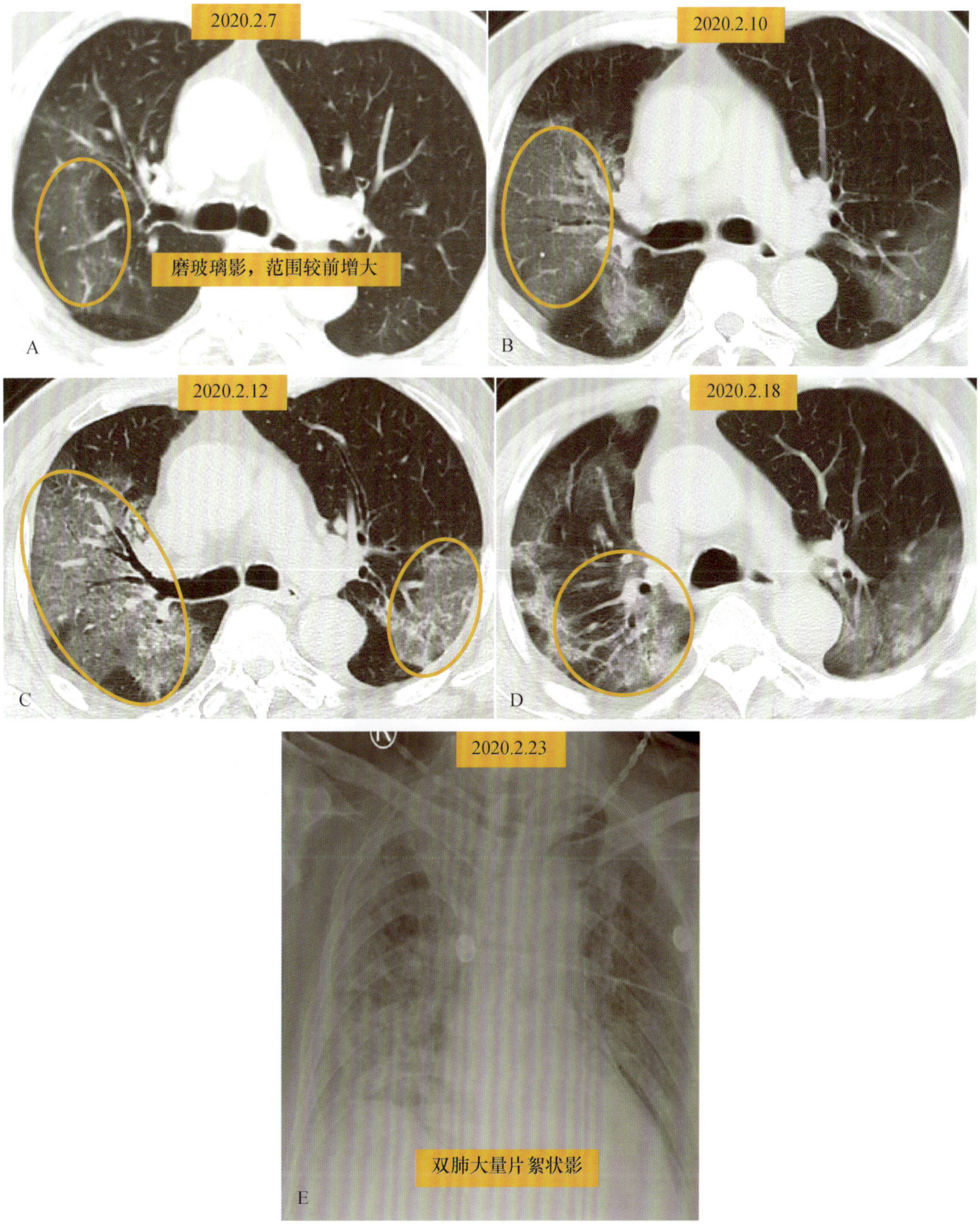

图 42-1　不同时期胸部 CT 及胸部 X 线检查

双肺大量片絮影，右侧为著，心影不大，考虑为多发感染性病变。

【入院诊断】

①新冠肺炎 普通型。②高血压 3 级 很高危。

【治疗】

卧床休息，积极治疗基础疾病，保持能量摄入，维持水、电解质平衡及内环境稳定；注意生命体征监测，包括体温、呼吸、脉率和血氧饱和度。患者 2 月 18 日复查胸部 CT 呈吸收期改变，但患者轻微活动后仍感气促，咳嗽时气促明显，因此，于 2 月 22 日转入 ICU。

入院后采用呼吸支持技术：经鼻高流量氧疗，2 月 23 日行气管插管呼吸机辅助呼吸。

抗病毒［奥司他韦（2 月 8 日）、利巴韦林（2 月 10 日）＋洛匹那韦 / 利托那韦＋干扰素 α-1b（2 月 9 日）、阿比多尔（2 月 20 日）、磷酸氯喹（2 月 21 日）］、抗感染［莫西沙星（2 月 7 日）、头孢哌酮钠舒巴坦钠：舒普深（2 月 10 日）］、激素［甲泼尼龙（2 月 7 日）］、提高免疫力（免疫球蛋白、胸腺法新）、中药制剂（血必净）、营养支持（肠道营养混悬液）、肠道菌群药物（双歧杆菌三联杆菌）及对症支持治疗。

【死亡诊断】

①心脏性猝死：急性心肌梗死？爆发性心肌炎？②新冠肺炎 危重型 呼吸衰竭 急性呼吸窘迫综合征。③高血压 3 级 很高危。

【诊治思路＋治疗经验】

本例患者的死亡原因为心脏性猝死（急性心肌梗死？爆发性心肌炎？）在临床工作中应予以警惕。心肌损伤在新冠肺炎患者中比较常见，及时请心内科医师进行诊治，对于降低重型及危重型新冠肺炎患者的死亡率起着非常重要的作用[1]。

新冠肺炎相关心肌损伤是指新型肺炎确诊或疑似患者出现心肌损伤标志物［肌钙蛋白（cTnI/cTnT）］升高和（或）降低超过第 99 百分位上限（URL），且无心肌缺血的临床证据，可伴 BNP 或 NT-proBNP 水平升高[2]。应注意有无晕厥症状，部分患者可迅速发生急性左心衰竭或心源性休克，出现肺循环瘀血或休克表现，少数发生晕厥或猝死[3]。

参考文献

［1］Madjid D，Solomon SD，Vardeny O. Cardiac implications of Novel Wuhan Coronavirus（2019-nCoV）. ACC Clinical Bulletin，2020，1-4.

［2］Huang C，Wang Y，Li X，et al. Clinical features of patients infected with 2019 novel coronavirus in Wuhan，China. Lancet，2020，395（10223）：497-506.

［3］中华医学会心血管病学分会精准医学学组，成人暴发性心肌炎工作组 . 成人暴发性心肌炎诊断与治疗中国专家共识 . 内科急危重症杂志，2017，45（9）：742-752.

病例 43　危重型新冠肺炎导致心源性休克 2 例

（张　骅　张龙举　王生成　罗　玲　张自艳　陈　辉）

病例 43-1

【入院病史采集】

患者男，87 岁。职业：退休教师。住址及电话：湖北省某市。入院日期：2020 年 2 月 3 日，死亡日期：2020 年 2 月 7 日，住院天数：4 天。

主诉：发热 3 天。

现病史：患者于入院前 3 天无诱因出现间断无规律发热，体温最高达 38.9℃，伴轻度咳嗽、咳痰、呼吸困难，无畏寒、盗汗，无胸闷、胸痛等不适，自行口服药物（具体不详），效果欠佳，仍有间断发热，遂至我院就诊，行胸部 CT 提示双肺感染，部分间质性改变。遂入院。起病以来，患者精神、食欲及睡眠差，体力差，大小便正常，体重无改变。

既往史：有高血压病史多年，有脑瘤病史，具体不详。否认糖尿病、冠心病等病史。

流行病学史：患者家属于 2020 年 1 月 22 日从武汉市返回湖北省某市，患者与家属有密切接触史。

【体格检查】

T 37.2℃，P 100 次 / 分，R 29 次 / 分，BP 165/85 mmHg，SpO_2 32%，神志清楚，双侧瞳孔等大等圆，直径约 3 mm，对光反射存在，全身皮肤黏膜无黄染，口唇发绀，气管居中。双肺呼吸音粗，可闻及湿啰音。心率 100 次 / 分，律齐，无杂音。腹软，无压痛、反跳痛，肝脾肋下未及。四肢肌力、肌张力正常，双下肢无水肿，病理征阴性。

【辅助检查】

2020 年 2 月 3 日输血全套：HBsAg 0.23 IU/ml ↑，HBeAb 0.54 S/CO ↓，HBcAb 8.25 S/CO ↑；DIC 全套：Fb 6.73 g/L ↑，抗凝血酶原 3 67.9% ↓，DD 1.10 mg/L ↑；新型冠状病毒核酸（+）。

2020 年 2 月 5 日呼吸道病毒：甲型流感病毒（−），乙型流感病毒（−），副流感病毒（−），腺病毒（−），呼吸道合胞病毒（−）；肺炎支原体（−），肺炎衣原体（−），Q 热立克次体（−），嗜肺军团菌（−）。

2020 年 2 月 6 日床边超声：患者心脏收缩功能差，不排除心源性休克可能。

2020 年 2 月 7 日凝血功能：PT 16.5 s ↑，INR 1.44 ↑，APTT 38.8 s，DD 6.58 mg/L ↑。床旁超声：患者心脏搏动差。

血常规＋炎症指标（表 43-1）、生化指标（表 43-2）、血气分析（表 43-3）详见附表。

2020 年 2 月 2 日 CT（图 43-1）：双肺大片磨玻璃影及细网状高密度影，边缘模糊，密度欠均匀，内见空气支气管征，双肺门增大，气管及其主要分支通畅，纵隔内未见明显肿大淋巴结，心脏增大，心包少量积液，宽处约 1.2 cm，主动脉弓壁局部钙化；双侧少量胸腔积液，双侧胸膜轻度增厚、粘连。

【诊断】

①新冠肺炎 危重型 呼吸衰竭。②高血压 3 级 很高危。③脑瘤。

【治疗】

卧床休息，积极治疗基础疾病，维持水、电解质平衡及内环境稳定；密切监测生命体征、指氧饱和度等。采用呼吸支持技术：经鼻高流量氧疗→无创呼吸机辅助呼吸→有创呼吸机辅助呼吸序贯治疗、抗病毒（奥司他韦、洛匹那韦 / 利托那韦）、雾化吸入（重组人干扰素 α-2b）、抗感染（莫西沙星）、增强免疫力（免疫球蛋白）、糖皮质激素（甲泼尼龙）等对症支持治疗，预防并发症及药物不良反应，减少药物相互作用诱发的肝、肾损伤或心血管异常。

【死亡诊断】

①新冠肺炎 重症肺炎 呼吸衰竭 ARDS。②心肌炎 心源性休克。③低钾血症并代谢性酸中毒。④肝功能不全。⑤低蛋白血症。⑥高血压 3 级 很高危。⑦脑瘤。

表 43-1　血常规及炎症指标

日期（2020 年）	WBC（10^9/L）	NE%	LY（10^9/L）	EOS（10^9/L）	LY%	RBC（10^{12}/L）	Hb（g/L）	PLT（10^9/L）	CRP（mg/L）	PCT（ng/ml）	HCRP（mg/L）
2 月 3 日	9.90	77.4	0.89	0.1	9.4	3.36	101	74	146.8	0.53	> 5.0
2 月 6 日	16.06	86.3			4.2		96				
2 月 7 日	13.30	86.1	0.67			3.06	92	108	51.7	0.51	> 5.0

表 43-2　生化指标

日期（2020 年）	K（mmol/L）	Na（mmol/L）	CREA（μmol/L）	ALT（U/L）	AST（U/L）	GGT（U/L）	GLU（mmol/L）	CK-MB（U/L）	ALB（g/L）
2 月 3 日		132.6		171	666	157	6.34	316	36.3
2 月 4 日	3.73	132.5			224				
2 月 6 日	2.80	133.1	79.0				27.27		
2 月 7 日	2.52		96.3						

表 43-3　血气分析指标

日期（2020 年）	pH	PCO_2（mmHg）	PO_2（mmHg）	HCO_3^-（mmol/L）	Lac（mmol/L）	BE（mmol/L）
2 月 3 日		22.7	24.0	21.7	2.5	
2 月 4 日	7.45	33.0	50.0	24.1	1.6	− 0.8
2 月 5 日	7.42	35.0	43.0		3.5	− 1.4
2 月 6 日	7.11	52.0	78.0		9.0	
2 月 7 日	7.12	69.0	59.0		14.6	− 7.9

空白处：因医生记录习惯不同，导致部分项目内容缺失

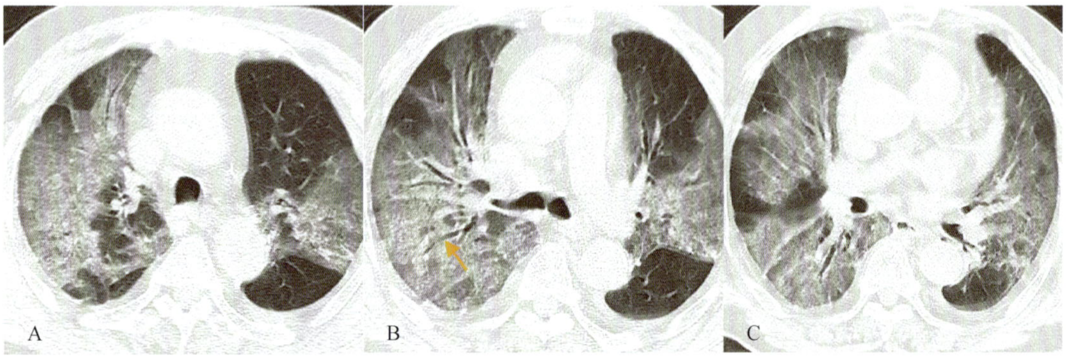

图 43-1　2020 年 2 月 2 日胸部 CT。双肺大片磨玻璃影及细网状高密度影，边缘模糊，密度欠均匀，内见空气支气管征（黄色箭头），双肺门增大

病例 43-2

【入院病史采集】

患者男，96 岁。职业：退休，住址：湖北省某市。入院日期：2020 年 2 月 24 日，死亡日期：2020 年 3 月 6 日，住院天数：11 天。

主诉：发热伴乏力 5 天。

现病史：患者于 2 月 19 日开始无明显诱因出现间断发热，最高体温 38.6℃，伴乏力，晨起有干咳、无咳痰，无胸痛及呼吸困难，无寒战，无腹泻等不适，未行任何治疗，患者当天至湖北省某市区人民医院就诊，胸部 CT：①双肺感染性病变，病毒性肺炎待排除。②冠状动脉钙

化，心包积液，双侧胸腔积液。随后患者在区人民医院住院隔离治疗，入院后新型冠状病毒核酸（＋），确诊为“新冠肺炎”，给予抗病毒、抗感染、维持水电解质等对症支持治疗，至 2 月 23 日患者在住院期间仍有发热，精神欠佳，经专家组会诊后转我院进一步诊治。

既往史：高血压病史 20 余年，最高血压 190/95 mmHg，平素未正规用药，血压控制不详；听力下降多年，否认其他病史。否认药物过敏史及毒品接触史。

流行病学史：患者与确诊新冠肺炎的家属一起居住。

【体格检查】

T 36.0℃，P 57 次 / 分，BP 196/84 mmHg，SpO_2 96%。神清，精神较差，无创呼吸机辅助呼吸。双侧瞳孔等大等圆，对光反射灵敏。双肺呼吸音正常，未闻及干、湿啰音。心率 57 次 / 分，律齐，各瓣膜听诊区未闻及病理性杂音。腹平软，无压痛、反跳痛，肝脾肋下未及。四肢肌力、肌张力正常，生理反射存在，病理反射未引出。

【辅助检查】

2020 年 2 月 24 日血气分析：pH 值 7.50，PCO_2 42.0 mmHg，PO_2 56.0 mmHg ↓，BE 8.7 mmol/L ↑，HCO_3^- 31.6 mmol/L ↑，SO_2 91% ↓，Lac 1.5 mmol/L。

2020 年 2 月 25 日痰培养：口腔正常菌群生长（WBC ＞ 25/LP，EPC ＜ 10/LP），嗜血杆菌培养：未检出流感嗜血杆菌，新型冠状病毒核酸（＋）。

2020 年 3 月 1 日 Lac 1.11 mmol/L；血培养：（－）。复查新型冠状病毒核酸（－）。

2020 年 3 月 2 日胸腔积液生化：TP 24.3 g/L，ALB 19.7 g/L，A/G 4.28，LDH 1377 U/L，Cl 115.5 mmol/L，葡萄糖 4.12 mmol/L，ADA 18 U/L。

2020 年 3 月 5 日动脉血气分析：pH 值 7.17，PCO_2 62.7 mmHg，PO_2 76.1 mmHg，HCO_3^- 22.4 mmol/L，Lac 2.1 mmol/L，BE － 6.33 mmol/L。

血常规＋炎症指标（表 43-4）、生化指标＋凝血功能（表 43-5 和表 43-6）详见附表。

2020 年 2 月 24 日胸部 CT（图 43-2）：双侧胸廓对称，纵隔居中，双肺透亮度减低，广泛分布斑片样磨玻璃影，部分呈铺路石征；心影增大，心包积液，心包腔最宽处约 2.0 cm。主动脉及冠状动脉管壁多发钙化。双侧胸腔积液。纵隔及双肺门多发淋巴结钙化。结论：双肺遍布磨玻璃密度影，考虑病毒性肺炎。心影增大，心包积液，双侧胸腔积液，心力衰竭。

2020 年 2 月 29 日胸部 CT：双肺纹理增强，双肺见多量小片絮状模糊影，密度不均匀，以右肺为甚。主动脉弓内见钙化，心尖部圆隆，余未见明显异常。结论：双肺感染，病毒性肺炎可能。

【入院诊断】

①新冠肺炎 危重型 呼吸衰竭。②高血压 3 级很高危。③胸腔积液 心包积液。④低蛋白血症。

【治疗】

卧床休息，积极治疗基础疾病，保持能量摄入，维持水、电解质平衡及内环境稳定；注意生命体征监测，包括体温、呼吸、脉率和血氧饱和度。

入院后予以高流量吸氧，抗病毒（洛匹那韦 / 利托那韦、磷酸氯喹、阿比多尔）、抗感染（莫西沙星、头孢哌酮钠舒巴坦钠、卡泊芬净、利奈

表 43-4 血常规及炎症指标

日期（2020 年）	WBC（10^9/L）	NE%	LY（10^9/L）	LY%	RBC（10^{12}/L）	Hb（g/L）	PLT（10^9/L）	CRP（mg/L）	HCRP（mg/L）	PCT（ng/ml）
2 月 24 日	5.09	91.5		6.3	4.11		108	66.00		0.06
2 月 27 日	4.31	96.5	0.16	1.7	3.62	118		20.6	＞ 5.0	
2 月 28 日	11.09	96.1		2.0	3.60	117	150			
2 月 29 日	10.05	96.6	0.21							
3 月 1 日	12.58	95.3	0.34	2.7	3.31	107	132	236.08	＞ 5.0	41.30
3 月 3 日	8.36		0.05		3.33	109	76	161.2	＞ 5.0	29.79
3 月 5 日	4.98	89.8	0.49	6.0	2.75	92	57			12.26

表 43-5　生化指标

日期（2020 年）	K（mmol/L）	Na（mmol/L）	胱抑素 C（mg/L）	CREA（μmol/L）	ALT（U/L）	AST（U/L）	GGT（U/L）	GLU（mmol/L）	Hs-TNT（pg/ml）	Mb（ng/ml）	BNP（pg/ml）	ALB（g/L）
2 月 24 日								9.27	35.9		1030.1	38.0
2 月 27 日		135.4	3.65	184.5				6.63				
2 月 28 日	4.39	144.7	2.44	118.8	16	17	19	4.35			616.8	33.9
2 月 29 日			2.06						89.6	181.4	763.5	34.4
3 月 1 日	5.22	152.4		225.3				4.40				
3 月 2 日	4.94			245.0					2637.1		443.8	32.0
3 月 3 日			3.63	232.0				6.84	1390.3		1500.5	
3 月 5 日									2087.0		399.4	

表 43-6　凝血功能指标

日期（2020 年）	PT（s）	INR	TT（s）	FDP（μg/ml）	APTT（s）	Fb（g/L）	DD（mg/L）
2 月 24 日						5.28	0.79
2 月 29 日				52.08			10.54
3 月 2 日	14.2	1.23			39.5	7.49	25.75

空白处：因医生记录习惯不同，导致部分项目内容缺失

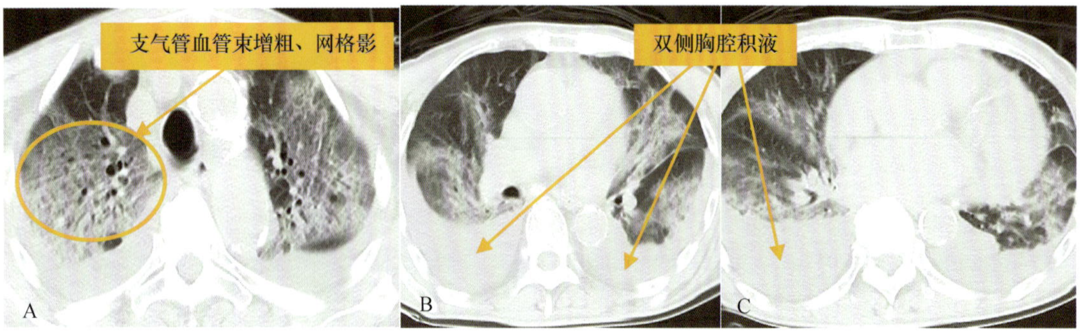

图 43-2　胸部 CT 典型变化

唑胺）、激素（甲强龙 20 mg 每 12 h 1 次，使用 4 天后停用）、利尿、强心（地高辛）、中药制剂清除炎性介质（血必净）、提高免疫力（胸腺法新）、营养支持（肠道营养混悬液）、调节肠道菌群，以及胸腔引流，减少对肺部压迫等对症处理。2 月 29 日因患者仍间断发热，呼吸急促，氧饱和度低，紧急行气管插管，后予以有创机械通气、镇痛镇静以及营养支持、维护心功能、电解质平衡等处理，患者 CRP、PCT、超敏肌钙蛋白等明显增加，并出现血压降低，需要大剂量血管活性药物维持血压。经过处理，患者仍间断发热，氧合改善不显著，逐渐出现肌酐及尿素氮增加，提示肾功能不全，建议血液透析、血液净化治疗，家属拒绝。3 月 5 日，经患者家属同意予以血液净化治疗。3 月 6 日 05:30 患者突发心室颤动，予以电除颤、持续胸外按压、肾上腺素反复静脉推注后，患者自主心率恢复，大剂量血管活性药物维持血压，血压仍间断测不出，SpO_2 持续测不出，积极维持至 09:30 出现心跳停止，持续心肺复苏至 10:10 心率、血压、SpO_2 测不出，心电图呈一直线，宣布临床死亡。死亡原因：高血压心脏病 冠心病 心源性休克。

【死亡诊断】

①冠状动脉粥样硬化性心脏病。②高血压 3 级 极高危。③心源性休克。④新冠肺炎 危重型。⑤双侧肺部感染。⑥急性呼吸窘迫综合征。⑦急性肾功能不全。⑧双侧胸腔积液 心包积液。

⑨低蛋白血症。

【诊治思路+治疗经验】

本组均为高龄患者，且都有基础疾病，病情危重，合并呼吸衰竭、ARDS、多器官功能受损。其中导致死亡最主要的原因为ARDS和心脏受损，心源性休克可能性大。

新冠肺炎的严重程度和死亡率可能部分是由于病毒对心肌和血管的损伤。在一项纳入52例危重型成人新冠肺炎患者的观察性研究中，19例患者发生急性心肌损伤，其中9例（75%）死亡[1]。新冠肺炎死亡病例分析也证实，心肌损伤是死亡的主要原因之一。Zhang等[2]报道82例死亡病例中，89%存在心肌损伤，仅次于肺损伤。此外，在一项纳入416例新冠肺炎患者的研究中，心肌损伤是住院死亡率较高的独立危险因素[3]。因此，早期识别心功能受损并及时进行器官功能保护尤为重要。

参考文献

[1] Yang X，Yu Y，Xu J，et al. Clinical course and outcomes of critically ill patients with SARS-CoV-2 pneumonia in Wuhan，China：a single centered，retrospective，observational study. Lancet Respir Med，2020，8（5）：475-481.

[2] Zhang B，Zhou X，Qiu Y，et al. Clinical characteristics of 82 death cases with COVID-19. medRxiv，2020，15（7）：e0235458.

[3] Shi S，Qin M，Shen B，et al. Association of cardiac injury with mortality in hospitalized patients with COVID-19 in Wuhan，China. JAMA Cardiol，2020，5（7）：802-810.

病例 44　伴多种合并症的危重型新冠肺炎 1 例

（张　骅　张自艳　吕丹琼）

【入院病史采集】

患者男，49 岁。职业：干部，工作单位：湖北省某市某区光荣院。住址：湖北省某市。入院日期：2020 年 1 月 31 日，死亡日期：2020 年 2 月 15 日，住院天数：15 天。

主诉：间断咳嗽 5 天。

现病史：患者于入院前 5 天出现间断阵发性咳嗽、咳少许白色黏液痰，易咳出，无异味。无畏寒、发热。无鼻塞、流涕。无乏力。无腹痛、腹泻。无胸闷、胸痛等不适。自服感冒药物（具体不详）后症状未缓解，1 月 31 日于我院门诊就诊，急查胸部 CT 提示左肺上、双肺下叶淡薄片絮影。遂以“肺部感染”收住院。发病以来，患者精神、食欲及睡眠欠佳，体力、体重无下降。

既往史：高血压、肾衰竭 6 年余，长期口服硝苯地平 30 mg，每日 1 次；缬沙坦 80 mg，每日 1 次，长期行血液透析治疗；2 型糖尿病 20 余年，长期皮下注射短效胰岛素＋长效胰岛素治疗，血糖控制尚可。否认肝炎、结核史；否认外伤史及手术史，否认食物、药物过敏史。

流行病学史：入院前 5 天曾与家人聚餐，其母亲确诊新冠肺炎，目前其母生命体征稳定。

【体格检查】

T 36.3℃，P 83 次，R 18 次 / 分，BP 166/88 mmHg，SpO_2 93%。神清语明，咽红，双侧扁桃体正常，双肺呼吸音粗糙，未闻及干、湿性啰音。心率 83 次 / 分，律齐，无杂音。腹平软，无压痛、反跳痛，肝脾肋下未及。下肢无水肿。

【辅助检查】

2020 年 1 月 31 日门诊胸部 CT：①慢性支气管炎、肺气肿。②双肺上叶片状高密度灶及钙化灶，多考虑为陈旧性病灶。③左肺上、双肺下叶淡薄片絮影。④右肺胸膜增厚。

2020 年 2 月 12 日重症超声提示容量负荷正常。

血常规及炎症指标（表 44-1）、生化指标＋凝血功能（表 44-2 和表 44-3）、血气分析（表 44-4）详见附表。

2020 年 2 月 8 日胸部 CT（图 44-1 A-B）：慢性支气管炎、肺气肿。双肺上叶片状高密度灶及钙化灶。双肺各叶及胸膜下见多发斑片状、片状磨玻璃影，部分呈实变，可见空气支气管征，范围较前增大。双侧胸膜增厚。纵隔未见肿大淋巴结。主动脉管壁钙化斑块。

2020 年 2 月 14 日胸部 X 线检查（图 44-1 C）：双肺野透亮度下降，双肺野满布大量网线影，双中下肺为著，考虑重度间质性感染性病变。双侧肋膈角变钝，考虑少量胸腔积液。

【诊断】

①新冠肺炎 危重型 急性呼吸窘迫综合征 呼吸衰竭。②高血压 3 级 很高危 慢性肾功能不全

表 44-1　血常规及炎症指标

日期（2020 年）	WBC（10^9/L）	NE%	LY（10^9/L）	LY%	RBC（10^{12}/L）	Hb（g/L）	PLT（10^9/L）	CRP（mg/L）	ESR（mm/h）
1 月 31 日	4.71	79.4		11.5				6.68	11
2 月 10 日	11.74	97.7		1.3	4.20	121	182		
2 月 11 日	10.99	96.9		1.0	3.72	105	148		
2 月 12 日	10.58	95.9		0.9		98	99		
2 月 13 日	12.91	96.6	0.15	1.2	3.99	114	71		
2 月 14 日	6.83	92.9		3.4		92	43		
2 月 15 日		93.8	0.33	3.6		98	16		

表 44-2 生化指标

日期（2020 年）	K（mmol/L）	Na（mmol/L）	CREA（μmol/L）	ALT（U/L）	AST（U/L）	GGT（U/L）	GLU（mmol/L）	CK（U/L）	CK-MB（U/L）	Hs-TNT（pg/ml）	BNP（pg/ml）	ALB（g/L）
1 月 31 日	6.32	133.9	968.0					正常	正常			
2 月 11 日	5.70	138.7	1617.5	12	27							29.9
2 月 12 日	4.48	140.6	472.6				9.05					
2 月 13 日	6.16	131.9	564.0							487.5	3149.3	
2 月 14 日	4.75	131.1	646.7							577.1		
2 月 15 日							21.00			343.7	2364.8	26.8

表 44-3 凝血功能指标

日期（2020 年）	PT（s）	INR	TT（s）	FDP（μg/ml）	APTT（s）	Fb（g/L）	DD（mg/L）
2 月 11 日	14.3				34.7		5.42
2 月 13 日	14.5	1.26			41.2	4.72	6.29
2 月 15 日	15.0	1.30		88.04	54.1		44.13

表 44-4 血气分析指标

日期（2020 年）	pH	PCO_2（mmHg）	PO_2（mmHg）	HCO_3^-（mmol/L）	Lac（mmol/L）	BE（mmol/L）
2 月 10 日	6.871	16.1	130.1	4.6	1.5	− 29.12
2 月 11 日	7.23	24.0	82.0		1.5	− 15.9
2 月 12 日	7.38	36.0	49.0	18.7	2.9	
2 月 15 日	7.22	63.7.0	48.7	25.8	6.9	− 2.53

空白处：因医生记录习惯不同，导致部分项目内容缺失

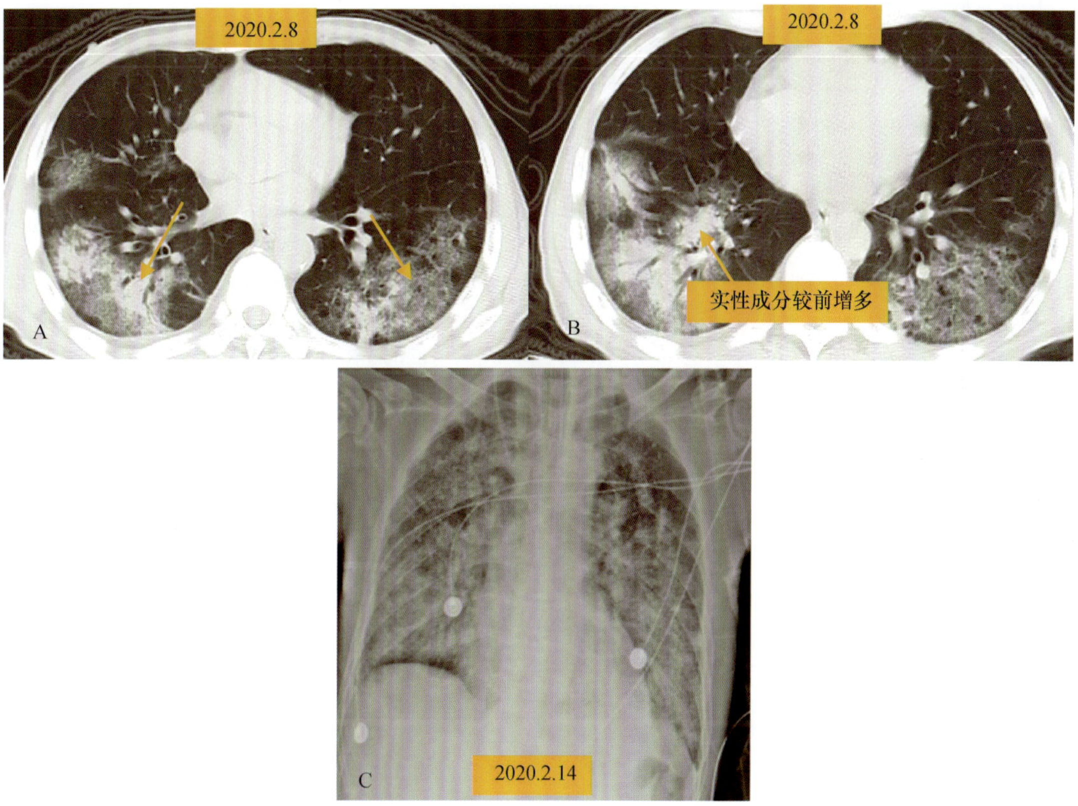

图 44-1 不同时期胸部 CT 及 X 线检查。双肺多发满布片状磨玻璃影，其内见实性成分及空气支气管征

CKD5 期 高钾血症 代谢性酸中毒 低钠血症。③ 2 型糖尿病 糖尿病酮症酸中毒。

【治疗】

入院后卧床休息，积极治疗基础疾病，保持能量摄入，维持水、电解质平衡及内环境稳定；注意生命体征监测，包括体温、呼吸、脉率和血氧饱和度。间断床边血液净化（CVVHDF 模式）。2020 年 2 月 12 日因患者出现意识障碍、严重呼吸衰竭行气管插管呼吸机辅助通气（CPAP 模式→2 月 13 日改为 A/C 模式→2 月 14 日 PC 模式）；抗病毒（洛匹那韦 / 利托那韦、阿比多尔、干扰素 α-1b、利巴韦林）、抗感染（莫西沙星、头孢哌酮钠舒巴坦钠、替考拉宁）、雾化吸入（重组人干扰素 α-2b）、增强免疫力（间断使用免疫球蛋白、丙种球蛋白）、糖皮质激素（甲泼尼龙、氢化可的松）、止咳化痰、营养支持（肠道营养混悬液）、大剂量维生素 C 治疗、中药（血必净）、肠道微生态调节剂（双歧杆菌三联活菌）、抗凝预防深静脉血栓、纠正凝血功能障碍（血浆）等对症支持治疗，预防并发症及药物不良反应，减少药物相互作用诱发的肝、肾损伤或心血管异常。

【死亡诊断】

①新冠肺炎 危重型 急性呼吸窘迫综合征 急性呼吸衰竭 脓毒症休克 多脏器功能衰竭。②高血压 3 级 很高危 慢性肾衰竭 尿毒症期 CKD5 期 高钾血症 代谢性酸中毒 低钠血症。③ 2 型糖尿病 糖尿病酮症酸中毒。

【诊治思路＋治疗经验】

本例患者 49 岁，基础疾病严重，新冠肺炎快速进展为 ARDS、脓毒症休克、难以纠正的代谢性酸中毒和出凝血功能障碍、多器官功能衰竭，且有 ECMO 的相对禁忌证。患者血管条件差导致循环灌注不足，同时合并肾衰竭尿毒症、肾性脑病、疼痛应激，因此平衡液体出入量、镇静镇痛及抗凝抗血小板药物使用有很大难度。

患者静脉注射的人免疫球蛋白（IVIG）是从大量健康人群混合血浆中分离出的免疫球蛋白（IgG），具有针对不同病原的抗体以及免疫调节作用[1-4]。回顾性和前瞻性分析均发现[5]，使用大剂量 IVIG 治疗的自身免疫病患者在第 7 天存在大量浆细胞动员现象。IVIG 动员的大部分浆细胞是未成熟的 HLAD Rhigh/CD138low/CXCR4 low 浆细胞，且胞内染色发现这些细胞既不具备 IVIG 也不具备人免疫球蛋白特异性的 IgG，提示 IVIG 可通过改变浆细胞亚群的分布从而竞争性替代分泌自身免疫抗体的浆细胞。此外，IVIG 可加速自身抗体的清除率，进一步减轻体液免疫对自身的损伤。大剂量 IVIG 作为辅助治疗在各种急重症病毒感染（如 SARS 等）中被证实具有疗效。针对新冠肺炎，依据病情可酌情早期使用 IVIG 0.25 g/（kg · d），疗程根据实际情况使用。

参考文献

[1] Ho JC, Wu AY, Lam B, et al. Pentaglobin in steroid resistant severe acute respiratory syndrome. Int J Tuberc Lung Dis, 2004, 8（10）: 1173-1179.

[2] Wang JT, Sheng WH, Fang CT, et al. Clinical manifestations, laboratory findings, and treatment outcomes of SARS patients. Emerg Infect Dis, 2004, 10（5）: 818-24.

[3] Hung IFN, To KKW, Lee CK, et al. Hyperimmune IV immunoglobulin treatment: a multicenter double blind randomized controlled trial for patients with severe 2009 influenza A（H1N1）infection. Chest, 2013, 144（2）: 464-473.

[4] Davey RT Jr, Fernández-Cruz E, Markowitz N, et al. Anti influenza hyperimmune intravenous immunoglobulin for adults with influenza A or B infection（FLU-IVIG）: a double-blind, randomised, placebo controlled trial. Lancet Respir Med, 2019, 7（11）: 951-963.

[5] Mori I, Parizot C, Dorgham K, et al. Prominent plasmacytosis following intravenous immunoglobulin correlates with clinical improvement in Guillain-Barre' syndrome. PLoS One, 2008, 73（5）: e2109.

病例 45 病毒核酸阴性的危重型新冠肺炎 1 例

（张 维 张 骅 张自艳）

【入院病史采集】

患者男，58 岁，职业：农民。住址：湖北省某市某社区。入院日期：2020 年 2 月 2 日，出院日期：2020 年 3 月 13 日，住院天数：41 天。

主诉：发热 4 天。

现病史：患者于入院前 4 天受凉后出现间断无规律发热，体温在 37.7℃左右，伴有轻微咳嗽、咳痰，伴咽痛、四肢关节酸痛、乏力。无心悸、胸闷、胸痛，无恶心、呕吐、腹痛、腹胀、腹泻等不适，到当地诊所治疗后稍缓解。胸部 CT（2020 年 2 月 1 日）：①双肺多发感染，考虑病毒性肺炎，请结合临床。②右侧斜裂胸膜下小结节。③纵隔内及右肺门淋巴结多发钙化。急诊以“病毒性肺炎”收住我科。发病以来，患者精神、食欲及睡眠欠佳，体力下降，体重无改变。

既往史：糖尿病病史 2 年，口服消渴丸、二甲双胍。否认高血压、冠心病、肝炎、结核史。否认外伤史及手术史。否认食物、药物过敏史。

流行病学史：有武汉市滞留史。

【体格检查】

T 36.8℃，R 22 次 / 分，BP 144/83 mmHg，P 102 次 / 分，SpO_2 99%。神清，查体合作，颈软，全身皮肤黏膜无黄染，浅表淋巴结无肿大，口唇无发绀，咽无充血，扁桃体无肿大。双肺呼吸音正常，未闻及干、湿啰音。心率 102 次 / 分，律齐，无杂音。腹平软，无压痛、反跳痛，肝脾肋下未及，下肢无水肿。

【辅助检查】

2020 年 2 月 11 日 C1q 244.6 mg/L ↑，β2 微球蛋白 14.24 mg/L ↑。

2020 年 2 月 13 日床边超声：无胸腔积液。

2020 年 2 月 14 日 G 试验＋GM 试验：真菌 D- 葡聚糖＜10 pg/ml，曲霉菌半乳甘露聚糖 0.022 S/CO。胸部 X 线检查：双肺野透亮度下降、双肺野满布片絮影、网线影，考虑大量感染性病变，部分间质性。心膈未见异常。

2020 年 2 月 18 日铁蛋白＞2000 ng/ml ↑。

2020 年 2 月 23 日输血全套：HBsAg 30.06 IU/ml ↑，HBsAb 1.55 mIU/ml ↓，HBeAb 0.01 S/CO ↓，HBcAb 9.99 S/CO ↑。

2020 年 2 月 26 日 G 试验＋GM 试验：真菌 D- 葡聚糖 12.0 pg/ml；曲霉菌半乳甘露聚糖 0.035 S/CO；肝功能基本正常。

2020 年 3 月 3 日 G 试验＋GM 试验：真菌 D- 葡聚糖＜10 pg/ml。

血常规＋炎症指标（表 45-1）、生化指标＋凝血功能（表 45-2 和表 45-3）、血气分析（表 45-4）、新型冠状病毒核酸变化（表 45-5）详见附表。

2020 年 2 月 1 日胸部 CT（图 45-1A）：双肺纹理增强，双肺各叶多发磨玻璃影及条索灶，较大病灶位于右肺上叶，范围约 2.9 cm×4.5 cm；右侧斜裂胸膜下小结节灶，直径 0.4 cm。双肺门影不大。气管及各支气管通畅。纵隔内及右肺门淋巴结钙化，未见明显淋巴结肿大。

2020 年 2 月 5 日胸部 CT（图 45-1B）：治疗后复查，与前片对比：双肺纹理增强，双肺各叶多发磨玻璃影及条索灶，病灶较前增多，范围较前增大；右侧斜裂胸膜下小结节灶，直径 0.4 cm，与前相仿。双肺门影不大。气管及各支气管通畅。纵隔内及右肺门淋巴结钙化，未见明显淋巴结肿大。

2020 年 2 月 14 日胸部 CT（图 45-1C）：双肺野透亮度下降、双肺野满布片絮影、网线影，考虑大量感染性病变，部分间质性。心膈未见异常。

2020 年 2 月 16 日胸部 CT（图 45-1D，较 2 月 11 日对比）：原双肺广泛多发片絮状磨玻璃影，现密度较前增高，纤维化灶增多、肺组织结构扭曲。纵隔未见肿大淋巴结。双侧少量胸腔积液。

2020 年 2 月 18 日胸部 CT：双肺多发感染，考虑病毒性肺炎，较前进展。右侧斜裂胸膜下小

表 45-1 血常规及炎症指标

日期（2020 年）	WBC（10^9/L）	NE%	LY（10^9/L）	EOS（10^9/L）	LY%	RBC（10^{12}/L）	Hb（g/L）	PLT（10^9/L）	CRP（mg/L）	PCT（ng/ml）	HCRP（mg/L）	ESR（mm/h）	IL-6（pg/ml）
2 月 1 日	7.21	79.8	1.03						121.00				
2 月 6 日	6.56	75.8			10.5		128	214				94	
2 月 11 日	24.46	92.7	0.68	0.0	2.8	3.78	119						
2 月 13 日	15.58	85.2	0.79		5.1	3.85	121	249					
2 月 14 日	9.60	82.9			4.3	3.23	102	198					
2 月 15 日	78.6		0.64		7.3	3.15	102						
2 月 16 日	8.64	77.7%	0.81		9.4	3.01	94	176					
2 月 17 日	9.00	81.4	0.71		7.9		91						
2 月 18 日	9.62	85.3			5.9		88		< 5.0	0.35	1.1		
2 月 19 日	7.55	81.5			7.7	2.72	85	184		0.34			
2 月 20 日		81.8	0.56		7.4	2.40	76			0.25			
2 月 21 日		83.1	0.51		8.1		72						
2 月 22 日		86.5			6.3		71			0.135			
2 月 25 日	8.24	79.1			8.5	2.29	72	204		0.12			
2 月 26 日	7.79	82.1	0.47		6.0	2.19	69	217		0.10			
2 月 27 日	6.44	79.9	0.39		6.1	2.30	71	266	55.3		> 5.0		
2 月 28 日			0.64		9.1	2.43	75		59.2	0.16	> 5.0		
3 月 1 日	7.55		0.91				71	312		正常			
3 月 2 日	4.77	68	0.91		19	1.96	60	265		0.14			14.2
3 月 3 日	5.49	68.0				2.38	73	268	16.7		> 5.0		
3 月 6 日	7.33	67.7					97	371					5.74
3 月 12 日	13.79	83.0					92	279	46.80	0.11		52	
3 月 13 日									46.80	0.12		54	

结节，同前。纵隔内及右肺门淋巴结多发钙化。双侧少许胸腔积液。

2020 年 2 月 22 日胸部 CT（图 45-1E）：原双肺广泛多发片絮状磨玻璃影，密度较前增高，肺组织结构扭曲，符合病毒性肺炎转归期表现。纵隔未见肿大淋巴结。双侧胸腔积液水较前增多。

2020 年 2 月 27 日胸部 CT（图 45-1F）：双肺广泛多发片絮状磨玻璃影，密度较前相仿，范围较前增大，以左肺上叶为甚。纵隔未见肿大淋巴结。双侧胸腔积液较前稍增多。

2020 年 3 月 3 日胸部 CT（图 45-1G）：双肺广泛多发病变，大部分实变、纤维化，较前部分吸收减少。双肺门影不大。气管及各支气管通畅。纵隔窗心脏及大血管形态、密度正常，纵隔内未见明显淋巴结肿大。双侧胸腔积液较前减少。

2020 年 3 月 9 日胸部 CT（图 45-1H）：病毒性肺炎治疗后改变，部分病灶较前略吸收，双侧胸腔积液较前稍减少。

2020 年 3 月 20 日胸部 CT（图 45-1I）、3 月 25 日胸部 CT（图 45-1J）：病灶较前吸收好转。

【诊断】

①新冠肺炎 危重型 呼吸衰竭。②慢性肾衰竭 肾性贫血 代谢性酸中毒 高钾血症。③细菌性肺炎。④ 2 型糖尿病。

【鉴别诊断】

危重型新冠肺炎重点需要与其他病原伴引

表 45-2 生化指标

日期（2020 年）	K（mmol/L）	Na（mmol/L）	胱抑素 C（mg/L）	CREA（μmol/L）	ALT（U/L）	AST（U/L）	GGT（U/L）	GLU（mmol/L）	CK-MB（U/L）	CK（U/L）	Hs-TNT（pg/ml）	ALB（g/L）	BNP（pg/ml）
2 月 6 日	6.33												
2 月 11 日			5.50	584.9				6.6					
2 月 13 日	4.22			452.2									
2 月 14 日	4.03	141.1		383.9									
2 月 15 日		136.5	3.79	352.3				8.71					
2 月 16 日	4.43			332.8	71	77		3.35				28.1	
2 月 19 日	4.09	142.8	3.23	287.1				4.24					
2 月 20 日			3.19	277.9				4.48				34.8	
2 月 21 日		136.8	3.07	278.3								35.1	
2 月 23 日		134.5	2.90	278.8				7.29				37.8	
2 月 25 日	4.65	134.3	2.95	283.6		45	37	6.32				41.8	
2 月 26 日	5.04	133.4	2.90	288.9				12.05					
2 月 27 日		127.7	2.87	304.8									
2 月 28 日		135.3	3.08	321.5		45		7.73					
2 月 29 日		131.8	3.23	335.6	67	60							
3 月 2 日	4.90			280.3								36.1	
3 月 3 日	4.89	140.6		307.9									
3 月 5 日		136.9	2.71	336.2	64	50							
3 月 6 日	5.37	139.4		341.4		42		6.06	14	107		45.8	
3 月 7 日	正常	正常		319.7	正常	正常	正常						
3 月 2 日	3.95	132.9		283.4				6.08	12			40.2	391

表 45-3 凝血功能指标

日期（2020 年）	PT（s）	INR	TT（s）	FDP（μg/ml）	APTT（s）	Fb（g/L）	DD（mg/L）
2 月 18 日	13.0	17.5			10.38	7.10	2.38
2 月 23 日	13.1		13.1	9.60		5.28	2.45
2 月 27 日	14.3			6.21		6.73	1.56
2 月 28 日	13.8			6.37		6.73	1.54
2 月 29 日						6.73	1.04
3 月 6 日	12.1				24.5		1.17

表 45-4 血气分析指标

日期（2020 年）	pH	PCO_2（mmHg）	PO_2（mmHg）	HCO_3^-（mmol/L）	Lac（mmol/L）	BE（mmol/L）
2 月 11 日	7.30	29.0	60.0	16.3		− 10.7
2 月 22 日	7.39	34.0	80.0			− 3.9
3 月 9 日	7.40	38.0	197.0	24.1	1.1	− 1.1

空白处：因医生记录习惯不同，导致部分项目内容缺失

表 45-5 新型冠状病毒核酸变化

日期（2020 年）	新型冠状病毒核酸	标本类型
2 月 19 日	（－）	口咽拭子
2 月 21 日	（－）	口咽拭子
2 月 29 日	（－）	口咽拭子
3 月 9 日	IgM/IgG：阳性（＋）	血清

起的重症肺炎相鉴别，如呼吸道病毒、细菌、真菌、结核以及 ARDS 等。

1. 军团菌肺炎　是嗜肺军团菌引起的肺炎，军团菌肺炎多为散发，但往往病情凶险，可导致急性呼吸衰竭。临床可表现为高热、寒战、刺激性咳嗽、胸痛 / 相对缓脉、非对称性肺内浸润影等，早期可有腹泻、肝酶升高、低钠血症、低血小板计数或精神神经症状等；免疫功能低下的严重患者影像学可出现空洞或肺脓肿，肺部病变的吸收常较一般肺炎为慢。20% 的患者 2 周后病变开始明显吸收，1 ～ 2 个月阴影可完全消散，少数患者可延迟至数月。特异性实验室检查是诊断军团菌肺炎的重要依据。

2. 肺结核　肺结核多有全身中毒症状，如午后低热、盗汗、疲乏无力、体重减轻、失眠、心悸等。胸部 X 线检查见病变多在肺尖或锁骨上下，密度不均匀，消散缓慢，且可形成空洞或肺内播散。继发型肺结核（Ⅲ型）包括病变以增殖为主、浸润病变为主、干酪病变为主或空洞为主的多种改变。痰中可找到结核分枝杆菌，一般抗菌药物治疗无效。

【治疗】

卧床休息，积极治疗基础疾病，维持水、电解质平衡及内环境稳定；密切监测生命体征、指氧饱和度，转入 ICU 治疗。采用呼吸支持技术：经鼻高流量氧疗→无创呼吸机辅助呼吸序贯治疗、抗病毒（洛匹那韦 / 利托那韦、磷酸氯喹、利巴韦林）、雾化吸入（重组人干扰素 α-2b）、抗感染（莫西沙星、头孢哌酮钠舒巴坦钠、头孢美唑）、增强免疫力（胸腺法新）、糖皮质激素（甲泼尼龙）、中药（连花清瘟胶囊、血必净）、营养支持（肠道营养混悬液）、止咳化痰抗纤维化（乙酰半胱氨酸）、病毒灭活新冠肺炎恢复期冰冻血浆、CRRT、监测血糖并积极控制、肠道微生态调节剂（双歧杆菌三联活菌）、护肝（甘草酸二铵）等对症支持治疗，预防并发症及药物不良反应，减少药物相互作用诱发的肝、肾损伤

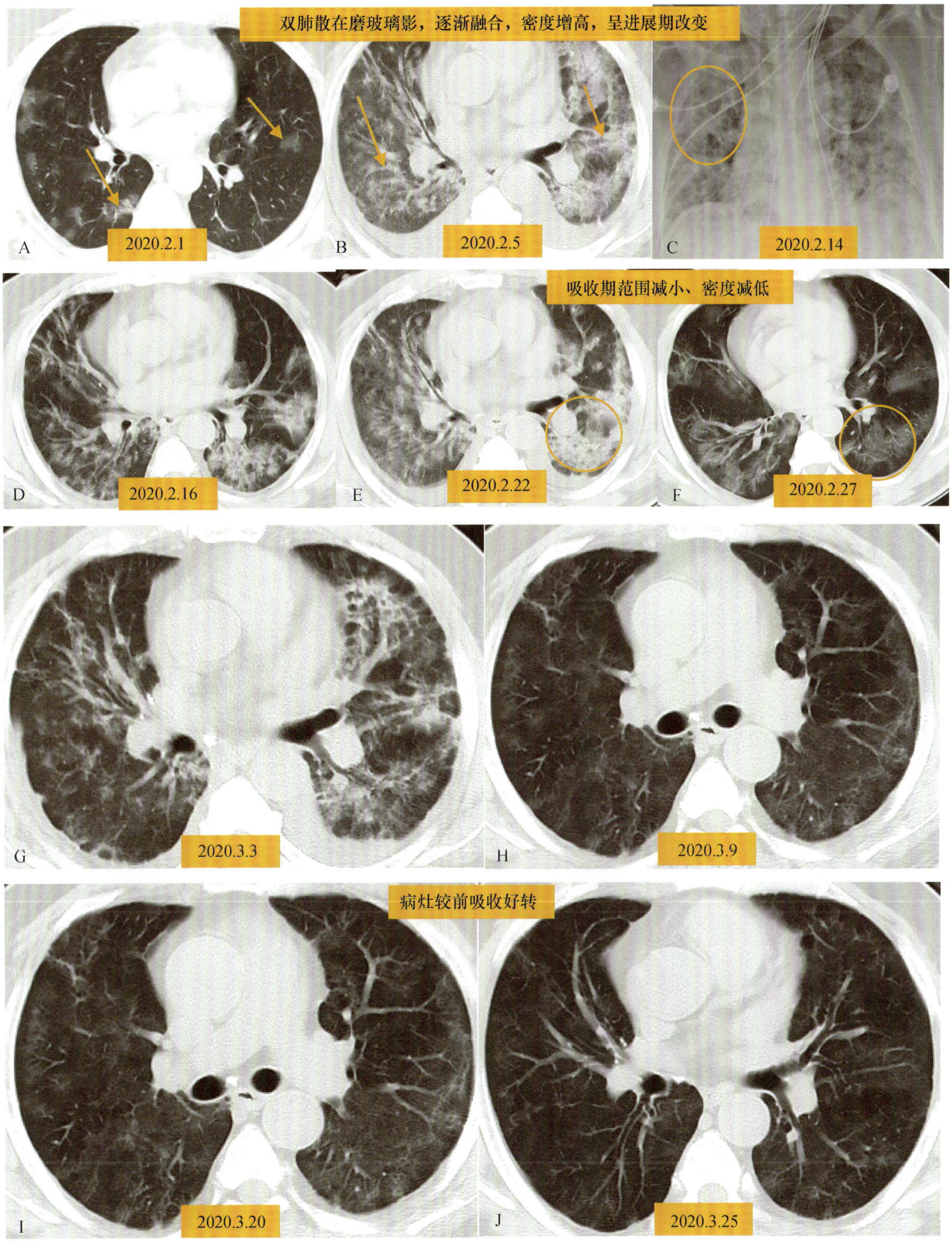

图 45-1　不同时期胸部 CT

或心血管异常。

【诊治思路+治疗经验】

此例患者就诊于 2020 年 2 月 2 日，尚处于新冠肺炎疫情暴发初期，对疫情的认知仍十分匮乏，最初的几次新型冠状病毒核酸检测均为阴性，但该患者影像学呈比较典型的病毒性肺炎表现，对症抗病毒、短期激素治疗以及支持治疗后的肺部影像学改变也符合新冠肺炎的转归，且最终新型冠状病毒抗体阳性，根据《新型冠状病毒肺炎诊疗方案（试行第七版）》[1] 确诊为危重型新冠肺炎。

有研究探讨了新冠肺炎患者胸部CT检查结果与RT-PCR检测结果阴性之间的关系，研究中的5例最初RT-PCR检测结果为阴性的新冠肺炎患者均具有典型的胸部CT表现，包括磨玻璃样结节（GGO）（5例）和（或）混合GGO和混合实变（2例）。最终通过反复核酸检测，所有患者均确诊新冠肺炎[2]。另有一研究中[3]亦有9例（9/80）患者直到第3次核酸检测后才确诊感染。因此，连续两次核酸检测阴性可能会错误地排除已感染的患者，对于临床高度怀疑新型冠状病毒感染但RT-PCR检测结果呈阴性的患者，反复核酸检测与胸部CT相结合更有助于确诊。另外，有研究人员在感染后期发现患者肛门拭子和血液中也存在新型冠状病毒，并且肛门拭子的阳性率高于咽拭子的阳性率[4-5]。

在入院确诊及出院判断病情时，以咽拭子样本病毒核酸检测阴性作为排除感染及治愈标准时也需谨慎，避免出现误诊及漏诊。

参考文献

[1] 国家卫生健康委员会办公厅，国家中医药管理局办公室．新型冠状病毒肺炎诊疗方案（试行第七版），2020. http：//www.nhc.gov.cn/yzygj/s7653p/202003/46c9294a7dfe4cef80dc7f5912eb1989.shtml

[2] Xie XZ，Zhong Z，Zhao W，et al. Chest CT for typical 2019-nCoV pneumonia：relationship to negative RT-PCR testing. Radiology，2020，296（2）：E41-E45.

[3] Wu J，Liu J，Zhao XG，et al. Clinical characteristics of imported cases of COVID-19 in Jiangsu province：A multicenter descriptive study.Clin Infect Dis，2020，71（15）：706-712.

[4] Zhang W，Du RH，Li B，et al. Molecular and serological investigation of 2019-nCoV infected patients：implication of multiple shedding routes. Emerg microbes Infect，2020，9（1）：386-389.

[5] Chen WL，Lan Y，Yuan XZ，et al. Detectable 2019-nCoV viral RNA in blood is a strong indicator for the further clinical severity. Emerg microbes Infect，2020，9（1）：469-473.

病例 46 危重型新冠肺炎合并肾病综合征 1 例

（张 骅 张自艳 徐 雯）

【入院病史采集】

患者男，52 岁。工作单位：湖北省某市移动公司综合部，职业：专业技术人员。住址：湖北省某市。入院日期：2020 年 2 月 7 日，出院日期：不详。

主诉：发热、咳嗽 9 天，气促 3 天。

现病史：患者于入院前 9 天无明显诱因出现间断无规律发热，体温最高 37.4℃，伴干咳，无畏寒、盗汗，无鼻塞、流涕，无胸闷、气促，至我院急诊科就诊完善血常规及胸部 CT 未见明显异常（患者口述，未见结果），急诊科给予阿莫西林口服抗感染治疗后患者发热及咳嗽症状缓解。入院前 3 天患者无明显诱因再次出现活动后胸闷、气促，症状进行性加重，夜间可仰卧入睡，伴干咳、腹泻，无胸痛、心悸，无恶心、呕吐，无腹痛、腹胀，无咯血，无头晕、黑矇等不适。2 月 7 日至我院发热门诊就诊，行胸部 CT 检查提示双肺多叶感染性病变，不除外病毒性肺炎可能，经相关专家会诊后考虑不排除新型冠状病毒感染可能，故转我科进一步诊治。发病以来，患者精神、食欲及睡眠欠佳，体力下降，体重无下降。

既往史：2015 年发现血压升高，最高血压 150/110 mmHg，目前口服贝那普利早 5 mg，晚 10 mg 降压，血压控制在 120/80 mmHg 左右。2018 年诊断膜性肾病、肾病综合征，目前口服“泼尼松 25 mg/d；他克莫司 3 片，每日 2 次；双嘧达莫 2 片，每日 3 次”治疗。否认冠心病、糖尿病、脑卒中、肝炎、结核史；否认外伤史及手术史，否认食物、药物过敏史。无烟酒嗜好。

流行病学史：2020 年 1 月 24 日曾与从武汉市返回的家属接触，目前该家属已在外院已确诊为新冠肺炎。

【体格检查】

T 37.1 ℃，BP 108/79 mmHg，P 101 次 / 分，SpO_2 97%，神清，查体合作。颈软，全身皮肤黏膜无黄染，浅表淋巴结无肿大。口唇无发绀，咽无充血，扁桃体无肿大。双肺呼吸音正常，未闻及干、湿啰音。心率 101 次 / 分，律齐，无杂音。腹平软，无压痛、反跳痛，肝脾肋下未及。下肢无水肿。

【辅助检查】

2020 年 2 月 9 日 TP 47.8 g/L ↓；ALB 29.5 g/L ↓；Lac 440 U/L ↑；HBDH 326 U/L ↑；尿常规、肾功能、BNP 水平正常。

2020 年 2 月 12 日新型冠状病毒核酸（＋）。

2020 年 2 月 24 日 G 试验＋ GM 试验:（－）。

2020 年 3 月 6 日复查新型冠状病毒抗体 IgM/IgG:（＋）。

2020 年 3 月 8 日血培养:（－）。

2020 年 3 月 10 日粪常规＋隐血：RBC 3/HP ↑；隐血试验（化学法）：＋＋＋；转铁蛋白：（＋）。

2020 年 3 月 18 日真菌 D- 葡聚糖 10.1 pg/ml；曲霉菌半乳甘露聚糖 0.039 S/CO。

2020 年 3 月 22 日血培养（－），痰培养：鲍曼不动杆菌，多重耐药菌。

2020 年 3 月 27 日痰培养：铜绿假单胞菌，对多种抗生素敏感。

2020 年 4 月 3 日胱抑素 C 2.22 mg/L ↑

2020 年 4 月 6 日胱抑素 C 4.22 mg/L ↑，Lac 0.60 mmol/L ↓，EOS% 0.2% ↓。

2020 年 4 月 9 日粪常规＋隐血：＋＋；胱抑素 C 5.69 mg/L ↑

血常规及炎症指标（表 46-1）、生化指标＋凝血功能（表 46-2 和表 46-3）、血气分析（表 46-4）、床旁肺部超声动态变化（表 46-5）详见附表。

2020 年 2 月 26 日胸部 X 线检查（图 46-1 A）：①双肺多发感染性病变。②上、下腔静脉置管影。

2020 年 3 月 4 日胸部 X 线检查（图 46-1 B）：①双肺广泛多发病变。②上、下腔静脉置管影。

2020 年 3 月 15 日胸部 X 线检查（图 46-1 C）：①双肺广泛多发病变，左侧中下野病变较前吸收好转，右侧病变较前相仿。②上、下腔静脉置管

表 46-1　血常规及炎症指标

日期（2020 年）	WBC（10^9/L）	NE%	LY（10^9/L）	LY%	RBC（10^{12}/L）	Hb（g/L）	PLT（10^9/L）	CRP（mg/L）	HCRP（mg/L）	PCT（ng/ml）	ESR（mm/h）	IL-6（pg/ml）
2 月 7 日	9.38	91.3	0.58	6.2		137	212					
2 月 9 日	6.59	81.4	0.97	14.7		118	194	117			102	
2 月 12 日	8.47	90.0	0.49	5.8		106	257					
2 月 22 日	6.91	73.5		11.3		108						
2 月 24 日	15.96	70.8		23.5						正常		
2 月 25 日	17.77					92	247			0.59		
2 月 26 日	12.06	62.7			2.84	88	214			0.42		
2 月 27 日	9.06	56.9	3.09	正常	正常	92	正常					
2 月 28 日	9.79				2.70	85						
2 月 29 日	11.31				2.68	84	164			0.26		
3 月 1 日	10.52	54.4	3.55	33.7	2.50	77	137	38.69	＞ 5.0	0.25		
3 月 2 日	10.05	59.5	3.04	30.2	2.29	71	118			0.29		
3 月 3 日	12.27	85.0	1.06	8.6	2.64	78						
3 月 4 日	10.17				2.47	76	113	107.4				
3 月 5 日	10.01	82.9		10.8	3.21	96	117	133.9		0.42		21.90
3 月 6 日	7.16	72.2	1.37	19.1	2.97	89	97					
3 月 7 日	8.56	77.6	1.43		2.90	88						
3 月 8 日	9.39		2.29		3.63	109				0.43		
3 月 9 日	8.83	65.0		24.3	3.26	96	105				48	131.1
3 月 10 日	8.52	58.9	2.73	32.0	2.93	89	118					
3 月 11 日					3.43	105	114			2.15	55	61.54
3 月 13 日	8.47	70.5		22.2	3.23	96	103			1.20		
3 月 14 日	13.14	75.2	2.31		3.30	101	118			0.84		
3 月 15 日	15.50	81.7		11.7	2.92	89	118			0.52		
3 月 16 日	22.05	86.6		9.3	3.06	95	118			0.31		
3 月 17 日	25.59	84.5		10.7		91	146			0.2		
3 月 18 日	27.27	86.1		8.7		85	157			0.16		
3 月 20 日	37.15		6.00			97	201			0.11		
3 月 21 日	27.54	85.3				90	182			25.68		
3 月 22 日	22.00	87.0		7.0	3.04	93	128			12.11		
3 月 23 日	13.83	88.3		7.3		95	121			5.35		
3 月 25 日	17.62	81.8	1.50			87	137	54.1				
3 月 26 日	16.70	81.0		9.2		90	137			0.45		
3 月 27 日	19.32	79.0			2.74	85	127	15.9	＞ 5.0	0.28		
3 月 28 日	15.39	86.1	1.31	8.5	2.91	89	128			0.22		
3 月 29 日	30.74	94.5	0.65			95	118			0.30		
3 月 30 日	49.77	96.3			2.67	84	94			7.36		

续表

日期（2020 年）	WBC（10^9/L）	NE%	LY（10^9/L）	LY%	RBC（10^{12}/L）	Hb（g/L）	PLT（10^9/L）	CRP（mg/L）	HCRP（mg/L）	PCT（ng/ml）	ESR（mm/h）	IL-6（pg/ml）
4 月 1 日	28.64	96.7		1.8	2.64	81	53			2.12		
4 月 2 日	19.36	95.4			2.93	91	57			1.47		
4 月 3 日	10.83	97	0.22	2	2.85	86	57			1.07		
4 月 4 日	6.24	89.8		5.9	2.76	86	86	76.90		0.88		
4 月 5 日	8.17	94.0	0.28	3.4						0.83		
4 月 6 日	10.99	93.5	0.42	3.8	3.30	101		68.91				
4 月 7 日	14.57	95.2		2.5	3.19	100	115			0.71		
4 月 8 日	16.22	94.4	0.49			101	125			0.67		
4 月 9 日	20.12	94.4	0.66		2.78	86		90.20	＞ 5.0	1.36		
4 月 10 日	12.51	93.2		4.5	2.81	86	76			2.57		

表 46-2　生化指标

日期（2020 年）	K（mmol/L）	Na（mmol/L）	CREA（μmol/L）	ALT（U/L）	AST（U/L）	GGT（U/L）	GLU（mmol/L）	CK-MB（U/L）	Mb（ng/ml）	Hs-TNT（pg/ml）	BNP（pg/ml）	ALB（g/L）
2 月 12 日			98.1									25.6
2 月 22 日			105.6	28	19	83						26.1
2 月 24 日	正常	正常	正常					正常				32.0
2 月 25 日			95.5									30.1
2 月 26 日	正常	正常	91.4	正常	正常							33.9
2 月 27 日						64						31.7
2 月 28 日	5.67		54.8				7.93					35.6
2 月 29 日	5.08	141.8	70.3	66	109	85	7.56		39			38.6
3 月 1 日	4.70	142.9	60.2				7.95					
3 月 2 日	4.62		53.5	83	74	83					128.8	37.8
3 月 5 日	4.82	137.0	75.4							43.2		
3 月 6 日	3.80		108.5	30		76				22.4	57.2	45.5
3 月 7 日	4.57	144.9	118.6				9.88			82.8	145.1	
3 月 8 日		147.1	118.2		41	77	8.79					
3 月 9 日	3.97	148.4	126.3							22.6	51.8	
3 月 10 日	3.95		133.5									40.6
3 月 11 日	3.11	155.2	116.3	7		67						35.9
3 月 12 日		147.2	119.1	8		89	10.70			490.3	162.4	
3 月 13 日	4.72	145.4	97.0	5	28					250.8	93.5	39.7
3 月 14 日	4.35	139.8	85.6	6								
3 月 15 日						64	7.45			107.8		35.4
3 月 16 日						69	10.88			61.2	80.3	
3 月 18 日								1	112.2	43.6		37.9
3 月 19 日	4.13	135.6	60.8									33.5

续表

日期（2020年）	K（mmol/L）	Na（mmol/L）	CREA（μmol/L）	ALT（U/L）	AST（U/L）	GGT（U/L）	GLU（mmol/L）	CK-MB（U/L）	Mb（ng/ml）	Hs-TNT（pg/ml）	BNP（pg/ml）	ALB（g/L）
3月21日			37.0				3.75					
3月22日		132.9	29.8				8.14					
3月23日	5.31	137.5	28.1	22			5.95					36.7
3月25日	4.29	137.4	47.6									38.4
3月28日				18						47.85		33.9
3月29日	4.07	142.5	42.6	24					63.3			38.6
3月30日	5.44						12.19			198.2		37.9
3月31日			51.9									33.9
4月1日	4.52	146.7	50.9	26	23							36.1
4月2日			50.0				10.98					34.2
4月3日	3.48		52.8			185	14.41					36.4
4月4日	4.02	144.2	54.4	35	28		11.36			549.7	962.7	35.8
4月5日	3.76	140.1	66.7							253.8	1090.7	34.9
4月6日					41	483	10.21					39.3
4月7日	4.27	139.7	78.6							312.9	824.2	
4月8日	4.08	139.9	73.8							149.7	450.9	
4月9日		130.3	97.7				11.98			221.0		
4月10日	4.05	149.5	60.3	22	31					212.9	358.8	37.6

影，上腔静脉置管末端位于胸3/4水平右侧，下腔静脉置管尖端位于胸11/12水平右侧。

2020年3月25日胸部X线检查（图46-1 D）：①双肺广泛多发病变较前相仿。②上、下腔静脉置管影。

2020年4月10日胸部X线检查：①双肺多发病变。②上、下腔静脉置管。

2020年2月7日 胸 部CT（图46-2 A、D）：右肺上中下叶及左肺上下叶多发片状高密度灶，部分呈磨玻璃样改变，较大截面10.6 cm×7.7 cm；双肺门影不大。气管及各支气管通畅。纵隔窗心脏及大血管形态、密度正常，纵隔内未见明显淋巴结肿大。

2020年2月12日胸部CT（图46-2 B、E）：右肺上中下叶及左肺上下叶多发片状高密度灶，部分呈磨玻璃样改变，范围较前相仿，密度较前稍变实；双肺门影不大。气管及各支气管通畅。纵隔窗心脏及大血管形态、密度正常，纵隔内未见明显淋巴结肿大。

2020年2月19日胸部CT（图46-2 C）：双肺各叶多发片状高密度灶，范围较前略缩小，密度较前明显增高，磨玻璃样病灶大部分基本消失，部分病灶实变，部分呈纤维条索影，气管及各支气管通畅。纵隔窗心脏及大血管形态、密度正常，纵隔内未见明显淋巴结肿大。主动脉及冠状动脉多发条片状钙化灶同前相仿。

2020年2月22日胸部CT：双肺各叶多发片状高密度灶，范围较前相仿，磨玻璃样病灶较前增多，部分呈纤维条索影，气管及各支气管通畅。纵隔窗心脏及大血管形态、密度正常，纵隔内未见明显淋巴结肿大。主动脉及冠状动脉多发条片状钙化灶同前相仿。

2020年3月30日胸部CT：双肺各叶多发片状高密度灶，双肺上叶病变较前吸收减少，右肺中，下叶实变较前进展；左肺下叶部分病变减少，实变较前进展。气管及各支气管通畅。双侧新发少量胸水。纵隔窗心脏及大血管形态、密度正常，纵隔内未见明显淋巴结肿大。主动脉及冠状动脉多发条片状钙化灶同前相仿。

表 46-3 凝血功能指标

日期（2020 年）	PT（s）	INR	TT（s）	FDP（μg/ml）	APTT（s）	Fb（g/L）	DD（mg/L）
2 月 12 日	14.4	1.25				8.90	0.97
2 月 24 日	正常				正常		4.59
2 月 25 日	11.9				23.8		7.02
2 月 27 日						4.60	8.75
2 月 28 日			22.3		50.7	5.80	10.94
2 月 29 日			73.0		40.9	4.85	9.18
3 月 1 日	11.7	1.01	＞ 170.0	25.87	44.0	3.21	4.82
3 月 2 日	11.7	1.01			44.0	3.55	4.47
3 月 3 日	24.4				43.4	4.16	4.76
3 月 4 日	30.5				41.9	4.72	4.59
3 月 5 日	11.7				32.1		5.77
3 月 6 日	12.5	1.08			38.0	4.99	10.69
3 月 7 日	12.0	1.04		62.36	33.8	5.13	15.13
3 月 8 日	15.3	1.33	＞ 160.0		72.9	4.72	13.90
3 月 9 日	15.1				36.3		9.48
3 月 11 日	19.0	1.66					9.39
3 月 13 日	14.3				29.4		10.36
3 月 14 日	12.6		21.5		24.9		8.24
3 月 18 日	12.2				25.2	1.66	4.55
3 月 20 日	12.4				48.2	2.60	4.78
3 月 21 日	13.0			16.18		1.95	4.85
3 月 22 日	13.5		28.0	22.58	45.3	1.81	6.35
3 月 23 日	13.1				44.2	1.92	7.67
3 月 25 日	13.6				57.9	1.07	
3 月 26 日	12.7			13.08	41.9	1.33	
3 月 27 日	13.6				48.3	1.55	
3 月 28 日	14.0		22.0	12.95	41.7	1.90	3.33
3 月 29 日	14.4				45.2		4.28
3 月 30 日	18.2	1.59			52.8		
3 月 31 日	15.5				39.0		
4 月 1 日	15.2				46.2		2.45
4 月 3 日						1.72	7.67
4 月 4 日	11.6				36.5		8.20
4 月 5 日	12.2		23.0		52.0		11.12
4 月 6 日			28.1		43.1		7.65
4 月 7 日	11.5				40.9		9.54
4 月 8 日			24.9		37.9		8.81
4 月 9 日							9.73
4 月 10 日	12.8				34.4		2.12

表 46-4　血气分析指标

日期（2020 年）	pH	PCO_2（mmHg）	PO_2（mmHg）	HCO_3^-（mmol/L）	Lac（mmol/L）	BE（mmol/L）
2 月 9 日	7.44	33.0	92.0		1.2	
2 月 25 日	7.27	65.0			0.8	
2 月 27 日	7.44	49.9	87.9		1.1	8.11
3 月 4 日	7.42	46.1	97.6	29.5	1.0	4.59
3 月 5 日	7.47	44.2	113.56	31.6	1.1	7.21
3 月 9 日	7.39	56.1	72.0	33.6	1.2	7.30
3 月 12 日	7.45	43.3	95.3	30.0	1.40	5.52
3 月 13 日	7.40	51.4	106.9	31.1	1.2	—
3 月 16 日	7.42	43.2	104.2	27.7	1.2	2.97
3 月 17 日	7.454	41.3	75.2	28.3	1.3	4.06
3 月 31 日		40	120		0.56	
4 月 3 日	7.50	44.0	164.0	34.3	3.0	

空白处：因医生记录习惯不同，导致部分项目内容缺失

表 46-5　床旁肺部超声动态变化

日期（2020 年）	下腔静脉（cm）	B 线	碎片征及其他特征
3 月 5 日	1.8	双肺	—
3 月 6 日	1.7	左上肺	左上肺
3 月 8 日	1.7	双肺少量	双肺
3 月 10 日	—	双肺少量	双肺
3 月 12 日	1.9	双肺少量	未见
4 月 9 日	2.0	双上肺	

【诊断】

①新冠肺炎 危重型。②膜性肾病 肾病综合征。③高血压 3 级 很高危。④消化道出血：痔疮出血？

【鉴别诊断】

符合以下任意一项者可判断为危重型。①出现呼吸衰竭，且需要机械通气。②出现休克。③合并其他器官功能衰竭，需 ICU 监护治疗。可统一将“重型”“危重型”划为重症型。

患者符合危重型，诊断明确。

【治疗】

卧床休息，积极治疗基础疾病，维持水、电解质平衡及内环境稳定；动态床旁超声评估容量状态，控制液体入量，密切监测生命体征、指氧饱和度、入 ICU 等。经鼻高流量氧疗→无创呼吸机辅助呼吸→有创呼吸机辅助呼吸→体外膜氧合（VV-ECMO）序贯治疗。抗病毒（奥司他韦、洛匹那韦 / 利托那韦、阿比多尔、磷酸氯喹、注射用干扰素 α-1b、利巴韦林注射液）、抗感染（莫西沙星、头孢他啶、美罗培南、替加环素、多粘菌素、头孢哌酮钠舒巴坦钠、伏立康唑、哌拉西林舒巴坦钠、醋酸卡泊芬净、去甲万古霉素、达托霉素、万古霉素、左氧氟沙星）、增强免疫力（胸腺法新）、糖皮质激素（醋酸泼尼龙、甲泼尼龙、氢化可的松）、雾化吸入（乙酰半胱氨酸）、止咳化痰抗纤维化（氨溴索）、中药（连花清瘟胶囊、血必净、参附）、营养支持（前体白蛋白、肠道营养混悬液、能全力）、中药（血必净）、肠道微生态调节剂（双歧杆菌三联活菌胶囊）、病毒灭活新冠肺炎恢复期冰冻血浆、改善贫血、凝血功能障碍（红细胞悬液、新鲜血浆、红细胞、血小板）、血浆置换、血管活性药物、抑酸止血

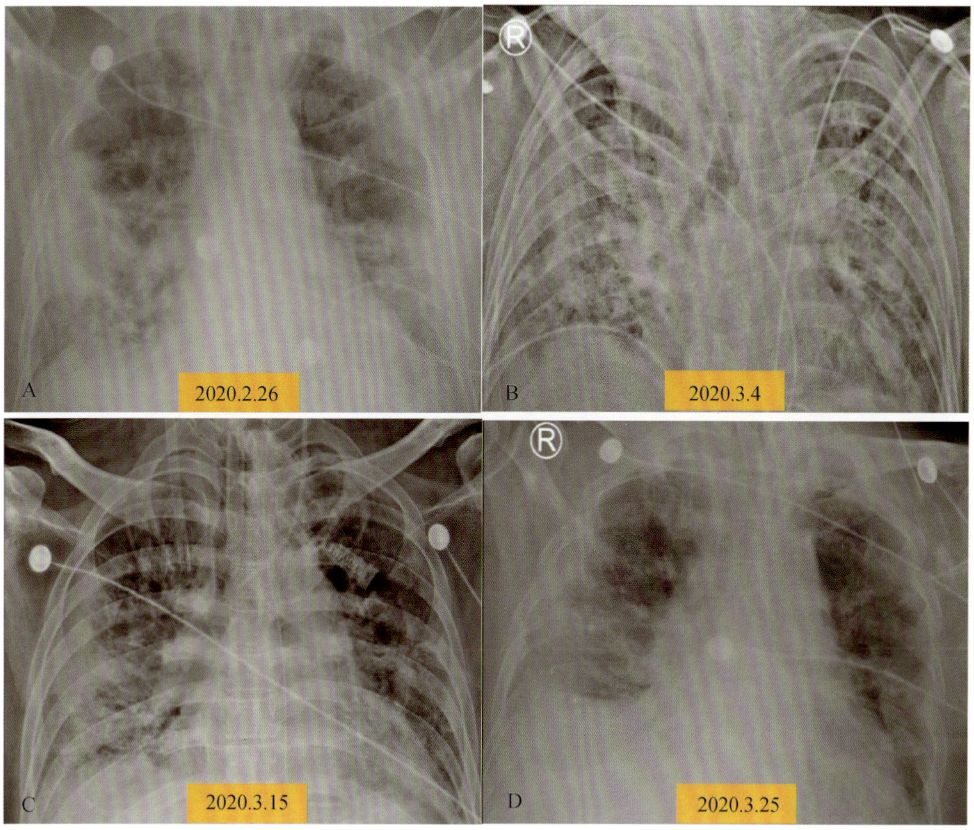

图 46-1 不同时期胸部 X 线

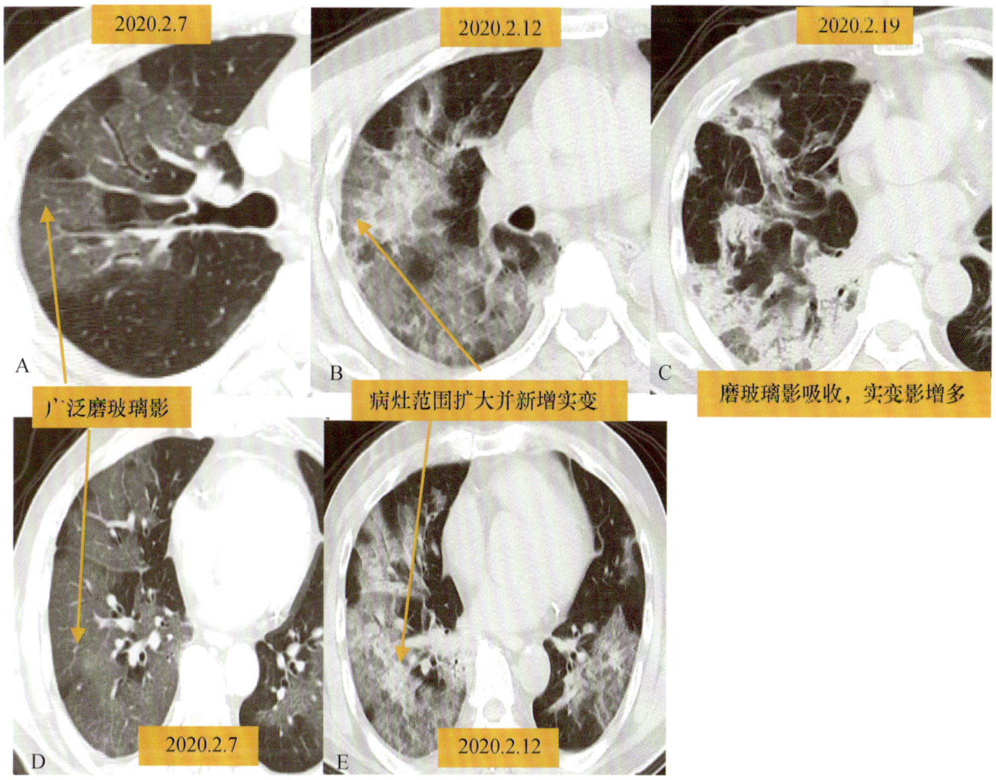

图 46-2 不同时期胸部 CT

治疗消化道出血（奥美拉唑、生长抑素）、补充凝血因子（冷沉淀）、维持水电解质酸碱平衡、抗凝（肝素、依诺肝素）、镇静（咪达唑仑、丙泊酚、氯丙嗪、异丙嗪）、镇痛（瑞芬太尼）、维持血压（大剂量血管活性药物）、肺泡灌洗术（3月26日、27日）等对症支持治疗。

【诊治思路＋治疗经验】

患者合并膜性肾病、肾病综合征，长期口服泼尼松、他克莫司。这两种药物的使用，势必给治疗带来困难，应注意多学科联合治疗。

患者既往无皮质醇减少症病史，此次患者因新冠肺炎入院，入院后予甲泼尼龙治疗，多次血浆皮质醇情况如下：2020年3月7日血浆皮质醇（00:00）3.73 μg/dl，血浆皮质醇（08:00）1.315 μg/dl ↓。3月11日血浆皮质醇（16:00）0.784 μg/dl ↓，血浆皮质醇（08:00）1.315 μg/dl ↓，血浆皮质醇（00:00）3.73 μg/dl。3月19日血浆皮质醇（16:00）1.42 μg/dl ↓；血浆皮质醇（08:00）0.52 μg/dl ↓。鉴于此，考虑皮质醇减少症，予氢化可的松针剂200 mg每日1次激素替代治疗。

患者存在病毒性肺炎、细菌感染、真菌感染，可能存在血流感染、呼吸机相关性肺炎、ECMO所致管路感染等多种难治性感染，病情危重，使用了多种抗生素（莫西沙星、头孢他啶、美罗培南、替加环素、多黏菌素、头孢哌酮钠舒巴坦钠、伏立康唑、哌拉西林舒巴坦钠、卡泊芬净、去甲万古霉素、达托霉素、万古霉素），对于严重感染，可以重锤猛击，逐渐降阶梯治疗，但需警惕抗生素相关危害。与单药治疗相比，经验性地同时使用多种抗生素与死亡率风险增加相关。美罗培南和万古霉素是临床常用的治疗药物，使用万古霉素时应根据患者年龄及肾功能予以调整剂量，正常情况下万古霉素首日使用负荷剂量，之后给予常规剂量使用，并监测患者肾功能，使用4～5天后测定万古霉素的血药谷浓度，根据血药浓度再调整万古霉素的使用剂量。

病例 47　危重型新冠肺炎合并肺脓肿 1 例

（刘红梅）

【入院病史采集】

患者男，41 岁，职业：职员，住址：河南省郑州市，住院天数：45 天。

代主诉：间断发热、咳嗽、胸闷 20 天，加重 10 天。

现病史：患者于入院前 20 天无明显诱因出现间断无规律发热、咳嗽、胸闷，最高体温 38.0 ℃，伴恶心、呕吐，呕吐物为胃内容物，3 ～ 4 次 / 天，每次 50 ～ 100 ml，无腹泻等。当地医院咽拭子新型冠状病毒核酸（＋），予“干扰素、洛匹那韦 / 利托那韦”等抗病毒治疗。入院前 10 天胸闷加重，静息状态 SO_2 88%，转至 ICU，给予“血必净、莫西沙星、乌司他丁”治疗，入院前 5 天予“甲泼尼龙 40 mg 每日 2 次，3 天”。入院前 2 天 SO_2 再次下降，给予高流量吸氧效果差，改为无创呼吸机辅助呼吸，同时辅以中药治疗，病情仍持续恶化，转入我院，急诊以“新冠肺炎 重症肺炎”收入院。

既往史：支气管哮喘 30 余年，糖尿病 11 年，平素使用“门冬胰岛素”治疗（具体用法不详），血糖控制不详，胃溃疡伴胃出血 1 年。

流行病学史：患者与同事接触，其同事女儿从武汉市返回。

【体格检查】

T 37.8 ℃，P 127 次 / 分，R 42 次 / 分，BP 116/74 mmHg，SpO_2 38%，浅昏迷，呼之不应，双侧瞳孔等大等圆直径 2.5 mm，对光反射迟钝，查体不配合。口唇发绀，呼吸急促，肺部：因身穿隔离防护服无法进行心、肺部听诊。腹软，肝脾肋下未及。双下肢无水肿。四肢肌力查体无法配合，肌张力未见异常。病理征（－）。

【辅助检查】

2020 年 2 月 16 日胸部 X 线正位片：两肺野纹理增粗紊乱，两肺野内散在点片状密度增高影，边界不清，右肺下野可见类圆形透亮影，考虑薄壁空腔可能。

2020 年 2 月 16 日床旁彩超：①右心增大。②室间隔运动幅度减低。③主动脉瓣轻度反流。④三尖瓣重度反流。⑤肺动脉高压（中重度）。⑥肝实质回声稍增强，肝静脉增宽。⑦门静脉增宽。⑧脾大。⑨双肾回声稍增强。⑩双侧胸腔积液。⑪下肢肌间静脉血栓。

2020 年 2 月 16 日心电图：窦性心动过速；胸导联 R 波递增不良；肢体导联 QRS 波低电压。

2020 年 3 月 17 日淋巴细胞免疫：淋巴细胞绝对值 579/μl，辅助 T 淋巴细胞绝对值 281/μl，NK 细胞绝对值 26.6/μl。细胞因子：IL-6 545.22 pg/ml，IL-8 69.56 pg/ml。

血常规＋炎症指标（表 47-1）、生化指标＋凝血功能（表 47-2 和表 47-3）、血气分析及采用的呼吸支持技术（表 47-4）、新型冠状病毒核酸变化（表 47-5）详见附表。

胸部 X 线检查见图 47-1。

【入院诊断】

①新冠肺炎 危重型。②重症肺炎。③重度急性呼吸窘迫综合征。④急性肺栓塞？肺动脉高压。⑤心功能不全。⑥支气管哮喘。⑦ 2 型糖尿病。⑧胃溃疡。⑨下肢静脉血栓形成。

【治疗】

2020 年 2 月 16 日 18:40 患者入院后，呼之不应，SpO_2 38%，R 42 次 / 分，心率 127 次 / 分，立即给予无创呼吸机应用，吸氧浓度 100%，18:45 SpO_2 上升至 98%，心率 119 次 / 分，R 36 次 / 分，BP 105/70 mmHg，于 20:30 紧急经口气管插管接呼吸机辅助通气，P-A/C 模式：PC 15 cmH_2O，PEEP 10 cmH_2O，吸氧浓度 100%，氧合指数 79 mmHg。患者 T 38.9℃，BP（85 ～ 125）/（47 ～ 78）mmHg（大剂量去甲肾上腺素泵入）。患者重度 ARDS、持续呼吸机辅助呼吸，纯氧吸入，氧合指数低于 100 mmHg，合并循环衰竭，大剂量血管活性药物维持血压，结合患者下肢静脉血栓形成，右心增大、室间隔运动幅度减低，三

表 47-1　血常规及炎症指标

日期（2020 年）	WBC（10^9/L）	NE%	LY（10^9/L）	EOS（10^9/L）	LY%	RBC（10^{12}/L）	Hb（g/L）	PLT（10^{12}/L）	CRP（mg/L）	PCT（ng/ml）
2 月 16 日	9.80	87.3	0.64	0.06	6.5	3.24	91.0	178	200.0	0.68
2 月 17 日	11.10	87.0	1.24	0.12	11.8	2.81	78.0	164	194.9	2.61
2 月 18 日	7.00	82.3	0.95	0.13	15.6	2.49	71.0	115	> 200.0	3.13
2 月 19 日	5.80	85.0	0.57	0.19	9.8	2.90	85.0	99	193.4	1.99
2 月 20 日	6.20	85.3	0.85	0.01	13.7	2.98	81.0	73	131.0	2.53
2 月 21 日	8.60	78.0	1.28	0.11	15.2	3.17	95.0	105	55.8	1.31
2 月 25 日	8.10	76.2	1.20	0.03	14.8	3.51	104.0	188	15.8	0.40
2 月 26 日	9.70	81.6	1.00	0.06	10.4	3.58	101.0	157	24.4	0.16
2 月 27 日	16.90	86.5	1.16	0.05	6.8	2.73	78.0	219	200.0	0.05
2 月 28 日	13.90	88.5	0.84	0.03	6.0	2.87	82.0	190	200.0	0.66
2 月 29 日	11.10	88.5	0.74	0.03	6.7	2.87	85.0	170	200.0	0.24
3 月 1 日	9.40	84.6	0.70	0.02	7.4	3.04	89.0	165	143.9	0.16
3 月 2 日	11.40	84.9	0.73	0.03	6.5	3.14	91.0	161	86.4	0.16
3 月 3 日	15.70	87.8	0.95	0.11	6.1	3.51	103.0	180	> 200.0	2.04
3 月 4 日	15.00	89.5	0.82	0.04	5.5	3.64	107.0	237	> 202.0	2.97
3 月 5 日	9.60	85.6	0.87	0.01	9.1	3.23	95.0	248	156.7	1.65
3 月 6 日	19.30	89.1	1.20	0.04	6.2	3.80	110.0	399	87.4	0.32
3 月 7 日	17.70	91.2	0.98	0.05	5.1	3.69	107.0	365	75.7	0.14
3 月 8 日	25.40	90.8	1.25	0.09	4.9	3.41	99.0	329	44.9	0.14
3 月 9 日	26.20	91.6	1.11	0.13	4.2	3.42	101.0	331	79.0	0.07
3 月 10 日	27.70	88.0	1.83	0.13	6.6	3.46	100.0	339	62.0	0.17
3 月 12 日	25.90	90.4	1.35	0.10	5.2	3.17	91.0	309	68.0	0.08
3 月 13 日	29.50	92.0	1.26	0.12	4.3	3.51	101.0	284	163.7	0.10
3 月 14 日	22.80	91.3	1.19	0.09	5.2	3.38	98.0	310	148.4	0.10
3 月 15 日	26.00	90.1	1.40	0.14	5.4	3.27	95.0	286	126.7	0.21
3 月 16 日	22.50	90.8	1.21	0.11	5.4	3.59	105.0	272	103.5	0.21
3 月 17 日	19.40	91.8	0.94	0.13	4.9	3.66	108.0	267	70.5	0.16
3 月 18 日	13.20	90.4	0.76	0.12	5.8	3.07	90.0	250	72.7	0.20
3 月 20 日	12.20	89.2	0.90	0.03	7.4	2.58	76.0	274	28.1	0.31
3 月 24 日	10.00	83.5	1.11	0.11	11.1	3.55	105.0	246	5.7	0.11
3 月 30 日	8.60	77.1	1.21	0.14	14.1	3.54	104.0	155	11.0	0.10
3 月 31 日	6.80	75.3	1.04	0.18	15.3	3.68	108.0	143	7.1	

尖瓣重度反流，肺动脉压明显升高，DD 明显升高，经省专家组会诊考虑新冠肺炎危重型，急性肺栓塞可能性大，保护性肺通气策略下氧合指数低于 100 mmHg，建议行 VA-ECMO 支持治疗。2 月 17 日 16:00 行 VA-ECMO 支持（左侧股静脉及左侧股动脉）。患者床旁胸部 X 线检查可见右肺空腔，结合外院 CT 提示为近期形成，不能除外抗甲氧西林耐金黄色葡萄球菌（MRSA）或曲霉菌感染可能，给予美罗培南 1 g，每 8 h 1 次；利奈唑胺 0.6 g，每 12 h 1 次；伏立康唑 200 mg，

表 47-2　生化指标

日期（2020 年）	K（mmol/L）	Na（mmol/L）	CREA（μmol/L）	ALT（U/L）	AST（U/L）	GGT（U/L）	GLU（mmol/L）	CK-MB（U/L）	CK（U/L）	ALB（g/L）
2 月 16 日	4.85	135	41	21.8	35.5	250.6	15.90	17.0	174.0	21.1
2 月 17 日	4.61	138	51	20.3	52.5	208.4	11.40	25.6	363.0	21.8
2 月 18 日	4.14	146	41	666.2	863.7	169.6	12.50	24.1	220.0	23.0
2 月 19 日	4.76	140	36	406.9	234.1	131.3	9.86	32	90.2	25.8
2 月 21 日	4.54	139	38	319.6	223.8	162.2	6.80	22.3	50.0	32.4
2 月 22 日	4.54	137	41	256.9	177.4	310.7	7.20	18.7	54.0	36.7
2 月 23 日	4.64	139	40	148.9	66.2	291.4	14.00	8.1	17.0	35.0
2 月 24 日	4.14	139	38	116.0	64.2	389.3	7.90	8.6	16.0	40.0
2 月 26 日	3.99	141	35	83.1	44.1	571.6	15.10	6.8	17.0	37.2
2 月 27 日	4.32	139	35	50.8	23.6	388.7	8.30	8.4	18.0	30.9
2 月 29 日	4.50	141	35	27.5	18.2	244.7	7.40	9.8	16.0	37.4
3 月 1 日	4.25	142	33	26.0	20.0	271.3	6.60	5.0	13.0	44.1
3 月 6 日	5.65	142	48	17.6	17.1	225.5	6.30			49.9
3 月 12 日	3.97	139	36	17.3	21.5	107.8	5.60			40.3
3 月 17 日	4.34	143	31	21.4	24.6	112.3	9.80			38.9
3 月 21 日	4.21	142	25	25.3	25.4	145.7	11.70			38.0
3 月 27 日	4.03	142	44				10.80			
3 月 31 日	4.01	144	37				10.70			

每 12 h 1 次（首 24 h 剂量加倍）静脉滴注抗感染治疗。阿比多尔 0.2 g，每日 3 次鼻饲；干扰素 α-2b 雾化 600 mg，每日 2 次；洛匹那韦 / 利托那韦 2 片，每日 2 次及中药抗病毒治疗。持续床旁 CRRT，清除炎症因子，稳定内环境。给予营养支持等对症支持治疗。2 月 17 日及 2 月 18 日两次（间隔 24 h）新型冠状病毒核酸均（－），因患者合并症危重继续在我院治疗。

经积极治疗，患者循环稳定，在瑞芬太尼、咪达唑仑、丙泊酚等镇痛、镇静药物作用下，经口气管插管接呼吸机辅助呼吸，模式为 P-SIMV：R 15 次 / 分，FiO_2 35%，PC 10 cmH_2O，PEEP 8 cmH_2O。CRRT 持续治疗中，VA-ECMO 持续支持（转速 2485 r/min，ECMO 氧浓度 40%），降低气流量及血流量后出现氧合降低，不能完全撤除 ECMO 支持，心脏超声提示肺动脉压力下降，右心室无增大，暂不需要 VA-ECMO 改善心功能，经专家组会诊，2 月 27 日凌晨由 VA-ECMO 转换为 VV-ECMO 进行呼吸支持，行右侧颈内静脉穿刺置管术及左侧股动脉置管拔除术，连接 ECMO，VV-ECMO 氧浓度 30%，转速 3023 r/min，血流量 3.54 L/min，气流量 3 L/min。

2 月 26 日再次出现发热 38℃，气道内抽出脓血性分泌物，2 月 27 日 VV-ECMO 置管后出现血压下降，右心负荷加重，肺动脉压力升高，胸部 X 线检查提示双肺弥漫性病变较前加重，肺水增多，ECMO 氧浓度 70%，痰培养示泛耐药鲍曼不动杆菌（仅替加环素及多黏菌素敏感），白细胞、炎症指标及细胞因子均较前升高，血培养及中心静脉导管尖端培养均回示泛耐药鲍曼不动杆菌，考虑肺部感染，血流感染，脓毒症休克。给予“替加环素 100 mg，每 12 h 1 次；多黏菌素 B 100 万 IU，每 12 h 1 次静脉滴注；硫酸黏菌素 50 万 U，每 8 h 1 次雾化吸入”针对泛耐药鲍曼不动杆菌感染。经积极治疗，患者病情好转，停 ECMO 气源、氧源后，$PaCO_2$ 53.4 ～ 62.6 mmHg，PaO_2 77.9 ～ 159.5 mmHg，呼吸机氧浓度 40%，因存在血流感染，于 3 月 2 日撤除 VV-ECMO，继续呼吸机辅助通气，模式为 P-A/C：R 18 次 / 分，FiO_2 40%，PC 15 cmH_2O，PEEP 8 cmH_2O。

表 47-3　凝血功能指标

日期（2020 年）	PT（s）	INR	TT（s）	FDP（μg/ml）	APTT（s）	Fb（g/L）	DD（μg/ml）
2 月 16 日	15.4	1.34	14.9	256.5	26.9	3.624	32.31
2 月 17 日	16.5	1.43	14.7	245.6	30.4	3.396	
2 月 18 日	16.4	1.43	13.2	72.9	26.4	3.976	14.8
2 月 19 日	14.5	1.26	15.1	48.4	28.5	2.904	8.55
2 月 20 日	12.7	1.10	17.1	37.3	35.0	2.206	7.19
2 月 21 日	11.9	1.03	21.9	33.7	38.7	1.688	6.04
2 月 22 日	11.9	1.03	52.3	24.2	59.5	2.45	
2 月 23 日	11.5	1.00	18.7	26.4	40.9	2.34	
2 月 24 日	11.1	0.97	21.3	22.2	31.7	1.927	4.9
2 月 25 日	11.2	0.97	38.1	23.0	37.2	2.144	
2 月 26 日	11.6	1.01	120.0	21.9	82.8	2.376	
2 月 27 日	12.9	1.12	16.6	21.6	40.4	4.398	4.88
2 月 28 日	11.4	0.99	14.6	32.0	31.8	4.517	
2 月 29 日	10.1	0.88	13.5	28.5	26.5	3.259	
3 月 1 日	11.3	0.98	14.5	20.8	30.9	2.305	4.59
3 月 2 日	10.7	0.93	17.2	24.1	32.2	1.515	2.82
3 月 3 日	12.6	1.10	15.3	4.9	25.0	4.913	0.32
3 月 4 日	12.0	1.04	15.2	9.4	34.1	2.238	1.12
3 月 5 日	12.9	1.12	15.6	6.4	33.0	1.485	0.71
3 月 7 日	12.6	1.10	15.9	7.5	28.6	1.077	0.78
3 月 9 日	11.8	1.03	15.4	4.4	28.6	1.598	0.65
3 月 11 日	12.3	1.07	15.6	6.7	33.0	1.615	1.12
3 月 13 日	13.3	1.16	15.5	6.3	43.5	1.564	0.90
3 月 16 日	13.0	1.13	14.8	9.6	36.4	1.903	0.62
3 月 18 日	13.9	1.21	15.4	6.9	29.9	1.547	0.98
3 月 19 日	14.2	1.23	15.1	10.8	27.6	1.427	1.48
3 月 20 日	18.3	1.59	15.0	6.9	29.5	1.077	0.54
3 月 21 日	14.7	1.28	15.0	5.4	25.8	0.911	0.29
3 月 23 日	16.5	1.43	15.1	5.4	28.4	0.781	0.49
3 月 24 日	15.5	1.35	16.4	11.5	28.4	1.879	1.74
3 月 26 日	13.3	1.16	16.5	4.7	37.8	1.192	0.66
3 月 27 日	12.4	1.08	16.1	2.6	37.3	2.271	0.31
3 月 30 日	13.6	1.18	18.0	6.0	48.3	2.424	0.84

3 月 12 日成功脱机拔管，经鼻高流量氧疗及无创呼吸机交替应用辅助呼吸。患者血培养＋痰培养均为泛耐药鲍曼不动杆菌，因血常规 WBC 进行性增高（WBC 22.80×10^{9}/L，T 37.5℃），3 月 14 日调整抗感染方案为多黏菌素 B 100 万 U，每 12 h 1 次；头孢哌酮钠舒巴坦钠 3.0 g，每 8 h 1 次；舒巴坦 2 g，每 8 h 1 次静脉滴注；硫酸黏菌素 50 万 U，每 8 h 1 次雾化吸入；伏立康唑 0.2 g，每 12 h 1 次口服；替考拉宁 400 mg，每日 1 次静脉滴注。3 月 16 日胸部 CT 检查提示右肺多发

表 47-4 血气分析及采用的呼吸支持技术

日期（2020 年）	pH	PCO_2（mmHg）	PO_2（mmHg）	HCO_3^-（mmol/L）	Lac（mmol/L）	BE（mmol/L）	呼吸支持	吸氧浓度
2 月 16 日	7.44	31	70.9	20.8	1.65	− 2.6	NIPPV	1
2 月 16 日 20:30	7.38	36	91	21.0	1.27	− 3.3	IPPV	1
2 月 17 日	7.32	42	75	20.0	1.85	− 4.5	IPPV + VA-ECMO	1 + 1
2 月 18 日	7.38	43	128	25.0	0.90	2.3	IPPV + VA-ECMO	0.7 + 1
2 月 26 日	7.44	41	50	27.0	3.80	1.03	IPPV + VA-ECMO	0.4 + 0.4
2 月 27 日	7.40	39	95	24.0	0.70	− 0.4	IPPV + VV-ECMO	0.4 + 0.3
2 月 28 日	7.38	51	69	28.0	1.05	5.0	IPPV + VV-ECMO	0.25 + 0.7
3 月 2 日	7.26	60	128	27.0	0.90	0.1	IPPV + VV-ECMO	0.4 + 0.21
3 月 2 日	7.21	69	63	25	0.97	− 2.3	IPPV	0.4
3 月 3 日	7.21	69	78	23	0.79	− 0.3	IPPV	0.5
3 月 12 日	7.47	38	102	27	1.3	2.0	IPPV	0.35
3 月 13 日	7.4	41	197	25	1.00	1.7	NIPPV	0.4
3 月 16 日	7.49	37	68	26	1.00	2.0	高流量	0.3
3 月 19 日	7.51	39	123	31	1.34	7.8	高流量	0.3
3 月 20 日	7.47	35	147	28	1.40	5.5	IPPV	0.3
3 月 23 日	7.46	36	80	25	0.79	2.0	气管切开 IPPV	0.3
3 月 30 日	7.47	33	95	24	0.90	0.9	文丘里	0.24
3 月 31 日	7.42	38	154	24	0.90	0	文丘里	0.24

表 47-5 新型冠状病毒核酸变化

日期（2020 年）	新型冠状病毒核酸	标本类型
2 月 17 日	（－）	吸出痰
2 月 18 日	（－）	吸出痰

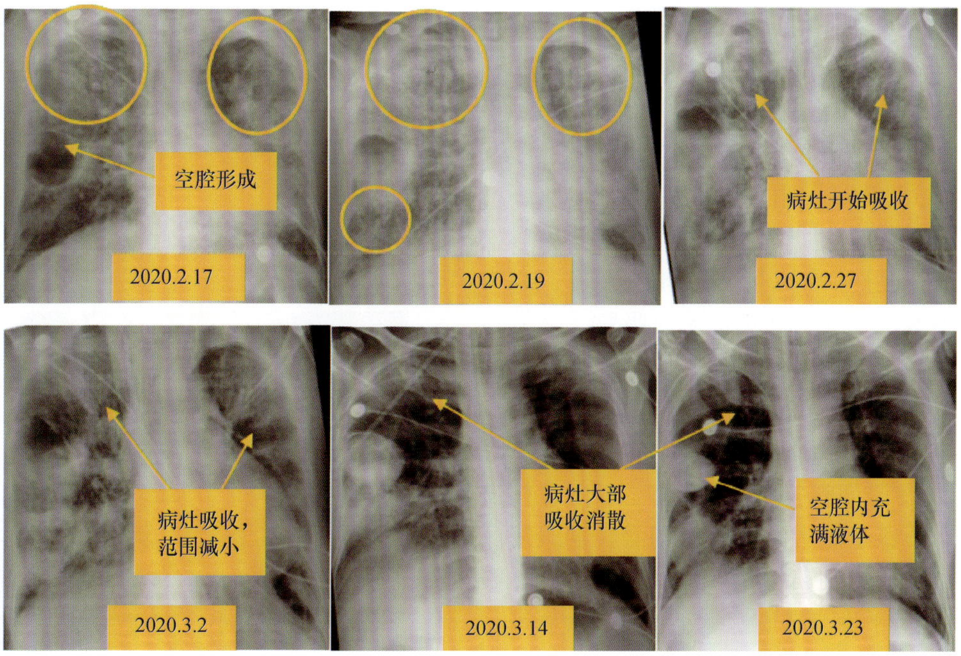

图 47-1 不同时期胸部 X 线检查。双肺散在多发片状实变影，右中肺野空腔形成。经治疗双肺实变影吸收，右肺空腔稍缩小，内充满液体

肺脓肿，右肺中叶实变。3月18日在超声引导下行右肺脓肿穿刺引流术，抽出40 ml脓血性液体，培养结果提示泛耐药鲍曼不动杆菌。调整抗生素后患者反复发热，3月19日最高体温39.0℃，呼吸窘迫，R 40次/分，心率140次/分，血压下降至65/40 mmHg，考虑脓毒症休克，再次气管插管及补液治疗。结合患者痰培养：肺炎克雷伯杆菌，抗感染方案调整为多黏菌素B 100万U，每12 h 1次；替加环素100 mg，每12 h 1次；头孢他啶/阿维巴坦2.5 g，每8 h 1次；替考拉宁400 mg，每日1次静脉滴注；硫酸黏菌素50万U，每8 h 1次雾化；伏立康唑0.2 g，每12 h 1次鼻饲。患者长期卧床，肌力差，咳痰无力，为促进痰液引流，3月23日床旁气管镜引导下经皮扩张气管切开术。为加强肺脓肿引流，先后5次经超声引导下行“右肺脓肿穿刺术”，共抽出脓血性液80 ml，并在脓肿腔内注射多黏菌素B；分别3次行床旁支气管镜检查吸痰及灌洗治疗，可抽出脓血性分泌液。3月19日发现左侧腹股沟ECMO置管切开缝合处愈合差，有脓性分泌物，左侧腹股沟创面下方为股动脉及股静脉，为避免感染加重腐蚀血管，进行多学科会诊，予以清创、换药后创面局部有新鲜肉芽肿形成。在肺栓塞治疗过程中出现大便潜血（+），Hb降低，考虑消化道出血，给予抑制胃酸分泌药物及局部止血药物治疗后症状改善。在整个病程中患者胃肠道功能差，胃肠胀气，多次请中医科会诊，予以促进胃肠蠕动药物及中药调理。患者有2型糖尿病史，入院后密切监测血糖，根据血糖情况调整胰岛素用量，严格控制血糖。患者衰弱，肌力差，精神状态差，情绪低落，给予加强肺康复及肢体功能锻炼，心理疏导，出院时患者肌力较前好转，双上肢前臂肌力3级，双上肢上臂及下肢肌力约1级。肺动脉压维持在35 mmHg左右，心脏超声EF 66%。经气切处加温湿化吸氧，吸氧浓度24%，氧合指数600 mmHg左右。3月31日抽空气囊，尝试堵塞气切套管，未吸氧状态SO_2约99%，R 19次/分左右，心率无明显变化，患者可说话交流。住院期间多次复查新型冠状病毒核酸均为（－），鉴于患者衰弱，后期需长期康复治疗，3月31日转当地继续治疗。出院时患者神志清，生命体征平稳，感染指标正常，多次血培养（－），已降阶梯抗感染治疗。

【出院诊断】

①重症肺炎。②新冠肺炎 危重型。③右肺脓肿。④重度急性呼吸窘迫综合征。⑤血流感染。⑥脓毒症休克。⑦急性肺栓塞 肺动脉高压。⑧左侧腹股沟处皮肤软组织感染。⑨心功能不全。⑩肝功能异常。⑪下肢深静脉血栓形成。⑫消化道出血 消化道溃疡。⑬胃肠功能紊乱。⑭凝血功能障碍。⑮贫血。⑯低蛋白血症。⑰ICU获得性衰弱。⑱VA-ECMO术后。⑲VV-ECMO术后。⑳气管切开术后。㉑压疮。㉒支气管哮喘。㉓2型糖尿病。

【诊治思路＋治疗经验】

患者为新冠肺炎危重型，Ⅰ型呼吸衰竭，无创呼吸机治疗效果差，合并意识障碍，给予经口气管插管呼吸机辅助通气（图47-2）。给予保护性呼吸机辅助通气、镇静、镇痛、肌松后氧合指数低于100 mmHg，循环衰竭需要大剂量血管活性药物维持，合并右心功能不全，肺动脉高压，D-二聚体明显升高，考虑急性肺栓塞可能性大，行VA-ECMO支持（左侧股静脉穿刺置管术及左侧股动脉穿刺置管术）（图47-3），同时联合床旁CRRT清除炎症介质。经积极治疗后，患者循环好转，血压稳定，心功能改善。由于患者肺部感染严重、呼吸衰竭短时间内不能撤离ECMO支持，2月27日由VA-ECMO转换为VV-ECMO，维持呼吸支持。经积极治疗，患者呼吸功能好转，3月2日撤除VV-ECMO继续呼吸机辅助通气，3月12日脱机拔管，给予经鼻高流量氧疗及无创呼吸机交替应用辅助呼吸。3月19日患者出现发热、呼吸窘迫（约40次/分），心率增快（140次/分），血压低，考虑肺脓肿脓毒症休

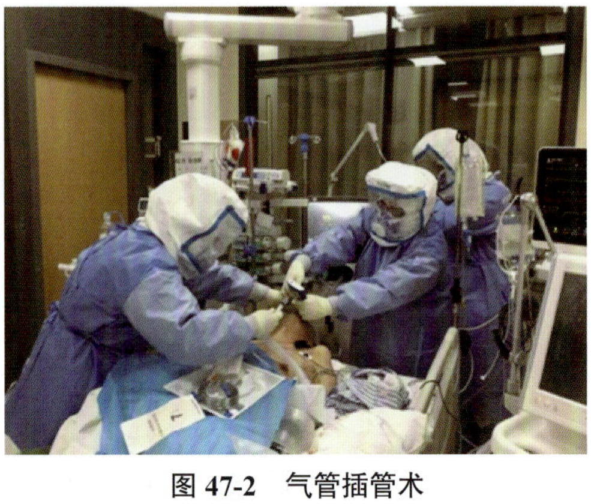

图47-2　气管插管术

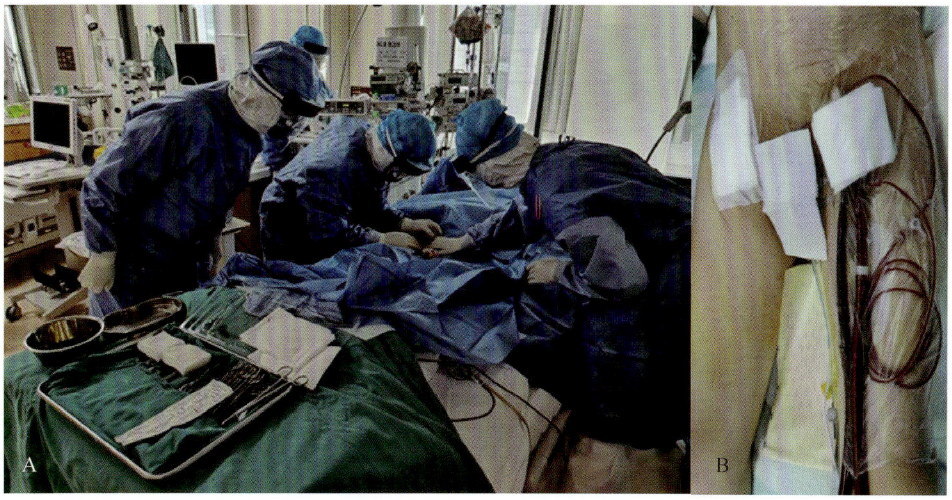

图 47-3　ECMO 置管术

克，紧急经口气管插管呼吸机辅助通气，给予血管活性药物及加强抗感染治疗后，呼吸及血压平稳。评估患者咳痰无力，为了加强气道管理痰液引流，3 月 23 日在气管镜引导下经皮扩张气管切开术（图 47-4），术后多次行床旁气管镜检查吸痰及灌洗治疗。3 月 31 日出院时经气切处加温湿化吸氧，吸氧浓度 24%，氧合指数 600 mmHg 左右。堵塞气切套管，未吸氧状态血氧饱和度 99% 左右，呼吸 19 次 / 分左右，心率无明显变化，患者可简单说话交流。

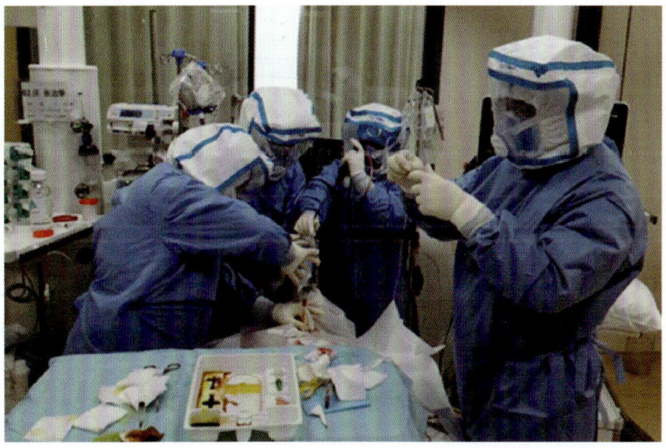

图 47-4　经支气管镜引导经皮气管切开术

该患者合并哮喘，长期应用激素，血糖高，入院后很快出现肺脓肿，多次痰培养为泛耐药鲍曼不动杆菌感染。针对肺脓肿的治疗，根据药物敏感试验选择替加环素和多黏菌素，在抗感染的同时需要关注痰液引流问题，由于患者咳痰能力差，痰液引流差，再次出现发热及脓毒症休克症状。给予气管切开引流，超声引导下肺脓肿穿刺引流（图 47-5），气管镜吸痰及灌洗治疗（图 47-6），机械排痰及体位引流等方法，同时加强营养及增强抵抗力的治疗。在综合性治疗下患者体温，血压正常，炎症指标正常，脓肿缩小。对于肺脓肿，除了抗感染治疗，介入治疗加强引流也非常重要，同时可以明确病原学指导抗生素的选

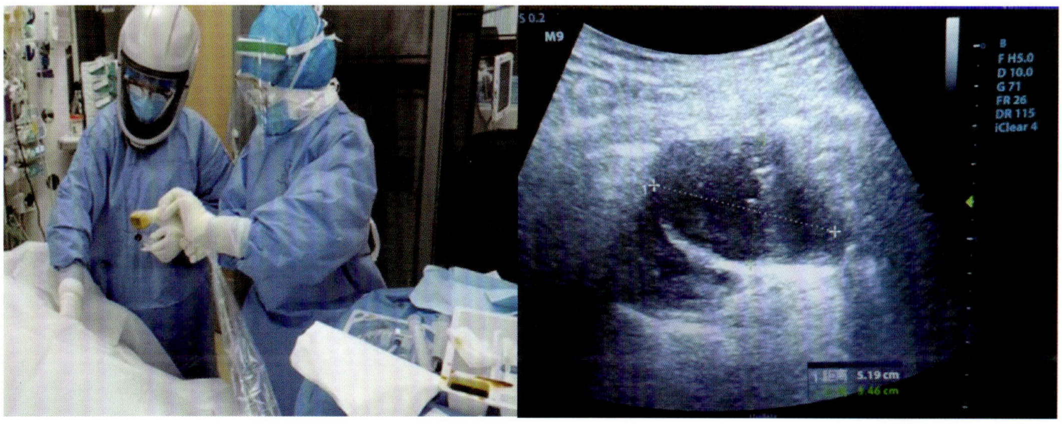

图 47-5　超声引导下肺脓肿穿刺术

择。该患者存在泛耐药鲍曼不动杆菌血流感染，考虑为肺源性，除了抗感染治疗外，应尽可能撤除深静脉管路以避免细菌的定植。

患者病情危重，病程长，呼吸机辅助通气，长期应用镇静、镇痛、肌松药物，先后2次ECMO置管制动，极度衰弱，消瘦、四肢肌力差，咳痰无力，情绪低落，存在严重心理障碍。在呼吸循环不稳时，可给予被动康复锻炼（如四肢关节及肢体锻炼），呼吸循环较稳定时，可指导患者进行主动呼吸功能，肢体功能的康复锻炼（图47-7），同时加强体位引流，机械排痰，膈肌功能锻炼，经积极康复治疗，患者肌力好转，双上肢前臂肌力3级，双上肢上臂及下肢肌力约1级。为加强心理疏导，给予互联网心理疗法，请家属通过视频参与患者心理康复，在家属和医护人员鼓励下患者精神状态明显好转，并愿意配合简单的肢体康复锻炼。

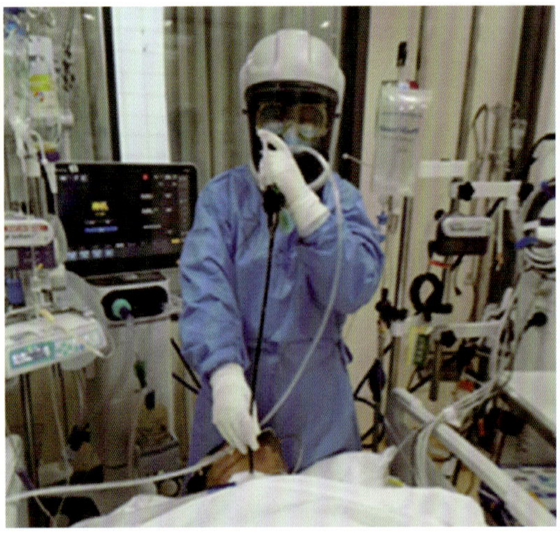

图47-6　经气管镜肺泡灌洗术

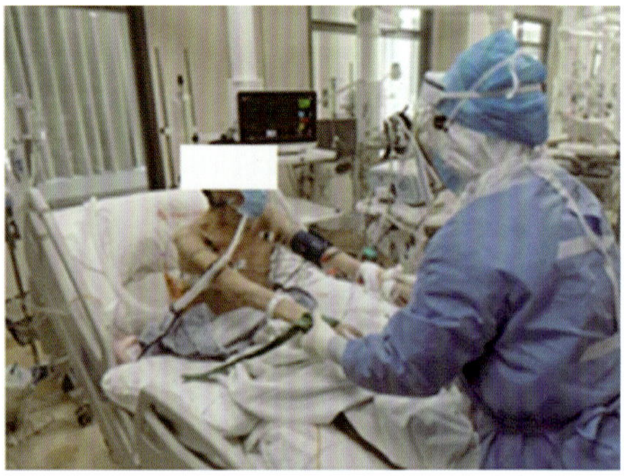

图47-7　康复治疗

病例 48　危重型新冠肺炎导致脑血管意外 1 例

（罗　玲　张　骅　徐　鹏）

【入院病史采集】

患者女，60 岁，职业：某公司退休职工。住址：湖北省某市某城区，入院日期：2020 年 2 月 15 日，死亡日期：2020 年 2 月 29 日，住院天数：14 天。

主诉：发热伴活动后气喘 22 天。

现病史：患者于入院前 22 天因接触自武汉市返湖北省某市（患者儿子，后确诊为新冠肺炎）人员后出现发热，并逐渐出现活动后气喘。2020 年 1 月 30 日湖北省某市中心医院（三级甲等）胸部 CT：双肺感染性病变（新冠肺炎？），新型冠状病毒核酸（＋），确诊为新冠肺炎，于 2020 年 2 月 2 日于市传染性医院住院治疗，住院后予抗病毒、抗感染、吸氧等治疗，患者仍有发热，为进一步治疗转来我院，以"新冠肺炎"收住我科。病程中，患者神志清楚，精神、饮食及睡眠欠佳，大小便无异常，体力明显下降，体重无变化。

既往史：高血压病史 11 年；2019 年 6 月 4 日脑出血病史，合并左侧偏瘫。

流行病学史：患者于入院前 22 天接触自武汉市返回湖北省某市的儿子（后确诊为新冠肺炎）。

【体格检查】

T 36.5℃，P 97 次 / 分，R 23 次 / 分，BP 122/75 mmHg，神志清楚，呼吸动度不大，无三凹征，双肺呼吸音粗，双下肺可闻及干啰音。心率 97 次 / 分，律齐，无杂音。腹平软，无压痛、反跳痛，肝脾肋下未及。四肢活动可，右侧肌力 5 级，左侧肌力 3 ～ 4 级。

【辅助检查】

2020 年 2 月 16 日输血全套：HBsAg 0.00 IU/ml，HBsAb 157.42 mIU/ml，HBeAg 0.493 S/CO，HBeAb 0.50 S/CO ↓，HBcAb 7.85 S/CO ↑，抗丙型肝炎病毒抗体 0.07 S/CO；人类免疫缺陷病毒抗原 / 抗体联合检测 0.13 S/CO；抗梅毒螺旋体特异性抗体（发光法）0.08 S/CO。

2020 年 2 月 23 日促甲状腺激素（TSH）4.650 μIU/ml ↑，三碘甲状腺原氨酸（T_3）1.200 nmol/L ↓。

2020 年 2 月 28 日 G 试验＋GM 试验：真菌 D- 葡聚糖 126.2 pg/ml；曲霉菌半乳甘露聚糖 0.048 S/CO。

血常规＋炎症指标（表 48-1）、生化指标＋凝血功能指标（表 48-2 和表 48-3）、血气分析指标（表 48-4）详见附表。

2020 年 2 月 16 日胸部 CT（图 48-1）：双肺各叶广泛多发片絮状磨玻璃影，病变内见纤维条索影，肺组织结构扭曲。纵隔未见肿大淋巴结。结论：双肺各叶广泛多发片絮状磨玻璃影，病变内见纤维条索影，肺组织结构扭曲，符合病毒性肺炎转归期表现，无原片比较。

2020 年 2 月 21 日胸部 CT（图 48-2）：双肺

表 48-1　血常规及炎症指标

日期（2020 年）	WBC（10^9/L）	NE%	LY（10^9/L）	LY%	EOS（10^9/L）	RBC（10^{12}/L）	Hb（g/L）	PLT（10^9/L）	IL-6（pg/ml）	HCRP（mg/L）	PCT（ng/ml）
2 月 16 日	8.57	84.9		8.2		3.87	112	296			0.05
2 月 22 日	5.23	72.1		24.3		3.77	108	310			0.03
2 月 24 日	7.91	75.7	1.11				101	271			正常
2 月 26 日	14.22	81.1	1.38	9.7		2.77	82	255			8.57
2 月 27 日	12.60	84.3	0.72				74			＞ 5.0	
2 月 28 日	19.23	83.2	0.05	9.2	0.62	3.30	98		266.00		8.64

表 48-2 生化指标

日期（2020 年）	K（mmol/L）	Na（mmol/L）	胱抑素 C（mg/L）	CREA（μmol/L）	ALT（U/L）	AST（U/L）	GGT（U/L）	GLU（mmol/L）	Hs-TnT（pg/ml）	Mb（ng/ml）	BNP（pg/ml）	ALB（g/L）
2 月 16 日	3.39	136.0		45.7	54			7.48	＜ 10.0	36.4		42.1
2 月 22 日	3.92	131.5			23		24					31.1
2 月 23 日		131.5										36.1
2 月 24 日	3.83	134.0	正常	正常				3.89				
2 月 26 日	正常	131.7	2.22	172.6	57	52						
2 月 27 日	4.94	129.9		384.4		40			2637.1		443.8	37.0
2 月 28 日				237.3		39		14.56				37.0

表 48-3 凝血功能指标

日期（2020 年）	PT（s）	INR	TT（s）	FDP（μg/ml）	APTT（s）	Fb（g/L）	DD（mg/L）
2 月 16 日	12.2	1.05	18.1		22.5	7.49	1.14
2 月 20 日	12.7	1.10	17.9		24.3	7.10	5.11
2 月 22 日	11.6	1.00	20.5	28.5	21.6	3.79	7.58
2 月 24 日				59.11			15.92
2 月 27 日	17.8			42.26	51.2		10.33
2 月 28 日	18.1	1.58			44.7	5.80	4.42

表 48-4 血气分析指标

日期（2020 年）	pH	PCO_2（mmHg）	PO_2（mmHg）	HCO_3^-（mmol/L）	Lac（mmol/L）	BE（mmol/L）
2 月 10 日	7.460	41.0	87.0	28.8		4.90
2 月 24 日	7.470	42.0	69.0		1.1	
2 月 26 日	7.210	61.0			1.3	－ 4.00
2 月 27 日	7.267	52.1			＜ 1	－ 3.72

空白处：因医生记录习惯不同，导致部分项目内容缺失

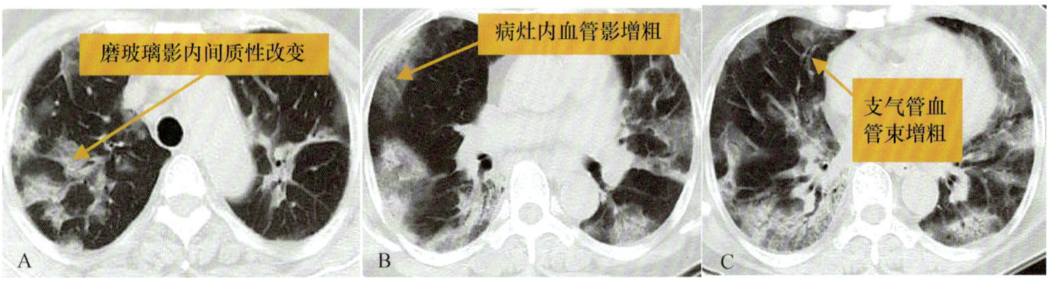

图 48-1 2020 年 2 月 16 日胸部 CT。双肺多发斑片状磨玻璃影

各叶广泛多发片絮状磨玻璃影，范围较前扩大，部分密度较前减低，外带病变内支气管轻度扩张。纵隔淋巴结同前相仿。双侧胸腔及心包腔少许积液。双侧胸膜粘连。

【入院诊断】

①新冠肺炎 危重型。②高血压 3 级 很高危。③脑出血后遗症期。

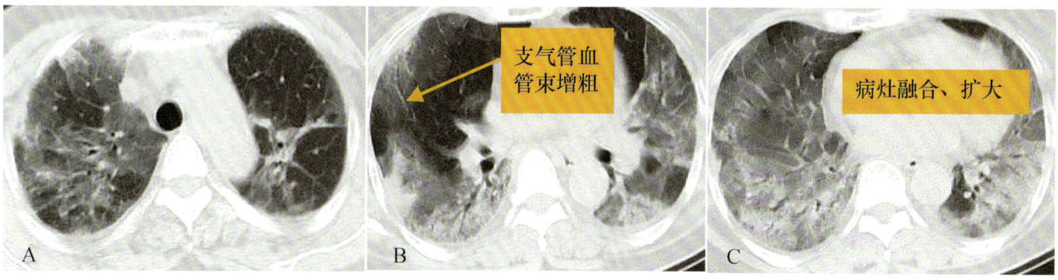

图 48-2　2020 年 2 月 21 日胸部 CT。双肺病灶融合、范围扩大

【治疗】

患者入院后予以鼻导管吸氧（5 ml/min），间断无创呼吸机辅助呼吸；同时予以阿比多尔（0.2 g，每日 3 次）抗病毒，头孢哌酮钠舒巴坦钠抗感染及止咳、化痰等对症处理，因存在高血压病史，入院后自服硝苯地平缓释片降压，因检查发现 DD 增高，予以低分子量肝素（5000 U，皮下注射每日 1 次）抗凝预防深静脉血栓。间断发热，予以物理及药物降温对症处理。因患者精神高度紧张，过度恐惧、焦虑，住院期间对其进行积极心理疏导，同时予氟哌噻吨美利曲辛（黛力新）辅助治疗。于 2 月 21 日仍有活动后气喘，氧合无改善，复查胸部 CT 示与前片比较双肺各叶广泛多发片絮状磨玻璃影，范围较前扩大，遂转入 ICU，予高流量吸氧（吸入氧浓度 50%，流量 50 L/min），建议继续无创呼吸机辅助呼吸，患者拒绝。转入 ICU 后患者仍焦虑，且睡眠欠佳，继续用黛力新抗焦虑，左匹克隆改善睡眠，同时配合积极心理疏导，但患者呼吸困难逐渐加重，2 月 25 日 15:00 患者氧饱和度下降，波动在 60% ～ 77%，立即床旁行气管插管，呼吸机辅助通气，氧合依然难以维持。复查血气分析：酸中毒（失代偿），2 型呼吸衰竭，氧合指数下降至 110 mmHg 左右，床边超声提示患者双肺大量 B 线，左侧少量胸腔积液，可见胸膜活动征。考虑患者严重 ARDS，加用俯卧位通气，同时予以输血支持，继续予以营养支持、提高免疫力、抗感染等处理。2 月 26 日复查血常规：WBC 14.22×10^9/L ↑，NE% 81.1% ↑，LY% 9.7% ↓，NE 11.53×10^9/L ↑，LY 1.38×10^9/L，RBC 2.77×10^{12}/L ↓，Hb 82 g/L ↓，HCT 24.5% ↓，PLT 255×10^9/L；生化：CREA 172.6 μmol/L ↑，PCT 8.57 ng/ml ↑，血气分析提示酸中毒较前稍改善，CO_2 潴留减轻。2 月 27 日复查血常规：WBC 12.60×10^9/L ↑，NE% 84.3% ↑，LY 0.72×10^9/L ↓，Hb 74 g/L ↓，HCRP ＞ 5.0 mg/L ↑。生化：DD 10.33 mg/L ↑，CREA 384.4 μmol/L ↑，ALB 下降；考虑患者存在全身炎症反应综合征、脓毒症，急性肾衰竭，贫血，给予输注红细胞悬液 4 U，床旁 CRRT，同时调整抗生素为亚胺培南联合去甲万古霉素抗感染治疗。2 月 28 日患者 08:30 俯卧位通气结束时，双侧瞳孔等大等圆，于 09:40 查房患者出现双侧瞳孔不等大，左侧 5 mm，右侧 4 mm，血压下降，需要去甲肾上腺素静脉泵注维持血压，结合患者既往高血压及脑出血病史，考虑再发急性脑血管意外，脑疝形成，因患者生命体征极不稳定，无法耐受外出检查。10:30 患者出现心室颤动，自主呼吸停止，血压测不出，双瞳散大固定，立即床旁抢救，10:40 患者恢复窦性心律，继续机械通气，大剂量血管活性药物维持血压、心律，但患者无自主呼吸恢复，氧饱和度低，于 2 月 29 日 00:30 再次出现心搏停止，经积极抢救无效，01:12 宣布临床死亡。死亡原因：急性脑血管意外。

【死亡诊断】

①急性脑血管意外。②新冠肺炎 危重型。③脓毒症 感染性休克。④急性肾功能不全。⑤高血压 3 级 很高危。⑥脑出血后遗症期。

【诊治思路＋治疗经验】

患者入院后出现较为严重的心理问题，包括焦虑、抑郁、惊恐等，这在新冠肺炎患者中较为普遍。积极给予心理疏导、氟哌噻吨美利曲辛（黛力新）辅助治疗，效果欠佳。研究显示，交感神经星状神经节阻滞具有肺保护作用[1]，由此推测，患者出于对疾病的焦虑、紧张、恐慌以及长时间交感神经的过度兴奋，也会加重肺损伤，导致恶性循环。

该患者有高血压、脑出血、脑出血后遗症，是发生心脑血管意外、深静脉血栓的高危人群，因此入院后积极完善凝血功能检查，提示 D- 二聚体明显增加，不除外静脉血栓形成，但患者四肢无水肿，因疫情原因，未行四肢静脉彩超、心脏彩超、肺血管 CT 血管造影（CTA）等检查以进一步评估，血栓情况不详，故积极予低分子量肝素 5000 U 皮下注射预防深静脉血栓，但患者最终因脑血管意外死亡。患者无创呼吸机配合不好，使用效果不佳，有创通气启动较晚及被动，入院后低氧未能及时纠正，均可能是预后不良的重要原因。

【知识拓展】

新冠肺炎患者的心理问题

研究表明，当机体处于缺氧时，会出现脑供血不足，脑实质出现缺血性病变，成为心理障碍发生的最根本机制。研究显示，抑郁症与免疫系统的应答与失衡相关，如免疫细胞数量、比例异常，免疫细胞分泌的细胞因子失衡均可导致神经系统紊乱[2]。在对慢性阻塞性肺疾病患者的研究中发现，IL-6、CRP 升高的患者出现抑郁情绪的比例更高，提示炎症反应与炎症因子参与抑郁情绪的产生[3-5]。

实际上，心理问题存在于新冠肺炎的发生、发展的各个阶段，是值得重视的社会问题。研究者采用症状自评量表（SCL-90）对 55 例新冠肺炎密切接触者进行问卷调查，发现 52 例（94.5%）密切接触者出现了不同程度的心理问题，以人际关系敏感、强迫、焦虑、恐怖表现最为突出[6]。多因素 Logistic 回归分析发现女性新冠肺炎患者较男性患者更易伴发焦虑[7]。一项对 148 例新冠肺炎患者的调查结果显示，焦虑发生率为 21.63%，抑郁症发生率为 50%[1]，而存在焦虑、抑郁等心理问题时，治疗效果更差，死亡率更高，住院时间更长。

参考文献

[1] 操静，温敏，石义容，等. 新型冠状病毒肺炎患者焦虑抑郁及影响因素调查. 护理学杂志，2020，35（9）：15-17.

[2] Filiano AJ，Xu Y，Tustison NJ，et al. Unexpected role of interferon-γ in regulating neuronal connectivity and social behaviour. Nature，2016，535（7612）：425- 429.

[3] Maes M，Anderson G，Kubera M，et al. Targeting classical IL-6 signalling or IL-6 trans-signalling in depression. Expert Opin Ther Targets，2014，18（5）：495-512.

[4] Anderson G，Kubera M，Duda W，et al. Increased IL-6 trans-signaling in depression：focus on the tryptophan catabolite pathway，melatonin and neuroprogression. Pharmacol Rep，2013，65（6）：1647-1654.

[5] Xu K，Li X. Risk Factors for Depression in patients with chronic obstructive pulmonary disease. Med Sci Monit，2018，24：1417-1423.

[6] 孙宗芹. 新冠肺炎密切接触者心理状况调查及对策. 齐鲁护理杂志，2020，26（4）：11-13.

[7] 李鑫，代甜，王虹，等. 2019 冠状病毒病（COVID-19）疑似患者合并焦虑和抑郁的临床分析. 浙江大学学报（医学版），2020，49（2）：203-208.

病例 49　进行双肺移植的危重型新冠肺炎 1 例

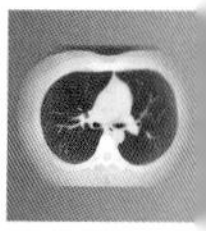

（张　骅　卢　晔　陈　辉）

【入院病史采集】

患者女，66 岁，职业：退休，地址：浙江省某市。入院日期：2020 年 2 月 2 日。

主诉：咳嗽 13 天，发热 3 天，气促 2 天。

现病史：患者于入院前 13 天无明显诱因出现咳嗽，咳白黏痰，当时无发热，无胸闷、气促，无乏力等不适，未引起重视。入院前 3 天患者出现发热，具体体温未测，无畏寒、寒战，遂于 2020 年 1 月 31 日就诊于宁波市某医院行新型冠状病毒核酸（＋），胸部 CT 提示两肺感染性病变，入院后予“阿比多尔＋洛匹那韦 / 利托那韦抗病毒，干扰素 α 雾化吸入，胸腺肽增强免疫”等治疗。患者症状无明显缓解，2 天前开始出现胸闷、气促，进行性加重，伴腹泻，3 ～ 4 次 / 天，无腹痛、腹胀，无畏寒、寒战，无四肢酸痛等不适，2020 年 2 月 2 日复查胸部 CT 提示较前进展。现患者为求进一步诊治转入我院，以“新冠肺炎”收入院。发病以来，精神、食欲及睡眠欠佳，大小便正常，体力下降，体重无改变。

既往史：无高血压、糖尿病、心脏病、肾病史；无肺结核、病毒性肝炎、其他传染病病史；无食物、药物过敏史；无外伤史；34 年前行阑尾炎手术，无输血史；无中毒史；无长期用药史。疫苗接种史不详。

个人史：出生于浙江省宁波市，学历：小学，成长居住地：宁波市，无疫区居留史。无冶游史。无饮酒习惯。无吸烟习惯。无毒物及放射性物质接触史。

婚育史：已婚，患者于 25 岁结婚，配偶身体健康。育有 1 女，女体健。生育史：1-0-0-1。月经及白带正常。

家族史：父亲已去世，死因不详，母亲已去世，死因不详。有 4 个姐妹 1 个哥哥，2 个姐姐患高血压，直系亲属无类似疾病。患者否认二系三代有遗传病史。患者否认有遗传倾向疾病。

流行病学史：患者本次起病前未接触武汉市及相关疫区人员，亲朋中无类似情况。

【体格检查】

T 37.3℃，P 79 次 / 分，R 28 次 / 分，BP 132/70 mmHg，神清，查体合作。颈软，全身皮肤黏膜无黄染，浅表淋巴结无肿大。口唇无发绀，咽无充血，扁桃体无肿大。双肺呼吸音粗，未闻及干、湿啰音。心率 79 次 / 分，律齐，无杂音。腹平软，无压痛、反跳痛，肝脾肋下未及。下肢无水肿。

【辅助检查】

细胞因子（TNF ＋ IL-2/4/6/10 ＋ IFN-γ）、免疫球蛋白 IgG、IgM、IgA、C3、C4 测定、T 细胞亚群等病程记录不全或没有记录。患者肺移植术前部分检查结果见表 49-1 至表 49-5。

胸部 CT 见图 49-1。

【诊断】

①新冠肺炎 危重型 急性呼吸衰竭（气管插管＋ ECMO 支持）。②肥胖症（小肺综合征）。

【治疗】

卧床休息，积极治疗基础疾病，保持能量摄入，维持水、电解质平衡及内环境稳定；注意生命体征监测，包括体温、呼吸、脉率和血氧饱和度。采用呼吸支持技术：经鼻高流量氧疗→无创呼吸机辅助呼吸→有创呼吸机辅助呼吸→ ECMO（2 月 16 日 16:01）序贯治疗、抗病毒（2 月 2 日 18:36 阿比多尔 200 mg 口服，每日 3 次；2 月 2 日洛匹那韦 / 利托那韦 2 片口服，每日 2 次；2 月 17 日巴洛沙韦玛波酯（试）40 mg 口服）、雾化吸入［2 月 2 日重组干扰素 α-2b（捷抚）喷雾剂、重组人干扰素 α-2b（安福隆）针（基）500 万 U 雾化吸入］、抗感染（哌拉西林 / 他唑巴坦、头孢呋辛钠、亚胺培南 / 西司他丁、卡泊芬净、头孢哌酮钠舒巴坦钠）、增强免疫力（免疫球蛋白、胸腺法新）、糖皮质激素（2 月 2 日甲泼尼龙 40 mg、地塞米松）、中药（汤剂浓煎）、营养支持（脂肪乳氨基酸葡萄糖、肠内营养混悬液、肠

表 49-1　血常规及炎症指标

日期（2020 年）	WBC（10^9/L）	NE%	LY（10^9/L）	EOS（10^9/L）	LY%	RBC（10^{12}/L）	Hb（g/L）	PLT（10^9/L）	CRP（mg/L）	PCT（ng/ml）	HCRP（mg/L）
2 月 2 日	6.2	92.5	0.3		4.9		113	136			
2 月 4 日	7.6	81.0			12.6		106	198			
2 月 5 日	4.1	82.8			10.8		96	118		0.18	38.01
2 月 7 日	3.9	87.4			7.7		97	103			14.19
2 月 8 日	5.1	90.4	0.2				97	114		0.06	
2 月 10 日	10.1	94.3	0.3				94	130		0.08	6.49
2 月 11 日	9.6	94.1			3.1		89	119			5.62
2 月 12 日	13.6	92.6	0.6			2.81				0.14	
2 月 13 日	10.4	95.7			2.1		83	102		2.36	122.92
2 月 14 日	15.6	93.9					94	119		1.46	65.95
2 月 15 日	15.7	90.8	0.4				95	128		0.86	38.51
2 月 16 日	19.5	91.9			2.8		95	136		0.55	58.49
2 月 17 日	15.6	95.1	0.4				76	83		0.45	44.78
2 月 18 日	16.3	90.4			5.5	2.47	77	89		0.32	50.38
2 月 19 日	9.3	89.8	0.5		5.1	2.53	77	46		0.63	101.01
2 月 20 日	7.8	88.9			4.9		80	49		0.65	147.96
2 月 21 日	5.4	83.7	0.4				92	36		0.46	180.06
2 月 22 日										0.48	176.82
2 月 23 日	4.9	73.4	0.6				87	38		0.41	114.62
2 月 24 日	5.4	69.9			10.2		95	38		0.4	80.33

内营养混悬液）、胃镜下留置空肠管、止咳化痰抗纤维化（乙酰半胱氨酸、氨溴索）、肠道微生态调节剂（益生菌）、抗凝（依诺肝素、肝素）、改善凝血功能（重组人血小板生成素、人凝血酶原复合物、人血白蛋白、新鲜冰冻血浆、单采血小板、红细胞悬液）、镇静镇痛肌松（右美托咪啶、丙泊酚、维库溴铵、盐酸吗啡、布托啡诺、咪哒唑仑、瑞芬太尼）、降压（乌拉地尔）、降糖（胰岛素）等对症支持治疗，预防并发症及药物不良反应，减少药物相互作用诱发的肝、肾损伤或心血管异常。

【诊治思路＋治疗经验】

患者 2020 年 1 月 31 日确诊为新冠肺炎（危重型）急性呼吸衰竭，入院后予洛匹那韦 / 利托那韦＋阿比多尔联合抗病毒治疗、哌拉西林 / 他唑巴坦、甲泼尼龙、丙种球蛋白等治疗，经鼻高流量氧疗（FiO_2 80%），指氧饱和度波动在 92% 左右，氧合指数＜ 100 mmHg，轻微活动后难以维持，遂于 2 月 3 日转入 ICU 治疗。经一系列积极治疗后，2 月 25 日患者核酸检测 2 次阴性（间隔≥ 24 h），体温正常，影像学有所改善。但由于双肺实变严重，肺功能受损已不可逆，于 3 月 1 日成功进行了双肺移植手术。手术难度较大：一方面患者呼吸衰竭导致肺动脉压增高，右心明显增大。另一方面患者体型肥胖，尽管无基础疾病，但由于胸腔小，空间与肺的大小不匹配，造成心血管功能较普通人群差，这是导致其病情迅速进展的因素之一，也使移植手术更加复杂。

2020 年 2 月 29 日，无锡市人民医院陈静瑜教授团队完成世界首例新冠肺炎患者双肺移植手术。患者术后生命体征平稳，移植双肺功能氧合良好，可以自主呼吸。陈静瑜教授认为，新冠肺炎病例接受肺移植手术需要满足 3 个条件：①患

表 49-2 凝血功能指标

日期（2020 年）	PT（s）	INR	TT（s）	FDP（μg/ml）	APTT（s）	Fb（g/L）	DD（mg/L）
2 月 2 日					35.3	5.56	991.00
2 月 5 日							14675.00
2 月 6 日							16513.00
2 月 7 日	11.7						10353.00
2 月 8 日	12.5						6617.00
2 月 10 日							3864.00
2 月 11 日							2459.00
2 月 12 日							4931.00
2 月 13 日	13.2						3317.00
2 月 14 日					27.6		2281.00
2 月 16 日	12.4						2721.00
2 月 17 日（09:32）	12.4						1547.00
2 月 17 日（10:24）							2285.00
2 月 18 日	13.7						2695.00
2 月 19 日	14.9	1.25	41.3		57.7		3289.00
2 月 20 日	13.5		28.3				4884.00
2 月 21 日	13.6					4.86	6137.00
2 月 22 日	12.9		25.6				4596.00
2 月 23 日							6741.00
2 月 24 日	13.2		64.3				5462.00
2 月 25 日	13.8						

者经呼吸机＋ ECMO 维持双肺呼吸衰竭不可逆。②核酸检测连续呈阴性。③其他脏器功能基本正常，全身状况能够承受肺移植手术。

新冠肺炎患者进行肺移植尚无循证医学证据，移植肺是否会再次感染、再感染后的临床表现结局等问题尚不清楚。后续还需要进一步观察复发率、病死率、长期生存率、长期生存质量。器官移植术后需要终身服用免疫抑制剂，因此也会终身面临排斥和其他感染的风险。

【知识拓展】

ICU 后综合征（PICS）

2010 年美国危重病医学会（SCCM）正式提出 PICS 的概念[1]，即患者因重症疾病进入 ICU 接受治疗后，在生理、认知及心理方面新出现或不断加重的一系列功能障碍状态，且这种状态在患者出院后仍会长期存在[2]。有研究显示，高达 1/3 的 ICU 转出患者会发生 PICS[3]，相关症状在出院后仍可持续 5 ～ 15 年[4]，导致患者生活质量严重下降[5]，并增加其再住院率[6]。因此，及早发现并进行干预尤为重要。

PICS 并非单一症状，而是一类症候群。PICS 包含患者和家属 PICS。患者 PICS 主要表现包括[7-8]：①认知障碍：应激障碍、焦虑、抑郁、健忘症等。②生理功能障碍：研究发现，76% 的患者会出现中重度生理功能障碍，常见症状包括睡眠剥夺、虚弱、疼痛、贫血、体重减轻和 ICU 获得性衰弱（ICU-AW）。11.0% ～ 12.7% 的 ICU 患者转出后存在慢性贫血，需要进行输血治疗，主要原因是患者在 ICU 住院期间使用骨髓毒性药物，抑制红细胞生成[9]。ICU 患者通常需要建立人工气道以保持气道通畅，而人工气道的存在会造成患者吞咽困难，最终使患者无法正常经口进食，进一步引起肠黏膜萎缩。

表 49-3 血气分析指标

日期（2020 年）	pH	PCO_2（mmHg）	PO_2（mmHg）	HCO_3^-（mmol/L）	Lac（mmol/L）	BE（mmol/L）
2 月 2 日	7.47	35.9	66.5	25.6	1.5	
2 月 4 日	7.41	45.7	73.9		2.0	
2 月 5 日		47.8	79.7		2.0	
2 月 6 日			77.4		2.5	
2 月 7 日	7.45	51.1	58.6		2.3	
2 月 8 日	7.43	45.7	71.5		3.1	
2 月 10 日	7.46		56.8		2.6	5.8
2 月 11 日	7.46	45.4	57.1		2.4	
2 月 12 日	7.47	46.7	63.0		2.2	8.8
2 月 13 日	7.45	44.3	58.9		2.0	7.0
2 月 14 日			57.8			
2 月 16 日	7.37	42.6	75.6		1.2	− 0.7
2 月 18 日	7.51	32.7	41.9		4.2	
2 月 19 日	7.58		57.2	28.7	1.8	5.0
2 月 20 日	7.51	33.3	63.1		2.0	3.4
2 月 22 日	7.55	30.9	57.5		1.2	4.3
2 月 23 日	7.55	34.0	65.3		2.0	
2 月 24 日	7.55	35.0	87.3		1.7	8.0
2 月 25 日			64.2		2.0	

空白处：因医生记录书写习惯不同，导致部分项目病程记录中内容缺失，空白处默认为正常

表 49-4 新型冠状病毒核酸变化

日期（2020 年）	新型冠状病毒核酸	标本类型
2 月 6 日	（＋）	口咽拭子
2 月 26 日	可疑	口咽拭子
3 月 2 日	（－）	口咽拭子
3 月 3 日	（－）	口咽拭子
3 月 9 日	IgM/IgG：（＋）	血清

表 49-5 新型冠状病毒 RNA 测定（三位点）变化

日期（2020 年）	新型冠状病毒 RNA	标本类型
2 月 4 日	（＋）	痰
2 月 10 日	（＋）	痰
2 月 12 日	（＋）	痰
2 月 22 日	（＋）	痰
2 月 23 日 22:53	（－）	肺泡灌洗液
2 月 23 日 18:28	（＋）	痰
2 月 25 日	（－）	痰
2 月 26 日	（＋）	痰
2 月 27 日 09:33	（＋）	粪便
2 月 27 日 21:53	（－）	粪便

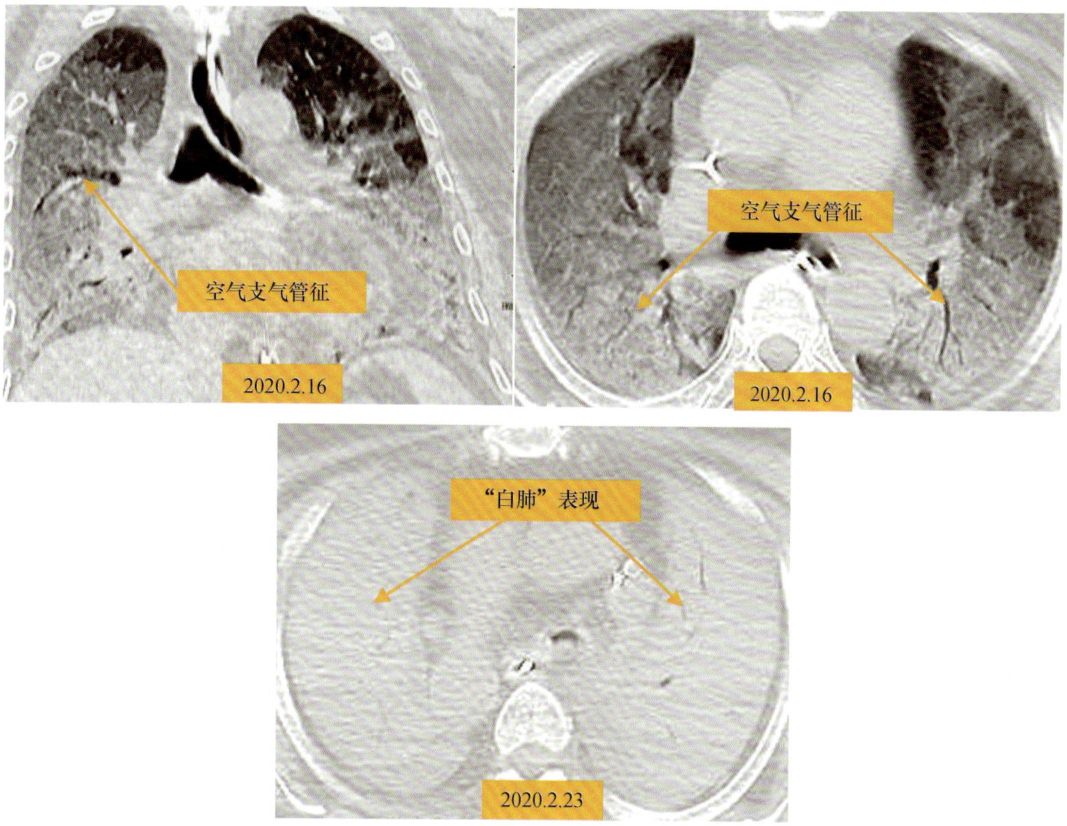

图 49-1　不同时期胸部 CT。双肺弥漫分布之片状密度增高影，内可见空气支气管征。随后进展迅速，双肺完全累及，呈“白肺”表现

ICU-AW 是指重症患者中不明原因的衰弱，主要表现为脱机困难、轻瘫或四肢瘫痪、反射减少。85% ～ 95% 接受机械通气的患者在出院后 2 ～ 5 年仍存在 ICU-AW，ARDS 患者发生率更高[10]。

有效预防及治疗 PICS 的主要干预方案包括合理镇静；严密监测及调整治疗方案，避免低血糖、低血压等可能与患者预后相关的高危因素；早期活动（包括主动活动及被动活动）。有效沟通，鼓励家属积极参与患者的治疗与康复过程，从而减轻患者家属焦虑、抑郁的发生率，改善患者出院后的护理质量[11]。

ICU 后服务（ICU follow-up services）是一种以 PICS 人群为服务对象的特设医疗，旨在为经历过 ICU 抢救的幸存者提供附加的医疗服务来评估和处理 PICS 症候群，防止患者出现远期生理、心理和社会问题，从而改善生活质量和远期预后[12]。新冠肺炎 PICS 的防治尚未形成统一标准，各医疗机构应根据自身特点及患者的实际病情为其制订个体化方案[13]。

参考文献

[1] Needham DM，Davidson J，Cohen H，et al. Improving long-term outcomes after discharge from intensive care unit：report from a stakeholders' conference. Crit Care Med，2012，40（2）：502-509.

[2] Elliott D，Davidson JE，Harvey MA，et al. Exploring the scope of post-intensive care syndrome therapy and care：engagement of non-critical care providers and survivors in a second stakeholders meeting. Crit Care Med，2014，42（12）：2518-2526.

[3] Levine SA，Reilly KM，Nedder MM，et al. The patient's perspective of the intensive care unit diary in the cardiac intensive care unit. Crit Care Nurse，2018，38（4）：28-36.

[4] Desai SV，Law TJ，Needham DM. Long-term complications of critical care. Crit Care Med，2011，39（2）：371-379.

[5] Daniels LM，Johnson AB，Cornelius PJ，et al. Improving quality of life in patients at risk for post-intensive care syndrome. Mayo Clin Proc Innov Qual Outcomes，2018，2（4）：359-369.

[6] Prescott HC，Langa KM，Iwashyna TJ. Readmission

diagnoses after hospitalization for severe sepsis and other acute medical conditions. JAMA，2015，313（10）：1055-1057.

[7] Oeyen SG，Vandijck DM，Benoit DD，et al. Quality of life after intensive care：a systematic review of the literature. Crit Care Med，2010，38（12）：2386-2400.

[8] Kamdar BB，Suri R，Suchyta MR，et al. Return to work after critical illness：a systematic review and meta-analysis. Thorax，2020，75（1）：17-27.

[9] 周淑新，李尔曼 . ICU 后患者的门诊治疗 . 中国全科医学，2009，12（8A）：1392-1395.

[10] 韦秀霞，张秀伟，彭剑英，等 . 国外 ICU 后综合征的研究现状 . 中华护理杂志，2016，51（1）：84-89.

[11] 张艳妮，周发春 . ICU 后综合征的研究现状 . 现代医药卫生，2019，35（15）：2337-2339.

[12] Haines KJ，McPeake J，Hibbert E，et al. Enablers and barriers to implementing ICU follow-up clinics and peer support groups following critical illness：the thrive collaboratives. Crit Care Med，2019，47（9）：1194-1200.

[13] Luetz A，Grunow JJ，Mörgeli R，et al. Innovative ICU solutions to prevent and reduce delirium and post intensive care unit syndrome. Semin Respir Crit Care Med，2019，40（5）：673-686.

第五章

聚集性新冠肺炎病例

病例 50　家庭 1

（陈　辉　郭丽红　秦　嵬　张自艳）

病例 50-1

【入院病史采集】

患者男，63 岁。

主诉： 发热 10 天。

现病史： 患者于入院前 10 天无明显诱因出现间断无规律发热，常波动于 37.0℃～38.0℃，最高达 39.0℃，伴有轻微咳嗽、咳痰，伴活动后胸闷、气短，无腹痛、无里急后重等不适。曾在当地诊所行抗感染、退热治疗症状改善不明显。于我院发热门诊，行血常规提示 WBC 正常、LY 减低，胸部 CT：双肺多叶病变，考虑病毒性肺炎可能性大。急诊以“病毒性肺炎？”收住院。发病以来，精神、食欲及睡眠欠佳，体力、体重无下降。

既往史： 高血压病史 20 余年，服用拉西地平分散片早 1 粒，晚半粒；卡托普利早晚各 1 粒，血压控制可。2016 年发现冠心病，行心脏支架置入术，术后口服阿托伐他汀、阿司匹林药物治疗。否认糖尿病，否认肝炎、结核史；否认外伤史及手术史，否认食物、药物过敏史。

流行病学史： 自诉儿子 2019 年 12 月 19 日去过武汉市，现出现发热。

【体格检查】

T 36.8℃，BP 130/90 mmHg，P 78 次 / 分，SpO_2 98%。神清，查体合作。颈软，全身皮肤黏膜无黄染，浅表淋巴结无肿大。口唇无发绀，咽部充血，扁桃体无肿大。双肺呼吸音正常，未闻及干、湿啰音。心率 78 次 / 分，律齐，无杂音。腹平软，无压痛、反跳痛，肝脾肋下未及。下肢无水肿。

【辅助检查】

入院后血常规：WBC 4.13×10^9/L，NE% 67.8%，LY% 20.1 %，CRP 54 mg/L，HCRP ＞ 5 mg/L，ESR 33 mm/h。两次新型冠状病毒核酸（＋）。两次新型冠状病毒核酸：可疑。

胸部 CT 见图 50-1。

【诊断】

①新冠肺炎 普通型。②高血压。③冠心病

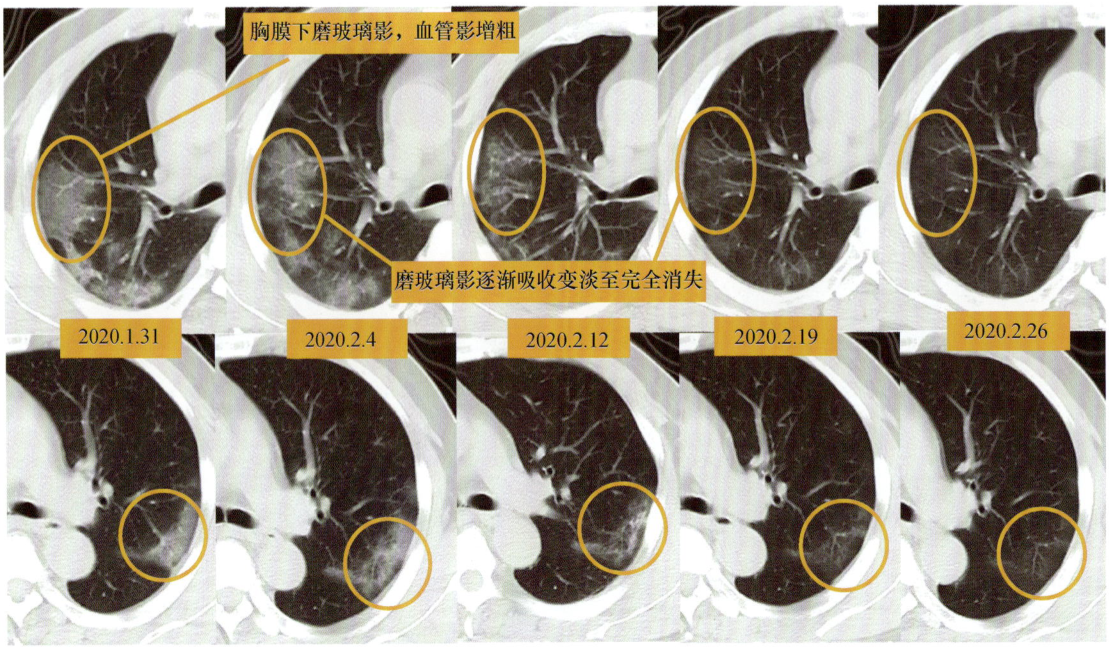

图 50-1　不同时期胸部 CT

经皮冠脉介入术后。

病例 50-2

【入院病史采集】

患者男，38 岁。

主诉：头痛 5 天。

现病史：患者于入院前 5 天无诱因出现头痛。入院前 4 天出现反复低热，体温 37.2℃～37.6℃，伴有轻微咳嗽、咳痰及活动后胸闷、气促，未予特殊治疗。2020 年 1 月 31 日就诊于我院，血常规：WBC 4.10×10^9/L，LY 1.10×10^9/L ↓。胸部 CT：双肺多叶多发病变，考虑病毒性肺炎可能性大。急诊以“病毒性肺炎”收住院。发病以来，患者精神、食欲及睡眠欠佳，体力、体重无下降。

既往史：否认高血压、冠心病、糖尿病、肝炎、结核史；否认外伤史及手术史，否认食物、药物过敏史。

流行病学史：2019 年 12 月 19 日武汉市旅居史。

【体格检查】

T 36.6℃，BP 130/90 mmHg，P 79 次 / 分，SpO_2 99%。神清，查体合作。颈软，全身皮肤黏膜无黄染，浅表淋巴结无肿大。口唇无发绀，咽无充血，扁桃体无肿大。双肺呼吸音正常，未闻及干、湿啰音。心率 79 次 / 分，律齐，无杂音。腹平软，无压痛、反跳痛，肝脾肋下未及。下肢无水肿。

【辅助检查】

入院后血常规：WBC 6.44×10^9/L，NE% 57.2%，LY% 29.7 %，CRP 9 mg/L，HCRP ＞ 5 mg/L，ESR 16 mm/h。3 次新型冠状病毒核酸（＋）。2 次新型冠状病毒核酸：可疑。

胸部 CT 见图 50-2。

【诊断】

新冠肺炎 普通型。

病例 50-3

【入院病史采集】

患者女，32 岁。

主诉：定点隔离 14 天，确诊新冠肺炎 1 天。

现病史：患者于入院前 14 天因其丈夫确诊“新冠肺炎”后移至定点隔离酒店予以隔离观察，期间患者无发热、寒战、抽搐、乏力、肌肉酸痛，无咳嗽、鼻塞、流涕、心悸、胸闷及呼吸困难，无腹痛、腹泻、头痛及头晕等不适。入院前 1 天患者拟排查新冠肺炎遂于门诊行鼻咽拭子提示新型冠状病毒核酸（＋），遂以“新冠肺炎”收住发热病房。起病以来，患者精神、睡眠及饮食良好，二便正常，体力、体重无变化。

既往史：否认高血压、冠心病、糖尿病、肝炎、结核史；无外伤史及手术史，否认食物过敏史。

流行病学史：2019 年 12 月 19 日患者与丈夫曾去过武汉市，2020 年 1 月 31 日患者丈夫确诊为新冠肺炎。

【体格检查】

T 36.6℃，P 80 次 / 分，BP 108/64 mmHg，R 20 次 / 分，SaO_2 96%。神志清楚、面色正常、表情自然、自动体位、检查合作，颈软，全身皮肤黏膜无黄染，口唇无发绀，浅表淋巴结未及肿大。双肺呼吸音粗，未闻及干、湿啰音。心率 98 次 / 分，律齐，无杂音。腹平软，肝脾肋下未及。下肢无水肿。

【辅助检查】

入院后血常规：WBC 3.85×10^9/L，NE% 56.8%，LY% 32.5%，CRP ＜ 3.02 mg/L，ESR 9 mm/h。2 次新型冠状病毒核酸（＋）。1 次新型冠状病毒核酸（－）。胸部 CT 见图 50-3。

【诊断】

新冠肺炎 普通型。

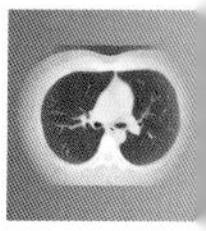

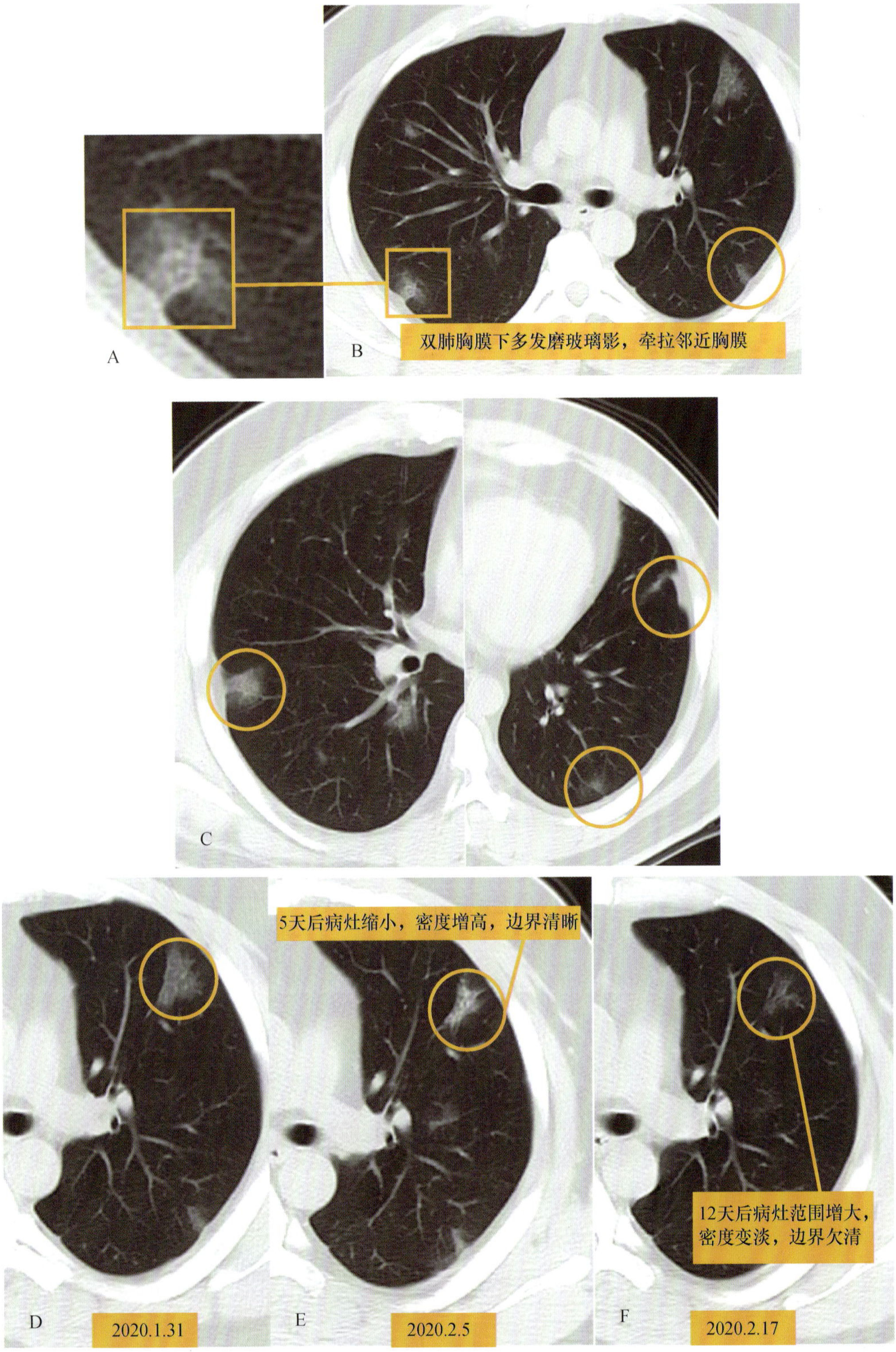

图 50-2　不同时期胸部 CT

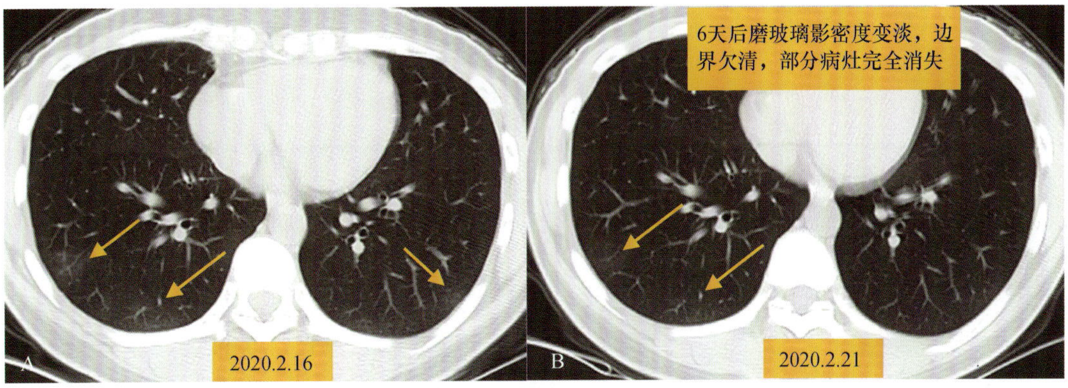

图 50-3　不同时期胸部 CT

病例 51　家庭 2

（陈　辉　郭丽红　秦　嵬　曹　丰　张自艳　杨　超）

病例 51-1

【入院病史采集】

患者男，56 岁。

主诉：发热伴咳嗽 1 周。

现病史：患者于入院前 1 周接触武汉市归来的亲属后出现间断无规律发热，体温在 37.5℃左右，伴有轻微咳嗽、咳痰，无腹痛、腹泻等不适，未行特殊治疗。入院前 3 天体温升高至 39.4℃，伴胸闷、头痛、四肢关节酸痛、乏力，就诊我院发热门诊咽拭子新型冠状病毒核酸（＋），诊断为“病毒性肺炎”，转至传染病院治疗，予以“克力芝”，患者自觉症状无显著改善，转至我院治疗，急诊以“病毒性肺炎”收住我科。发病以来，患者精神、食欲及睡眠欠佳，体力、体重无下降。

既往史：否认高血压、冠心病、糖尿病、肝炎、结核史；否认外伤史及手术史，否认食物、药物过敏史。

流行病学史：2020 年 1 月 31 日曾与从武汉市返乡的外甥聚餐。

【体格检查】

T 36.6℃，BP 121/70 mmHg，P 76 次 / 分。神清，查体合作。颈软，全身皮肤黏膜无黄染，浅表淋巴结无肿大。口唇无发绀，咽无充血，扁桃体无肿大。双肺呼吸音正常，未闻及干、湿啰音。心率 76 次 / 分，律齐，无杂音。腹平软，无压痛、反跳痛，肝脾肋下未及。下肢无水肿。

【辅助检查】

入院后血常规：WBC 2.25×10^9/L，NE% 70.3%，LY% 20.4 %，CRP 87.4 mg/L，ESR 55 mm/h。2 次新型冠状病毒核酸（＋）。

胸部 CT 见图 51-1。

【诊断】

新冠肺炎 普通型。

病例 51-2

【入院病史采集】

患者女，58 岁。

主诉：低热 1 个月余，腹痛、恶心 8 天，腹

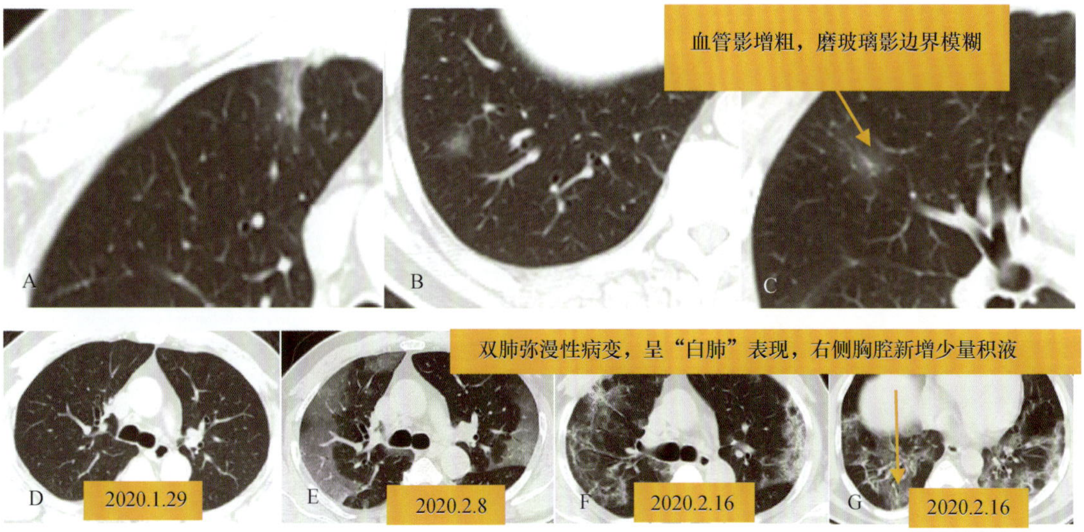

图 51-1　不同时期胸部 CT

泻 2 天。

现病史：患者接触来自武汉市的亲属后于 2 月 3 日自觉乏力不适，自测体温 37.3℃左右，无咳嗽、无腹痛、腹泻等不适，未行特殊处理。2 月 3 日乏力症状加重，体温约 37.5℃，由“120”送至我院，门诊 CT 考虑双肺病毒性感染，收入发热病房后查新型冠状病毒核酸（＋）。2 月 5 日转入湖北省某市传染病院，给予抗病毒、调节免疫及对症治疗（具体不详）。复查 CT 提示肺部病灶吸收，体温正常，两次病毒核酸（－）后，于 3 月 2 日至指定隔离点留观。3 月 7 日 15:00 左右无明显诱因出现上腹部疼痛，伴恶心，呕吐清水数次，伴水样腹泻数次。隔离观察点医生给予奥美拉唑口服治疗，症状无改善，联系“120”于 17:00 左右送至我院，查胸部 CT 提示病毒性肺炎，再次至传染病院，入院后给予抗病毒、预防感染及对症治疗，3 月 12 日及 13 日两次新型冠状病毒核酸均为（－）。目前患者病情稳定，进行体力活动（如拖地）时喘息明显，为求康复治疗，以“新冠肺炎 恢复期”收住我科。发病以来，患者精神、食欲尚可，睡眠差，体力下降，体重无下降。

既往史：有高血压病史 10 余年，血压最高达 170/110 mmHg，目前服用替米沙坦（20 mg 每日 1 次），血压控制可。长期睡眠差，目前服用氯硝西泮（1 mg 每晚 1 次）。否认肝炎、结核史；否认外伤史及手术史，否认食物、药物过敏史。

流行病学史：发病前曾与武汉市返回的外甥一起进餐。外甥新型冠状病毒核酸（＋）。其丈夫及孙子均确诊新冠肺炎。

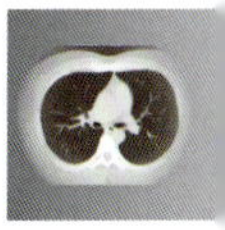

【体格检查】

T 36.3℃，P 82 次 / 分，R 20 次 / 分，BP 114/74 mmHg。神清，查体合作。颈软，全身皮肤黏膜无黄染，浅表淋巴结无肿大。口唇无发绀，咽无充血，扁桃体无肿大。双肺呼吸音稍低，未闻及干、湿啰音。心率 82 次 / 分，律齐，无杂音。腹平软，无压痛、反跳痛，肝脾肋下未及。下肢无水肿。

【辅助检查】

2020 年 2 月 3 日肝功能：TP 61.8 g/L ↓，ALB 38.4 g/L ↓，AST 47 U/L ↑，LDH 342 U/L ↑，HBDH 263 U/L ↑，C1q 245.6 mg/L ↑，β2 微球蛋白 4.33 mg/L ↑；输血全套：HBcAb 3.23 S/CO ↑；PCT 0.04 ng/ml；血常规：WBC 3.29×10^9/L ↓。2020 年 2 月 4 日门诊 CT：考虑双肺病毒性感染。入院后血常规：WBC 3.72×10^9/L，CRP 12.7 mg/L，HCRP ＞ 5.0 mg/L，ESR 20 mm/h。2 次新型冠状病毒核酸（＋）。

胸部 CT 见图 51-2。

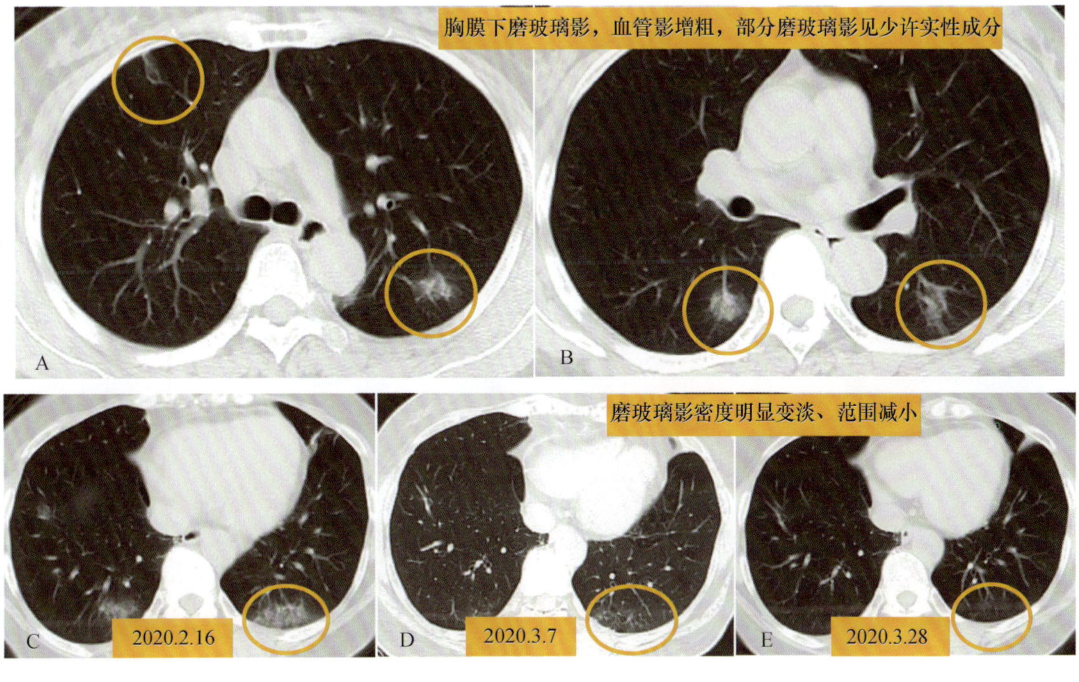

图 51-2　不同时期胸部 CT

【诊断】

①新冠肺炎 恢复期。②急性胃肠炎。③糜烂性胃炎。④高血压 3 级 高危。

病例 51-3

【入院病史采集】

患者男，45 岁。

主诉：咽部不适、发热 3 天伴腹泻。

现病史：患者于入院前 3 天无明显诱因出现咽部不适、咽痛，自感发热，测体温 37.2℃，伴恶心、呕吐 1 次，水样腹泻数次。今日患者出现快走后心悸、气喘。于我院门诊查胸部 CT：双肺多发感染性病变，不排除病毒感染，左侧肾上腺增粗。CRP 60.8 mg/L，HCRP ＞ 5.0 mg/L，GLU 8.06 mol/L 为进一步诊治，收住我科，门诊以“病毒性肺炎？”收住病房。起病以来，患者精神、食欲及睡眠欠佳，大小便正常，体力稍下降，体重无改变。

既往史：否认高血压、冠心病、糖尿病、肝炎、结核史；无外伤史及手术史，否认食物过敏史。

流行病学史：2020 年 1 月 1 日曾在武汉市天河机场逗留。

【体格检查】

T 38.3℃，BP 116/72 mmHg，P 83 次 / 分，SpO_2 99%。神清，查体合作。颈软，全身皮肤黏膜无黄染，浅表淋巴结无肿大。口唇无发绀，咽无充血，扁桃体无肿大。双肺呼吸音粗糙，未闻及干、湿啰音。心率 83 次 / 分，律齐，无杂音。腹平软，无压痛、反跳痛，肝脾肋下未及。下肢无水肿。

【辅助检查】

入院后血常规：WBC 5.76×10^9/L，NE% 72.2%，LY% 17.2 %，CRP 57.6 mg/L，HCRP ＞ 5 mg/L，ESR 34 mm/h。3 次新型冠状病毒核酸（＋）。1 次新型冠状病毒核酸：可疑。

胸部 CT 见图 51-3。

【诊断】

新冠肺炎 普通型。

病例 51-4

【入院病史采集】

患者女，21 岁。

主诉：发热 1 天。

现病史：患者自诉于入院前 1 天无明显诱

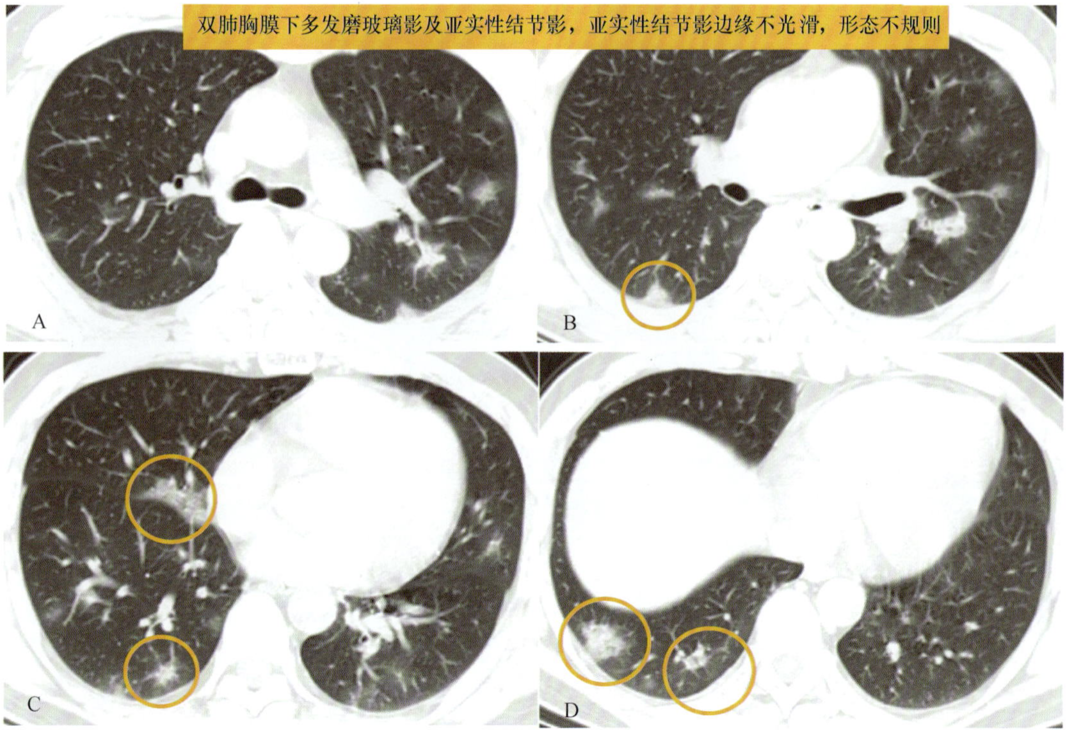

图 51-3 胸部 CT 的典型变化

因开始发热，近期亲属确诊新冠肺炎。最高体温37.8℃，无畏寒、盗汗。伴轻微咳嗽，无胸闷、胸痛，无气喘、呼吸困难、咯血，无恶心、呕吐，无关节疼痛等不适。来我院就诊，门诊查胸部CT提示左肺感染性病变，不排除病毒性肺炎可能。血常规未见异常。HCRP 3.9 mg/L，现为进一步诊治，门诊以“病毒性肺炎？”收入我科。自起病以来，患者精神、睡眠可，体力、食欲可；大小便如常；体重无变化。

既往史：否认高血压、心脏病及其他特殊病史，否认药物、食物过敏史。

流行病学史：其父亲接触武汉市人员，已确诊新冠肺炎，正接受隔离治疗中。其父（传染源）、姥姥、小姨均被感染。

【体格检查】

T 37.8℃，P 80次/分，R 16次/分，BP 139/88 mmhg，SpO_2 99%。神志清楚，双侧颈静脉无怒张，浅表淋巴结未扪及，口唇无发绀，颈软，双肺呼吸音清晰，未闻及干、湿啰音。心率80次/分，律齐，未及病理性杂音。腹软，无压痛及反跳痛，肝脾肋下未及。双肾区无叩痛。双下肢无水肿。

【辅助检查】

入院后血常规：WBC 4.49×10^9/L，NE% 52.6%，LY% 37.6 %，CRP 3.82 mg/L，HCRP 3.9 mg/L。

3次新型冠状病毒核酸：可疑，2次新型冠状病毒核酸（－）。

2020年2月2日和2月8日胸部CT见图51-4和图51-5。

【诊断】

新冠肺炎 普通型。

病例 51-5

【入院病史采集】

患者男，27岁。

主诉：发热8天，咳嗽4天。

现病史：患者于入院前8天受凉后出现发热，最高体温38.2℃，无畏冷、寒战，4天前出现咳嗽，多为干咳，伴流涕、鼻塞，无咯血，无呼吸困难，2020年1月22日曾来我院门诊就诊，血常规未见明显异常，CT示支气管炎，建议居家隔离，患者自服连花清瘟胶囊、罗红霉素、阿莫西林胶囊，自诉体温降至正常，入院当日上午患者再次出现发热，体温37.5℃，故来发热门诊就诊。血清淀粉样蛋白15.59 mg/L ↑；胸部CT：双肺纹理增强，右肺中下叶及左肺上下叶均见斑片状磨玻璃影、细网状影，以外带为著。双肺门影不大。气管及各支气管通畅。纵隔窗心脏及大血管形态、密度正常，纵隔内未见明显淋巴结肿大。考虑双肺病毒性感染，请结合临床。门诊遂以“病毒性肺炎”收住院。发病以来，患者精神、食欲及睡眠尚可，体力、体重无下降。

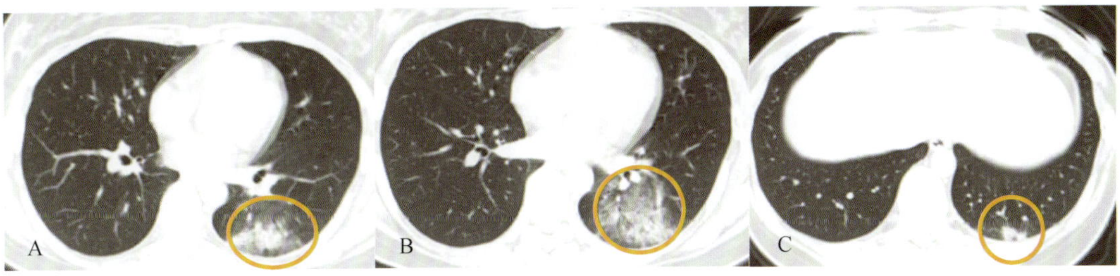

图 51-4　2020年2月2日胸部CT。左肺下叶片状高密度影，其内见充气支气管影，血管影增粗

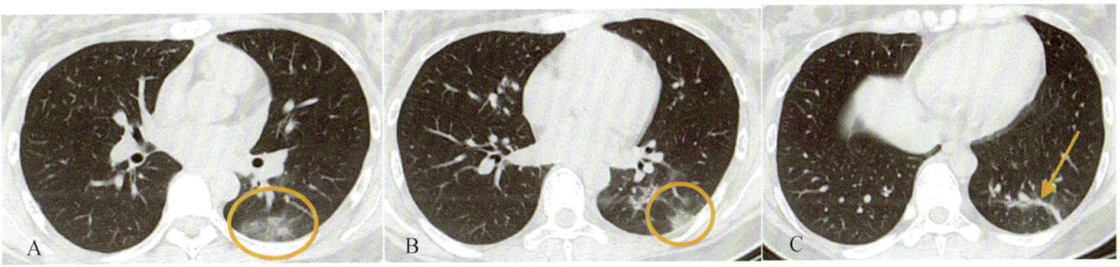

图 51-5　2020年2月8日胸部CT。磨玻璃影密度明显变淡、范围减小，部分纤维条索形成

既往史：4年前有肺炎病史，否认家属及同事发热情况。否认高血压、冠心病、糖尿病、肝炎、结核史。否认食物、药物过敏史。

流行病学史：2020年1月19日从武汉市返回湖北省某市。

【体格检查】

T 37.2℃，BP 112/791 mmHg，P 94次/分，SpO_2 96%。神清，查体合作。颈软，全身皮肤黏膜无黄染，浅表淋巴结无肿大。口唇无发绀，咽无充血，扁桃体无肿大。双肺呼吸音正常，未闻及干、湿啰音。心率94次/分，律齐，无杂音。腹平软，无压痛、反跳痛，肝脾肋下未及。下肢无水肿。

【辅助检查】

入院后血常规：WBC 5.37×10^9/L，NE% 53.4%，LY% 35.2%，CRP 5.3 mg/L，HCRP ＞ 5 mg/L。

4次新型冠状病毒核酸（＋），1次新型冠状病毒核酸：可疑。

胸部CT（图51-6）：双肺纹理增强，右肺中下叶及左肺上下叶均见斑片状磨玻璃影、细网状影，以外带为著。双肺门影不大。气管及各支气管通畅。纵隔窗心脏及大血管形态、密度正常，纵隔内未见明显淋巴结肿大。考虑双肺病毒性感染。

【诊断】

新冠肺炎 普通型。

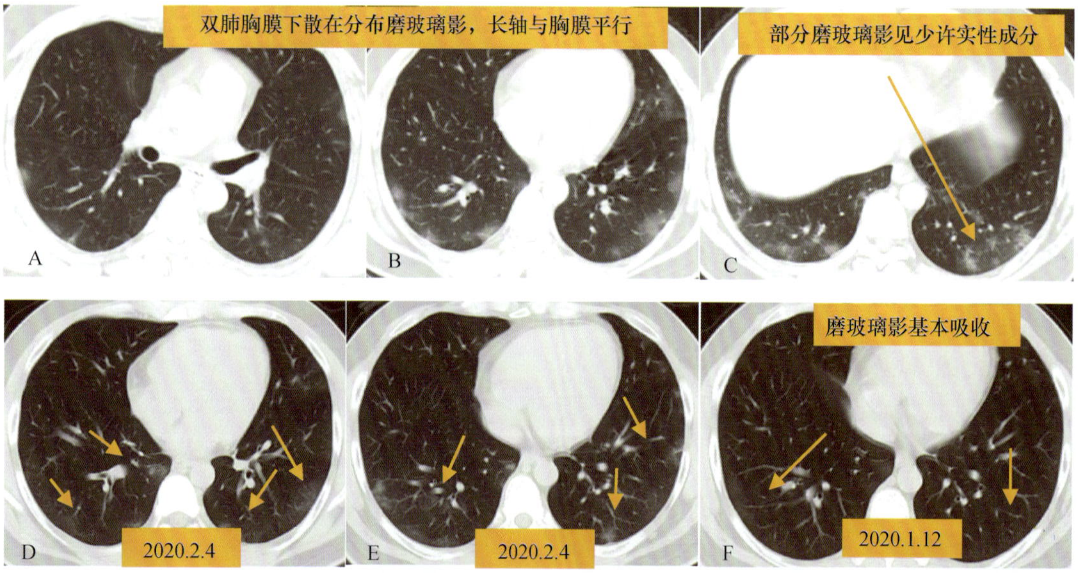

图51-6　不同时期胸部CT的典型变化

病例 52　家庭 3

（陈　辉　徐　雯　张　骅　张自艳）

病例 52-1

【入院病史采集】

患者男，69 岁。

主诉：气喘、咳嗽 2 天。

现病史：患者于入院前 2 天无诱因出现气喘，偶有干咳，无发热、乏力，无喘息、气促，无面色及口唇发绀，至我院门诊就诊，查胸部 CT 提示病毒感染，为进一步诊治，由发热门诊联系转入我科，考虑“病毒性肺炎”收住病房。起病以来，患者精神、食欲、睡眠欠佳，大小便正常，体力、体重无明显改变。

既往史：否认药物过敏史及手术外伤史。

流行病学史：患者有武汉接触史，其女儿于 2020 年 1 月 19 日自武汉市回家后身体不适，已确诊为新冠肺炎，其妻子确诊为新冠肺炎。

【体格检查】

T 37.3 ℃，R 20 次 / 分，P 70 次 / 分，神清，查体合作。颈软，全身皮肤黏膜无黄染，浅表淋巴结无肿大。口唇无发绀，咽无充血，扁桃体无肿大。双肺呼吸音粗，未闻及干、湿啰音。心率 70 次 / 分，律齐，无杂音。腹平软，无压痛、反跳痛，肝脾肋下未及。下肢无水肿。

【辅助检查】

2020 年 2 月 10 日门诊胸部 CT（图 52-1）：①双肺纹理增强。②双肺多发斑片状高密度灶伴纤维化形成，边界模糊，较大者位于右肺下叶，考虑病毒感染，请结合临床。

入院后血常规：WBC 5.49×10^9/L，NE% 57.1%，LY% 31.5%，RBC 4.73×10^{12}/L，Hb 150 g/L，PLT 233×10^9/L，CRP ＜ 5 mg/L，HCRP 1.9 mg/L。3 次新型冠状病毒核酸（－）。

【诊断】

新冠肺炎 普通型。

病例 52-2

【入院病史采集】

患者女，39 岁。

主诉：发热 7 天。

现病史：缺失。

既往史：有糖尿病病史 10 年，口服二甲双胍缓释 1 片每日 3 次，否认高血压、冠心病、肝炎、结核史；否认外伤史及手术史，否认食物、药物过敏史。

流行病学史：患者 2020 年 1 月 19 日从武汉市返回湖北省某市。

【体格检查】

缺失。

【辅助检查】

入院后血常规：WBC 4.16×10^9/L，NE% 68.1%，LY% 30%，CRP 26.8× mg/L，HCRP ＞ 5 mg/L，ESR 39 mm/h。2 次新型冠状病毒核酸（＋）。

胸部 CT 见图 52-2 和图 52-3。

【诊断】

新冠肺炎 普通型。

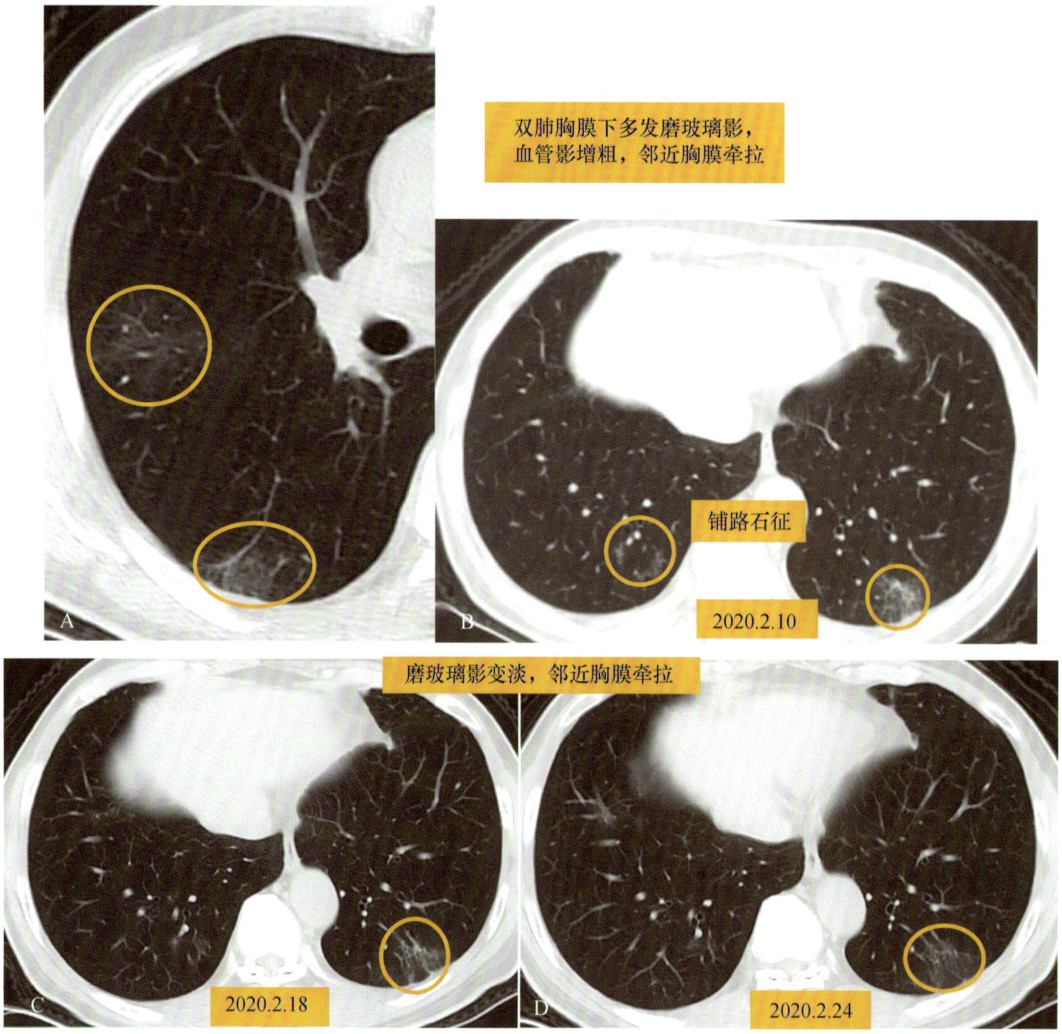

图 52-1　胸部 CT 的典型变化

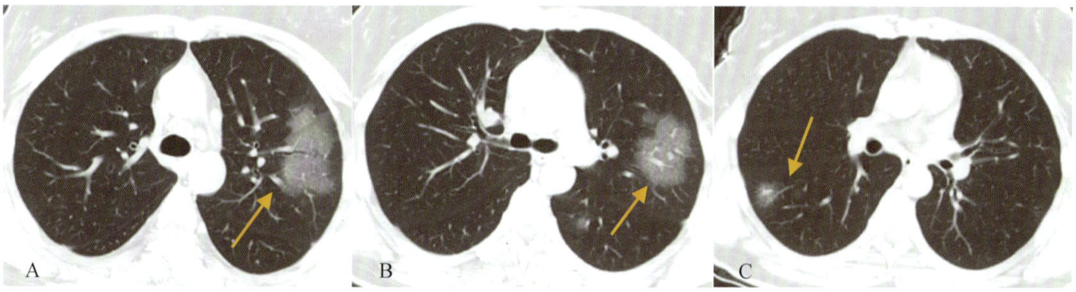

图 52-2　胸部 CT。双肺胸膜下磨玻璃影，其内见充气支气管征，血管影增粗

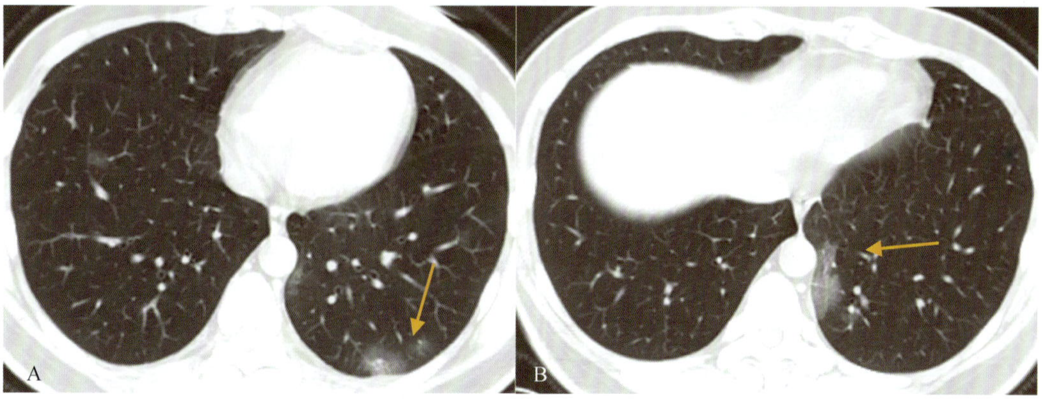

图 52-3　胸部 CT 的典型变化